国家卫生和计划生育委员会"十三五"规划教材

全 国 高 等 学 校 教 材

供临床医学等专业用

U0725978

重 症 医 学

主　　编　刘大为

副 主 编　邱海波　于凯江　管向东

编　　者　（以姓氏笔画为序）

于凯江（哈尔滨医科大学附属肿瘤医院）

马晓春（中国医科大学附属第一医院）

王育珊（吉林大学第一医院）

方　强（浙江大学附属第一医院）

艾宇航（中南大学湘雅医院）

朱　曦（北京大学第三医院）

刘大为（中国医学科学院　北京协和医学院　北京协和医院）

汤耀卿（上海交通大学医学院附属瑞金医院）

许　媛（首都医科大学附属北京同仁医院）

严　静（浙江医院）

李建国（武汉大学中南医院）

邱海波（东南大学附属中大医院）

陈德昌（第二军医大学附属长征医院）

林洪远［中国人民解放军总医院第一附属医院（304）］

周　翔（中国医学科学院　北京协和医学院　北京协和医院）

周建新（首都医科大学附属北京天坛医院）

康　焰（四川大学华西医学院）

蒋东坡（第三军医大学大坪医院）

管向东（中山大学附属第一医院）

黎毅敏（广州医科大学第一临床学院附属第一医院）

学术秘书

周　翔（中国医学科学院　北京协和医学院　北京协和医院）

人民卫生出版社

图书在版编目（CIP）数据

重症医学 / 刘大为主编 . —北京：人民卫生出版社，2016
ISBN 978-7-117-22897-8

Ⅰ．①重…　Ⅱ．①刘…　Ⅲ．①险症 - 诊疗 - 医学院校 -
教材　Ⅳ．① R459.7

中国版本图书馆 CIP 数据核字（2016）第 155267 号

人卫智网	www.ipmph.com	医学教育、学术、考试、健康，购书智慧智能综合服务平台
人卫官网	www.pmph.com	人卫官方资讯发布平台

重 症 医 学

主　　编：刘大为
出版发行：人民卫生出版社（中继线 010-59780011）
地　　址：北京市朝阳区潘家园南里 19 号
邮　　编：100021
E - mail：pmph @ pmph.com
购书热线：010-59787592　010-59787584　010-65264830
印　　刷：人卫印务（北京）有限公司
经　　销：新华书店
开　　本：850×1168　1/16　印张：26.5　插页：4
字　　数：784 千字
版　　次：2017 年 11 月第 1 版　2025 年 1 月第 1 版第 6 次印刷
标准书号：ISBN 978-7-117-22897-8/R · 22898
定　　价：99.00 元
打击盗版举报电话：010-59787491　E-mail：WQ @ pmph.com
（凡属印装质量问题请与本社市场营销中心联系退换）

主 编 简 介

刘大为 北京协和医院重症医学科主任,博士生导师,享受国务院特殊津贴,国家有突出贡献中青年专家,中华医学会重症医学分会第一、第二届主任委员,中华医学会灾难医学分会副主任委员,国家重症医学质控中心主任,中国医师协会危重病医学分会常委,中国病理生理学会危重病医学专业委员会常委,北京市生理学会副理事长,国家药典委员会委员,原卫生部医学高等教材专家咨询委员会常务理事,《中华内科杂志》副主编,《中华危重病急救医学》副主编,《中华医学杂志》编委,《中华医学杂志(英文版)》编委,《中华外科杂志》编委,《中国实用外科杂志》编委,《中国实用内科杂志》编委,美国重症医学院 FCCM。

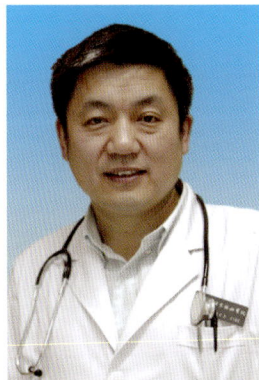

30 余年来一直致力于重症医学的临床、教学及科研工作。侧重于重症患者的血流动力学研究、机械通气、血液净化治疗、感染及其防治等方面的临床及科研教学工作,尤其是对感染性休克进行了系列的临床和基础的研究,并取得了丰硕的成果。近年来,承担国家、部、省级科研课题十余项,在国内外期刊发表多篇论文,获国家科技进步二等奖,中华医学科技进步二等奖,北京市科技进步二等奖。

30 年来注重重症医学知识与理念的传播,担任国内重症医学领域重要参考书《实用重症医学》《临床血流动力学》《危重病医学》及《危重病医学主治医师 600 问》等的主编,为重症医学在中国的规范化发展做出了杰出的贡献。

副主编简介

邱海波　教授、主任医师，博士生导师。现任东南大学附属中大医院副院长、重症医学科主任。担任中华医学会重症医学分会前任主任委员、江苏省医学会重症医学分会主任委员。卫生部"有突出贡献中青年专家"和教育部新世纪优秀人才，并获第七届中国医师奖。担任《中国呼吸与危重监护杂志》和《中华急诊医学杂志》副主编，以及《中华医学杂志（英文版）》《中华医学杂志》《中华内科杂志》等杂志编委。并担任 *Critical Care*、*Shock* 等国外期刊审稿人。

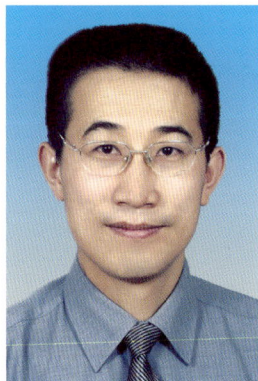

主要从事器官功能衰竭（特别是 ARDS）与功能重建的临床和基础研究。长期承担临床医学专业本科和研究生的重症医学、外科学的教学工作，已培养重症医学硕士研究生 89 名，博士研究生 19 名。承担国家自然科学基金、科技部和卫计委重大专项基金等省部级以上课题 20 余项；发表论文 113 篇，SCI 收录 30 篇，中华系列杂志 82 篇；获得国家科技进步二等奖、中华医学科技奖、江苏省科技进步二等奖等省级以上科研奖励 10 余项。

于凯江　教授，博士生导师，现任哈尔滨医科大学附属肿瘤医院院长、中华医学会重症医学分会主任委员、中国病理生理学会危重病医学专业委员会全国常务委员、中国医师协会危重病医学分会全国常务委员、中华医学会医疗鉴定专家库成员、黑龙江省重症医学专业委员会名誉主任委员、国家重大公共卫生突发事件救治专家组成员、黑龙江省公共卫生突发事件救治专家组副组长等。

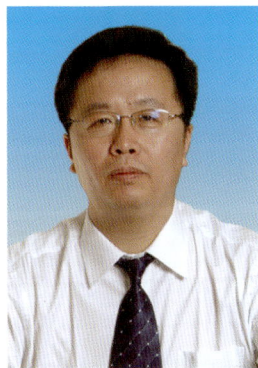

在重症感染、连续性血液净化、血流动力学监测等方面的研究均处于国内领先水平。共发表核心期刊论文 30 余篇，SCI 论文 10 余篇，承担国家级课题 2 项，省部级课题 6 项，经费总计 500 余万元；出版学术专著 10 余部，获省医疗新技术成果奖一等奖 1 项。

管向东 教授,主任医师,博士生导师,1984 年安徽医科大学毕业,中山大学硕士、博士学位,现担任中山大学附属第一医院重症医学科、重症医学教研室主任,中华医学会重症医学分会候任主任委员、广东省医学会重症医学专业委员会主任委员、广东省卫计委 ICU 医疗质量评价中心主任、国家卫计委重症医学医疗质量评价中心副主任,*Critical Care Medicine* 中文版执行主编、*Annals of Surgery* 中文版编委、《中华内科杂志》编委、《中国危重病与急救医学杂志》常务编委、《中国实用外科杂志》编委等。

近五年,获国家、部、省、厅、校级科研基金支持项目十余项;国内外学术刊物发表重症专业相关论文 80 余篇、SCI 相关论著 10 余篇,曾参与项目获国家科技进步二等奖,主持项目获广东省科技进步二等奖。在重症医学一线临床、教学与科研与 ICU 管理工作 26 年余,从事重症病人救治与管理。

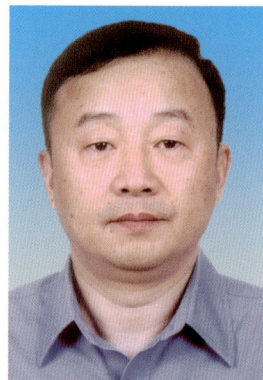

前　言

　　重症医学是临床医学的重要组成部分,是近年来发展较快的专业学科。重症医学是研究任何损伤或疾病导致机体发生危及生命改变过程的特点和规律,并根据这些特点和规律对重症患者进行救治的学科。在临床医疗方面,重症医学通过对重症患者的集中救治,增加医疗资源的使用效率,提高治疗水平,降低重症患者的病死率。在科研方面,重症医学以危及生命的病理生理过程为重点,探索机体变化的机制,发现治疗新方法。重症医学有着完整的学术内涵。

　　重症的发生和发展过程有着明显的特殊性。虽然导致重症的原因可以多种多样,受累器官或系统也不尽相同,但通常表现为已经或潜在地出现生命体征不稳定,病情发展机制已经进入一条具有共同变化特点的病理生理通路。正因为这种内在的一致性,使临床上对重症的治疗无论从理论上,还是从方法实施及策略上都有着共同的思路与规则要求。同时,重症还具有病情迅速发展、生理指标进行性变化等特点。因而,临床上要求对病情有更深层面的了解,治疗方法的作用点应该尽可能靠近病理生理改变过程的源头。治疗方法的实施应在定量指标指导下进行,并根据病情的变化连续与动态地进行调整。不难看出,作为重症医学专业人员,必须掌握重症医学的专业理论和方法,不断面对新问题、新挑战。

　　本书作为重症医学的专业教材,针对医学生本科学习的特点,对重症医学的发展进行系统介绍,重点讲解重症医学的基础理论、基础知识和基本技能。从实际工作需求出发,讲解常见重症的临床过程、常用的监测及治疗方法。全书按照重症医学理论、临床操作技术和导致重症的疾病各论三个方面,分别从相应角度对重症医学进行全方位的讲解。

　　本书的作者多为我国知名医学院校的资深教授,多年从事重症医学专业的医疗、教学和科研工作。他们不但有扎实的医学理论基础,而且常年工作在第一线,积累了大量的经验,在编写的过程中又参阅了大量文献,力求对重症医学的理论和实践进行翔实阐述。尽管如此,由于重症医学以病情变化快、要求连续监测、动态调整治疗方案和干预措施程度剧烈为特点,所以,书中提到的一些治疗方法,尤其是药物的剂量、浓度等,在实际应用过程中常受到病情变化和具体条件的影响,在参考时请务必予以注意。同时应该指出的是,由于时间及作者水平,书中不当之处,恳请指正。

2015 年春于北京

目　　录

第一篇

重症医学的发展

重症医学(critical care medicine)是研究任何损伤或疾病导致机体向死亡发展过程的特点和规律性,并根据这些特点和规律性对重症病人进行治疗的学科。随着医学的发展,尤其是住院病人的生存期的延长,重症病人逐渐地成为住院病人的重要组成部分。这些病人通常是以生命体征已经不稳定,或潜在不稳定的,一个或多个器官或系统功能受累,已经或潜在危及生命为主要特征。这些危及生命的重症一直都是医学研究和临床医疗的重大课题,也是影响疾病治愈率提高的主要困难所在。

多年来,重症病人随着其基本病因的不同而被分散到不同医学专业,使得对重症缺乏统一的认识和理解,也极大地影响到重症病人的治疗。随着医学理论的发展,科技水平的进步和临床医疗的迫切需求,重症医学已经在世界范围内形成完整的理论体系和组织架构。近年来,我国的重症医学事业正在蓬勃发展。重症医学的人才梯队已经形成,在医疗卫生体系中起到了不可替代的重要作用。2008年7月,国家标准中正式将重症医学确立为国家临床医学二级学科。2009年1月,原卫生部在《医疗机构诊疗科目名录》中正式设立了重症医学科为临床一级诊疗科目,并颁布了《重症医学科建设管理规范》,标志着我国重症医学事业的发展进入了一个规范化、系统化的新阶段,是我国医疗卫生事业发展过程中的又一个里程碑。

一、学科发展的基础

重症医学是现代医学发展的产物。随着认识水平的提高和技术手段的改善,医学研究所面临的主要矛盾方面也在不断地转换。即使从人们对疾病的认识过程中也不难看出这种转变的存在。回顾对休克的认识过程可以发现,对休克的理解起源于战伤的救治。当时,伤员的大量失血是非常直观的病因,所以,止血和补充血容量是对休克的根本治疗。这种情况显然是外科处理的范畴。经治疗后,一部分伤员得以存活,但仍然有一大批伤员死亡。这就使临床工作者们不得不考虑其死亡原因所在,寻求对休克的诊断监测指标。"沼泽与溪流"学说的出现,第一次从理论上涉及休克时体液分布的规律性。将这种理论用于治疗后,有更多的伤员得以存活。但在高兴之余,人们却又发现这些伤员的大部分发生了肾脏功能衰竭。从而,新的课题又摆在了临床工作者的面前。这个过程的每一步都有两方面的意义:一方面是提高了生存率;这是临床上实际所追求的目标。另一方面是延长了病程;也许病人最后仍然死亡,但是,疾病的全貌可以更完整地展现于临床,人们可以更完整地认识理解疾病的发展过程,治疗水平才有可能得以最终提高。当人们对急性肾衰竭可以进行有效的治疗后,休克又继续展示了当时被称之为"休克肺"的一面。不难看出,这已经是"远隔器官损伤"的潜台词。发展至今日,对多器官功能不全综合征(multiple organ dysfunction syndrome,MODS)的研究正热衷于应激状态下的机体反应及对种种细胞因子的研究,已经远远地超出了失血性休克的范围,也超出了某一传统专科所研究的范围。这个过程不仅仅是对休克的认识过程,对每一种疾病的理解和认识都有类似的发展史,从而,构成了医学的整体发展。

随着医学发展中的这种主要矛盾的转换,对重症研究的必要性也越来越突出。同时,科学技术的发展又为这种研究提供了必要的手段,使之具有可行性。从而,医学上需要这样一个研究重症的专业,需要这样一批以研究和治疗重症为己任的专业人员。1970 年,美国在 28 位医师的倡导下创立了重症医学会(society of critical care medicine,SCCM),旨在建立一个有自己的临床实践方法、人员培训计划、教育系统和科学研究的、独立的临床和科研的学科。与传统学科不同,重症医学主要研究的是器官与器官之间、器官与组织之间以及组织与组织之间的相互关系,而传统的学科大多是以器官或系统为出发点的。

重症医学在医疗机构中的场所是其专业病房——重症医学科病房(intensive care unit,ICU)。ICU 的雏形可追溯到 20 世纪 50 年代初期的哥本哈根。当时脊髓灰质炎流行,当将病人集中管理,并应用人工呼吸支持治疗后,死亡率从原来的 87% 下降到 40%。今天,重症医学科在医院中所起到的最基本功能是对重症病人的治疗和对重症进行研究。在这种情况下,已经不能简单地说成"外科病人"发生了"内科问题"或是"内科疾病"合并了"外科情况"等。病人之所以被收入 ICU 是因为重症(可表现为器官功能障碍或生命体征不稳定)已经成为病情的主要矛盾方面。原发疾病或原来在专科所治疗的疾病已经转变成为导致重症的原因。这时的治疗更需要具有整体性。就如同 MODS 是一个综合征,而不是多个独立器官功能损害的叠加一样,治疗也不能是对每个器官进行治疗的总和。ICU 是医院中重症病人集中管理的单位。重症医学注重疾病的病理生理演变过程和治疗的整体性,应用先进的诊断和监测技术,对病情进行连续、动态和定量的观察,通过有效地干预措施,对重症病人进行积极的治疗。

ICU 应该有三个基本的组成部分。①人员:这是 ICU 的工作梯队。这个梯队应掌握重症医学的理论和临床操作技能,有高度的应变能力,善于配合;②设备:先进的监测技术和治疗手段深化了医务人员对病情判断和治疗的能力。借助于这些设备和技术可进行动态、定量的监测,捕捉瞬间的变化,并可反馈于强有力的治疗措施;③可以应用先进的理论和技术对重症病人进行有效的治疗和护理。从这三个部分中可以看出,人是最重要的组成部分,先进的设备是人的视听功能、双手功能的延伸和加强,为大脑提供更多的信息,帮助人们观察和解决过去无法得到的信息和难以解决的问题。只有这样才能体现出 ICU 的治疗性、监测性和科研性的三大特性。重症医学是 ICU 工作的理论基础,医生是 ICU 的主体。

重症病人可分为四个方面:①急性可逆性疾病;对于这类病人,ICU 可以明确有效地降低死亡率,效益肯定;②高危病人;这类病人以患有潜在危险的基础疾病,但又因其他原因需要进行创伤性治疗的病人为代表。ICU 可以有效地预防和治疗并发症,减少医疗费用,有一定效益;③慢性疾病的急性加重期;ICU 可以帮助这类病人渡过急性期,以期望病人回到原来慢性疾病状态。对于这类病人,ICU 可能有一定的效益;④急慢性疾病的不可逆性恶化;如大出血但无法有效止血、恶性肿瘤病人的临终状态等。ICU 无法给予这类病人有效的帮助。这类病人不是 ICU 的收治对象。

重症病人的治疗要与原发病因的控制相结合。ICU 的医疗工作要与相应的专科治疗相互配合。ICU 对重症病人的治疗为原发病的治疗创造了时机和可能性,使原来一些不可能治疗或不可能根治的疾病得到彻底的治疗。与此同时,其他专业对原发疾病的治疗又是重症病人根本好转的基础。这种有机的结合所表现出重症医学专业与其他专业的相得益彰,是 ICU 在综合医院中得以发展的关键之一。

二、学科发展的进程

20 世纪 80 年代可以说是 ICU "创业"的年代,主要表现为重症医学专业人员的出现和 ICU 基础工作的展开。ICU 逐步展现出自己的活力及在专业领域中的重要性。血流动力学监测技术应用于临床,使得对重症病人循环功能的改变有了更深入的认识,尤其是对外科休克的认识更具体地涉及了休克的内涵因素。循环功能支持性治疗不但可以根据血压、心率等常规指标,而且可以直接面对心排血量、前负荷、后负荷等基本因素,并将这些原本孤立的参数变成连续动态的、定量的指标。从而使得"血压下降是休克较晚期表现"的观点更具有临床可行性。同时,由于反馈性监测指标的应用,使"滴定式"治疗真正地成为临床可能,大大提高了治疗的准确性。对低容量性休克的监测从中心静脉压走向肺动脉嵌顿压,从整体心脏的认识转向左右心室的不同。对感染性休克的认识在归纳其血流动力学特点为体循环阻力下降、心排血量升高、肺循环阻力增加和心率改变的基础上,进一步认识到在休克早期即出现的心脏功能的损伤。根据血流动力学对休克进行分类,即低容量性休克、心源性休克、分布性休克和梗阻性休克,更显示出临床的先进性和可行性。机械通气的普遍应用使临床医生对呼吸机的恐惧心理逐渐消失。呼气末正压(PEEP)、压力支持通气(PSV)等通气模式从书本走进临床,增加了机械通气的实用性。新的通气模式被广泛接受使创伤性肺损伤、急性呼吸窘迫综合征(ARDS)等形式的呼吸功能衰竭不再成为影响外科手术的主要障碍。持续动脉(静脉)-静脉血液滤过(CAVH、CVVH)的临床应用一改以往血液透析间断性和对血流动力学影响显著的不足,对肾脏以外器官的功能改变更具有针对性,促使血液净化治疗走出肾脏替代性治疗的局限而向多器官功能支持发展。其他诸如对重症病人营养支持的临床应用、抗生素的合理应用等的认识水平提高和临床技能改善构成了 ICU 工作的基础,为 ICU 的进一步发展创造了必要的条件。

20 世纪 90 年代是 ICU 发展的年代,主要表现在临床医学和基础研究的共同发展。临床医疗方面开始摆脱单一器官概念的束缚,病人的整体性和器官之间的相关性在实际工作中更为具体化。氧输送概念的提出及临床应用使对重症病人多器官或系统功能的支持成为统一,为不同器官的功能改变的相互影响及不同治疗的相互作用制定了临床可行的标准。同时,也为休克的定义又增加了新的内涵,改善血流动力学的标准转变为提高氧输送的概念。继而,在提高整体氧输送的基础上又进一步将组织细胞缺氧引入临床问题进行探讨。对胃肠道黏膜 pH 值(pHi)的监测虽然尚存有一些不足,但可以被认为是将组织缺氧概念具体应用于临床实践的先导,是一个概念的更新,促进了氧输送概念从"高于正常"到"最佳水平"的转变。90 年代对 ARDS 的认识更加具体,更具有临床实用性,临床医生对 ARDS 不再闻而生畏。ARDS 实际上不是一种单一的疾病,而是一个综合征,是一个常伴随在大手术创伤或感染之后的临床表现过程。ARDS 的肺是"小肺"而不"硬肺"以及肺内不均匀性实变的发现导致了对呼吸机相关肺损伤认识的深入,也改变了机械通气的应用策略。感染是外科重症病人常见的,也是影响预后的主要问题。大量广谱抗生素的临床应用促使医院获得性感染更具有复杂性和难治性。临床医生在充分引流病灶的基础上更注重抗生素的合理应用。从经验性应用抗生素到目标性应用,从依赖细菌的药物敏感检验到根据致病菌的耐药特性应用抗生素是对专业技能提出的新挑战。

对损伤后机体反应的重新认识可以说是 20 世纪 90 年代基础医学发展的特点。当机体受到诸如大手术、多发性创伤、感染等一定程度的损伤(insult)侵袭后,在一定条件下这些损伤因素通过刺激炎性细胞,释放出过多的细胞因子。使机体出现过度反应。形成一种自身损伤性的全身炎症反应综合征(systemic inflammatory response syndrome,SIRS)。与此同时,机体亦可产生抗炎性介质,形成代偿性抗炎反应综合征(compensatory anti-inflammatory response syndrome,CARS)。这时,SIRS 和 CARS 之间的平衡决定了机体内环境的稳定性。如果这种平衡不能被维持,一方面的介质相对过多。这些介质相互作用,使反应过程进行性发展,形成一个呈失控状态并逐级放大的连锁反应过程,并通过直接损伤细胞膜,影响细胞代谢及造成器官功能的损害。从而可见,机体在损伤过程中已经不仅仅是受害者,而是积极的参加者。这种理论上的发展明显地更新了原有的创伤及感染等损伤因素对手术后病人机体影响的理解,也明显影响到所谓"手术后并发症"的内涵。急性重症胰腺炎通常是以典型的 SIRS 开始,并在病程的早期导致多个器官的功能损害。以往的早期手术引流不仅使炎症发生的局部更易于感染的发展,更为重要的是手术也给机体带来严重的创伤,加剧了 SIRS 的发展过程,可能使器官功能的损伤更为恶化。将器官功能支持及控制炎性反应作为急性胰腺炎早期治疗的基本原则,不难看出基础研究与临床医疗的统一性和重症医学与其相关学科的相互促进。

MODS 是在 1991 年 8 月美国胸病医生学会(ACCP)和重症医学会(SCCM)举行的联席会议上正式提出的。应该认为,MODS 的提出是对重症病人理解的进一步深入,是对多器官功能衰竭(multiple organ failure,MOF)概念的进一步完善。MODS 是指急性疾病时出现器官功能的改变,机体的内环境必须靠临床干预才能够维持。从这个定义中可以看出 MODS 强调了重症病人的主要致死原因不再是原发疾病或某个单一的并发症,而是因为发生了多个远隔器官进行性的从功能损害到衰竭的过程。器官功能不全一词是指器官功能发生改变不能维持机体内环境的稳定,从而更加突出了这个损伤过程的连续性。器官功能的改变实际上是一个生理功能紊乱进行性发展演变的过程。在这个过程中器官功能的不全可以是绝对的,也可以是相对的。而 MODS 则应当是表达整个过程随时间演变的连续体(continuum)。这是一个"线"的概念。以往习惯于把这个过程称为多器官功能衰竭(MOF)。然而,"衰竭"的本身却强调了病情的终末状态,是一个回顾性的定义。所谓"衰竭"要么存在,要么不存在,这是一个"点"的概念。为了确定这个点的位置近年来不同的研究者为"衰竭"制定了不同的,甚至是武断的诊断标准,试图回答"衰竭"的是与否。这实际上忽略了其本意所要表达的连续性的、进行性发展的病理生理演变过程。所以,应用 MODS 更为合适。MODS 的提出是对机体受损伤过程更加深入理解的结果。近些年来,对机体炎性反应的认识及全身炎性反应综合征(SIRS)概念的提出,在极大程度上促进了对 MODS 的理解和认识。可以将对 MODS 的认识进展过程归纳为:

20 世纪 70 年代:损伤→感染→全身性感染→ MOF

20 世纪 90 年代:损伤→机体应激反应→ SIRS → MODS → MOF

MODS 是重症病人的主要致死原因,也是重症医学研究的热点。在对血浆中多种炎性介质的作用进行了研究之后,基础研究正在向纵深发展。如损伤的信息是如何传递到基因水平? 核转录因子如何影响了炎性介质生成的调节? 对基因的相同刺激为什么会产生不同类型的炎性介质? 这些分子水平的挑战正在激励着一批研究者去开拓,去探索。

三、学科发展的内涵

学科的发展一定是以充实、完整的学术内涵为基础。重症医学的发展恰恰是以充实、完整的学术内涵为基础的。例如,血流动力学支持是重症医学临床实践中的基本方法之一,是通过定量地、动态地、连续地测量与分析,掌握血液在循环系统中运动的规律性,并据此采用滴定式的方式进行临床治疗。不难看出,这种方法所带来的是对病情更加深入、更加直接的发现和理解。首先,对病情的直接了解使得在统一治疗理念基础上的个体化治疗成为可能。这种可以根据病情的不断变化,在定量监测指标指导下对治疗的方法和程度进行动态调整才能更好地体现出个体化的优势。其次,对病情深层次的了解使得临床医生必须面对新的问题,必须不断寻找新的解决方法。这个不断发现问题、解决问题的过程导致了认识的延伸,导致了新理论体系的逐渐完善、成熟。

休克,作为典型的急性循环功能衰竭,可以由多种原因引起。在对病因控制的理论和实践达到一定的程度之后,人们发现,其循环功能的改变可以被归纳为四个方面:心源性休克、低容量性休克、分布性休克和梗阻性休克。休克可以导致其他器官的功能受损,如 ARDS。由此,机械通气又逐渐成为休克治疗的组成部分。其实反之亦然,对 ARDS 的研究和治疗也一定要包括休克。认识的进步推动了临床实践的发展,将氧输送概念确实地应用到临床是对休克治疗和研究的一个突破性进展。氧输送包括了循环功能、呼吸功能、红细胞的携氧状态等因素,距休克的本质——组织灌注急剧减少又靠近了一步。但是,距离仍然是存在的。近年,"生命体征稳定状态下的组织缺氧"作为逐渐具有临床可操作性的理念,正在对休克进行新的诠释,挑战着临床对休克的监测和治疗过程。

可见,休克已经不仅是循环系统的问题;ARDS 也不仅是呼吸系统的问题。在对单一器官或系统损伤认识的基础上,随着病情的加重,问题的重点正在发生转移。器官或系统之间的内在关系,以及对机体的共同作用,正在成为影响进一步提高重症病人生存率的主要因素。这种转变正在引起医学临床行为的改变,甚至医学模式的改变。

学术理论和实践方法的不断完善是学科发展的基础,但学科的进步更依赖于学术内涵的可持续发展。重症医学的发展恰恰是以学术理念的更新、方法学的改变为依托或是为先导的。所谓可持续发展,应该不仅表现在方法上,更表现在理论上的创新性和突破性。方法学的进步与理念的发展互为因果,形成相互促进的体系。新理论的出现标志着这个体系发展阶段性的升华,同时也预示着新阶段的开始。

循证医学的悄然兴起,促进了医学模式的转变。人们对医学的理解、认识从实验室推理和经验的积累中逐渐体会到了方法学的不足。循证医学在这种情况下为走出方法学困境开辟了一片新的视野。重症医学作为发展过程中处在上升阶段的学科,必然面对着学术专业上众多的挑战。要面对这些挑战,就要有更先进的方法和理念,在实验室推理尚不完整的同时,对循证医学就有着很强的依赖性。一些设计良好的多中心研究的出现,在一定程度上影响着学术发展的方向。如:早期目标指导治疗的研究使对严重感染和感染性休克的治疗走向组织灌注;应激剂量糖皮质激素的应用使对重症病人应激反应程度的指标也向反馈性指导治疗的方向发展;肺保护和肺复张的通气策略使机械通气的应用和讨论发展的异常活跃;强化胰岛素治疗突破了原有代谢支持的基础,走向重症病人的治疗手段;对全身炎症反应的研究引起了对治疗策略的反思,凝血功能的改变被认为与炎症反应息息相关,改变了临床治疗的理念。血液净化、液体复苏等这些工作,不仅引起广泛的关注,而且正在改变着临床治疗的规范。这些循证医学的证据被作为可以改善重症病人预后的有效方法被写入"指南",成为临床工作的指导性文件。

但是,对循证医学的认识也在发展。大规模多中心研究的难以重复性、不同的病人群体、不同的预设标准等多种因素都对目前循证医学的方法产生着严格的限制。新证据的不断出现似乎带来困惑和问题:你仍然相信强化胰岛素治疗有效吗? 血液净化治疗的不同方法对预后的影响真的有区别吗? 不同种类的液体对复苏效果有何影响? 这些问题似乎都带有不同程度的否定前者的颠覆性意义。虽然不同的读者对这些问题会有不同的反应,或许有些不适应。但重要的是,在这些问题的背后,已经不再是个人的经验和想象,而更多的是基于一定新的证据。在证据上发现问题,解决问题,甚至可以改进寻找证据的方法,这本身就是一种进步,也许正是循证医学的组成部分。

对当时已经成熟的理论和方法进行修改,甚至否定,补充新的理论和方法。这个过程如果不断继续,形成一个发展的系统。这个系统所联系起来的理论和方法形成了一个可持续发展的学科。这种有发展内涵的学科是脚踏实地的,落实在医学临床实践中表现出的是重症病人存活时间的延长和死亡率的下降。这种可持续发展也表现在学科的管理上。学科的"指南"和"规范"性文件是学科管理的重要标志,也一定要符合这个发展的系统。"指南"应该是建立在循证医学支持的基础上,来自于临床。根据可改善病人预后的证据,总结临床可行的监测治疗方法,形成医学"指南"。在"指南"的规范下,将这些有效的方法广泛普及,使医疗行为在新的水平上达成一致。当我们发现了更有效的方法,而"指南"的某些条款需要修改,甚至需要否定时,这种发现的本身,也许就是进步。"指南"的发展促进了新的证据和方法能够得到有效普及。"指南"作为学术内涵发展的一种表现形式,同样也在一定程度作为学科管理的基础或是导向。以这种有着持续发展内涵的学科,一定具有巨大的活力。

发展,意味着面对更多的挑战,也正是这些挑战带来了机遇,把握住机遇又带来了新的发展。

（刘大为）

第二篇

重症医学基本理论

▶ 第一章
血流动力学基础理论

血流动力学是血液在循环系统中运动的物理学,通过对作用力、流量和容积三方面因素的分析,观察并研究血液在循环系统中的运动情况。血流动力学监测是指依据物理学的定律,结合生理和病理生理学概念,对循环系统中血液运动的规律性进行定量地、动态的测量和分析,并将这些数据反馈性用于对病情发展的了解和对临床治疗的指导。对血流动力学进行监测及反馈性指导治疗称为血流动力学支持。

根据血流动力学的特点把循环系统分为阻力血管、毛细血管、容量血管、血容量和心脏五个部分。在这五个部分当中,心脏作为动力源,维持着血液在循环系统中的运动。所以,血流动力学的基本原理多是从心脏的角度出发,观察并研究五个部分的相互影响。本章将从心室功能、回心血量与心脏前负荷、容量与容量反应性、心脏射血与后负荷四个方面介绍血流动力学监测的理论基础。维持最佳氧输送,保证组织灌注是血流动力学监测与支持的主要目的。本章中,也将对微循环的功能与监测及氧输送与氧代谢的理论与监测进行介绍。最后,介绍常用的血流动力学监测参数及其临床应用。

第一节　心　室　功　能

一、心室收缩功能及其调节

心肌的收缩过程是一个能量转换过程,包含了心肌细胞兴奋 - 收缩耦联的整个过程。对心室收缩功能的调节主要包括两个方面:一方面是由心肌收缩的初长度的改变引起的调节作用,称为异长自身调节;另一方面是由于心肌收缩力改变导致的调节作用,称为等长自身调节。心肌收缩的等长自身调节和异长自身调节是同时存在的。异长自身调节是以 Starling 定律作为基础的。等长自身调节是指心肌收缩力本身对搏出量的影响,与心肌收缩的初长度及横桥联结的数目无关。

（一）心肌收缩力

心肌收缩力指心肌纤维不依赖于前、后负荷而改变其收缩强度（肌纤维缩短程度和产生张力大小）和速度（缩短速度和张力发展速率）的一种内在特性。心肌收缩力与心脏的每搏输出量和心室的做功呈正相关。在心率及其他指标恒定的情况下，心肌收缩力越大，即收缩强度越强，收缩速度越快，则每搏输出量愈多，反之亦然。心肌收缩力是由心肌内部的条件决定的，其大小与其结构特点和机能状态有关。心肌收缩能力受多种因素影响，凡能影响兴奋-收缩耦联过程各个环节的因素都能影响收缩能力，其中活化横桥数目和肌球蛋白头部ATP酶的活性是调控收缩能力的主要因素。许多药物可以影响心肌的收缩性，如洋地黄制剂可以增强心肌收缩力；而各种原因引起的心力衰竭时，心肌收缩力一般均减低。

（二）Starling 定律

1914年，Starling通过动物实验发现，哺乳动物心肌纤维收缩之前的长度与心脏的功能存在相关性，并提出Starling定律，描述了心肌的收缩力与心肌纤维的初长度呈正相关，即随着心室充盈压的增加，心肌纤维在收缩前的长度越长，心肌所产生的收缩力也就越大。从心室整体的角度讲，心室舒张末容积越大，心室收缩时的做功越多，每搏输出量越大，当排血量达到一定范围后，心室舒张容积进一步增高不能使心排血量继续升高。

Starling的实验是记录下腔静脉的压力，在生理状态下它和右房的压力相等，也和右心室的舒张末期压力相仿。后来的实验用导管记录左心室的压力，也证实当初Starling实验的正确性。根据Starling定律所绘制的心功能曲线称为Starling曲线（图2-1-1）。

如图2-1-1所示，随着心室前负荷（Pr）的增加，心室的每搏输出量（SV）也增加，即心室的充盈状态与SV呈正相关。在Pr升高的初期，SV增加明显，形成曲线的陡峭部分；当Pr升高到一定的范围后，SV增加趋于平缓，形成曲线的平台部分。Starling曲线受心功能改变的影响而移位，如图2-1-2所示，当心肌收缩力下降时，曲线向右下方移位；当心肌收缩力增加时，曲线向左上方移位。

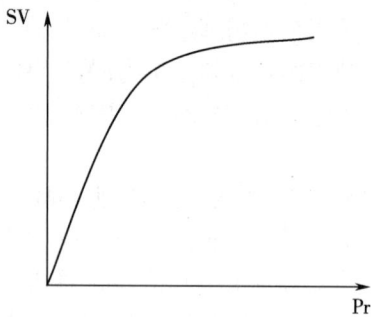

图 2-1-1 Starling 曲线

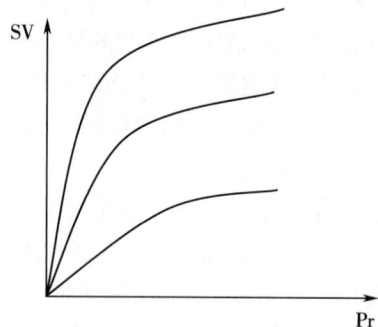

图 2-1-2 心功能改变对 Starling 曲线的影响

Starling定律具有重要的生理意义。当循环容量增加导致回心血量增加时，心脏的前负荷增加，即心室的舒张末期容量增加，根据Starling定律，心排血量增加，从而使回心血量与心排血量保持平衡。这反映了心脏具有一定的代偿功能，如在运动时，全身的循环加快，每分钟（或每搏）的回心血量增加，使心室的舒张末期容积及压力增加，心排血量相对增加，以适应运动的需要。

（三）心室功能曲线

心室功能曲线体现了心室前负荷与心室每搏做功之间的关系。下面主要介绍左心室功能曲线（图2-1-3），临床上通常采用压力指标中心静脉压（CVP）或肺动脉嵌顿压（PAOP）来代表心室的前负荷。

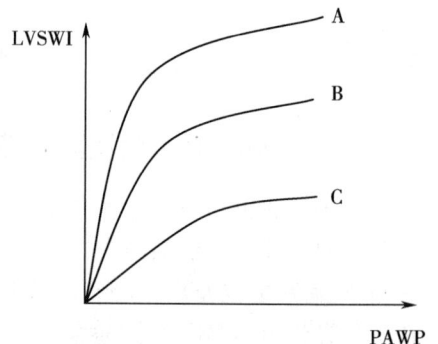

图 2-1-3 心室功能曲线

根据 Starling 定律,心室的前负荷越大,心室做功越多。如图所示,左心室功能曲线可分为在充盈压力较低时的上升阶段及充盈压力较高范围内的平台阶段。当心功能受损,心肌收缩力下降时,曲线变低平。如图 2-1-3 所示,曲线 A 表示心功能正常时左心室搏动工作指数(left ventricular stroke work index,LVSWI)与 PAOP 的曲线关系;曲线 B 和 C 表示心脏功能受损时 LVSWI 与 PAOP 的曲线关系,曲线 B 表示心功能中度下降,曲线 C 表示心功能重度下降,可见,心肌收缩力下降越明显,曲线变得越低平。应用正性肌力药物后,心肌收缩力增加,可以使曲线在一定程度上回升。

二、心室舒张功能及其调节

(一)心室舒张功能

心室舒张功能是指在舒张末期心室容积增加的能力。心脏舒张起始于左室压力下降的等容舒张期,大量的心肌细胞进入细胞舒张期,左室压力继续快速下降,当低于左房压力时,二尖瓣打开,形成快速的早期充盈,最后心房收缩,完成左心室全部的前负荷。心室舒张包括心室弛张(主动耗能过程)和心室顺应性两部分。弛张功能为舒张期单位时间心腔压力的变化;顺应性为舒张期单位容积的变化引起的压力变化。

临床上通常用心室容量与压力的变化趋势来表示心室的舒张功能,称为心室顺应性。通常把相应心室在舒张期时单位压力所导致的容量改变称为左心室或右心室的顺应性,表达为 ΔV/ΔP。心室的容量与压力之间的相关性呈曲线关系(图 2-1-4)。

从该曲线(图 2-1-4)可以看出,随着心室内容量的增加,心室压力也随之增加,而压力增加的程度受心室顺应性的影响。心室顺应性增大时,曲线向右移(曲线 A 到 C),即单位容量改变导致的压力的变化减小;而心室顺应性减小时,曲线向左移(曲线 A 到 B),即单位容量改变导致的压力的变化增大。同时,同一心室的顺应性随容量的增加而逐渐减小,比如:在心室容量较小时,当容量改变为 a,相应的压力改变为 b;而心室容量较大时,容量改变为 a,则相应压力改变为 c,c 明显大于 b。即较大容量范围时,容量的轻微改变即可导致压力的明显改变。

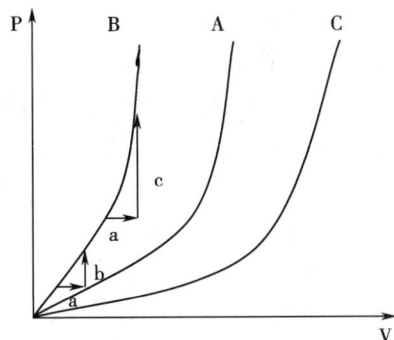
图 2-1-4　心室顺应性

(二)影响心室舒张的因素

舒张功能的决定因素包括:①非固有因素:包括心室激动、年龄、收缩功能、心肌动作失调、充盈压力等;②固有因素:包括心室的僵硬度、早期的舒张异常等。在重症患者中最常见的减低心室顺应性的因素包括心肌缺血、动脉压力增加、休克和持续正压通气,而增加心室顺应性的因素包括心肌血液灌注改善及应用硝酸甘油、钙离子拮抗剂等药物。

(严　静)

第二节　回心血量及心脏前负荷

一、回心血量

(一)基本概念

回心血量是指单位时间内的静脉回心血量。单位时间内的静脉回心血量取决于外周静脉压和中心静脉压的差,以及静脉对血流的阻力,故凡能影响外周静脉压、中心静脉压以及静脉阻力的因素,都能影响静脉回心血量。

（二）回心血量的影响因素

1. 循环平均充盈压　人体中大约 70% 的血存在于静脉和小静脉内,这部分血容量在循环系统中形成的压力称为循环平均充盈压(mean circulatory filling pressure,MCFP)。循环平均充盈压是反映血管系统充盈程度的指标,它不依赖于心脏的搏动,主要与循环容量和血管床容积相关。在循环平均充盈压的作用下,血液克服静脉系统的阻力,回流到心脏。实验证明,血管系统内血液充盈程度愈高,回心血量也就愈多。当循环血量增加或容量血管收缩时,循环平均充盈压升高,回心血量也就增多;反之,当循环血量减少或容量血管舒张时,循环平均充盈压降低,回心血量减少。重症患者出现大汗、失血等导致有效循环血量减少时,均可导致循环平均充盈压降低,回心血量降低,使前负荷降低。

2. 心肌收缩力　心肌收缩力改变是影响静脉回心血量最重要的因素。每个心动周期,心脏通过心室收缩将血液射入动脉,然后在舒张期通过静脉回流至心脏。当心脏收缩力增加时,心脏射血后心室排空较完全,在心室舒张期末压力较低,对心房和大静脉内血液的抽吸力量也就较大,静脉回流增加。当患者出现右心衰时,右心室舒张末期压力增大,血液淤积于右心房及胸腔大静脉内,静脉回心血量减少,静脉系统淤血,表现为颈外静脉怒张、肝充血肿大、下肢水肿等体征;左心衰时左房压及肺静脉压升高,经肺循环回流至左心的血量减少,出现肺淤血和肺水肿等体征。

3. 体位改变　当人体从卧位转变为立位时,身体低垂部分的静脉因跨壁压增大而扩张,容纳的血量增多,导致回心血量减少。在高温环境中,皮肤血管舒张,皮肤血管中容纳的血量增多,这种影响更加明显。长期卧床的病人,静脉管壁的紧张性降低,可扩张性增加,同时腹壁和下肢肌肉的收缩力减弱,对静脉的挤压作用减小,由平卧位突然站起来时,身体低垂部位的静脉跨壁压升高,静脉扩张,容纳的血量增多,回心血量减少,甚至发生体位性低血压。

4. 骨骼肌的挤压作用　当肌肉收缩时可对肌肉内及肌肉间的静脉发生挤压,使静脉回流加快;同时,静脉瓣膜的存在,保证了血液只能向心脏方向流动而不能倒流。当肌肉收缩时,可将静脉内的血液挤向心脏,当肌肉舒张时,静脉内压力降低,有利于微静脉和毛细血管内的血液流入静脉,使静脉充盈。这种作用的意义是立位时的下肢静脉压降低而减少血液在下肢静脉内潴留,在跑步时通过骨骼肌的挤压作用在一定程度上增加回心血量,使心排血量增加。

5. 呼吸运动　吸气时,胸腔内容积增加,胸膜腔负压值进一步增大,使胸腔内的大静脉和右心房更加扩张,有利于外周静脉内的血液回流至右心房,回心血量增加,心排血量也相应增加;呼气时,胸膜腔负压值减小,回心血量减少。值得注意的是,呼吸运动对体循环和对肺循环的静脉回流的影响不同。吸气时,随着肺的扩张,肺部的血管容量增大,由肺静脉回流至左心房的血量减少,左心室的输出量也相应减少;而呼气时的情况相反。应用机械通气辅助呼吸的重症患者,胸内压发生明显变化,对回心血量也有重要影响,将在以后的章节中进行详细介绍。

二、心脏前负荷

（一）基本概念

心脏的前负荷是指心室在舒张末期所承受的负荷,可以用压力负荷指标或容量负荷指标来表示。在生理状态下,心脏前负荷由回心血量决定,故左心室舒张末期容积(left ventricle end diastolic volume,LVEDV)是表明左心室前负荷的实际指标。心脏前负荷是影响每搏输出量的重要因素。根据 Starling 定律,当循环容量改变导致回心血量及心脏前负荷改变时,心脏通过自身调节,对每搏输出量进行一定限度的精细调节,使每搏输出量与回心血量相适应。在临床上,对容量的测定比较困难,常用左室舒张末压(left ventricle end diastolic pressure,LVEDP)、肺动脉嵌顿压(PAOP)或中心静脉压(CVP)等压力指标代替容量指标来间接衡量左心室的前负荷。在没有二尖瓣病变及肺血管病变的情况下,临床假定在左心室舒张末期血液停止向心室充盈的一瞬间,LVEDP 与左房压、肺静脉压及肺动脉嵌顿压相一致。但是,左室顺应性、左心室功能、气道压、二尖瓣功能、左房顺应性或肺血管阻力改变都可导致 PAOP 与左室前负荷间产生差异,此时用压力指标代替容量指标反映心脏前负荷有一定的误差。目前可行的容量监测方法有：多普勒超声技术、胸腔阻抗法、同位素扫描、心室造影、改良肺动脉导管法及经肺温度稀释法（PiCCO 技术）等。

（二）心脏前负荷的影响因素

影响心脏前负荷的因素包括：回心血量、心室顺应性、心包内压力、心房收缩的活力与适时性等。在生理状态下，心脏前负荷由回心血量决定，在一定范围内，回心血量增加，则前负荷增加。各种影响回心血量的因素均可影响心脏前负荷。

（三）心功能分区图

应用心功能分区图可以反映心排血量和左心室的前负荷之间相互关系，通常是以心脏指数（cardiac index，CI）和肺动脉嵌顿压（PAOP）构成的坐标图（图2-1-5）。

图 2-1-5 中，以 CI 作为纵坐标，PAOP 为横坐标，以 CI 等于 $2.2L/(min\cdot m^2)$ 和 PAOP 为 12mmHg 将坐标图分成四个区域，每个区域代表了心脏功能的不同状态。临床上通过心功能分区图，可以提示诊断不同的心功能状态进行不同的治疗措施。如图所示，第一区提示 CI 及 PAOP 均处于正常范围，即心功能及心脏的前负

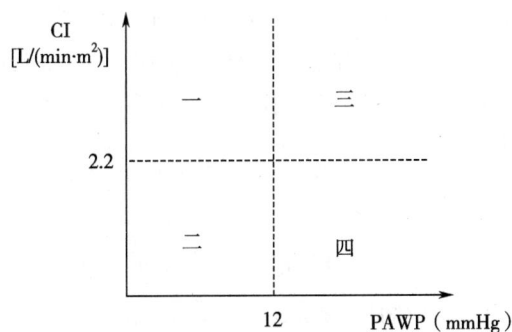

图 2-1-5 心功能分区图

荷无明显异常，不需要特殊的治疗；第二区提示 CI 低于正常范围，但 PAOP 在正常范围，无明显增加，提示可能出现心肌收缩力下降或心脏前负荷不足，此时应当给予正性肌力药物或增加心脏的前负荷；第三区提示 CI 在正常范围，但 PAOP 高于正常，提示心脏前负荷过高，可能导致肺水肿，此时应当通过利尿剂或血管扩张药物调整心脏前负荷；第四区提示 CI 低于正常且 PAOP 增加，提示心功能下降的同时心脏前负荷过高，患者处于充血性心力衰竭状态，应当应用正性肌力药物的同时降低前负荷。因此，临床上对重症患者动态地监测心功能状态及前负荷水平，可以了解疾病的病理生理状态，对疾病的治疗具有重要意义。

（四）血流动力学的"ABC"理论

心脏每搏输出量下降可由前负荷、后负荷、心肌收缩力等多种原因造成，采取适当的措施提高每搏输出量在重症患者的救治中非常重要。血流动力学的"ABC"理论是应用血流动力学监测对循环功能进行支持性治疗的理论基础，可用图 2-1-6表示。

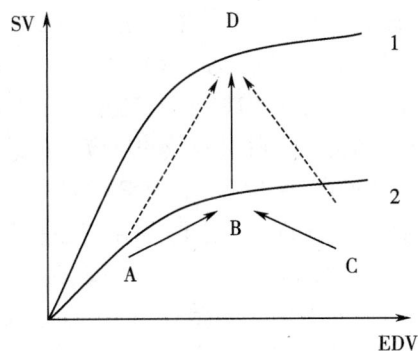

图 2-1-6 血流动力学的"ABC"理论

根据 Starling 定律，图 2-1-6 中曲线 1 代表正常心脏的 SV 与舒张末容积（end diastolic volume，EDV）的关系，而曲线 2 代表心肌收缩力受损时的 SV 与 EDV 的关系，D 点为治疗的目标点。A 点代表心肌收缩力受损患者的初测心功能点，如果首先应用正性肌力药物，患者的心功能曲线由曲线 2 移到曲线 1，从而使患者的心功能点直接由 A 点移到 D 点；如果首先应用扩容治疗，患者的心功能点将沿着曲线 2 由 A 点移到 B 点，此时再应用正性肌力药物，患者的心功能点由 B 点移到 D 点。这两种治疗方法的区别在于：后者首先调整心脏的前负荷，尽可能地发挥了心脏的自身代偿作用，之后再应用正性肌力药物，从而比前者减少了应用正性肌力药物的剂量，减少了过度应用正性肌力药物的不良反应。由此看出，心脏每搏输出量不足可能是由于或同时并存前负荷过多或前负荷不足。调整前负荷是增加每搏输出量的首要治疗措施。只有当心脏处于自身最佳的做功状态后，应用正性肌力药物才可能取得较好的治疗效果。这就是血流动力学的"ABC"理论。值得注意的是，对于心功能严重不全或 ARDS 的患者，当前负荷指标偏低时，也不能盲目地进行快速补液，要结合心脏的容量反应性确定最终

的治疗方案。

（严　静）

第三节　容量与容量反应性

液体复苏治疗由各种重症引起的循环衰竭,恢复有效的血管内容量和组织灌注是脓毒症治疗的主要目标之一,但液体治疗也有可能导致心力衰竭、肺水肿的发生,以致延长呼吸机的应用和重症患者住院时间,增加死亡风险。重症患者,尤其是合并心肺功能障碍的患者,液体耐受性差,盲目的扩容治疗导致肺水肿的风险增加,因此,容量状态和容量反应性的评估对重症患者的循环支持尤其重要。

一、基本概念

容量和容量反应性是不同的概念。血容量通常是对全身有效循环血量而言,所谓有效循环血量是指单位时间内通过心血管系统进行循环的血量,不包括贮存于肝、脾和淋巴血窦或停滞于毛细血管中的血量。有效循环血量由血容量、心排血量和周围血管张力决定,其中任何一个因素的改变超出了人体的代偿范围,均可导致有效循环血量的急剧下降,导致全身组织器官灌注不足。回心血量在一定程度上取决于有效血容量,当有效血容量增加时,导致循环平均充盈压增加,回心血量增加,使心脏前负荷升高。目前临床上可用于判断容量状态的指标包括:中心静脉压(CVP)、肺动脉嵌顿压(PAOP)、左心室舒张末期容积(LVEDV)、右心室舒张末容积(right ventricle end diastolic volume,RVEDV)、胸腔内血容量(intrathoracic blood volume,ITBV)、全心舒张末期容量(global end diastolic volume,GEDV)、下腔静脉内径等容量或压力指标。

容量反应性是根据 Starling 定律,通过增加心脏前负荷后心排血量的变化,来判断左右心室在心功能曲线上所处的位置,即评估心脏前负荷的储备能力(图 2-1-7)。所谓容量反应性良好通常是指通过扩容治疗后心排血量或每搏输出量较前有明显增加(≥15%)。临床上扩容后有心率下降、血压上升、尿量增加、循环趋于稳定和组织灌注指标改善等表现,均提示心脏对容量的反应性良好。

如图 2-1-7 所示,EDP 代表心脏前负荷,SV 为每搏输出量,根据 Starling 定律,当左右心室均处于心功能曲线的上升期时,增加心脏的前负荷可以提高每搏输出量,即容量反应性良好,此时扩容治疗可以稳定血流动力学,并进而提高氧

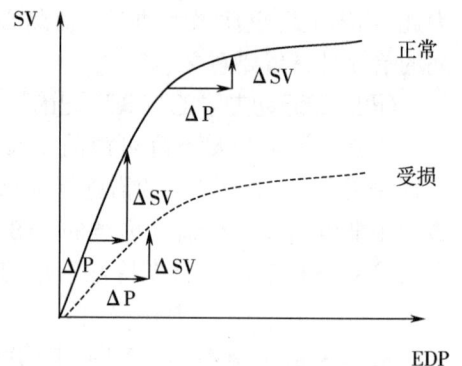

图 2-1-7　容量反应性

输送,改善组织灌注;但当左心室或右心室处于心功能曲线的平台期时,增加心脏的前负荷不能进一步提高每搏输出量,即容量反应性差,此时扩容治疗可能导致肺水肿等容量负荷过多的危害。另外,当心功能受损时,曲线向右下移位,此时即使当左右心室均处于心功能曲线的上升期,通过增加心脏前负荷,每搏输出量有一定的提高,但与心功能正常时相比,此时每搏输出量的提高较少,即容量反应性降低,此时扩容治疗在一定程度上可以稳定血流动力学,但应当防止过度补液导致肺水肿的发生。

需要注意的是,容量反应性的存在只是反映了患者存在前负荷储备能力,因此,容量反应性是扩容的必要条件;但有容量反应性,并不意味着一定要扩容治疗。

二、容量及容量反应性的监测

为了区分哪些重症患者适合进行扩容治疗,减少容量过负荷的危害,寻找临床上快速准确地判断

容量反应性的指标和方法一直是重症医学科及其他医师共同面临的重要课题。目前,临床上常用的指标和方法主要包括以下几种:

(一)前负荷指标

前负荷指标是心脏前负荷在生理上的客观数值的反映,包括心脏压力负荷指标(如:CVP、PAOP)和心脏容量负荷指标(LVEDV、RVEDV、ITBV、GEDV)。一般情况下,前负荷的数值越低,提示患者可能有较大的前负荷储备,即容量反应性可能较好。通过监测前负荷可以判断容量状态,但这些前负荷指标并不能真正反映容量反应性。

(二)评估容量反应性的方法

1. 容量负荷试验　容量负荷试验是目前临床上最为常用的判断和评价容量反应性的方法。通常在 10~30 分钟内输入 100~500ml 或 7~10ml/kg 溶液,判断病人的容量反应性(SV 或 CO 是否增加15%)。该方法的优点是:一方面可以定量分析心血管系统对于容量补充的反应,及时发现液体不足;另一方面给予较少的液体就可以完成容量负荷试验,将液体过量的风险降至最低。

2. 被动抬腿试验(passive leg raising,PLR)　PLR 是一种自体容量负荷试验,通过监测被动抬腿试验诱导的心搏量、心排血量或其替代指标(如主动脉血流峰值、脉压等)的变化来预测机体的容量反应性,是一种可逆的自体容量负荷试验。近年来发现 PLR 能精确的预测容量反应性。半卧位 PLR 前的基线体位为半卧位 45°,然后将患者上身放平,被动抬高患者双下肢 45° 持续 1 分钟。受重力影响,从下肢静脉回流至中心循环的血量将额外增加 150~300ml,下肢抬高 30 秒后,即可观察到 SV 或主动脉血流峰值增加,1min 后达到高峰,如果在 30~90 秒内监测到 CO/CI、SV 或主动脉血流速度等参数的数值明显增加,提示 PLR 阳性。应当强调的是,以 PLR 判断容量反应性,需要有能够监测 CO/SV 的方法,心率、收缩压、平均压在 PLR 前后的变化不能够作为判断的依据。该方法的优点是操作简单、安全性高、不受自主呼吸和心律失常干扰,因此应用广泛。

3. 每搏量变异度(stroke volume variation,SVV)或脉搏压变异度(pulse pressure variation,PPV)研究发现,应用相关技术监测的 SVV 及 PPV,可以应用于没有心律失常的机械通气患者,可以较为准确地反映心脏对因机械通气导致的心脏前负荷周期性变化的敏感性,其预测容量反应性价值明显优于传统的静态指标。但是它们只适用于无心律失常、无自主呼吸并接受机械通气的患者,并受潮气量、通气模式、呼吸道压力或呼吸频率等诸多因素影响。

(严　静)

第四节　心脏射血与后负荷

一、基本概念

(一)心脏射血

循环系统是由心脏、动脉、毛细血管及静脉组成的一个封闭的运输系统,由心脏作为动力源推动血液在循环系统中的运动,为机体的各种细胞提供了赖以生存的物质并带走了细胞代谢的产物。一个完整心动周期包括:心房收缩期、心室收缩期(等容收缩期及射血期)、心室舒张期(等容舒张期、心室充盈期)。心室收缩期是指心脏进入收缩期后,心室开始收缩,克服心室壁的张力,使心室内压力升高到足以对抗动脉系统施加在动脉瓣膜的压力时,动脉瓣开放,心室内的血液射向动脉系统,而后随着心脏射血,心室内压力逐渐下降至等于大动脉内的压力时,动脉瓣膜关闭,心室收缩期结束。随着动脉内的压力回落和动脉自身的弹性收缩,储存在动脉内的部分每搏输出量继续向组织分布,形成舒张期供血,从而保证了组织灌注的连续性。

临床上常用心脏的输出量评价心脏的泵血功能:

1. 每搏输出量（stoke volume，SV）　每搏输出量是指一侧心室一次收缩所射出的血液量。正常人约 70ml。每搏输出量 = 收缩前心室容积 – 收缩后心室容积 = 舒张末期容积

2. 射血分数（ejection fraction，EF）　射血分数是指每搏输出量占心舒末期容积的百分比。正常范围：55%~65%。射血分数 =（每搏输出量 / 心舒张末期容积）×100%

3. 心排血量（cardiac output，CO）　心排血量是指每分钟由一侧心室射入动脉的血液量。正常范围：4.5~6L/min，应用 CO 可以用于评价不同状态下的心功能。心排血量 = 每搏输出量 × 心率

4. 心脏指数（cardiac index，CI）　心脏指数是指安静和空腹状态下，每平方米体表面积的心排血量。正常范围：$3.0~3.5L/(min \cdot m^2)$，10 岁心指数最大 [大于 $4L/(min \cdot m^2)$]；以后随年龄增长而渐降，到 80 岁时接近 $2L/(min \cdot m^2)$。应用 CI 可以评定不同个体不同状态下的心功能。心脏指数 = 心排血量 / 分 / 体表面积

（二）心脏后负荷

心脏后负荷是指心室在射血过程中所必须克服的阻力。在心室流出道及心脏瓣膜没有狭窄的情况下，心脏后负荷取决于心室射血时心室壁张力以及阻力血管对射血的阻力。临床上常以体循环阻力（systemic vascular resistance，SVR）作为监测左心室后负荷的主要指标，肺循环阻力（pulmonary vascular resistance，PVR）作为监测右心室后负荷的主要指标。

二、心脏后负荷的影响因素

对左心室来说，在无主动脉瓣狭窄或主动脉瓣缩窄时，其后负荷主要取决于：①主动脉的顺应性：主动脉顺应性是指主动脉血管壁的内在弹性特性，即主动脉随着压力升高管壁扩张的能力，如血管壁增厚，则顺应性降低；②外周血管阻力：它主要取决于小动脉血管床的横断面积及血管紧张度，后者受血管和体液因素的影响；③血液黏度：当血液黏度增高时，外周血管阻力增大；④循环血容量。这些影响心脏后负荷的因素中，以外周血管阻力为最重要。

三、心脏后负荷与心排血量的关系

心脏后负荷与心排血量的关系可用以下公式表示：

$$SVR=80(MAP–RAP)/CO$$

式中，SVR 为体循环阻力，代表了左心室后负荷，MAP 为平均动脉压，RAP 为右心房压，CO 为心排血量。体循环阻力受循环压力和心排血量的影响。生理状态下，心室的后负荷与心排血量呈负相关，即随着后负荷的增加，心室射血阻力增加，心排血量降低。当心功能正常时，后负荷增加同时会导致心室舒张末期压力及容积增加，根据 Starling 定律，心肌做功代偿性增加，最终心排血量无明显下降。这是因为心脏对后负荷逐渐适应，心肌收缩力增强。而病理状态下，心脏对后负荷改变的反应会发生一定的改变，一方面后负荷的增加导致心室舒张末期压力及容积增加，但受损的心肌不能通过增加心肌收缩力来完全代偿后负荷的增加，导致心排血量下降。此时，应当通过适当地降低心脏后负荷，来增加心排血量，降低心室充盈压，减少心脏做功。重症患者中，很多患者心脏后负荷发生改变，从而影响心排血量。如左室后负荷增加常见于高血压、主动脉流出道受阻（主动脉狭窄、主动脉缩窄）；右室后负荷增加常见于肺动脉高压、肺动脉狭窄、肺阻塞性疾病及肺栓塞等。心脏后负荷与心排血量的关系可以用图 2-1-8 表示。

如图 2-1-8 所示，SVR 代表左心室后负荷，CO 代表心排血量曲线，A 代表正常状态下 CO 与 SVR 的关系，二者呈负相关。从该图中还可以反映心脏前负荷、后负荷与心排血量之间的关系。当前负荷增加时，曲线 A 移到曲线 B；当前负荷降低时，曲线 A 移到

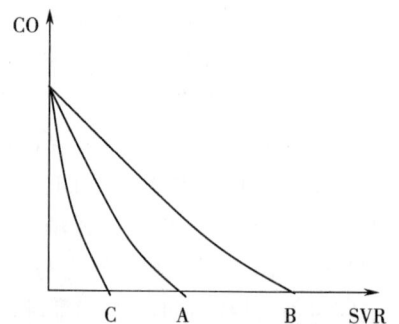

图 2-1-8　后负荷与心排血量的关系

曲线 C。

（严　静）

第五节　微循环的功能与监测

一、微循环的基本概念及功能

（一）基本概念

微循环（microcirculation）是直接参与细胞、组织物质交换的液体（血液、淋巴液、组织液）的循环动态，其最基本的功能是运输营养物质到组织，并带走组织中的代谢废物。在循环系统中，大动脉、小动脉、大静脉、小静脉及小淋巴管的管壁，生理情况下一般物质都不能通过。只有微动脉、毛细血管、微静脉、毛细淋巴管的管壁可以进行物质交换，因此这一部分属于微循环的范畴。讨论微循环需要涉及四个方面：①血液、淋巴液及组织液的理化性质，生物学及流变性特征；②微血管及毛细淋巴管的分布、结构及功能；③微血管及毛细淋巴管周围组织（如成纤维细胞、网状细胞、基质）的结构、功能和代谢；④微血管前的心脏、动脉及微血管后的静脉的结构及功能等。上述四个方面结构、功能、代谢的正常完整是保证微循环正常的条件，其中任何一方面的异常都会影响其他方面，导致微循环障碍。正常情况下，微循环的血流量与组织器官的代谢水平相适应，保证各组织器官的血液灌注量并调节回心血量。病理状态下，微循环发生障碍，并直接影响各器官的生理功能。

（二）微循环的组成

典型的微循环由微动脉、后微动脉、毛细血管前括约肌、真毛细血管、通血毛细血管、动 - 静脉吻合支和微静脉组成。微动脉管壁有环行的平滑肌，其舒缩活动可调控微循环的血流量。微动脉分支成为管径更细的后微动脉。每根后微动脉供血数根真毛细血管。真毛细血管起始端有毛细血管前括约肌，其收缩状态可调控真毛细血管的血流量。毛细血管的血液经微静脉进入静脉，微静脉管壁没有平滑肌，属于交换血管。较大的微静脉则有平滑肌，属于毛细血管后阻力血管。微静脉的功能在于通过其舒缩状态调节毛细血管压，进而影响体液交换和回心血量。

微循环的血液通过三条途径由微动脉流向微静脉：①迂回通路（营养通路）：血流从微动脉经后微动脉、毛细血管前括约肌、真毛细血管网，最后汇流至微静脉，这条通路是血液与组织细胞进行物质交换的主要场所；②直捷通路：血流从微动脉经后微动脉、通血毛细血管至微静脉，这条通路的作用不是在于物质交换，而是使一部分血液通过微循环快速返回心脏，此通路骨骼肌中多见；③动 - 静脉短路：血流经微动脉通过动 - 静脉吻合支直接回到微静脉，多分布在皮肤、手掌、足底和耳廓，其口径变化与体温调节有关。身体各个器官、组织的结构和功能不同，微循环的结构也有所不同，如：人手指甲皱皮肤的微循环形态比较简单，微动静脉之间仅由呈祥状的毛细血管相连，而骨骼肌和肠系膜的微循环形态则复杂得多。

（三）微循环的功能

1. 物质交换　微循环的基本功能是保证组织的物质交换。组织、细胞与血液间的物质交换是通过组织液作为中介进行的。组织、细胞通过细胞膜与组织液发生物质交换，而组织液和血液之间则通过毛细血管壁进行物质交换。这一功能需要三个基本条件：①血液、淋巴液及组织液的流动，其影响因素包括：微血管内外的压差，微血管周围组织结构、功能、代谢的完整，局部组织内血流量、血流速度等；②微血管壁及毛细淋巴管壁的通透性及物质交换的速度；③微血管的数量和管径，通过这两个指标可以推算物质交换面积。

2. 调节血流和血量　微循环的血管数量多、容量大、是个巨大的贮血库，通过改变这个血库的容血量，可以调节全身的循环血量和回心血量。一旦因某些原因如严重感染，导致全身微循环血管大量开放,将有大量血液淤积在微循环内,导致循环血量和回心血量减少,血压下降,甚至休克。

微循环还不同程度的参与了脏器的特殊功能的完成,如:肾脏微循环直接参与尿的排泄,肺微循环直接参与肺的气体交换,肝微循环直接参与肝的物质代谢功能。说明微循环与脏器的功能、代谢都有着密切的关系。

(四) 微循环的调节

微循环根据组织、器官的功能和代谢的需要,及时地改变自己的管径、血压、血流速度、血流量、血流态、血液分配以及通透性等,称微循环的调节。微循环调节包括全身调节和局部调节两个方面。

1. 微循环的全身调节机制主要包括

（1）神经调节:微动脉和微静脉的平滑肌受交感神经支配。平时交感神经向血管壁平滑肌释放一定数量的冲动,使微动、静脉的平滑肌维持一定张力,血管管径维持在一定水平,以保持微循环内血流量的稳定。

（2）体液调节:有多种体液因子参与微循环的调节,常见的有:儿茶酚胺、肾素血管紧张素、醛固酮、加压素、内皮素、5- 羟色胺、心钠素等。

（3）代谢性调节:组织代谢过程中产生很多物质,均具有舒血管作用,它们调节微循环的作用很强,这些物质包括:乳酸、钾离子、腺苷、腺苷酸、缓激肽、前列环素等。舒血管物质的浓度随组织代谢而不断在变化着。组织内还有一类缩血管物质,包括儿茶酚胺、白三烯、前列腺素、血小板活化因子等,以儿茶酚胺最重要。缩血管物质在血液和组织内的浓度比较稳定。舒血管物质的周期性改变,调节着微循环的血流变化。微循环迂回道路内真毛细血管交替开闭是舒血管物质有规律的增减所造成的。安静状态下仅 20% 的真毛细血管开放,80% 关闭。每 30~60 秒更换 20%。当血压下降,组织缺氧时,组织内舒血管物质增多,可使微动脉,后微动脉,毛细血管前括约肌和微静脉平滑肌扩张。

2. 微循环的局部调节机制主要包括以下三个方面

（1）微血管自律运动:毛细血管前血管的自发节律性收缩舒张活动,引起毛细血管血流不同频率的节律性摆动是自律运动,小动脉、微动脉及后微动脉一系列收缩舒张活动,可改变血流分配及其速率。自律运动在一定范围内是血管平滑肌的固有舒缩行为而不依靠外源性刺激。

（2）临界关闭压:随着灌注压进行性降低,直至血流停止,血管内压仍大于静脉血压。血流停止时的灌注压称为临界关闭压或零流压。

（3）自动调节:在心、脑等血管床,灌注压在一定范围内是可以忽略的。通过自动调节局部血管阻力来维持血流相对稳定,称为自动调节。

二、微循环的监测方法

一般情况下,反映组织低灌注的临床表现有:血压下降、尿量减少、皮肤温度降低或花斑、毛细血管再充盈速度减慢及神志改变等,但这些临床表现均为非特异性表现,需要结合其他监测手段和指标综合判断。临床上也可以通过测定相关指标来间接或直接地反映患者的微循环状态。

(一) 间接反映微循环的指标

1. 乳酸与乳酸清除率　当组织缺氧及微循环障碍时,机体通过无氧酵解产生大量乳酸,因此,血液中乳酸增加是机体缺氧的重要指标之一。动脉血乳酸水平通常被认为是反映组织缺氧及无氧代谢的指标,研究表明动脉乳酸水平能够预测重症疾病的预后。但是乳酸的清除依赖于机体肝脏的代谢功能,乳酸水平受肝功能影响明显。在伴有严重外周循环不良的情况下,乳酸可蓄积在组织中难以进入循环,而表现为血乳酸正常,当循环改善后,才出现血乳酸水平升高,称为"洗出现象"。值得注意的是,动脉血乳酸水平反映的是全身氧代谢的总体变化,不能直接体现局部组织微循环及细胞线粒体功能障碍。

2. $ScvO_2$ 与 SvO_2　混合静脉血氧饱和度（SvO_2）是指全身血管床的混合静脉血氧饱和度的平均值,可以反映全身微血管床的平均氧代谢水平。研究发现,中心静脉血氧饱和度（$ScvO_2$）与 SvO_2 有一定的相关性。研究发现,$ScvO_2$过高或过低都是不恰当的,$ScvO_2<70\%$ 或 $ScvO_2>90\%$ 时死亡率均增加,可能与组织细胞氧利用障碍相关。值得注意的是,严重感染时微循环分流会在局部组织缺氧时得到正常的 SvO_2,这是因为:脓毒症患者自身氧摄取功能障碍,$ScvO_2/SvO_2$ 正常不能完全排除存在组织缺氧的可能性。$ScvO_2/SvO_2$ 降低是表明全身的氧需求和氧运送之间平衡失调的指标,只能间接地反映局部微循环状态。

3. 胃黏膜 pH 值(pHi)及 PCO_2 pHi 是一种无创的连续监测组织灌注和氧合状态的方法。重症患者,常出现机体为维护心、脑等重要脏器的血液供应,胃肠供血代偿性减少的情况,因此胃黏膜缺血及微循环障碍可以作为早期全身缺血缺氧及微循环障碍的重要依据。由于缺氧导致无氧代谢增加,可出现胃肠道局部乳酸堆积,pH 值下降,通过监测胃黏膜 pH 来反映组织的缺氧状态。pHi 的监测方法包括:直接将微测量电极刺入胃黏膜直接测定局部氢离子浓度,然后计算出 pHi;或通过胃张力计置入胃内,经过一段时间(30~90 分钟)的平衡,测定胃内的 CO_2 分压,然后再换算成 pHi。前者仅用于动物实验,或者目前已经应用于临床,但该方法因具有可操作性不强、可信数据获取较困难等局限性,限制了其临床应用。

(二)直接监测微循环的方法及指标

近年来,人们应用活体显微镜技术、激光多普勒血流仪、舌下正交偏振光谱成像、旁流暗场成像等技术来直接监测人体微循环状态,使得及时、准确、动态地观察患者的微循环成为可能。

1. 活体微循环显微镜 该技术作为研究人体微循环动态变化的实用工具开始于 20 世纪 30 年代。皮肤、眼球结膜、手指的甲皱区域较薄且相对较透明是特别适合的观察位置。在这些部位可以长时间观察和记录大量的真毛细血管回路和血流状态。是微循环灌注的直接评估方法。

2. 激光多普勒血流仪 该技术的原理是根据激光检测到红细胞数目推断微循环血流量。可以测量皮肤、肌肉、胃黏膜、直肠等部位的血流。该技术具有一些局限性,包括:只能测量直径约 1mm 的血管;不能判断血管的形态、血流方向、微循环的异常分流;不能评估血细胞比容变化产生的影响等。

3. 舌下正交偏振光谱成像(orthogonal polarization spectral,OPS) 利用偏振光线照射组织,对比经微循环血红蛋白吸收后组织反射的光线强度,可以对微循环血流变化进行半定量分析。OPS 成像技术的问世,实现了无创、可视微循环监测,其设备便携,可在床边进行监测。监测指标包括:功能毛细血管密度、小动脉和小静脉直径、红血细胞流速等。

4. 旁流暗场成像(sidestream dark field,SDF) SDF 成像是对 OPS 技术的改进,它通过发光二极管产生 530nm 波长的光波,采用暗照明方式从侧面照射入组织避免细胞表面反射。SDF 成像技术轻便、无创、无毒,图像较 OPS 清晰,使我们能够及时、准确、动态地观察到重症患者局部微循环的变化,特别是胃肠道和舌下腺黏膜的局部微循环状。

5. 组织氧合近红外线光谱仪(near-infrared spectroscopy,NIRS) NIRS 通过传感器(极棒)贴于皮肤表面,近红外光发射穿过组织,通过分析反射光来测定组织氧合程度。其工作原理是组织中血红蛋白与氧合血红蛋白在 600~900nm 的光谱范围中拥有不同的吸收光谱。应用该技术可以监测组织血流动力反应(血氧浓度、红细胞浓度与血流量)。

(严　静)

第六节　氧输送与氧代谢

组织氧代谢障碍是重症病人病理生理的重要特点。不同病因的重症病人最终均可以发生以氧供不足及氧摄取受损为特征的氧代谢障碍,成为重症病人病情发展的共同病理生理学基础。复苏的最终目标是纠正外周组织缺氧,使氧供与氧需要量达到平衡。单纯的血流动力学监测不能解决这个问题,必须借助氧代谢的动态监测。氧代谢监测理论和技术的发展对重症的诊治具有重要意义,对重症病人的治疗由以往关注单纯的血流动力学转向关注这些患者的氧代谢状态的改善。

一、氧的运输

（一）氧的运输形式

氧以物理溶解和化学结合两种形式存在于血液中。血液中物理溶解的量极少，仅占总运输氧量2%，其数值以氧分压的形式表示。血液中氧的储存主要以与血红蛋白结合的形式存在于红细胞内，约占总携氧量能力的98%，其含量以血氧饱和度表示。物理溶解形式的氧在血液中呈游离状态。正常情况下，血液中的游离氧和结合氧存在着动态平衡，血液中的氧主要以氧合血红蛋白形式存在，到达组织时解离成游离氧，氧与血红蛋白的结合是一种可逆反应。

（二）氧解离曲线

氧解离曲线是表示动脉血氧分压（PO_2）和血氧饱和度（SO_2）之间关系的曲线（图 2-1-9）。

如图 2-1-9 所示，曲线近似"S"形，可分为上、中、下三段。曲线的上段较平坦，相当于 PO_2 在 60~100mmHg 的范围，此时 PO_2 的变化对 SO_2 影响不大，只要 PO_2 不低于 60mmHg，SO_2 仍能保持在 90% 以上；曲线的中段较陡，是 HbO_2 释放氧的部分，相当于 PO_2 在 40~60mmHg 的范围，此时 PO_2 稍有下降，SO_2 就明显下降；曲线的下段，相当于 PO_2 在 15~40mmHg 的范围，曲线最陡，此时 PO_2 稍有下降，SO_2 就更加明显的下降。而组织部位的氧分压恰好波动在 10~40mmHg，因此，当组织氧分压轻度下降时，氧合血红蛋白就会迅速解离而释放出氧供组织利用。影响氧解离曲线的因素包括：

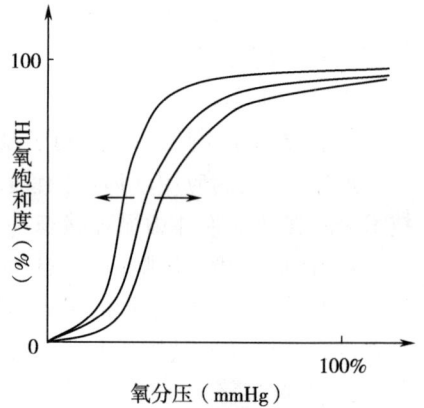

图 2-1-9　氧解离曲线

1. pH 和 CO_2　pH 降低或 PCO_2 升高导致血氧饱和度下降，曲线右移，反之亦然。pH 和 PCO_2 对氧离曲线的这种影响称为波尔效应（Bohr effect）。理解波尔效应具有重要的意义，如大量输入碱性液体时，氧离曲线左移，氧和 Hb 的亲和力增加，不利于氧在组织中的释放。

2. 温度　温度升高，H 离子产生增加，使氧离曲线右移。临床上当组织代谢活跃使局部组织温度升高如感染时，CO_2 和酸性代谢产物增加，有利于 HbO_2 解离出更多的 O_2，以适应组织代谢的需要。

3. 2,3-二磷酸甘油酸（2,3-DPG）　2,3-DPG 是一种存在于细胞中的浓度较高的无机磷化物盐，在调节 Hb 和 O_2 的亲和力中起重要作用。2,3-DPG 浓度升高，Hb 和 O_2 亲和力降低，氧离曲线右移，反之亦然。缺氧、剧烈运动均可导致 2,3-DPG 产量增加，使氧离曲线右移。

4. Hb 自身性质的影响　除上述因素外，Hb 与 O_2 的结合还为其自身性质所影响。

二、基本概念

（一）氧输送（oxygen delivery，DO_2）

氧输送是指机体通过循环系统单位时间（通常是每分钟）内向全身组织输送的氧的总量。氧输送包括肺通气、肺换气、氧在血液中的运输及氧在组织的释放共四个阶段。DO_2 取决于心排血量（CO）及动脉血氧含量（CaO_2）。动脉血氧含量由血红蛋白、动脉血氧饱和度及动脉血氧分压决定。

$$DO_2 = 10 \times CO \times CaO_2$$

DO_2 正常基础状态为 520~720ml/（min·m²）。DO_2 定量地反映了外周组织的氧供给，从而可以反映整个循环系统的功能，同时也能反映代谢增加或组织灌注不足时的代偿能力。

（二）氧消耗（oxygen consumption，VO_2）

氧消耗是指单位时间内（通常是每分钟）全身组织从循环系统中摄取的氧的总量。氧消耗反映了组织需氧量，但并不一定代表组织对氧的实际需要量。VO_2 取决于 DO_2、氧解离曲线、组织需氧量及细胞的摄氧能力。

$$VO_2=10 \times CO \times (CaO_2-CvO_2)$$

其中，CvO_2 反映了经过组织代谢后循环血液中所剩余的氧。VO_2 正常基础状态为 100~180ml/$(\min \cdot m^2)$。正常情况下，DO_2 远大于 VO_2，即血液中的氧供给远大于组织氧需求，即使 DO_2 有一定程度的下降，也不会影响 VO_2。

（三）氧摄取率（oxygen exaction，O_2ER）

氧摄取率是指单位时间内（通常是每分钟）组织对氧的利用率，及组织从血液中摄取氧的能力。O_2ER 反映了组织内呼吸，与微循环灌注及细胞内线粒体功能有关。

$$O_2ER=VO_2/DO_2$$

O_2ER 正常基础状态为 0.23~0.32。正常组织 O_2ER 有 3 倍储备，可达到 0.75，此点即为 DO_2 的临界点，在此范围内，DO_2 下降不会导致 VO_2 下降；但超过此临界点，DO_2 下降将导致 VO_2 下降。

（四）氧需求（oxygen demand）

氧需求是指机体为维持有氧代谢对氧的实际需求量，可以反映机体的代谢状态，正常值为：200~250ml/$(\min \cdot m^2)$。氧需求在临床中检测非常困难。正常生理状态下，氧需求决定了氧消耗，二者有一致性，但当组织灌注不足或氧利用障碍时会导致氧消耗明显小于氧需求。

三、氧输送与氧消耗的关系

（一）生理性氧供依赖

如图 2-1-10 所示，生理性依赖区是指正常静息状态下，氧输送在临界值以内时，氧摄取率仅为 25% 左右，氧需求等于氧消耗。此时即使发生氧输送减少，组织细胞提高氧摄取率来保持氧消耗不变。生理性非依赖区是指当氧输送下降超过临界值时，氧摄取率已经达到 70% 的最大限度，不能通过增加氧摄取率保证氧需求，因而出现氧消耗对氧输送的依赖，此时氧消耗小于氧需求，组织细胞存在缺氧。

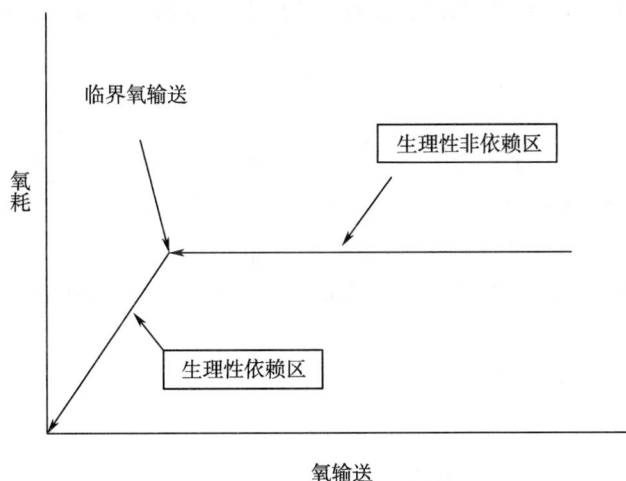

图 2-1-10 生理性氧供依赖

（二）病理性氧供依赖

如图 2-1-11 所示，当患者代谢率增加，组织氧需求增加时，要求增加氧供给，此时氧输送的临界值增加，呈现 Ⅰ 型病理性氧供依赖。而感染性休克导致微循环障碍、细胞线粒体功能障碍，组织氧摄取及利用障碍时，无法通过提高氧摄取率来满足氧需增加的要求时，早期即出现病理性氧供依赖关系，称为 Ⅱ 型病理性氧供依赖。

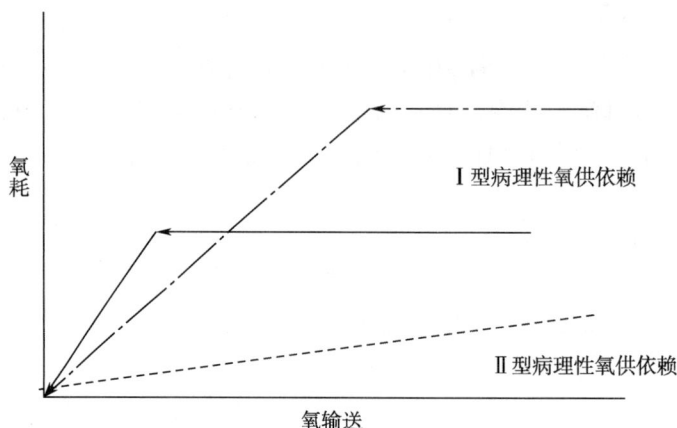

图 2-1-11 病理性氧供依赖

(三) 改善氧供与氧消耗的策略

研究氧输送和氧消耗的关系,对评价患者氧合、指导治疗具有重要意义。重症患者常常出现氧输送及氧代谢障碍,临床上可以通过降低氧消耗、增加氧输送及提高组织氧摄取率来改善患者氧合。

1. 增加氧输送 可以通过提高心排血量、增加动脉血氧含量及维持合适的血红蛋白水平来增加氧输送。

2. 提高氧摄取率 可以通过减轻组织水肿、纠正氧解离曲线左移等方法增加氧摄取率。

3. 降低氧消耗 如急性呼衰患者呼吸氧耗明显增加,此时尽早给予气管插管、机械通气以降低呼吸氧消耗,给予适当镇静、镇痛等方法降低氧消耗。

(严 静)

第七节 常用的血流动力学监测参数及临床应用

血流动力学监测(hemodynamic monitoring)是指依据物理学的定律,结合生理和病理生理学概念,对循环系统中血液运动的规律性进行定量地、动态地、连续地测量和分析,并将这些数据反馈性地用于对病情发展的了解和对临床治疗的指导。不同的血流动力学参数反映不同的临床意义,在临床应用中除了需要掌握不同参数的临床意义外,还需要掌握这些参数的时间意义,参数间的相关性,以及参数变化的意义,从而实现阶梯式地动态地应用这些指标指导临床治疗。

这些参数可以相互补充,以尽可能更加准确地反映病情特点。而在这些参数的临床应用中,还应当注意每一个参数所对应的时点。同一时点多个参数的结合,反映的是这个时间位点上患者病情的特点,不同时点这些参数的变化提示病情演变的方向。因此,关键是充分理解血流动力学各参数的意义。

一、血流动力学参数所反映不同层面的临床意义

不同的血流动力学参数反映机体不同层面的临床信息,某种意义上讲,这些参数都是病人病情的表达方式,正确认识和解读这些参数,是准确掌握病人病理生理状态的基础。血流动力学参数可以大致分为反映体循环、微循环、氧输送与氧代谢等不同层面的参数。反映体循环的参数又包含了心脏的前负荷、后负荷、心肌收缩力等体循环不同环节的参数。

(一) 反映体循环的参数

1. 心室前负荷 临床上常用的反映心脏前负荷的参数包括:压力指标如 CVP、PAOP 和容积指标如 LVEDV、RVEDV、ITBV、GEDV 等。监测 CVP 对右心容量的调整起到了明确的指导作用,但在反映

左心前负荷方面仍然存在一定的局限性。相比之下,PAOP 与左心前负荷的变化更具有相关性。但 CVP 与 PAOP 都是通过以压力代容积的方法来反映心脏的前负荷,会受到心室顺应性的影响。所以,直接监测心室舒张末容积是更好地反映心脏前负荷的指标。重症患者的前负荷改变往往比较复杂,其相关参数的测量也可能受到多种因素的影响。一般认为,CVP 和 PAOP 的正常值在 6~12mmHg。高于或低于这个范围都提示前负荷的相应改变,并应进行相应的容量调整。应当注意的是,不同病情或病情的不同阶段所要求的前负荷可能不同。如在心肌梗死时由于心肌顺应性的下降,则 PAOP 可能要求在 15mmHg 左右。同时,每个病人的最佳前负荷也可能不同。临床上可以根据前负荷与每搏输出量之间的关系来大致判断前负荷的最佳值,如可维持每搏输出量最大的 PAOP 最低值等方法。循环容量的不同分布及体内液体在不同体腔间的移动可能会成为影响心脏负荷的主要因素。如严重感染时可以在全身性水肿严重的同时存有循环容量不足,急性呼吸窘迫综合征(ARDS)时的肺水肿也不会因为降低前负荷而消失。由此,应注意对前负荷进行连续、动态的监测及调整。维持心脏的最佳前负荷状态是循环功能支持的基础。

为了区分哪些重症患者适合进行扩容治疗并减少容量过负荷的危害,除了以上的压力与容积指标,反映患者容量状态外,临床上还常应用容量负荷试验、被动抬腿试验、每搏量变异度及脉搏压变异度等反映前负荷储备能力的容量反应性指标来指导液体治疗。所谓容量反应性良好通常是指通过扩容治疗后心排血量或每搏输出量较前有明显增加(≥15%)。需要注意的是,临床上有容量反应性,并不意味着一定要扩容治疗。只有当存在低灌注的情况下,才需要扩容治疗。无容量反应性,并不意味着一定不能扩容治疗,而应进一步分析原因,如伴有心功能下降的患者,可以先给予正性肌力药物提高心肌收缩力,使容量反应性改善后,再给予扩容治疗。

2. 心室后负荷　心室的后负荷是指心室在射血过程中所必须克服的阻力。在心室流出道及心脏瓣膜没有狭窄的情况下,心室后负荷取决于射血当时的心室壁张力以及阻力血管对射血的阻力。临床上通常以体循环阻力(SVR)为监测左心室后负荷的主要指标,肺循环阻力(PVR)为监测右心室后负荷的指标。体循环阻力受到循环压力和心排血量的影响,临床应用时要对血流动力学数据进行综合分析,不能仅根据某一个数据的改变进行临床处理。例如,体循环阻力增加不一定就必须应用血管扩张药物。循环容量不足时可出现体循环阻力下降,这一方面是由于交感神经兴奋,阻力血管代偿性收缩,另一方面由于心排血量的减少使得体循环阻力的计算值增加。补充循环容量后,这两种原因都可以去除或缓解,体循环阻力也会相应下降。理论上讲,降低后负荷有利于心肌功能的恢复,尤其是对心源性休克的病人。但在应用的过程中一定要注意维持足够的灌注压力,或与正性肌力药物联合应用。

3. 心肌收缩力　在活体上评价心肌收缩时几乎不可能去除心室前负荷与后负荷等因素的影响。所以,临床上通常应用每搏输出量、心室每搏做功指数、射血分数、心室收缩末期最大斜率等与心肌收缩力相关的指标进行动态监测,了解心肌收缩力的变化情况。一般来讲,心排血量与每搏输出量都与心肌收缩力呈正相关。但由于这两个指标都受到心率的影响(心排血量 = 每搏输出量 × 心率),临床应用时应注意这两个参数在不同情况时的不同意义。如心肌收缩力下降导致每搏输出量减少,代偿性心率加快,可能维持正常的心排血量。但是,原发性快速心率失常有可能维持正常心排血量,但每搏心排血量可能降低。心室射血分数可以作为在应用每搏输出量判断心肌收缩力时的补充指标进行分析。当心肌收缩力下降时,由于心室扩大,心脏前负荷增加,每搏输出量可以保持不变,但心室射血分数已经明显下降。心排血量或每搏输出量指数与后负荷的关系曲线也可被用于对心肌收缩力的监测。

(二)微循环参数

微循环是机体真正物质交换的场所,因此循环复苏过程中,微循环的复苏与评估也至关重要,甚至可以说对于纠正组织缺氧来讲,休克复苏中有多少血液能达到这些物质交换的场所比提高心排血量更加重要。而微循环的调节方式同体循环相比,又有显著不同。微循环根据组织、器官的功能和代谢的需要,能够及时地改变自己的管径、血压、血流速度、血流量、血流态、血液分配以及通透性等。微循环的全身调节又有神经调解、体液调节及代谢性调节,局部调节中也存在微血管自律运动、临界关闭压及自动调节等不同机制。

前面章节已经介绍,目前常用的直接评估微循环的技术包括:活体显微镜技术、激光多普勒血流仪、舌下正交偏振光谱成像、旁流暗场成像。这些技术使得及时、准确、动态的观察患者的微循环成为可能。

(三)氧输送与氧代谢

心室的前、后负荷及心肌收缩力共同决定心室射血的功能,心室的射血即心排血量只是心脏提供的可以携带氧到组织的能力。氧输送及氧代谢相关参数,则进一步反映循环输送氧的能力及组织氧摄取与氧代谢的相关信息。组织氧代谢障碍是重症患者的重要特点,不同病因的重症患者最终均可以发生以氧供不足及氧摄取受损为特征的氧代谢障碍。复苏的最终目标是纠正外周组织缺氧,使氧供与氧需要量达到平衡。

临床上可以通过降低氧消耗、增加氧输送及提高组织氧摄取率来改善患者氧合。其中增加氧输送,可以通过提高心排血量、增加动脉血氧含量及维持合适的血红蛋白水平来增加氧输送。提高氧摄取率,可以通过减轻组织水肿、纠正氧解离曲线左移等方法增加氧摄取率。而降低氧消耗,可以给予气管插管、机械通气以降低呼吸氧消耗,给予适当镇静、镇痛、降低体温等方式降低氧消耗。

临床常用的反映机体氧输送与氧代谢的指标除了传统的氧输送、氧消耗、氧摄取率及氧需求外,近年来与氧输送及氧消耗密切相关的上腔静脉氧饱和度($ScvO_2$)及反映组织无氧代谢的乳酸也在临床被广泛应用。

$ScvO_2$是混合静脉血氧饱和度的组成部分,主要反映了脑和躯体的上半部分对氧的供需之间的关系,其临床操作侵袭性较小,容易获取。SvO_2与$ScvO_2$有一定的相关性,$ScvO_2$测量值比SvO_2值高5%~15%。根据Fick方程:混合静脉氧饱和度(SvO_2)=动脉氧饱和度(SaO_2)-全身氧消耗(VO_2)/[$1.34 \times$ 心排血量(CO) $\times$ 血色素(Hb)],由此SvO_2与$ScvO_2$与机体呼吸功能、氧合状态、循环功能变化及机体的组织氧耗(VO_2)等密切相关,换言之任何一个影响上述因素的病理生理改变都可引起$ScvO_2$改变。$ScvO_2$改变的实质是机体氧输送与氧耗间的动态变化的关系。导致SvO_2降低的因素可以是:①呼吸功能的改变导致氧合下降;②氧耗(VO_2)的增加,如高热、寒战、呼吸功增加,患者烦躁、躁动等;③心排血量(CO)下降;④携氧的血红蛋白的减少。而导致SvO_2升高的因素则主要是VO_2的降低,如:低温、微循环障碍导致氧利用减少、线粒体功能障碍导致氧利用的减少或氧离曲线的左移导致氧释放的障碍等。而这些改变,不仅可以提示机体的循环状态,包含了氧输送与氧耗的丰富信息,也与机体呼吸状态息息相关,更能反映机体组织氧利用与摄取等微循环的重要信息。

在感染性休克复苏中,在容量复苏及血压达到预定目标后,如果$ScvO_2$低于70%,提示机体氧输送不足,此时提高氧输送,将$ScvO_2$复苏到70%以上已经被证实可以明显改善预后,并成为指南的推荐意见。但是当$ScvO_2$高于正常值时,则不一定提示机体不存在缺氧,尤其是如此时合并有机体严重灌注不足的证据,则可能意味着机体存在微循环障碍,氧不能被输送到组织交换部位,或细胞线粒体功能障碍导致细胞不能利用或摄取氧,此时提高氧输送可能无助于改善组织缺氧,而更应当重视此时的微循环复苏及线粒体功能的改善,甚至可能是降低氧耗的策略。

乳酸是反映组织无氧代谢的重要产物。机体乳酸的升高可以分为灌注相关的乳酸升高和非灌注相关的乳酸升高。非灌注相关的乳酸升高常常与糖分解代谢异常增强相关,常见于各种应激因素如高热、药物等诱发。非灌注相关的乳酸升高,不能被提高机体氧输送所纠正。而灌注相关的乳酸升高,常反映机体氧输送与氧消耗的不匹配,是机体存在氧债的体现。灌注相关的乳酸升高,可以通过提高机体氧输送或降低机体氧消耗而纠正组织缺氧,可以成为重症患者氧输送与氧代谢复苏的重要血流动力学参数。

这些不同的参数反映了机体血流动力学不同层面的信息,每个血流动力学参数在反映病理生理指标的变化方面都存有一定的局限性,而又从不同的层面相互补充,形成丰富的信息集合体。医生在临床应用中必须首先准确掌握这些参数所揭示的临床意义,综合分析,准确判断患者所处的血流动力学状态,进而依据患者病情和临床行为选择恰当的参数,指导血流动力学治疗。

二、血流动力学参数的时间意义

重症患者在疾病发生发展及治疗过程中,会有大量的血流动力学参数产生,形成巨大的信息集合体。正确解读、分析这些参数,除了需要了解这些参数的特定临床意义外,还需要将这些参数同时间结合起来综合分析,以准确判断患者所处的血流动力学状态及病情变化趋势。

首先,临床监测时多在同一时间点测量多个参数或相关的一组参数,通过对这些参数的综合分析来判定在这一时刻的病情状态。只有在同一时点测量的不同参数的结合,才能真实反映这一时点患者病情特点,不同时点信息的混淆常导致错误的临床判断。

其次,不同时点同一参数的变化常常揭示患者病情变化的趋势,因此正确理解和应用这些血流动力学参数需要将它们准确地定位于相应的时间位点。而不同时点这些参数变化所提示的患者病情变化趋势,不仅是制定正确临床策略的基础,也是评价临床干预措施效果的重要信息。譬如,患者CVP从11mmHg变化至13mmHg时,心率从100次/分变化至85次/分,心室每搏输出量70ml上升到85ml,提示患者存在容量反应性,可能有容量不足,如果患者仍存在组织灌注不足证据,则下一步治疗优先选择方案为容量复苏。反之,依然是这些参数,只不过时间顺序变化为患者CVP从13mmHg变化至11mmHg时,心率从100次/分变化至85次/分,心室每搏输出量70ml上升到85ml,则提示CVP 13mmHg时患者存在容量过负荷,提示治疗方向为液体负平衡治疗。从这个例子可以看到,同样的数字由于定位到不同的时点,其所诠释的临床意义不仅截然不同,甚至可能根本就是相反的。

总之,在血流动力学参数的临床应用中,必须将每一个参数准确地定位到相应的时点,时间因素是血流动力学分析与应用中必不可少的元素。

三、重症血流动力学治疗的临床应用

(一) 治疗理念的形成

刘大为教授率先提出的重症血流动力学治疗(critical hemodynamic therapy)理论是指导血流动力学参数在重症患者中应用的重要理论。所谓重症血流动力学治疗是根据血流动力学的理论,通过对生理指标的连续监测,发现机体的实时状态,确定治疗的目标,选择干预措施;根据干预措施对机体影响的特点和规律性,对治疗进行滴定式动态调整并逐步引入新的干预措施,直至完成全部治疗方案,实现最终治疗目的。

血流动力学治疗中,可以通过监测指标发现具体治疗目标,继而对治疗方法进行选择,并通过相应目标值的连续变化对治疗方法进行限定、规范和定量调整。例如,休克治疗的目的是改善组织灌注。临床上通常用血乳酸或乳酸清除率作为反映组织代谢供需平衡的指标。实际上,乳酸增高仅仅反映了组织代谢的状态,并没有提示任何应该采用的治疗方法。同样,血流动力学的另外一些参数,如血压、心排血量、动脉氧含量等参数,直接地反映了机体某个具体部位发生的改变及其程度,提示应该采用的治疗方法。但这些指标并不提示治疗方法的强度应达到何种程度才能满足组织代谢的需求。

血流动力学治疗有效地将这两部分结合在一起,既从整体上以最终目的为导向,又在干预措施的可操作位点上进行定量调控,使整个治疗过程趋于最佳化。休克的治疗中以改善组织灌注为整体目的,确定治疗策略的方向;以血压、心排血量、动脉氧含量等指标为具体目标,确定治疗的程度和方法的选择。

(二) 治疗的目标导向性

在血流动力学治疗中,对治疗策略的方向把控和对治疗方法的定量调节贯穿于治疗的整个过程。由于确定了治疗的方向,避免了简单的对症治疗;由于掌握了治疗的强度,定量地调整使治疗方法的实施更为准确。这个过程同时也促进了对疾病的发生发展过程的重新认识,对病因的发现更加及时,处理更符合机体的实际需求。

血流动力学中氧输送理论不仅描述导致机体相关损伤的系列病因,而且,推进了初始病因的发现,并具体指导如何正确地实施治疗措施。例如,血压下降是临床常见问题。治疗方案的确立应以问题导向开始:心排血量和外周循环阻力是决定血压的直接因素,测量心排血量和外周循环阻力明确地缩小了对低血压原因判断的范围。若心排血量降低,则对问题的追踪直接走向心脏前负荷及心肌收缩力的测量。若发现中心静脉压力增加,而心脏容积负荷下降,强烈提示心肌顺应性下降,此时,临床医生已经越来越接近导致低血压的原因。若用超声测量下腔静脉变异度,可以直接提示此时容量治疗的有效性;心包内积液的发现可能提示血压下降的初始病因。结合这些指标已经足以判断此时进行心包穿刺引流的必要性。或许,判断的结果提示:调整呼吸机的设置,降低胸腔内压是此时纠正病因的最佳选择。

从这个过程中不难看出,一系列参数的整合完整地展示了低血压的原因,并直接引导出治疗方法。倘若这个过程继续发展,血乳酸或混合静脉血氧饱和度作为反映低血压后果的指标,直接将血压降低的程度引向机体氧供需平衡的改变。之后出现的临床判断可以引出非常直接、具体的病因治疗。可以是:维持目前的呼吸机条件,接受目前程度的低水平血压;或者是:提高血压到足以维持组织灌注的个体化目标。

(三) 治疗过程的可控性

在血流动力学治疗中,由于通过对指标定量的测量,连续地调整治疗目标并最终实现治疗目的,使得整个治疗过程有着明确的可控性。

在血流动力学治疗的连续过程中,不同的时间点的治疗方法、治疗程度和治疗目标可以由于机体的实时状态而有着明显的不同,但是,阶段性治疗目标和整体治疗的最终目的一直主动引导治疗过程进展。组织灌注导向的治疗是以组织灌注相关指标作为治疗目标或终点。但是,代表组织灌注的参数并不是在病程任何时间点上都具有同样的实际应用价值。若将心脏腔室的压力和容积参数作为容量复苏的目标则有着更加直接、更加具体的关联性。这些指标可作为第一时间点目标,用于判断容量补充的有效性。实现这个目标,并不代表组织灌注已经改善,但明确体现了治疗过程已经向改善组织灌注迈出了第一步。之后,在这个新的基础之上,血流动力学治疗根据进一步的参数,仍然按照改善组织灌注的方向继续进行,确定新的目标,选择新的方法。从这个治疗过程中可以看出,改善组织灌注是整个治疗的终点,是方向。向这个终点努力的过程是由许多不同的治疗阶段组成,每个阶段有自己的目标。这些目标与终点可以不完全一样,总体方向与终点一致。由此,血流动力学治疗不仅实现了对治疗方向的把握,而且完成了对治疗过程的调控。

(刘大为　周　翔)

第二章
呼吸功能基础理论

第一节 呼吸力学监测原理及临床应用

呼吸力学是以物理力学的观点和方法对呼吸运动进行研究的一门学科。在重症医学中,呼吸力学及呼吸功监测已广泛应用于疾病的辅助诊断和治疗。尤其是接受机械通气的患者,监测呼吸力学和呼吸功,有助于临床医生了解疾病的病理生理过程,判断疾病的严重性、治疗反应,以及能否安全脱机,更合理地进行机械通气。

目前一些监测功能较强的呼吸机,能及时反映许多重要呼吸力学参数的变化,不仅可以帮助临床医生随时了解患者呼吸功能的变化,而且可以指导机械通气,避免通气引起的肺损伤。

一、气道压力监测

机械通气的主要目的是通过提供一定的驱动压以克服呼吸系统的阻力和呼吸机管路的阻力,把一定潮气量的气源按一定频率送入肺内。监测气道压力的变化可以及时了解潮气量和呼吸阻力的变化。当潮气量和吸气流速维持不变时,气道压力直接反映呼吸阻力和顺应性。气道压力升高,说明有呼吸道梗阻,顺应性下降以及肌张力增加(如人机对抗)等;气道压力降低,说明管道漏气。另一方面,气道阻力和顺应性无变化时,气道压力下降说明潮气量减少。气道压力可通过呼吸机来监测,临床主要监测以下压力(图 2-2-1)。

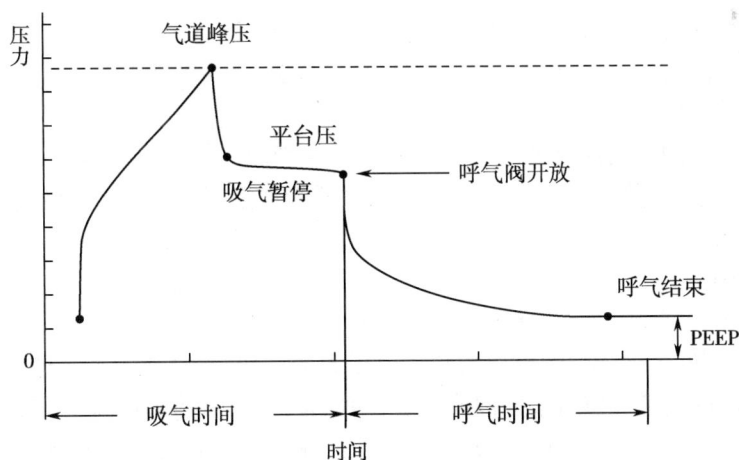

图 2-2-1 容量控制通气时的气道压力

(一)气道峰压

呼吸机送气过程中的最高压力,用于克服肺和胸廓的弹性阻力和黏滞阻力,与吸气流速、潮气量、气道阻力、胸肺顺应性和呼气末压力有关。机械通气时应保持气道峰压 <40cmH$_2$O,过高会增加气压

伤的风险。

(二)平台压

吸气末屏气(吸气阀和呼气阀均关闭,气流为零)时的气道压力,用于克服肺和胸廓的弹性阻力。与潮气量、胸肺顺应性和呼气末压力有关。若吸入气体在体内有足够的平衡时间,可代表肺泡压。机械通气时,平台压 >30~35cmH$_2$O,气压伤的可能性增加。同时,过高的平台压会使循环受到影响。

(三)平均气道压

为单个呼吸周期中气道压的平均值。与影响气道峰压的因素及吸气时间长短有关,能预计平均肺泡压力的变化。

(四)呼气末压力

呼气即将结束时的压力,等于大气压或呼气末正压(PEEP)。

二、肺容量监测

对动态观察病情,指导机械通气治疗有重要意义。主要包括潮气量、肺活量、分钟通气量和功能残气量的监测。

(一)潮气量

指平静呼吸时,每次吸入或呼出的气量,正常人为 10ml/kg,气管插管和气管切开后可减少约150ml。急性呼吸窘综合征(ARDS)、肺水肿、肥胖和腹水患者因呼吸浅快,潮气量减少;药物引起呼吸中枢抑制、肺实质病变、重症肌无力和阻塞性肺疾病导致通气不足时,潮气量显著减少,代谢性酸中毒、高通气综合征时,潮气量增加。

(二)肺活量

指最大吸气后能呼出的最大气量,正常人为 65~75ml/kg。当低于 10~15ml/kg 时,患者大多不能维持自主呼吸,需进行机械通气。

(三)分钟通气量

潮气量与呼吸频率的乘积,正常人为 6~10L/min。分钟通气量 >10L/min,提示通气过度;<4L/min,提示通气不足,可造成低氧血症和二氧化碳潴留。

(四)功能残气量

平静呼气后肺内存留的气量,正常人约 40ml/kg。急性呼吸衰竭时,功能残气量减少。机械通气时可使用 PEEP 或 CPAP 增加功能残气量。

三、气道阻力监测

机械通气时的气道阻力为患者的气道阻力和气管导管、呼吸机管道的阻力之和。监测气道阻力可以直接了解患者气道阻塞的情况。临床上可以通过呼吸波形监测气道阻力的变化。

(一)容量控制通气

吸气时,气道峰压与平台压之间的压力差用于克服非弹性阻力,利用压力-时间波形可以测定气道阻力(图 2-2-2),即:气道阻力 =(气道峰压 – 平台压)/ 流速。

容量控制通气时,许多呼吸波形可以反映气道阻力的变化(图 2-2-3):①流速-时间波形:呼气时波形回到基线的快慢反映了气道阻塞的情况,阻力增加时,呼气时间延长,呼气末流速不能到零,提示存在内源性 PEEP;②压力-时间波形:平台压不变,气道峰压增加,提示气道阻力增加;③容积-时间波形:气道阻力增加时,呼气波形回到基线更慢;④压力-容积波形:气道阻力增加时,吸气支的弯曲增加,即随压力增加而容积增加较少;⑤流速-容积波形:呼气阻力增加时,呼气波形凸向容积轴。

(二)压力控制通气

1. 流速-时间波形　吸气阻力增加时,表现为吸气过程变慢,在到达基线前即停止吸气;呼气阻力增加时,呼气波形呈直线回到基线。

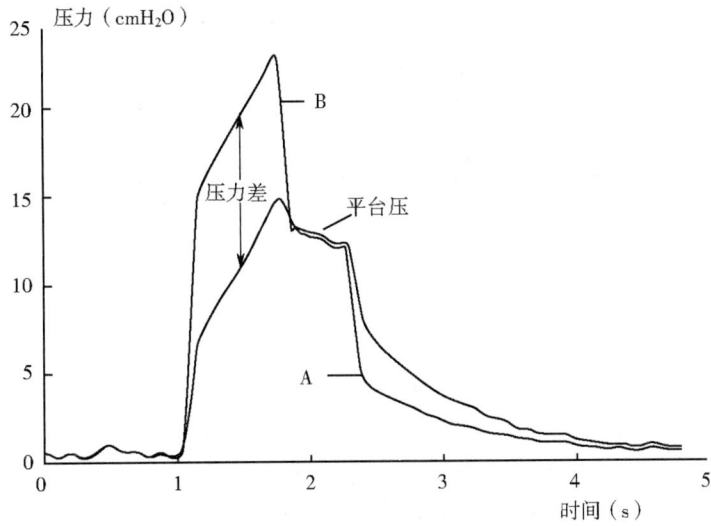

图 2-2-2 容量控制通气时压力 - 时间波形
A:阻力正常;B:阻力增加

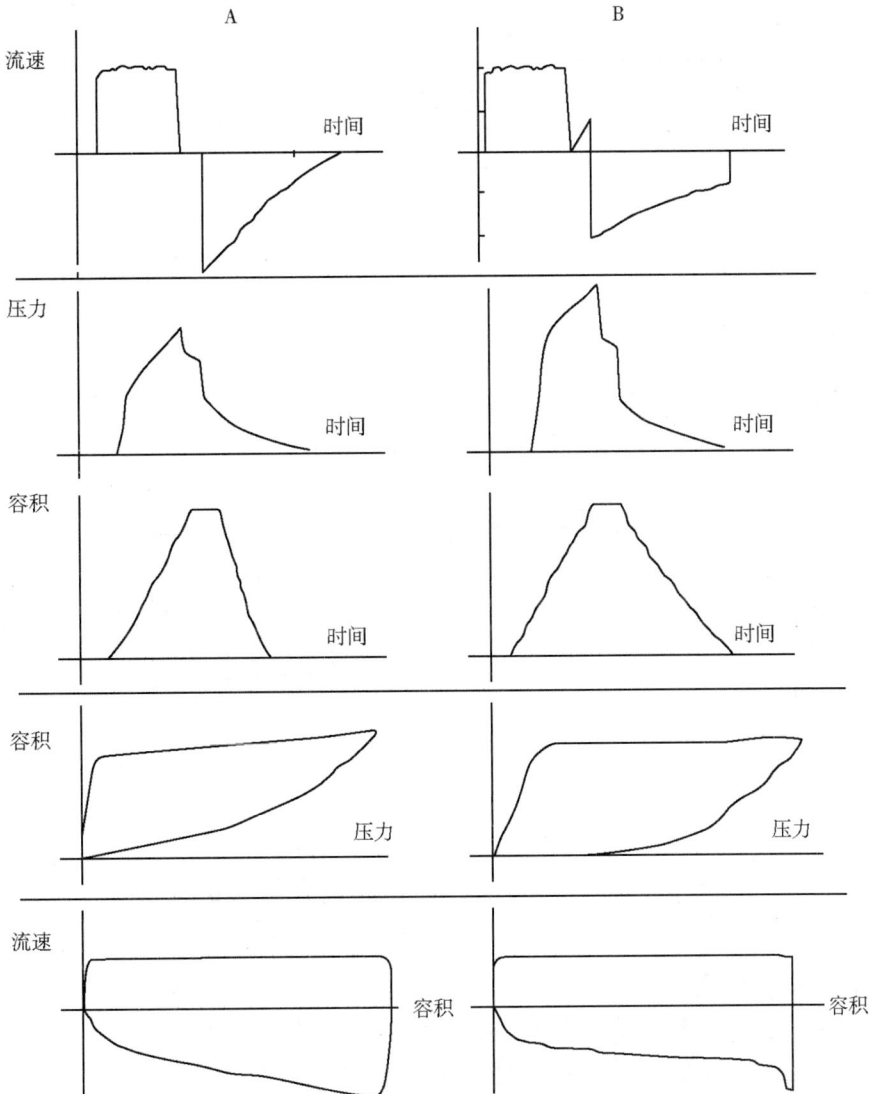

图 2-2-3 容量控制通气阻力改变时的呼吸波形变化
A:阻力正常;B:阻力增加

2. 压力 - 时间波形　当吸气波形呈直线回到基线而不是逐渐回到基线时,提示吸气阻力增加时。

3. 容积 - 时间波形　呼气阻力增加时,表现为潮气量明显减少。

4. 压力 - 容积波形　阻力增加时,吸气波形无改变,迅速达到气道峰压,呼气时气道压骤降点低于正常。

5. 流速 - 容积波形　气流在设置的吸气时间结束时才快速回到基线,提示吸气阻力增加(图2-2-4)。

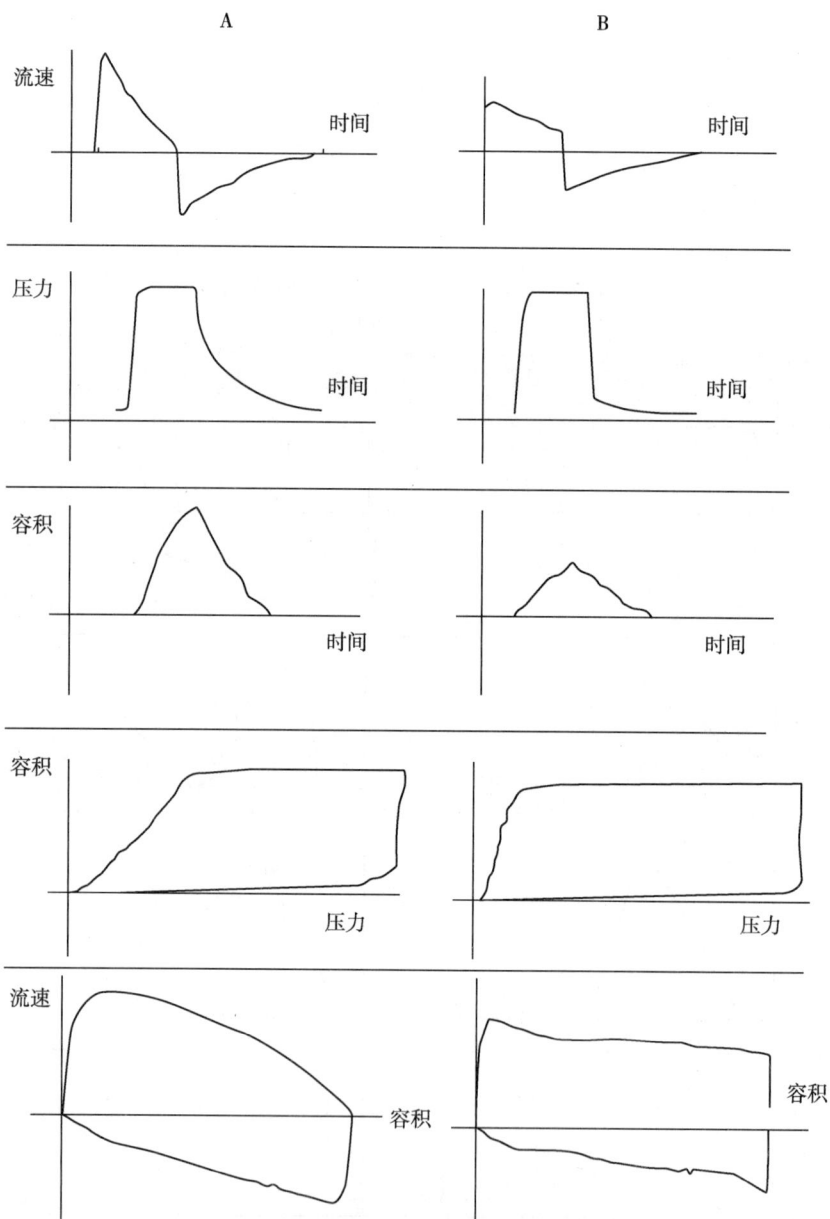

图 2-2-4　压力控制通气阻力变化时的波形变化

A.阻力正常;B.阻力增加

(三)监测气道阻力的意义

1. 了解在各种病理情况下,特别是阻塞性肺疾患时,气道功能的变化。

2. 估计人工气道、加热湿化器和细菌滤网等对气道阻力的影响。

3. 观察支气管舒张剂的疗效。

4. 选择合理的机械通气方式:如气道阻力增加明显,气道压力上升过高,可改变呼吸频率、流速和流速模式,以降低气道压及改善肺内气体分布。

5. 判断患者是否可以停用呼吸机。

四、顺应性监测

机械通气时,监测顺应性对于急性呼吸衰竭的病因和指导机械通气有重要意义。

(一)容量控制通气时顺应性监测

利用呼吸机的吸气屏气功能,在屏气时气道内没有气体流动,不产生阻力,平台压完全用于克服肺的弹性阻力,顺应性可用以下公式计算:

$$总静态顺应性 = 潮气量 / (平台压 – PEEP – 内源性 PEEP)$$
$$总动态顺应性 = 潮气量 / (气道峰压 – PEEP – 内源性 PEEP)$$

P-V 曲线的斜率也可监测顺应性,静态 P-V 曲线吸气末对应的压力为平台压,动态 P-V 曲线吸气末对应的压力为气道峰压(图 2-2-5)。P-V 曲线斜率减小提示顺应性降低,斜率增大提示顺应性增加(图 2-2-6)。

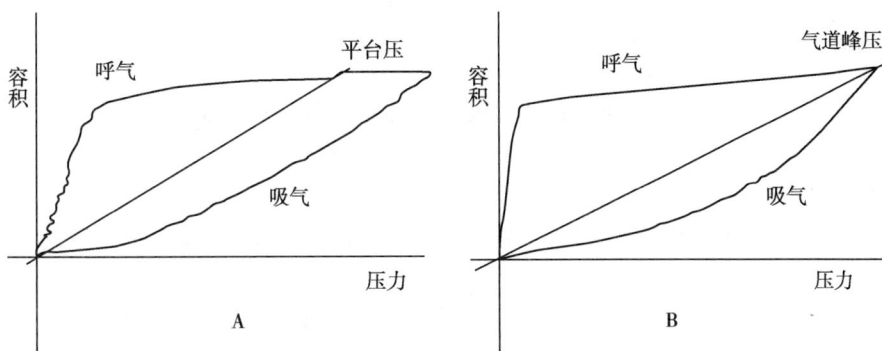

图 2-2-5 容量控制通气时 P-V 曲线
A:静态 P-V 曲线;B:动态 P-V 曲线

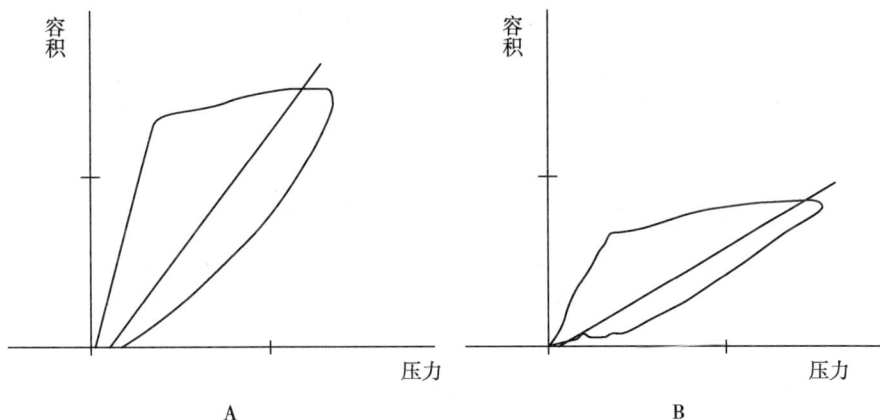

图 2-2-6 容量控制通气时 P-V 曲线
A:顺应性正常;B:顺应性降低

容量控制通气时,监测呼吸波形可以反映顺应性的变化。图 2-2-7 中,从 A 到 C 顺应性逐渐降低,流速 - 时间波形表现为呼气支的坡度变陡直,压力 - 时间波形显示平台压增高,而容积 - 时间波形无明显变化。

(二)压力控制通气时顺应性监测

1. 流速 - 时间波形 吸气流速在设置的吸气时间之前到零,提示顺应性降低。

2. 压力 - 时间波形 如果吸气时间足够长,吸气末流速为零时,静态顺应性 = 潮气量 / (呼吸机

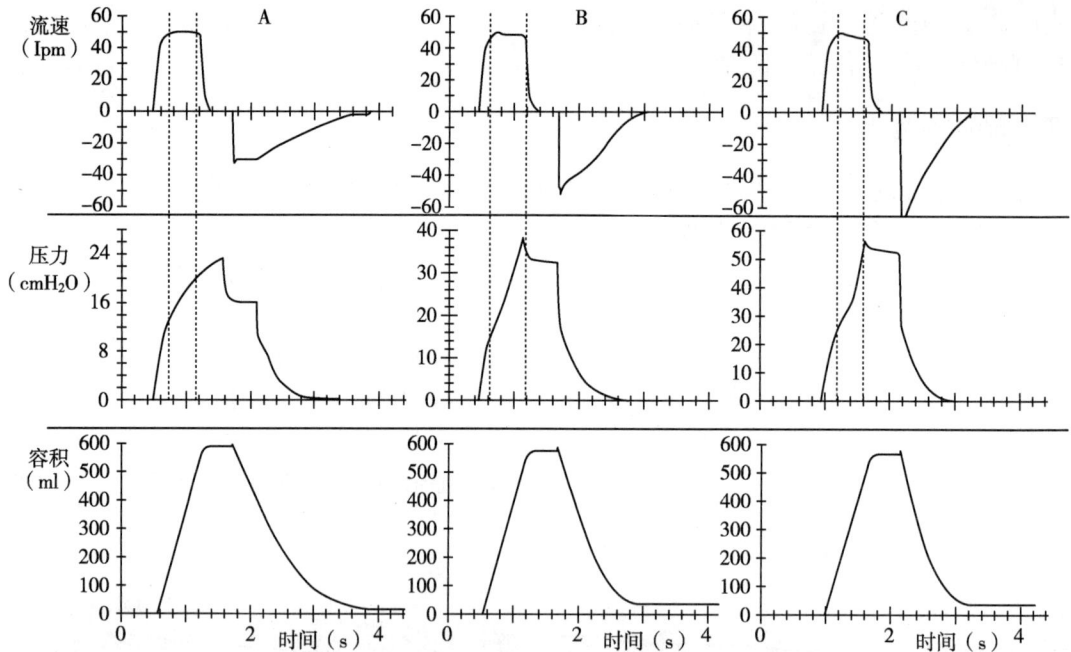

图 2-2-7　容量控制通气顺应性改变时的呼吸波形变化

A:顺应性正常;B、C:顺应性降低

设置的压力 –PEEP)。顺应性降低时,压力 - 时间波形表现为呼气开始时压力迅速下降,然后呈线形回到基线,而不是逐渐回到基线。

3. 容积 - 时间波形　顺应性降低时,表现为潮气量下降,可出现平台(图 2-2-8)。

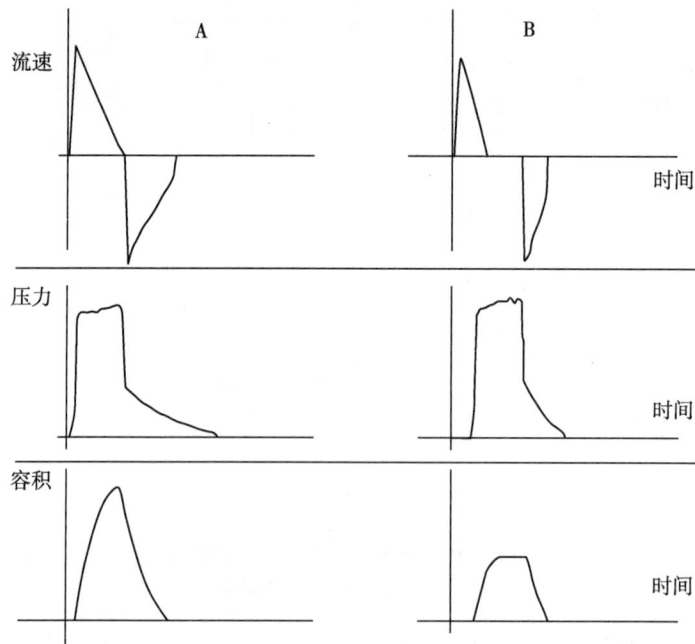

图 2-2-8　压力控制通气顺应性改变时的呼吸波形变化

A:顺应性正常;B:顺应性降低

(三)监测顺应性的意义

1. 监测病情变化。

2. 判断肺疾患的严重性。

3. 观察治疗效果。

4. 判断是否可以停用呼吸机：顺应性 <25ml/cmH$_2$O 时，不能撤机。

（邱海波）

第二节 常用参数及临床应用

一、呼吸频率（RR）

正常范围为 12~20 次 / 分，女性较男性稍快，婴幼儿较成人快。如出现呼吸频率异常时，应找出原因作出相应处理。

常见呼吸频率异常：

（一）呼吸过快

呼吸频率 >20 次 / 分。呼吸过快常见原因：任何原因导致的低氧血症、呼吸道不完全梗阻（潴留分泌物及痰痂等阻塞呼吸道、肺部炎症、肺功能不全等）、呼吸机与自主呼吸不同步、各种原因的肺水肿，血胸、气胸压迫肺组织使肺容量减少、发热、贫血、疼痛和心衰等，体温升高 1℃，呼吸大概增加 4 次 / 分。

（二）呼吸过慢

呼吸频率 <12 次 / 分，常由于吗啡等药物抑制呼吸、严重呼吸性碱中毒及神经系统并发症所致。

（三）呼吸幅度的变化

呼吸浅快常见于肥胖、腹水、呼吸肌麻痹和肺炎、肺水肿、气胸、胸腔积液等肺部疾病；呼吸深快常见于激烈运动、情绪激动或过度紧张。

二、潮气量（VT）

潮气量是平静时一次呼出或吸入的气体量。潮气量过低见于药物性中枢抑制、肺实质病变、胸廓损伤、气道梗阻、心脏大手术后的通气不足等；潮气量过高见于严重代谢性或呼吸性酸中毒及颅内压升高等。

三、通气量

每分通气量（VE）＝潮气量（VT）× 呼吸频率（RR）。成人正常范围为 6~8L/min。

1. 通气良好 成人呼吸频率 16~25 次 / 分，胸廓动度适中，双肺呼吸音清晰，患者安静，血压平稳。

2. 通气不足 病人常表现为呼吸频率加快，呼吸表浅，呼吸音减低，烦躁不安、大汗淋漓等。常见原因为气道阻塞、肺动脉压升高、胸腔积液、胸腔肺粘连及麻醉、镇静、肌松等药物作用。

四、呼吸系统的压力

呼吸肌收缩和舒张，产生呼吸运动，导致肺通气，从物理学角度，乃是一系列压力变化的结果（图2-2-9）。

（一）胸内压

指胸膜腔内的压力。平静呼吸时胸内压始终低于大气压，有利于周围静脉血向心脏回流。临床上常以食管内压力估计胸内压。

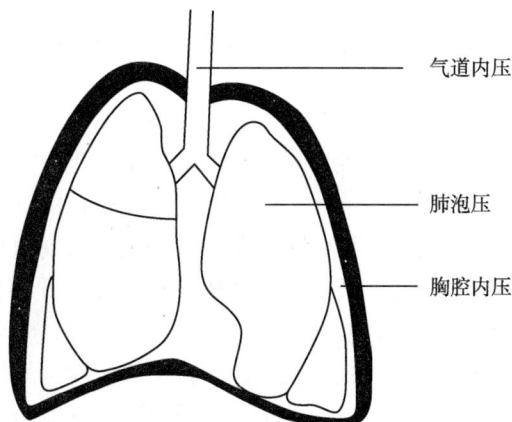

图 2-2-9 呼吸系统的压力

(二)肺泡压

指肺泡内的压力。吸气时胸内负压增加,超过肺组织的弹力,使肺泡压成为负压,空气进入肺泡;呼气时胸内负压逐渐减少,当低于肺组织弹力时,肺泡压转为正压,高于大气压,肺内气体排出体外。

(三)气道内压

指气道内的压力。吸气时,肺泡压为负压,气道内压由呼吸道开口向肺泡递减,呼气时则相反。在平静呼气末,气道内压与大气压相等。

(四)跨肺压

肺泡压与胸内压之差。是使肺扩张和收缩的力量。

(五)跨胸壁压

胸内压与大气压之差。是扩张和压缩胸壁的力量。

(六)跨胸廓压

肺泡压与大气压之差。是扩张和压缩胸壁与肺的总压力。

五、呼吸阻力

呼吸运动要克服阻力。按物理特性阻力可分为黏性阻力、弹性阻力和惯性阻力。按阻力存在部位可分为气道阻力、肺组织阻力和胸廓阻力。

(一)黏性阻力

来自气道和肺组织,绝大部分来自气道,即通常所说的气道阻力。

(二)弹性阻力

主要分布于肺组织和可扩张的细支气管,它是顺应性的倒数。肺弹性阻力越大,顺应性就越小。

(三)惯性阻力

主要分布于大气道和胸廓。

临床上阻力的测定主要是为了反映气道阻力。气道阻力的定义为单位流量所需要的压力差,即:气道阻力 = (气道压 − 肺泡压) / 流量。正常值为每秒 1~3cmH$_2$O/L(1cmH$_2$O=0.0998kPa),呼气时阻力为每秒 2~5cmH$_2$O/L。小儿气道狭窄,气道阻力明显大于成人。

影响气道阻力的因素有以下几方面:①呼吸管道的长度、半径:气道阻力主要来自大气道和中等气道;②肺容积:肺实质减少时(如肺气肿),气道阻力增加;③气体的密度和黏滞度;④支气管管壁受外压;⑤支气管管壁收缩和舒张:副交感神经兴奋、药物(如乙酰胆碱、胆碱酯酶抑制剂、受体阻断剂、组织胺等)、肺栓塞时动脉血二氧化碳分压过低可导致支气管平滑肌收缩,阻力增加。交感神经兴奋、拟交感药物(如异丙肾上腺素、肾上腺素、去甲肾上腺素)、副交感神经阻断剂(如阿托品)可以舒张支气管平滑肌,使气道阻力减小。某些病理因素如支气管黏膜增厚(水肿、充血和炎症等)、炎细胞浸润和纤维化等可增加阻力;⑥气管、支气管腔内阻塞使气道阻力增加:如水肿、渗出及分泌物增多、腔内异物等;⑦慢性阻塞性疾病:如支气管哮喘、慢性支气管炎、阻塞性肺气肿等可使气道阻力增加。

六、顺应性

由胸廓和肺组织弹性形成,是表示胸廓和肺扩张程度的一个指标。指单位压力改变时所引起的容积改变,即:顺应性 = 容积的改变(ΔV)/ 压力的改变(ΔP),单位是 L/kPa 或 L/cmH$_2$O。呼吸系统的顺应性包括肺顺应性、胸壁顺应性和总顺应性(图 2-2-10)。肺水肿、肺实质炎症、急性呼吸窘迫综合征、胸腔积液等均可使顺应性下降。呼吸衰竭、急性呼吸窘迫综合征病人恢复过程中,顺应性增加,提示病情改善。

总顺应性、肺顺应性和胸壁顺应性可用以下的公式表示:

肺顺应性(C_L)= 肺容积的改变(ΔV)/ 跨肺压

胸壁顺应性(C_{CW})= 肺容积的改变(ΔV)/ 跨胸壁压

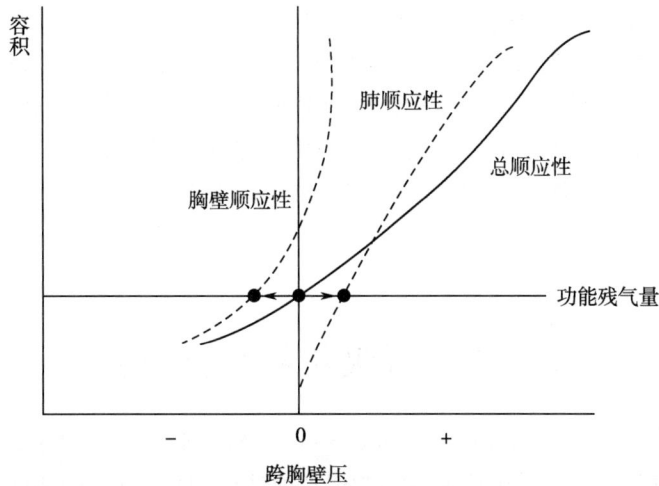

图 2-2-10 呼吸系统的顺应性

总顺应性（Crs）= 肺容积的改变（ΔV）/ 跨胸廓压

三者关系如下：

1/ 总顺应性 =1/ 肺顺应性 +1/ 胸壁顺应性

顺应性又分为静态和动态顺应性。静态顺应性指呼吸周期中吸气末气流被暂时阻断所测得的顺应性，与呼吸系统的弹性有关，正常值为 0.17~0.25L/cmH$_2$O。动态顺应性指呼吸周期中吸气末气流未阻断所测得的顺应性，与呼吸系统的弹性、气道阻力及呼吸频率有关，其正常值略低于静态顺应性。

影响顺应性的因素很多，除了年龄、性别、身高、体重等生理因素，胸壁或（和）肺部病变也可导致顺应性改变（表 2-2-1）。

表 2-2-1 顺应性降低的原因

胸壁顺应性降低的原因	肺顺应性降低的原因
肥胖	张力性气胸
腹水	主支气管插管
神经肌肉无力（吉兰 - 巴雷综合征、类固醇性肌病等）	动态充气过度
连枷胸	肺水肿
脊柱后凸侧弯	弥漫性肺间质纤维化
纤维胸	ARDS
漏斗胸	朗格汉斯细胞组织细胞增生症
胸壁肿瘤	过敏性肺炎
麻痹	结缔组织病
硬皮病	结节病
	原因不明的机化性肺炎
	肿瘤淋巴道播散

七、时间常数

时间常数是气体在肺泡内充盈与排空的时间，为呼吸阻力与顺应性的乘积，正常值为 0.4 秒。在一个时间常数内，肺泡可充气至最大容积的 63%，2 倍时间常数可充盈 95%，3 倍时间可充盈 100%。

反映了肺泡充满气体和排空所需要的时间,是重要的肺力学参数。

肺是由大小不同的肺泡组成的,各部分肺泡的顺应性和阻力不尽相同,因此肺各部分的时间常数也不一致,这是肺泡通气不均匀的原因之一,也是动态和静态顺应性不同的基础。由于肺局部病变的影响,不同肺区的充盈和排空速度有所不同,充盈和排空速度较快的区域称为快肺区,充盈和排空速度相对较慢的区域则称为慢肺区。

(邱海波)

第三节 呼吸机相关肺损伤

呼吸机相关肺损伤(ventilator-associated lung injury,VALI)是机械通气最严重的并发症之一。所谓呼吸机相关肺损伤指机械通气对正常肺组织的损伤或使已损伤的肺组织损伤加重。主要包括气压伤、肺水肿、系统性气体栓塞等。发生率为5%~15%,以气压伤最为常见。

一、发病机制

目前认为,导致呼吸机相关肺损伤的机制主要包括两个方面:机械损伤机制和炎症反应机制。

(一)机械损伤机制

1. 剪切力 给机体大潮气量通气时,可产生一个过度牵拉的作用,主要作用于肺泡上皮细胞周围基质,基质再把作用力传给所黏附细胞,外力作用于细胞骨架和细胞膜,使其发生变形,产生剪切力。局部肺泡容积过大,跨壁压(肺泡内压与胸内压之差)过高,使过度膨胀的肺泡及肺泡壁毛细血管破裂;另外吸气时,呼气期塌陷的肺单位突然复张产生剪切力,使细支气管或肺泡破裂。

2. 气压伤 由于肺泡壁与支气管血管鞘是配对分布的,肺泡扩张时,弹性纤维对血管鞘产生放射性牵拉作用,使鞘内压力下降,与肺泡扩张程度成正比,与血管内压成反比。在深吸气时,鞘内压力可降低到 $-5~40cmH_2O$。因此,当肺泡破裂时,气体首先进入压力较低的支气管血管鞘内,形成间质气肿,并可通过鞘内疏松组织达到纵隔,引起纵隔气肿。

3. 容积伤 当给予过高的潮气量时,肺泡过度膨胀,使细支气管或肺泡破裂。

(二)炎症反应机制

机械通气所致的异常机械应力可以促使全身及局部炎症因子释放,从而进一步加重肺损伤。研究发现,高潮气量低 PEEP 通气可以激活肺巨噬细胞,促使中性粒细胞向肺中渗透,并促使致炎因子向气道及血中的释放;反复牵拉肺泡巨噬细胞可以使 TNF-α、IL-6 和 IL-8 分泌显著增加。临床研究证实:炎症因子的水平与 ARDS 病人的病死率呈正相关。提示炎症反应在 VALI 的发生中发挥关键性作用。

二、病因及易感因素

呼吸机相关肺损伤发生不仅与机械通气有关,也与患者肺病理损害有关。

(一)呼吸机相关的机制

肺泡容积或肺泡的跨壁压力是导致呼吸机相关肺损伤最重要的因素。从本质上说,气压伤实际上是容积伤。气道平均压力最接近肺泡压力,一定程度反映肺泡容积。气道峰值压力、PEEP 水平尽管也很重要,但主要通过影响肺泡跨壁压、肺泡容积发挥作用。

1. 气道峰值压力 正常情况下,肺泡上皮细胞之间通过紧密连接保持上皮细胞的屏障作用,防止气体从肺泡漏向间质、液体从间质向肺泡腔内漏出。当气道峰值压力过高,使跨肺压力过高时,上皮细胞断裂,导致肺泡气进入间质,形成间质气肿。当气道峰值压力 >35cmH_2O 时,肺泡上皮细胞将出现损伤,而且随肺总容积增加而加重。

2. 潮气量　潮气量过高比气道峰压高更易引起气压伤。肺泡容积过高是导致呼吸机相关肺损伤的本质原因。气道峰压过高通过影响肺泡容积发挥作用。

3. PEEP　适当水平的 PEEP 可防止呼气期肺泡塌陷,消除或减轻肺单位再开放所产生的剪切力,防止呼吸机相关肺损伤发生。当然,PEEP 水平不适当或过高,特别是同时伴有高潮气量或高气道峰值压力时,增加发生肺损伤的机会。其本质同样是高 PEEP 使肺泡过度膨胀。

4. 平均气道压力　平均气道压力越高,肺毛细血管通透性增加、上皮细胞损伤越明显,呼吸机相关肺损伤越重。这是由于平均气道压力反映肺泡压力,间接反映肺泡容积,因此,平均气道压力是反映呼吸机相关肺损伤发生可能性的重要指标。

(二)患者相关的机制

1. 肺和胸壁发育不良　可引起肺、胸廓顺应性增加,机械通气时易发生呼吸机相关肺损伤。儿童胸廓顺应性较成人高,亦易发生肺损伤,值得注意。

2. 表面活性物质不足或缺乏　表面活性物质不足的肺单位通气时,肺泡上皮、内皮通透性明显增加,是发生呼吸机相关肺损伤的易感因素。

3. 肺组织损害性改变

(1)坏死性肺炎或吸入性肺炎:坏死性肺炎导致肺组织坏死,机械通气时易导致呼吸机相关肺损伤。气道峰值压力 <30cmH_2O 时,气压伤发生率仍为 89%。吸入性肺炎合并肺组织坏死者,气压伤发生率高达 50%。而非坏死性肺炎患者,气压伤发生率仅 4%。

(2)ARDS:ARDS 病理改变与呼吸机相关肺损伤难于区分。但 ARDS 患者气道峰值压力 >40cmH_2O 通气 30 小时,88% 发生肺间质气肿;气道峰值压力 >70cmH_2O 时,77% 发生气胸。

(3)慢性阻塞性肺病,特别是合并哮喘:由于慢性阻塞性肺病合并哮喘患者气道阻力高,为保证足够的潮气量,气道压力常很高。同时气道狭窄和痉挛导致呼气末有气体闭陷,即存在内源性 PEEP,使肺泡压力增高,容积过大,导致呼吸机相关肺损伤。

三、临床表现

(一)气压伤

气压伤是呼吸机相关肺损伤常见的临床表现之一。气压伤是指患者由于呼吸机治疗,导致肺泡气体进入肺泡以外的部位。临床表现可因程度不同表现为肺间质气肿、气胸、皮下气肿、心包积气、张力性肺大疱等。

(二)肺水肿

肺水肿指由于机械通气导致的非心源性肺水肿或使已存在的肺水肿加重。与原发病导致的急性肺损伤难以区别。机械通气吸气相引起肺泡扩张,导致较大的牵拉肺泡毛细血管的纵向张力,使毛细血管内皮细胞及上皮细胞损伤,通透性增加,富含蛋白的血浆成分漏出,导致肺水肿。

(三)气体栓塞

气体通过损伤的肺泡壁进入疏松的支气管血管鞘内,如果鞘内血管因炎症或剪切力而损伤,鞘内气体借助较高压力即可进入肺静脉,导致组织器官的广泛栓塞,即系统性气体栓塞。临床上可表现为不明原因的多个器官的功能损害或衰竭,诊断十分困难。

四、呼吸机相关肺损伤的预防及机械通气策略

预防呼吸机相关肺损伤的发生,决定了机械通气策略需要相应作出调整。

(一)小潮气量通气

小潮气量通气是 ARDS 肺保护性通气的基本原则,临床研究证实可以明显降低患者病死率。呼吸机相关肺损伤高危患者(特别是严重 ARDS)可采用小潮气量(6ml/kg)通气,或更低的潮气量(如4ml/kg)通气,以降低平台压,防止肺泡容积及跨壁压过高,避免气压伤,从而减轻呼吸机相关肺损伤。

以降低平台压、减轻肺损伤为目的的小潮气量保护性通气策略,由于潮气量较低,肺泡通气量降低,使得肺泡通气量不足,影响肺泡通气,出现高碳酸血症。在这种情况下允许存在一定程度的高碳酸血症(permissive hypercapnic ventilation)($PaCO_2$<100~120mmHg),称为允许性高碳酸血症。

采用允许性高碳酸血症时,应注意:①保持动脉血 pH>7.20。如 pH<7.20,应输入 5% 碳酸氢钠纠正;②为减少二氧化碳生成,可使用肌松、镇静、低温等手段;③大气道中放置细导管以促进二氧化碳排除,可使 $PaCO_2$ 降低 5~10mmHg;④可结合使用体外膜肺氧合(extra corporeal membrane oxygenation, ECMO)、体外二氧化碳清除($ECCO_2R$)、血管内膜氧合(IVOX)等手段降低动脉血二氧化碳分压。

允许性高碳酸血症的缺点:①高碳酸血症可引起许多不良反应,脑血管扩张,导致脑水肿及颅内压升高;外周血管扩张、心肌收缩力降低,当血容量不足时导致血压下降;严重酸中毒影响细胞功能;②清醒患者多不能耐受允许性高碳酸血症,需要使用镇静、肌松剂等。

允许性高碳酸血症绝对禁忌证有颅内高压,而心功能不全者为相对禁忌。

(二)压力控制通气

临床判断肺泡跨壁压或肺泡容积的指标有肺泡跨壁压(跨肺压):气道平台压力(肺泡压力)减去胸腔内压力即为肺泡跨壁压,与肺泡容积直接相关。肺泡跨壁压 >30cmH_2O 极易导致气压伤,调整呼吸机应以此为上限。与传统的容量控制模式相比,压力控制通气模式可以有效地控制气道峰压和气道平均压力(气道平均压力能间接反映肺泡跨壁压),有利于肺保护。但压力控制通气时,潮气量不恒定,应密切关注。

(三)最佳 PEEP

适当水平的 PEEP 对防止肺泡塌陷、保持肺泡膨胀状态十分重要。当 PEEP 水平不足时,部分肺泡在呼气期间歇塌陷,吸气期再开放产生的剪切力是导致呼吸机相关肺损伤的重要原因。因此,PEEP 水平的调节不应单纯以气体交换改善为目的,应以最大程度地减少肺泡塌陷、最多肺单位保持膨胀状态为目标。当 PEEP 过高时,可引起肺过度膨胀,顺应性降低,增加呼吸机相关肺损伤的发生机会。寻找达到上述目标的最佳 PEEP 显得非常重要。

尽管限制潮气量、限制气道压力是防治呼吸机相关肺损伤的基本原则,但不同阶段肺损伤的特点要求随时调整呼吸治疗方式。如 ARDS 早期,由于肺水肿、肺泡萎陷,如 PEEP 过低,每个呼吸周期肺泡均发生萎陷和再复张,复张产生的剪切力极易导致肺损伤。ARDS 后期,水肿消退,肺间质结构重建及炎症导致间质结构不均一损害,高潮气量及气道峰值压力易导致肺大疱等肺损伤,PEEP 常常是无效的,而且可能是引起气道峰值压力过高的原因,应尽可能降低其水平。

总之,呼吸治疗不应简单的套用一般的呼吸治疗原则,应强调呼吸治疗的个体化,以患者肺损伤的病理生理改变为基础,结合呼吸治疗原则,调整呼吸治疗模式。

(邱海波)

第三章
药物的药代动力学

第一节　临床药代动力学与治疗药物监测

一、临床药代动力学

药代动力学是研究药物在体内量的变化规律,通过建立数学模型阐明药物在体内位置、浓度与时间的关系。通过研究药代动力学可估算给药的适当剂量和给药的间隔,也可依此改进药物剂型以提高其疗效或延长其作用时间、优化给药方案或降低毒副反应等。

（一）药代动力学相关概念

1. 药物转运　药物在体内的转运包括吸收、分布和排泄,需要通过各种组织的细胞生物膜,药物的转运实质是药物通过生物膜的过程,因此亦称跨膜转运。生物膜主要有脂质和蛋白质组成,脂质主要是磷脂,呈双分子层,头部为亲水性,向膜外面,尾部为两条尾巴呈疏水性,向膜内部;蛋白质镶嵌于脂质分子中,其亲水基团向外表,疏水基团向内部;膜上特殊孔道贯穿膜内外。药物可通过这些脂质、蛋白质和孔道转运。

（1）转运方式:药物的跨膜转运通过下列三种方法:

1）被动转运:经过简单扩散或滤过通过生物膜,是一个非耗能过程。①简单扩散:药物从高浓度的一侧扩散至低浓度的另一侧,转运速度与两侧浓度差成正比,当膜两侧药物的浓度差消失时,扩散就停止。被动扩散的速率取决于膜两侧药物的浓度梯度、药物的脂溶性、生物膜的厚度与膜的接触面积等。药物的脂溶性越大和极性越小,则越容易通过生物膜;②滤过:药物通过亲水孔道,在渗透压或流体静压的作用下,许多水溶性小分子通过这种方式转运。

2）易化扩散:通过膜内载体帮助药物扩散的一种方式,不耗能,也不能逆浓度差转运。

3）主动转运:通过生物膜内的泵,将药物从浓度低的一侧转运至浓度高的一侧,即逆浓度差转运。转运过程耗能,有饱和现象。如果两种药物由同一载体转运,则两种药物间有竞争性抑制关系。

$$\frac{dC}{dt} = -\kappa c^n \tag{1}$$

式（1）表示在时间 t 时,所转运的药量 C 的变化速率等于比例常数 κ 乘以 C 的 n 次方的积。κ 是速率常数,通常可用图解法测定,n 称为该过程的级数。

（2）药代动力学级次:根据反应速度与反应物的量之间的关系,将药代动力学的级次分为零级（非线性动力学）和一级（线性动力学）。

1）一级速率过程:药物在体内的变化速率与当时体内的药量或血药浓度成正比。对于一级速率过程,式（1）中的 n 为 1,经积分得下列指数式

$$C_t = C_0 e^{-\kappa t} \tag{2}$$

式中 C_0 为药物原浓度,C_t 为现浓度,κ 是速率常数,t 为从 C_0 至 C_t 所经过的是时间（小时）。将式（2）写成对数式即为:

$$\log C_t = \log C_0 - \frac{\kappa}{2.303} t \qquad (3)$$

以 $\log C_t$ 对时间 t 作图,应是斜率为 κ、截距为 $\log C_0$ 的直线,如图 2-3-1 中 A 线。因此,如果以药物浓度的对数与时间作图,得到是一直线,则可初步判定该过程为一级速率过程。

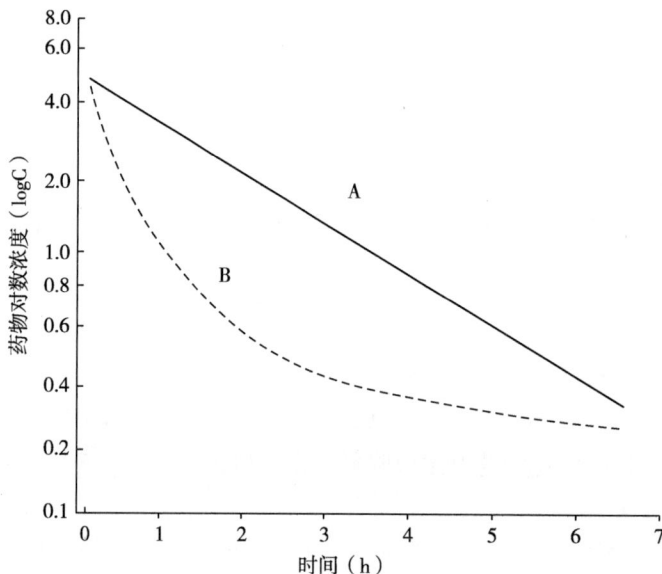

图 2-3-1　血药浓度 - 时间曲线

2) 零级速率过程:药物在体内转运如需依赖酶或载体系统,则当药物浓度远低于酶或载体系统转运能力时,其转运过程属一级速率过程;当药物浓度远大于酶或载体系统转运能力时,药物的转运速率受到转运系统饱和容量的限制而成为一定值,其过程变成零级速率过程。式(1)的 n 变为零时,则成为零级速率过程的方程式

$$\frac{dC}{dt} = -\kappa_0 \qquad (4)$$

式(4)中,κ_0 为零级速率常数。写成积分式,则表示为:

$$C_t = C_0 - \kappa_0 t \qquad (5)$$

3) 米氏(Michaelis-Menten)动力学:药物在体内的转运或转化过程中,除了出现一级或零级的特定速率过程外,有时还出现一级与零级混合的速率过程,此类似于酶动力学的米氏速率过程。其在数学上又称非线性动力学过程,常用米氏方程式描述:

$$-\frac{dC}{dt} = \frac{V_{max} \cdot C}{K_m + C} \qquad (6)$$

式(6)中 V_{max} 表示该过程的最大速率常数,K_m 为米氏常数,其 K_m 值是变化速率为最大速率一半时的药物浓度,C 为药物浓度。

2. 房室概念和房室模型　为了便于分析药物在体内的变化规律并建立数学模型,需要建立一个模型来模拟人体。通常按动力学特点将人体分为若干房室,房室是组成模型的基本单位。在解剖学上,人体并不存在这种房室,而是将药物转运速率相同的组织或器官被归纳成为一个房室。根据药代动力学特点、依据房室数量分为一室模型、二室模型和多室模型。

(1)一室模型:给药后药物迅速分布全身组织器官,并迅速达到动态平衡,实际上仅少数药物符合这一过程,其血药浓度 - 时间曲线如图 2-3-1 曲线 A 所示。

(2)二室模型:将人体分为中央室与周边(外周)室,中央室往往是药物首先进入的区域,除血浆外通常还有细胞外液以及血管丰富、血流畅通的组织,药物可以在数分钟内分布到整个中央室,而且药物的血浆浓度和这些组织中的浓度可以迅速达到平衡,并且维持于平衡状态。周边室一般是血管稀少、血流缓慢的组织(如脂肪组织、静止状态的肌肉等),药物进入这些组织缓慢,与中央室间缓慢建立动态平衡,多数药物进入人体后其动力学特点符合二室模型。二室模型的血药浓度 - 时间曲线如图 2-3-1 曲线 B 所示。

(3)多室模型:指除了中央室外,周边室有多个,其药代动力学过程相当复杂。

(二)药代动力学参数

1. 表观分布容积　药物在体内分布达到动态平衡时,体内药量和血药浓度的比值称表观分布容积(V_d)。用公式表示:

$$V_d = \frac{D_t}{C_t} \tag{7}$$

D_t 表示某一时间体内药量,C_t 表示该时间血药浓度。表观分布容积并非真正的身体中的容积,而只是一种比例因素,因此前面加用"表观"一词。根据某一药物的 V_d 值可以推测它在体内的分布情况,如 V_d 值大,表示其分布广,或提示药物与生物大分子有大量结合,或兼而有之。V_d 值可按容积 L 表示。一个 70kg 成年人,血浆约为 3L、血管外细胞外液为 9L、细胞内液为 28L。如果某药物 V_d=6L 说明该药物主要分布于循环系统,V_d=10~15L,说明药物主要在细胞外液分布。

2. 药物半衰期　药物在体内被代谢,降低一半浓度所需时间称之为药物半衰期($t_{1/2}$),可通过图 2-3-2 中目测法求得,也可应用计算公式。

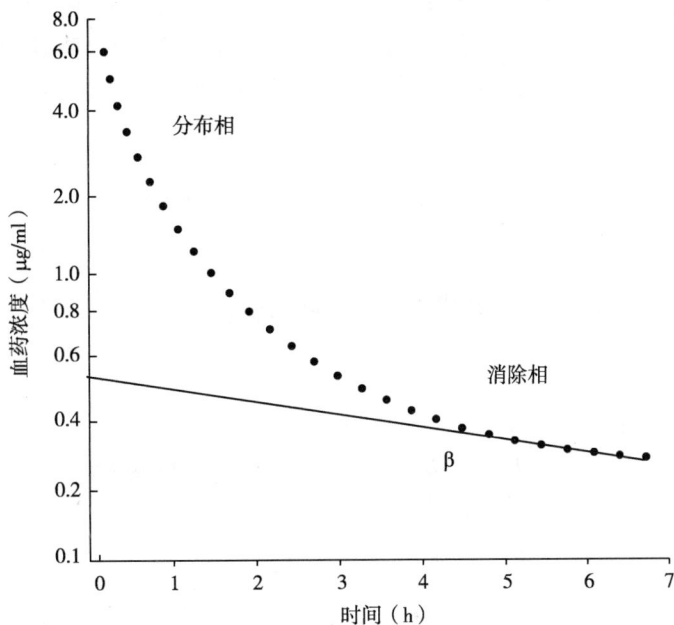

图 2-3-2　静脉注射二室模型的血药浓度 - 时间曲线

(1)一级动力学过程计算公式:

一室模型:

$$t_{1/2} = \frac{0.693}{\kappa}$$

二室模型:

$$t_{1/2} = \frac{0.683}{\beta}$$

式中 κ 为消除速率常数,β 为图 2-3-2 中消除相曲线的斜率

(2)零级动力学过程计算公式:

$$t_{1/2}=\frac{0.5C_0}{\kappa_0}$$

式中 C_0 为静脉注射即刻血药浓度, κ_0 为零级速率常数

（3）米氏动力学过程计算公式：

$$t_{1/2}=\frac{0.5C_0}{V_m}$$

药物半衰期是个重要的药代动力学参数,如药物代谢是一级动力学过程,则 $t_{1/2}$ 为常数,与给药剂量无关。 $t_{1/2}$ 决定了药物给药频率。对于 $t_{1/2}$ 较长的药物则给药次数相对较少。病理情况下肝肾功能障碍, $t_{1/2}$ 显著延长,则要调整相应给药频率; $t_{1/2}$ 也存在个体差异。

3. 药物清除率　如图 2-3-2 所示,药物进入人体后初期的血药浓度下降是中央室与周边室之间重分布造成的,这称为药物分布相;后期的血药浓度下降是药物在体内被代谢性清除,称为消除相。药物在人体内的清除机制因药物不同而不同,有的经肾脏清除,有的经肝脏清除,还有经其他途径清除。因此,药物清除率 = 肾脏清除率 + 肾外清除率（主要为肝脏）。

药物清除率（CL）表示单位时间内机体清除血中药物的能力,单位是 ml/min。它是反映药物从体内被清除的速率与血药浓度之间关系的一种参数,计算公式为:

$$CL=\kappa V_d$$

式中 κ 是消除速率常数,是指肾脏消除速率常数和肾外消除速率常数的总和。

4. 血药浓度 - 时间曲线和曲线下面积（area under curve, AUC）　根据给药后不同时间节点测得的血药浓度,然后与时间进行作图,即得血药浓度 - 时间曲线,简称药时曲线,如图 2-3-3。不同的给药方式,得到的药时曲线不同,图 2-3-3 是肌注给药后的药时曲线。不同的药物对药时曲线的解读不同。

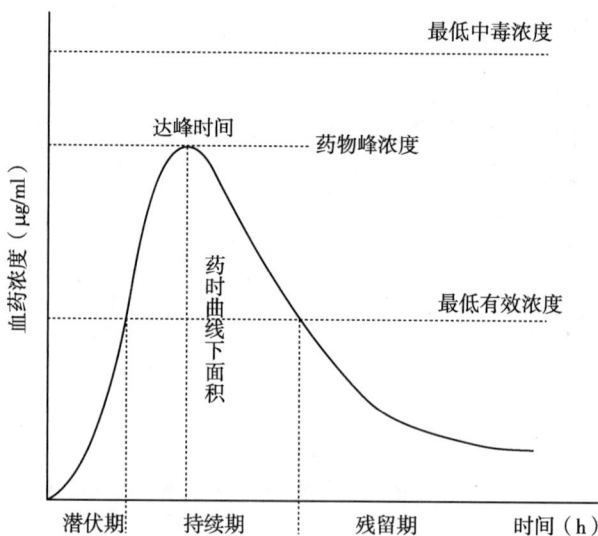

图 2-3-3　肌内注射给药的血药浓度 - 时间曲线

从抗生素的药时曲线可以解读出抗生素的 PK/PD。用于评价浓度依赖性药物杀菌作用 PK/PD 的参数主要有 AUC_{0-24h}/MIC（AUIC）、C_{max}/MIC 等,式中 C_{max} 相当于峰浓度,MIC（最低抑菌浓度）相当于最低有效浓度。对于时间依赖性药物杀菌作用评价强调的是组织浓度维持在 MIC 以上的时间,即 T>MIC（或 T/MIC）,其抗菌作用与药物同细菌接触时间密切相关,而与峰浓度关系不密切。时间依赖性且后效应（PAE）较长的抗生素,评价指标是 AUC/MIC（AUIC）。

5. 生物利用度（F）　生物利用度是指药物被吸收入血的速度和程度。有相对生物利用度和绝对生物利用度之分,计算公式如下:

$$生物利用度（\%）F_{绝对} = \frac{AUC_{口服}}{AUC_{静脉注射}}$$

某些药物没有静脉制剂，只能选用公认的吸收程度较好的参比剂型做标准计算相对生物利用度：

$$生物利用度（\%）F_{相对} = \frac{AUC_{口服（试验）}}{AUC_{口服（标准）}} \cdot \frac{X_{口服（标准）}}{X_{口服（试验）}}$$

式中下标试验代表试验的剂型，标准代表参比剂型。

生物利用度包括吸收程度和吸收速率两个方面，药时曲线下面积大小反映吸收程度，而峰浓度和达峰时间反映吸收速率。对于每日多次给药的药物来说吸收程度较重要，因其与平均血药浓度水平有关；对于单次给药见效的药物来说，吸收速率也非常重要，吸收快者有望很快达到有效血药浓度。

6. 稳态血药浓度（C_{ss}） 通常给药的时间间隔短于药物从体内消除的时间，因此，经过数次给药后，药物逐渐达到稳态血药浓度。如按半衰期间隔给药，则经过 4~5 个半衰期后，就可达到稳态血药浓度，如表 2-3-1 所示。

表 2-3-1 半衰周期数对应稳态血药浓度

经过半衰期数	药物排泄量	累加排泄量[*]（或蓄积量[**]）
1	$50\%（100\% \times 1/2）$	50%
2	$25\%[100\% \times (1/2)^2]$	$75\%[(50+100) \times 1/2]$
3	$12.5\%[100\% \times (1/2)^3]$	$87.5\%[(75+100) \times 1/2]$
4	$6.25\%[100\% \times (1/2)^4]$	$93.8\%[(87.5+100) \times 1/2]$
5	$3.125\%[100\% \times (1/2)^5]$	$96.9\%[(93.8+100) \times 1/2]$
6	$1.563\%[100\% \times (1/2)^6]$	$98.5\%[(96.9+100) \times 1/2]$

[*]一次给药的排泄量的累加；[**]每隔一个半衰期给药一次后蓄积量

C_{ss} 可分为平均稳态血药浓度、稳态血药浓度峰值（C_{ssmax}）和稳态血药浓度谷值（C_{ssmin}）。增加剂量给药只能提高血药浓度，并不能加速到达稳态血药浓度的时间；用药剂量不变，缩短给药间隔只能减少血药浓度的波动。如反复给药时间为一个半衰期，首次剂量加倍，则可缩短达到稳态浓度的时间。

二、治疗药物的监测

在疾病治疗过程中，需要对治疗药物的浓度和其副作用进行监测，并根据监测结果调整治疗方案，以期获得最佳治疗效果及最低不良反应，此过程即为治疗药物监测。通过药物浓度监测可以让患者得到最佳药物剂量、给药间隔和途径等，实现药物个体化治疗。

（一）治疗药物监测适应证

某些药物治疗浓度与中毒浓度相当接近，例如地高辛，即使常规服药，由于个体差异，有时也会发生中毒反应。因此，通过药物监测可能减少不良反应的发生。治疗药物监测适应证包括：

1. 药代动力学呈非线性的药物 这类药物在体内消除速率与剂量有关，随血药浓度升高，药物的半衰期随之延长。此类药物血药浓度变化大，容易出现毒性反应，例如双香豆素等。

2. 肝、肾功能障碍 大部分药物经过肝脏和肾脏代谢消除，肝、肾功能障碍严重影响药物吸收、分布、代谢和排泄，导致药物蓄积和不良反应的发生。如亲脂性药物大部分在肝脏代谢排泄，肝功能障碍使这类药物代谢和生物转化发生障碍，容易发生蓄积，如氟喹诺酮类和四环素类抗生素。肾功能障碍时亲水性药物排泄障碍，导致药物体内蓄积，如万古霉素在肾功能障碍时血药浓度升高，发生肾毒性和耳毒性概率显著增加。

3. 监测治疗反应 病理情况下肝、肾等组织器官发生代偿反应，其代谢率显著提高，导致常规剂量药物代谢消除过快，血药浓度低于最低有效浓度，达不到理想治疗效果，通过监测血药浓度可以调整给药剂量或间隔,以期得到理想的血药浓度。

4. 疑似药物中毒　某些药物的毒性反应与被治疾病的症状相似,为揭示症状是药物的不良反应还是血药浓度不足所致,需要进行血药浓度监测以资鉴别。如地高辛过量和心力衰竭均可致心律失常,为上述两者鉴别诊断,需做药物浓度监测。

5. 药物间交互作用　药物间发生交互作用的情况较多,尤其是重症患者可能同时应用较多治疗药物,某种药物代谢可能影响其他药物的代谢消除。例如三唑类抗真菌药伊曲康唑可使环孢素的血药浓度明显增加。

6. 药物需长期服用,又易发生毒性反应者,在开始治疗后进行血药浓度监测,在短期内建立安全有效的给药方法,如抗癫痫药卡马西平。

(二)药物监测的方法

用于血药浓度监测的方法必须达到以下几点要求:方法学成熟、可靠;特异性和敏感性强,检测速度快,以便及时调整治疗方案。目前常用以下方法:

1. 高效液相层析法　此方法是血药浓度监测最常用方法,敏感性和特异性强,快速、精确,适用于大多数药物检测,但缺点是需要昂贵仪器设备,标本前期处理亦较复杂。

2. 放射免疫法　是将放射性核素和免疫反应相结合的一种核素体外检测法。本法也是一种特异性和敏感性强,检测快速的方法,但缺点是涉及放射性物质,需要特殊环境和仪器设备。

3. 酶联免疫分析法　将酶标记替代放射性核素,免疫反应也是其基本原理。仪器设备较为普及,但需要特定的试剂。

4. 免疫荧光法　采用荧光素替代放射性核素或酶标记,免疫反应的基本原理同放免法和酶联免疫法。本法需要特殊的检测设备和特殊试剂,一般医院检验科不具备检测条件。

(三)药物监测标本种类

重症患者的体液,如血液、唾液、脑脊液、胆汁和尿液等,均可作为药物浓度监测的对象,主要是根据药物代谢和排泄的途径、组织分布的情况以及药物监测的目的确定采集何种体液作为药物浓度监测对象,以明确体内药物浓度变化及规律,并据此调整给药方案。其临床意义非常清楚,在近年的临床实践也倍受重视并应用。

(四)临床需要药物浓度监测的常用药物

通常包括以下几类:

1. 抗生素类　氨基糖苷类包括阿米卡星、奈替米星和妥布霉素、万古霉素、伏立康唑等。

2. 精神神经系统用药　卡马西平、丙戊酸钠等。

3. 心血管系统用药　地高辛、洋地黄毒苷和利多卡因等。

4. 呼吸系统用药　茶碱和氨茶碱等。

5. 抗肿瘤药　甲氨蝶呤等。

6. 免疫抑制剂　环孢素等。

(五)个体化治疗

由于患者疾病严重程度不同,体质和器官功能状况也不尽相同,因此,不同患者的药物代谢和清除有较大的差异。再者,通常药物说明书上列出的药物代谢和清除数据来自于健康志愿者或轻病患者,与重症患者有较大差异。所以通过药物浓度监测可达到个体化治疗目标,同时可防止过量甚至中毒。

调整方法:表2-3-2是重症患者需要血药浓度监测的常用药物,通常如果峰浓度过高,则需要减少单次给药的剂量;反之则增加单次给药剂量。如果谷浓度过高,则单次给药剂量不变,适当延长给药间隔;反之应缩短给药间隔。如药物在一定的时相点检测,其浓度达到可能的中毒浓度,则减少单次给药的剂量或适当延长给药间期,具体根据不同的药物进行调整;如需要持续输注给药的,则降低日剂量如丙戊酸等。

表 2-3-2　不同药物的质量浓度和中毒浓度

药物	治疗浓度范围（mg/L）		可能中毒浓度（mg/L）	
	峰浓度	谷浓度	峰浓度	谷浓度
庆大霉素、奈替米星	15~20	0.5~1.5	>10	>2
万古霉素	25~40	10~15	>50	15~20
地高辛	0.9~2.2ng/ml		>2.4ng/ml	
利多卡因	1.5~5.0		>5.0	
普萘洛尔	50~100ng/ml			
茶碱	10~20		20~35	
卡马西平	8~12（单用）		>12	
	4~8（联合应用）			
丙戊酸	50~100		>100	

（六）药物监测的注意事项

1. 不同的药物对标本采集的时间和要求不一样，原则上不能随意采血，否则容易得到导致错误的结论。通常在药物达到稳态浓度后采血。口服和肌注时的药物峰浓度测定通常在给药后 0.5~1 小时采血；静脉给药后等体内达到分布平衡时取血，通常亦在给药后 0.5~1 小时采血。谷浓度检测的采血时间应在下一次给药前。

2. 血药浓度是指患者血液内的游离药物和结合药物的总含量。不同的药物有不同的蛋白结合率，仅游离的药物发挥药理作用。某些病理情况如尿毒症、脓毒症、烧伤等患者体内白蛋白浓度降低，药物蛋白结合量下降，游离药物增加，后者有药理作用。因此，虽然血药浓度在治疗范围，但可能出现药物毒性反应。遇到上述情况时应充分考虑血液内游离药物浓度，制订合理的给药方案。

第二节　病理条件下的药代动力学

通常药代动力学参数均来自于健康志愿者或轻症患者，与疾病状态下药代动力学有较大差异。某些病理情况下，毛细血管通透性增加，提高了药物组织穿透能力，其表观分布容积加大；另一方面，由于毛细血管渗漏导致低蛋白血症，药物的蛋白结合量下降，而游离血药浓度增加。病理情况下器官功能的异常，众多的治疗手段如血管活性药物使用、血液净化治疗等，均使得药物代谢、分布及清除等与轻症患者有明显的不同，出现药代动力学的不稳定。

一、脓毒症时的药代动力学

毛细血管渗漏综合征（capillary leak syndrome）是脓毒症时重要的病理特征。血管内外液体分布失衡，血管内液体渗透至组织间隙。摄入体内的药物也随之分布于组织或组织间隙，其分布容积增加，造成药物血浆浓度和靶器官组织浓度降低，这种改变在亲水性药物尤为显著，而对亲脂性药物影响较小。另外，脓毒症时由于急性时相蛋白优先合成，加上毛细血管渗漏，使得血浆白蛋白水平在短时间内急剧下降，所以蛋白结合率高的药物其蛋白结合量下降，血浆内游离药物浓度增加。

脓毒症早期患者脏器功能处于代偿亢进状态，如心指数和肾小球滤过率等指标高于生理范围。因此，经肾脏排泄的亲水性药物（如 β- 内酰胺类和氨基糖苷类抗生素）清除率增加；肝功能亢进则经肝脏代谢的药物清除率亦明显增加，可导致药物组织浓度和血浆浓度的下降，药物的半衰期缩短。

大面积三度烧伤病人在病程 48 小时以后进入高代谢阶段，也表现为心排血量增加，肾血流量增加，进而肾小球滤过率增加，结果大部分的亲水性和中度亲脂性药物的肾脏清除率增加。

二、器官功能障碍时的药代动力学

重症患者常伴有多器官功能障碍综合征,人体内重要的药物代谢清除器官如肝脏和肾脏常常被累及,由于重症患者病理生理过程进展和疾病的严重程度不一,使得其对药代动力的影响出现严重的不均一性。因此,对一些主要的治疗药物应进行体液浓度监测,以达到理想的治疗效果。

(一)急性肾损伤

肾功能障碍对亲水性药物的代谢影响最为显著,大部分亲水性药物的清除由肾脏完成,部分中度亲脂性的药物亦由肾脏清除。ICU中有40%左右的患者伴有不同程度的急性肾损伤,对重症患者的药代动力学有较大影响。多数药物的肾清除率随内生肌酐清除率而变化,而与肾基础疾病的性质无关。肾功能障碍时药物总清除率的变化取决于肾对该药在总消除过程中的作用。某些药物完全以原形经肾排泄清除,其总清除率与内生肌酐清除率成正比,这类药物在肾功能障碍时清除率降低,药物半衰期延长,按常规推荐剂量给药常致药物及其代谢产物蓄积中毒。

肾功能障碍时某些药物的分布容积也发生改变,如水杨酸等药物在肾衰时因与血浆蛋白结合容量下降而分布容积反而增加;洋地黄毒苷在肾衰时组织结合量下降,而分布容积亦减低。

(二)肝功能障碍

肝脏是大部分亲脂性药物代谢的器官,所以肝功能障碍时对亲脂性药物的代谢清除有影响。由于肝脏有巨大的储备能力,通常轻中度肝功能损害对药代动力学影响轻微,无需调整药物剂量。肝功能衰竭时对药代动力学影响显著,但尚无规律或明确的指标来指导药物剂量的调整。肝功能障碍可以通过下列途径影响药物代谢:①在肝内代谢的药物其清除率显著降低,半衰期延长;②血浆白蛋白合成障碍,低蛋白血症,导致药物的血浆蛋白结合容量下降,游离血药浓度增加。因此,重症患者在肝功能衰竭时需要对肝内代谢药物的剂量进行调整。

(三)其他

心功能障碍时,心排血量下降,组织器官的血流灌注受到影响,尤其是肝、肾等重要器官血流量下降,导致药物吸收、分布、代谢和清除受到影响。另外如甲状腺和胃肠道等器官功能障碍时,药代动力学也会受到一定的影响。

三、血液净化治疗对药代动力学的影响

需要进行血液净化治疗的患者,除了需要治疗的原发病,例如脓毒症休克和急性肾损伤对药物的吸收、分布、代谢和清除有一定的影响外,血液净化治疗本身对药代动力学也有影响。血液净化治疗对药代动力学的影响取决于下列因素:药物因素;疾病因素和血液净化治疗的机械因素。

(一)血液净化治疗对药代动力学影响因素

1. 药物因素　药物的蛋白结合率越高,则游离血药浓度越低,则越不易被血液净化治疗清除;药物的组织穿透力越强,组织分布容积越大,血液净化治疗对其的清除降低。

2. 疾病因素　脓毒症时药物的分布容积加大,器官功能障碍对药物清除率下降,这些因素均影响血液净化治疗对药物的清除率。

3. 机械因素包括　血流速度、血液净化治疗剂量、滤器的材料和膜孔大小均影响血液净化治疗对药物的清除。

(二)血液净化治疗对药物清除量计算

1. 血液透析　血液透析对溶质的清除与浓度梯度、半透膜特性以及药物的分子量密切相关:

$$S_d = C_d/C_p$$

S_d是指透析液药物饱和度,C_d是指透析液中药物浓度,C_p是指血浆药物浓度,血液透析状态下药物清除率(CL_{HD}):

$$CL_{HD} = Q_d \times S_d$$

式中 Q_d 是指透析液流速

2. CAVHDF（持续动静脉血液透析滤过）时药物清除率（CL_{CAVHDF}）

$$S_c = C_{uf}/C_p$$

$$CL_{CAVHDF} = Q_{uf} \times S_c + Q_d \times S_d \times Krel$$

S_c 是筛分系数，用于计算药物通过滤膜的量，C_{uf} 超滤液中药物浓度，Q_{uf} 超滤率，Krel 是指 CAVHDF 时药物通过滤过膜时的弥散转移参数。

$$Krel = K_d/K_{cr} = (MW/113) - 0.42$$

K_d 是指药物的弥散转移系数，K_{cr} 是指肌酐的弥散转移系数，113 是肌酐的分子量。

3. 血液透析滤过（HDF）时药物清除率（CL_{HDF}）

$$CL_{HDF} = Q_{uf} \times S_c + Q_d \times S_d$$

4. 血液滤过 后稀释状态时血液滤过对药物的清除率（$CL_{post-HF}$）：

$$CL_{post-HF} = Q_{uf} \times S_c$$

前稀释状态时血液滤过对药物的清除率（CL_{pre-HF}）：

$$CL_{pre-HF} = Q_{uf} \times S_c \times [Q_b/(Q_b+Q_{uf})]$$

Q_{uf} 为超滤率，Q_b 为血液流速

药物的蛋白结合率对 CRRT 的清除有很大的影响，而重症病人由于其血浆白蛋白的急剧改变，会显著影响药物的蛋白结合状态，CRRT 时这个因素也务必要考虑。

$$CL_{post-HF} = Q_{uf} \times (1-蛋白结合率)$$

$$CL_{pre-HF} = Q_{uf} \times (1-蛋白结合率) \times [血流量/(血流量+置换液流量)]$$

四、药物代谢动力学相互作用

重症患者病理生理过程复杂，常伴有多器官功能障碍综合征，往往同时联合多种药物进行治疗。一种药物的吸收、分布、代谢和消除等常受联合应用的其他药物的影响而有所改变，因而使体内血药浓度增加或降低，半衰期延长或缩短，此即为药代动力学的相互影响。

（一）药物吸收的相互作用

这种情况通常发生在消化道。例如使用延缓胃排空的药物，使在肠道内吸收的药物在胃内滞留，而延缓肠道吸收。许多药物在 pH 值比较低的条件下吸收较好，应用质子泵抑制剂后，胃内 pH 值升高，影响其他药物吸收。

（二）药物与血浆蛋白结合的相互影响

不同的药物与血浆蛋白结合的能力有差别，两种药物联合应用时蛋白结合力高的药物占据了血浆蛋白分子，使蛋白结合弱的药物蛋白结合量减少，使游离血药浓度增加。例如替考拉宁血浆蛋白结合率为 95%，若结合率降为 90%，则未结合型者达 10%，血浆未结合的药物浓度增加了 1 倍，药效可显著增强，也容易出现毒性反应。

（三）药物代谢的相互作用

1. 酶抑反应 有些药物具有抑制药物代谢酶的活性，可使其他药物代谢受阻，消除变慢，血药浓度增加。这类药物常见有：胺碘酮、氯丙嗪、环丙沙星、地尔硫䓬、乙醇、红霉素、异烟肼、美托洛尔、甲硝唑、丙戊酸钠、磺胺药和维拉帕米等。例如红霉素可抑制茶碱类药物代谢，使其血药浓度增加，易出现不良反应。

2. 酶促反应 与酶抑反应相反，某些药物具有诱导药物代谢酶产生、增强代谢酶活性，可促进其他药物代谢，降低其血浓度。常见药物有巴比妥类、卡马西平、利福平等。

（四）药物排泄的相互作用

药物排泄的相互作用主要通过肾脏相互影响，主要表现为竞争排泄和影响药物的重吸收等。如碳酸氢钠可碱化尿液，能促进有机酸类排泄，而有机碱则蓄积潴留。药物间的相互作用使重症患者药

代动力学变得不稳定,不同药物产生的药物间的相互作用不同,相互作用的程度取决于药物各自的浓度,在临床工作中根据情况适时调整剂量,必要时进行药物浓度监测。

(陈德昌)

第四章
水电解质和酸碱平衡

体液、电解质及酸碱的平衡为细胞进行正常代谢、机体维持各器官生理功能所必需的条件。当机体遭受疾病、创伤、感染等侵袭，或者不当的治疗措施超出机体代偿能力时，这种平衡就有可能被破坏，成为加重病情、甚至危及病人生命的重要因素。

第一节　水、电解质代谢紊乱及处理

一、水、电解质平衡

（一）体液的分布及电解质含量

水和电解质是体液的主要成分。正常成人体液总量约占体重的 60%，其中 2/3 分布在细胞内，称为细胞内液，约占体重的 40%；另外 1/3 分布在细胞外，约占体重 20% 的体液称为细胞外液，其中约 15% 为组织间液，5% 为血浆。细胞内液中的主要阳离子是 K^+ 和 Mg^{2+}，主要阴离子是 HPO_4^{2-} 和蛋白质，细胞外液中的阳离子以 Na^+ 为主，主要的阴离子有 Cl^-、HCO_3^- 和蛋白质。体液中的阴阳离子数是相等的。除水电解质外，还有非电解质如葡萄糖、尿素等成分。细胞外液和细胞内液的渗透压相等，细胞膜为半渗透性，水分能在细胞内外间移动，使细胞内、外液的渗透压维持平衡。任何可能引起细胞内液和细胞外液渗透压变化的因素，会导致水向渗透压高的一方移动，其中 Na^+ 和蛋白质浓度的改变是决定水平衡的重要因素。细胞外液中的其他电解质如 K^+、Ca^+ 和 Mg^{2+} 等的含量发生变化时，虽然对机体的液体平衡影响不大，但仍有可能发生严重的病理生理改变。

（二）水、电解质平衡调节

机体主要通过肾脏来维持体液的平衡，保持内环境的稳定。肾脏的调节功能受神经内分泌影响，首先通过下丘脑 - 垂体 - 抗利尿激素系统来恢复和维持体液的正常渗透压，再通过肾素 - 醛固酮系统来调节水及钠等电解质的吸收及排泄以恢复和维持血容量，从而达到维持体液平衡的目的。

当体内丧失水分时，细胞外液的渗透压增高，可刺激下丘脑 - 垂体 - 抗利尿激素系统，产生口渴，使得机体主动增加饮水。抗利尿激素分泌的增加使远曲小管集合管上皮细胞对水分的再吸收加强，于是尿量减少，水分被保留在体内，使已升高的细胞外液渗透压降至正常。反之，体内水分增多时细胞外液渗透压即降低，口渴反应被抑制，并且由于抗利尿激素的分泌减少，远曲小管和集合管上皮细胞对水分的再吸收减少，从而排除体内多余的水分，使已降低的细胞外液渗透压增至正常。相对于渗透压，血容量的影响对机体更为重要。所以，当血容量锐减伴有血浆渗透压降低时，前者对抗利尿激素的促进分泌作用远远强于低渗透压引起的抑制作用，以优先保持和恢复血容量，使重要器官的灌流得到保证。

二、水、电解质代谢紊乱

（一）体液平衡紊乱

1. 体液容量不足　又称低容量血症或脱水，在体液容量减少的同时，常常伴有血钠浓度的变化。

按血钠浓度的不同可分为低血钠性细胞外液减少(低渗性脱水)、高血钠性体液容量减少(高渗性脱水)和正常血钠性体液容量减少(等渗性脱水)。

(1) 病因:体液容量不足多与体液经肾或肾外丢失过多有关,少数因摄入不足所致。呕吐、腹泻、胃肠引流等经消化道丢失是主要原因,如大面积烧伤、腹膜炎、急性呼吸窘迫综合征及肠梗阻时大量体液渗漏到第三间隙;高热或大量出汗;急性肾衰多尿期;长期使用利尿药或其他溶质性利尿等引起肾脏丢失增多。

(2) 临床表现与监测:体液容量不足的临床表现没有特异性,但是与钠、水丢失的比例有关,主要依靠病史及细致的查体来判断。主要临床表现:疲乏无力、口渴、头晕、烦躁、尿少,严重者出现肌肉痉挛、手足麻木、静脉下陷、甚至体位性低血压、晕厥等。查体:可有皮肤干燥、弹性下降和心率加快、低血压等有效循环容量不足等表现。监测:中心静脉压降低、尿量减少,尿比重增高;血细胞压比容增高、白细胞增加等;根据失水、失钠的不同情况,血钠浓度可以正常、降低或增高;另外还有 pH 降低、乳酸增高等组织灌注不足的表现。

(3) 治疗:治疗目的主要是尽快恢复血容量,纠正伴随的电解质紊乱和发生的酸碱失衡,同时针对病因的积极治疗。轻度容量不足者,如胃肠功能正常可经消化道增加水的摄入,明显容量不足或严重不足者需及早进行静脉补液,补液的量及种类由水、钠丢失的比例(脱水类型)来决定。

2. 体液容量过多　钠和水成比例潴留在体内时会导致细胞外液过多,如液体潴留在血管内则称为高容量状态,如液体转移到组织间隙则导致水肿。

(1) 病因:常见于充血性心衰、缩窄性心包炎、下腔静脉阻塞、门静脉阻塞、肾病综合征、库欣综合征、低蛋白血症、肝硬化以及医源性过量输注液体等。

(2) 临床表现与监测:临床表现与原发病以及体液容量过多发生的急缓有关。起病急者精神神经症状突出,甚至有脑水肿表现,严重者可出现呼吸急促、肺水肿等症状。体重明显增加是细胞外液容量过多的特征,水肿好发于机体下垂部位的各疏松组织。监测:表浅静脉充盈、中心静脉压增高,血钠浓度可以降低(稀释性低钠血症)、正常或增高,血浆渗透压、总蛋白及白蛋白的含量降低等。

(3) 治疗:治疗目的在于减轻水肿,恢复有效血容量,促进过多水钠排出和限制钠盐及水的摄入。积极治疗原发病,保护心、肺、脑功能,使用脱水利尿剂,给予正性肌力药纠正心功能不全,输注白蛋白以增加血管内胶体渗透压并减轻水肿,伴有肾功能不全者行血液净化治疗。

(二)钠代谢紊乱

1. 低钠血症　低钠血症是指血清钠浓度 <135mmol/L 的一种病理生理状态,与体内总钠量(可正常、增高或降低)无关。

(1) 病因及分类:临床上最常见的是缺钠性低钠血症和稀释性低钠血症。缺钠性低钠血症即低渗性脱水,体内总钠量和细胞内钠均减少,血清钠浓度降低;稀释性低钠血症即水过多,血钠被稀释,细胞内液钠和血清钠浓度降低;转移性低钠血症在临床较少见,机体缺钠时,钠从细胞外移入细胞内,总体钠正常,但细胞内液钠增多,血清钠减少;此外还有消耗性低钠血症,多见于恶性肿瘤、肝硬化晚期、营养不良及年老体衰等,也称为转移性低钠血症。

(2) 临床表现:低钠血症的症状是非特异性的,临床表现常随病情的发展而变化,既与低钠血症的严重程度有关,又与血钠浓度改变的速度密切相关,还与血容量水平以及电解质紊乱状况有关。轻度低钠血症(血钠浓度 120~135mmol/L)时味觉减退、肌肉酸痛;中度低钠血症(血钠浓度 115~120mmol/L)时头痛、个性改变、恶心、呕吐等;重度低钠血症(血钠浓度低于 115mmol/L)时则可有昏迷、反射消失等表现。

(3) 治疗:低钠血症的治疗原则是补钠,但应针对引起低钠血症的病因和严重程度而异。如稀释性低钠血症,限制盐和水的摄入是主要治疗措施,通过水的负平衡使血钠浓度上升。补钠量(mmol/L,1g 氯化钠含 $Na^+17mmol$)=[血钠正常值(mmol/L)−实测血清钠(mmol/L)]×0.6(女性 0.5)× 体重(kg)。补钠速度不宜过快,否则可能会导致中枢神经系统脱髓鞘综合征。血钠降低的速度和程度是决定治疗方式的关键因素,当血 Na^+<115mmol/L 时,会导致中枢系统永久性损害,甚至死亡,应及时将其补充至 125mmol/L。但纠正的速度以血清钠水平每小时提高 1~2mmol/L 为宜,一般来讲,24 小时血清钠的升高应控制在 8~12mmol/L。另外,各种补钠的公式仅供临床参考,治疗过程中需结合患者症状、体征改变等综合分析,并且需密切监测血钠水平,早期应 2~4 小时检测一次,然后是 4~8 小时检测一次,直到恢复至正常水平。

2. 高钠血症 高钠血症是指血清钠浓度高于 150mmol/L 的一种病理生理状态,与体内总钠量(可正常、增高或降低)不一定相关。

(1)病因及分类:高渗性脱水是高钠血症的最常见类型,又称低容量性高钠血症,细胞外液量和细胞内液量均减少,但失水多于失钠,常见原因有水源短缺或进食障碍等导致的水摄入减少,高热以及腹泻或肾脏排水多于排钠等水丢失过多等情况。高容量性高钠血症多见于医源性补充了大量含钠液体及原发疾病如醛固酮增多症等引起的水钠潴留。此外,在临床上还有一种少见的情况,即由于下丘脑功能受损和中枢渗透压调定点上移造成的等容量性高钠血症,血容量无明显改变,但血钠增高。

(2)临床表现:高钠血症的临床症状也是非特异性的,由血钠水平的不同和高渗状态的形成速度而决定。早期仅表现为口渴、乏力、皮肤弹性差,进一步发展时出现中枢神经系统症状,包括意识改变、癫痫发作、眼球震颤和中枢性过度通气等。

(3)治疗:在补充失去水分的同时,需积极处理原发病和纠正病因,按补充水分公式计算用量:水补充量(L)=(血钠测定值 −142)× 体重(kg)×4(女性 ×3),同时需加上当日生理需要量。对于有症状的急性高钠血症,可快速予以纠正,快速纠正可改善预后而不增加脑水肿风险。但是,当血清钠水平已经下降了 20~25mmol/L 或已经降至 148mmol/L 以下等情况时应停止快速纠正。治疗过程中需密切监测血清钠水平,早期应 2~4 小时检测一次,直至症状消失,然后每 4~8 小时检测一次,直到血清钠降低 145mmol/L。

(三)钾代谢紊乱

1. 低钾血症 低钾血症是指血清钾小于 3.5mmol/L。血清钾在 3.0~3.4mmol/L 为轻度低钾血症,2.5~2.9mmol/L 为中度低钾血症,小于 2.5mmol/L 为重度低钾血症。

(1)病因及分类:常见原因为摄入量不足和肾脏排出过多,少部分为体液分布异常所致,如碱中毒时 H^+ 从细胞内溢出,钾转移到细胞内;输注葡萄糖和胰岛素时,细胞外钾随葡萄糖进入细胞内;此外,周期性麻痹可能与甲状腺素增强 Na^+-K^+-ATP 酶活性,使钾向细胞内转移有关。

(2)临床表现:低钾血症的临床表现可累及多个系统,如累及中枢神经系统时,轻者出现倦怠、烦躁不安,重者出现反应迟钝、定向力减弱甚至意识障碍和昏迷;神经肌肉可表现为四肢软弱无力,甚至出现呼吸肌麻痹、腱反射减弱或消失;累及循环系统时,轻度低钾血症心电图表现为 T 波低平或出现 U 波,重者可出现心律失常,甚至心室纤颤和心力衰竭;消化系统表现为厌食、呕吐、腹胀、肠鸣音减弱或消失,严重者可出现肠麻痹。其中,以累及心脏传导系统和神经肌肉系统的症状最为严重。

(3)治疗:低钾血症时,若只依据血钾的下降及其下降的程度予以补钾是不够的,必须根据病因、临床症状及实验室检查予以全面考虑。由于血钾浓度的骤变可严重影响心血管系统和呼吸肌的功能,因此钾的补充应缓慢和持续地进行。轻度低钾者,纠正原发病因即可。中度低钾者,可口服补钾。对重度低钾者应采用静脉补钾,静脉滴注氯化钾时应注意浓度和速度,浓度不应超过 40~60mmol/L(高浓度补钾需用微量注射器控制),速度应控制在 10~20mmol/h,并需定期监测血钾水平。

2. 高钾血症 血清钾浓度高于 5.5mmol/L 即为高钾血症。

(1)病因及分类:钾的排出减少是引起高钾血症的主要原因,如各种原因导致的肾功能不全,特别是少尿、尿闭使远曲小管排钾减少;各种影响钾排泄的药物如螺内酯、氨苯蝶啶等 ACEI 类药物和洋地黄类药物的使用;某些疾病如系统性红斑狼疮、淀粉样变性、肾上腺皮质功能不全等可使肾小管对醛固酮缺乏反应而导致高钾血症;溶血性疾病、横纹肌溶解、严重感染、缺氧及代谢性酸中毒等都可引起高钾血症;此外,还有部分高钾血症是由于静脉补钾过多过快引起的。

（2）临床表现：高钾血症的临床表现常常被复杂的原发病掩盖,主要累及心脏和神经肌肉系统。神经肌肉症状表现为乏力、手足感觉异常和腱反射消失,严重者可出现呼吸肌麻痹;循环系统可表现为严重的心肌抑制,严重的心动过缓、房室传导阻滞甚至心室颤动及心搏骤停。

（3）治疗：高钾血症的治疗以去除病因为主,并停止钾的摄入。常见的措施:①应用钙剂对抗钾对心肌的毒性。一般是经静脉给予 10% 葡萄糖酸钙 10~20ml,必要时可重复使用;②促使钾离子向细胞内转移,将 50% 葡萄糖溶液 60~100ml 中加入胰岛素 8~10U,静滴,约 30 分钟输完,或以 10% 葡萄糖加入胰岛素配成 10U/L 的溶液以 250~500ml/h 的速度静脉滴注;③对代谢性酸中毒合并高钾血症的病人用 5% 碳酸氢钠静滴更为有效,可促使钾移入细胞内;④高渗盐水具有对抗高钾血症毒性的作用,对伴有低渗性脱水的患者效果较好;⑤使用排钾利尿剂,如呋塞米或其他袢利尿剂经静脉推注后能够最大程度发挥肾脏的排钾作用;⑥当以上处理均不能纠正高钾血症或严重威胁生命的高钾血症时(血清钾大于 6.5mmol/L)需行血液净化治疗。

（四）钙代谢紊乱

1. 低钙血症　血清蛋白浓度正常时,若血钙浓度低于 2.2mmol/L,则称为低钙血症。

（1）病因：低钙血症常因肠道吸收不良、维生素 D 代谢障碍、甲状旁腺功能减退或肾衰竭所致,急性胰腺炎、氟中毒时也可诱发低钙血症。

（2）临床表现：低钙血症对机体的影响与血钙降低的速度有关,与血钙降低的程度不完全一致。慢性轻、中度低钙血症可无明显临床表现,当血钙浓度迅速而大幅度的降低时则可出现明显异常,其中,最明显的临床表现为神经 - 肌肉激惹。低钙血症常出现肌肉痉挛、喉鸣与惊厥为主要表现的手足抽搐综合征;低钙血症伴钙缺失可致骨钙化障碍;低钙血症可致心肌动作电位平台期延长,不应期延长,心肌收缩力下降;低钙血症可致精神症状,儿童低钙可影响智力发育。

（3）治疗：针对病因治疗,纠正与低钙相关的原发病。对严重低钙伴抽搐或惊厥者,可给予 10% 的葡萄糖酸钙 10~20ml 静脉注射,以缓解症状。

2. 高钙血症　血清蛋白浓度正常时,若血清钙浓度高于 2.75mmol/L,称为高钙血症。

（1）病因：甲状旁腺功能亢进、恶性肿瘤、肠吸收钙增多、甲状腺功能亢进或维生素 D 中毒等。

（2）临床表现：由基本病因、血清钙升高的程度以及发生的速度决定,主要累及的系统如下:①神经肌肉系统:血清钙显著升高,特别是合并甲状旁腺功能亢进时,可出现明显精神症状,如疲乏无力、精神不易集中、失眠、抑郁、神志不清甚至昏迷;②心血管系统:高钙血症可使心肌兴奋性增加,患者容易出现心律失常及洋地黄中毒。高钙血症引起的心电图异常为 QT 间期缩短;③胃肠系统:恶心、呕吐以及便秘十分常见,主要因胃肠动力受影响所致;④泌尿系统:肾小球滤过率常轻度降低,常因高血钙造成入球小动脉收缩以及多尿致使细胞外液量减少等引起。高钙血症导致尿液浓缩能力下降。肾钙化症也很常见,合并尿路结石者多以草酸钙及磷酸钙为主。长期高钙血症可引起肾钙化等而导致肾衰竭;⑤骨骼系统:甲状旁腺功能亢进可有骨痛、畸形以及病理性骨折等症状。患者常合并轻度贫血,可能因骨骼受累所致。钙盐沉着于皮肤、结膜等可引起瘙痒、结膜炎,沉着于关节可出现类似痛风的表现。

（3）治疗：高钙血症确诊后,多数需要针对病因的治疗。因维生素 D 摄入过多而引起者应立即停用该药,肿瘤或内分泌功能障碍者针对病因处理后血钙多可下降。急性高钙血症可采用以下治疗方法:限制钙摄入,容量补充纠正缺水,利尿剂增加钙排泄,必要时考虑血液净化治疗。

（五）磷代谢紊乱

1. 低磷血症　血清无机磷浓度小于 0.8mmol/L,称为低磷血症。

（1）病因：小肠磷吸收降低,尿磷排泄增加,磷向细胞内转移等。

（2）临床表现：通常无特异性症状。低磷血症主要引起 ATP 合成不足和红细胞内 2,3-DPG 减少。

（3）治疗：治疗原发病,适当补磷。

2. 高磷血症　血清无机磷浓度成人高于 1.61mmol/L,儿童大于 1.90mmol/L 称为高磷血症。

（1）病因：肾衰竭排磷困难，甲状旁腺功能减退，维生素 D 过量，磷向细胞外转移等。

（2）临床表现：与高磷血症诱导的低钙血症和异位钙化有关。

（3）治疗：治疗原发病，降低肠吸收磷，必要时行血液净化治疗。

（六）镁代谢紊乱

1. 低镁血症　血清镁浓度低于 0.75mmol/L，称为低镁血症。

（1）病因：镁摄入不足，吸收障碍，排泄过多或细胞外镁转入细胞内过多及其他原因等。

（2）临床表现：对神经 - 肌肉和中枢神经系统的影响，表现为反射亢进和震颤、手足徐动或舞蹈样动作、手足搐搦、眼球震颤等，亦可见嗜睡、神志模糊、幻觉、惊厥和昏迷等。对心血管系统的影响，可导致室性心律失常及充血性心力衰竭等。

（3）治疗：防治原发病，轻者口服镁盐或肌注补镁，合并心律失常者缓慢注射或滴注硫酸镁。低钾血症常合并低镁血症，在给予补钾后效果不佳时应考虑到低镁血症的存在。另外，肾功能受损者要防止转变为高镁血症。

2. 高镁血症　血清镁浓度高于 1.25mmol/L，称为高镁血症。

（1）病因：镁摄入过多，肾排镁过少或细胞内的镁外移过多等。

（2）临床表现：精神症状、昏睡、深部腱反射减弱和软弱麻痹是高镁血症主要临床特点。对神经 - 肌肉和中枢神经系统的影响，血清镁离子升高可抑制神经 - 肌肉接头以及中枢神经乙酰胆碱的释放，故表现为呼吸肌无力和中枢抑制状态。对心血管系统的影响，主要表现为自律性细胞的抑制作用，如窦性心动过缓和各种情况的传导阻滞组织。

（3）治疗：防治原发病，立即停止镁的摄入，改善肾功能，静脉注射葡萄糖酸钙拮抗镁的效应，必要时行血液净化治疗清除镁，抢救呼吸肌麻痹，治疗可能伴随的高钾血症等。

（艾宇航）

第二节　酸碱平衡紊乱及处理

血液酸碱度的相对恒定是机体进行正常生理活动的基本条件之一，正常机体的血液酸碱度恒定在 pH 7.35~7.45。在疾病状态时，机体仍会竭力通过血液内的缓冲体系以及肺和肾等脏器的调节作用来保持体内酸碱度的相对平衡状态。机体这种调节酸碱物质含量及其比例，维持血液 pH 值在正常范围内的过程，称为酸碱平衡。因各种原因致使细胞外液酸碱度的相对稳定性遭到破坏时称为酸碱平衡紊乱。

一、酸碱物质来源和酸碱平衡调节

体液酸碱物质的来源

体液中的酸性物质和碱性物质主要由组织细胞在物质分解代谢过程中产生，产生最多的是酸性物质，仅小部分为碱性物质。

1. 酸性物质的来源

（1）挥发酸（volatile acid）：碳酸（H_2CO_3）是体内唯一的挥发酸，是机体在代谢过程中产生最多的酸性物质，因其分解产生的二氧化碳（CO_2）可由肺呼出而被称之为挥发酸。这种通过肺进行的 CO_2 呼出量调节称之为酸碱的呼吸性调节。机体在代谢过程中所产生的 CO_2 可以通过两种方式与水结合生成碳酸，一种方式是：CO_2 与组织间液和血浆中的水直接结合生成 H_2CO_3，即 CO_2 溶解于水生成 H_2CO_3；另一种方式是：CO_2 在红细胞、肾小管上皮细胞、胃黏膜上皮细胞或肺泡上皮细胞内经碳酸酐酶（CA）的催化与水结合生成 H_2CO_3。

（2）固定酸（fixed acid）：固定酸是体内除碳酸外所有酸性物质的总称，因不能由肺呼出，而只能通过肾脏由尿液排出故又称非挥发酸(unvolatile acid)。人体每天生成的固定酸所离解产生的 H^+ 与挥发酸相比要少得多。

2. 碱性物质的来源　体内通过三大营养物质的分解代谢产生的碱性物质并不多。但人们摄入的蔬菜和水果中含有有机酸盐(如柠檬酸盐、苹果酸盐等),在体内经过生物氧化可生成碱性物质。

二、酸碱平衡调节机制

随着机体代谢,体内不断产生酸性和碱性物质,但体内 pH 值并没发生明显变化,这是由于体内酸碱平衡系统有效的调节,保证了酸碱平衡。机体对酸碱平衡的调节主要是由三大调节体系共同作用来完成的,即血液缓冲系统的缓冲,肺对酸碱平衡的调节和肾对酸碱平衡的调节。

(一) 血液缓冲系统的缓冲作用

血液缓冲系统包括血浆缓冲系统和红细胞缓冲系统,都是由弱酸和其相对应的弱酸盐所组成。血浆缓冲系统由碳酸氢盐缓冲对($NaHCO_3/H_2CO_3$)、磷酸氢盐缓冲对(Na_2HPO_4/NaH_2PO_4)和血浆蛋白缓冲对($NaPr/HPr$)组成。红细胞缓冲系统则由还原血红蛋白缓冲对(KHb/HHb)、氧合血红蛋白缓冲对($KHbO_2/HHbO_2$)、碳酸氢盐缓冲对($KHCO_3/H_2CO_3$)和磷酸氢盐缓冲对($K_2HPO_4/KH2PO_4$)等组成。如果体内 H^+ 过多或过少,弱酸及对应的弱酸盐之间的反应公式会出现向左(如 $H_2CO_3 \leftarrow H^+ + HCO_3^-$)或向右移动(如 $H_2CO_3 \rightarrow H^+ + HCO_3^-$),使 H^+ 不会产生较大波动,稳定 pH 值。

(二) 肺对酸碱平衡的调节

肺对酸碱平衡的调节是通过改变肺泡通气量来改变 CO_2 的排出量,并以此调节体内挥发酸 H_2CO_3 的浓度。当肺泡通气量增加时,二氧化碳的排出增加,体内挥发酸浓度下降。这种调节受延髓呼吸中枢的控制。呼吸中枢通过整合中枢化学感受器和外周化学感受器传入的刺激信号,以改变呼吸频率和呼吸幅度的方式来改变肺泡通气量。肺对酸碱平衡的调节是非常迅速的,通常在数分钟内就开始发挥作用,并在很短时间内达到高峰。

(三) 肾脏对酸碱平衡的调节

肾脏对酸碱平衡的调节过程,实际上就是一个排酸保碱的过程。肾脏对酸碱平衡的调节方式主要有以下四种:①近曲小管泌 H^+、进行 H^+-Na^+ 交换,对 $NaHCO_3$ 进行重吸收;②远曲小管和集合管泌 H^+、泌 K^+、进行 H^+-Na^+ 交换和 K^+-Na^+ 交换;③近曲小管的 NH_4^+-Na^+ 交换与远曲小管泌 NH_3;④小管液中磷酸盐的酸化。

肾脏对酸碱平衡的调节较之血液缓冲系统和肺的调节来说是一个比较缓慢的过程,通常要在数小时后开始发挥作用,3~5 天后才达到高峰。肾脏对酸碱平衡的调节作用一旦发挥,其作用强大且持久。除了血液缓冲系统,肺和肾脏对酸碱平衡的调节以外,组织细胞对酸碱平衡也起一定的调节作用。

三、评价酸碱平衡状况的常用指标

临床上最为常用的监测酸碱代谢紊乱的指标包括:H^+ 浓度和 pH、二氧化碳分压($PaCO_2$)、标准碳酸氢盐和实际碳酸氢盐、缓冲碱和碱剩余、阴离子间隙、二氧化碳结合力等等。在这些指标中,血液 pH 的高低反映的是血液中 H^+ 浓度的状况,pH 值反应酸碱平衡紊乱的性质和程度,正常人动脉血 pH 在 7.35~7.45;$PaCO_2$ 反映血浆 H_2CO_3 的含量,$PaCO_2$ 正常值 40mmHg,波动范围在 35~45mmHg 之间;标准碳酸氢盐,实际碳酸氢盐和二氧化碳结合力都是反映血浆中 HCO_3^- 的含量;缓冲碱和碱剩余则反映血液中缓冲碱的总量。因为血浆的酸碱度取决于 $NaHCO_3/H_2CO_3$ 的浓度比,故测定血液的 pH、$PaCO_2$ 和 HCO_3^- 就可以初步分析和判断酸碱平衡紊乱的原因和类型。

四、酸碱平衡紊乱分类

酸碱平衡紊乱可分为单纯型酸碱平衡紊乱(simple acid-base disturbance)和混合型酸碱平衡紊乱(mixed acid-base disturbance)。单纯型酸碱平衡紊乱分为四种类型,即代谢性酸中毒,呼吸性酸中毒,代谢性碱中毒和呼吸性碱中毒。混合型酸碱平衡紊乱则包括二重酸碱平衡紊乱或三重酸碱平衡紊乱。

五、代谢性酸中毒

代谢性酸中毒(metabolic acidosis)是指由于体内固定酸生成过多,或肾脏排酸减少,以及 HCO_3^- 大量丢失等,导致以血浆 HCO_3^- 浓度降低为特征的酸碱平衡紊乱。

阴离子间隙(anion gap,AG)是指血浆中未测定的阴离子与未测定阳离子的差值,公式为 AG=$[Na^+]$-$[Cl^-]$-$[HCO_3^-]$,正常范围为 $(12±2)$mmol/L,它可反映血浆中固定酸的含量。代谢性酸中毒根据 AG 值可分为 AG 增高型代谢性酸中毒和 AG 正常型代谢性酸中毒。

(一)原因和机制

1. AG 增高型代谢性酸中毒　AG 增高型代谢性酸中毒是因为未常规测量的阴离子完全取代了 HCO_3^-,其特点是 AG 增高,但血氯正常。常见类型如下:

(1)乳酸酸中毒(lactic acidosis):正常人血浆乳酸浓度约为 0.5~1.5mmol/L,当血浆乳酸浓度超过 5mmol/L,且 pH 值小于 7.35 时,称为乳酸酸中毒。常见原因包括组织灌注不足和组织缺氧,除此之外,还有恶性肿瘤(如恶性淋巴瘤)、肝衰竭及氰化物、乙醇或二甲双胍等中毒。

(2)酮症酸中毒(ketoacidosis):酮症酸中毒发生在游离脂肪酸产生增加或脂肪分解的酮体在肝脏内蓄积。常见的有糖尿病酮症酸中毒、乙醇性酮症酸中毒和饥饿性酮症酸中毒。

(3)肾衰竭:急、慢性肾衰竭时,若肾小球滤过率低于正常值 25%,机体代谢产生的 HPO_4^{2-}、SO_4^{2-} 等不能充分排出,使血中固定酸增加。

(4)可产生固定酸(盐酸除外)的物质进入体内过多,如过量服用水杨酸类物质。

2. AG 正常型代谢性酸中毒　HCO_3^- 经肠液以及经肾脏大量丢失,引起血浆 HCO_3^- 浓度下降,通常血浆中不伴有其他酸根阴离子的异常积聚,但血清 Cl^- 水平升高,这种酸中毒称为 AG 正常型高血氯性代谢性酸中毒。常见原因如下:①肾小管性酸中毒(renal tubular acidosis,RTA);②从肠道丢 HCO_3^- 过多;③可产生盐酸的药物摄入过多;④高钾血症;⑤低醛固酮血症。

在临床上往往可见到一些混合型代谢性酸中毒,例如严重腹泻病人合并休克,患者可出现 AG 增高型合并高血氯性代谢性酸中毒。

(二)代偿调节机制

1. 缓冲体系的调节　酸中毒情况下,缓冲对相应的反应公式向左移动,如 $H_2CO_3 \leftarrow H^+ + HCO_3^-$,以稳定 pH 值,缓解酸中毒。

2. 肺的代偿调节　酸中毒时,肺通过增加呼吸频率和幅度来增加肺泡通气量,从而增大 CO_2 的排出量,并以此降低血浆中 H_2CO_3 的浓度。

3. 肾脏的代偿调节　酸中毒发生数小时后肾脏开始进行代偿调节,通常在 3~5 天内达到代偿高峰。总之,除了肾衰竭引起的代谢性酸中毒和肾小管性酸中毒外,其他各种原因引起的代谢性酸中毒,肾脏都能充分发挥其排酸保碱的代偿调节作用。肾脏的这种代偿调节作用较强且持久,但也是有限度的。

(三)代谢性酸中毒对机体的影响

代谢性酸中毒对机体的影响是多方面的,其严重程度与代谢性酸中毒的严重程度密切相关,主要表现在如下几个方面:

1. 对心血管系统的影响　常引起心律失常,心肌收缩力减弱和小血管舒张等。

2. 对呼吸系统的影响　代谢性酸中毒时,由于 H^+ 对中枢化学感受器及外周化学感受器的刺激作用增强,从而引起呼吸中枢兴奋,导致呼吸运动加深加快。

3. 对中枢神经系统的影响　代谢性酸中毒时,中枢神经系统主要表现为中枢抑制,轻者意识障碍,重者嗜睡、昏迷。

4. 对钾代谢的影响　一般来说,酸中毒与高钾血症互为因果关系,即酸中毒可引起高钾血症,高钾血症亦可引起酸中毒。

(四)治疗原则

1. 预防和治疗原发病　去除引起代谢性酸中毒的发病原因,是治疗代谢性酸中毒的病因学防治原则。例如:重症患者引起代谢性酸中毒最常见的原因是循环血容量不足,此时只有快速进行容量治疗,纠正组织灌注不足,才是治疗代谢性酸中毒的根本措施。

2. 补充碱性物质　首选碳酸氢钠,主张在血气分析监测下分次补碱。

3. 纠正水、电解质　纠正酸中毒的同时,纠正水、电解质紊乱。

六、呼吸性酸中毒

呼吸性酸中毒(respiratory acidosis)是指因 CO_2 呼出减少或吸入气中 CO_2 含量过高,导致的血浆 H_2CO_3 浓度增高。根据其发生速度的快慢可分为急性呼吸性酸中毒和慢性呼吸性酸中毒两大类。

(一)病因和机制

1. 呼吸中枢抑制。
2. 神经病变,呼吸肌活动障碍。
3. 胸廓异常。
4. 气道阻塞。
5. 肺部疾病。
6. CO_2 吸入过多。
7. 呼吸机调节不当。

(二)代偿调节机制

因为呼吸性酸中毒主要由呼吸障碍引起,所以呼吸系统不能对其发挥代偿调节作用。又由于血浆碳酸氢盐缓冲对不能缓冲血浆中增加的 H_2CO_3,故当血浆碳酸浓度增加时,只能通过血浆非碳酸氢盐缓冲对进行缓冲调节,但是血浆非碳酸氢盐缓冲对的缓冲调节能力十分有限,故所起的代偿作用不大。呼吸性酸中毒时,机体的主要代偿调节机制为细胞内外离子交换和细胞内缓冲以及肾脏代偿调节,而后者是慢性呼吸性酸中毒时的主要代偿方式。

(三)呼吸性酸中毒对机体的影响

1. 对心血管系统的影响　轻度 CO_2 升高可使心肌收缩力增加,血压升高。严重 CO_2 潴留对心血管产生抑制作用,抑制心肌收缩,加重外周血管扩张,引起血压下降。

2. 对中枢神经系统功能的影响　急性呼吸性酸中毒通常有明显的神经系统症状。早期症状为头痛、视觉模糊、烦躁不安、疲乏无力等;进一步发展则出现震颤、精神错乱、神志模糊、谵妄、嗜睡,甚至昏迷。呼吸性酸中毒时,高浓度的 CO_2 引起脑血管扩张和脑血流增加,可导致颅内压和脑脊液压力明显升高。眼底检查可见视神经盘水肿。

3. 对呼吸系统的影响　轻度 CO_2 升高可刺激延髓中枢化学感受器和外周化学感受器,导致呼吸加深加快,而严重 CO_2 潴留却能抑制呼吸调节中枢,产生 CO_2 麻醉,使呼吸减弱。

4. 对电解质代谢的影响　呼吸性酸中毒往往伴有高钾血症。酸中毒时,细胞外液中的氢离子进入细胞内,而细胞内的钾离子通过 H^+-K^+ 转移到细胞外,可造成高钾血症。当酸中毒纠正后,细胞内 K^+ 可再次转回到细胞内,可能会引起低钾血症。

(四)治疗原则

在呼吸性酸中毒的治疗中,改善通气是首要原则。要保持气道通畅,及时解除气道梗阻和痰液阻塞,必要时可根据病情选用经口或经鼻气管内插管、或气管切开,进行人工通气。对呼吸性酸中毒的病人应谨慎补充碱性药物,否则将增加治疗的复杂性,严重时甚至可危及生命。

因呼吸性酸中毒可增加脑部血流和增高颅内压,因此对于颅脑损伤患者发生的呼吸性酸中毒必须积极纠正。慢性呼吸性酸中毒的病人在通气障碍得到纠正后,由于后遗的肾代偿作用可产生代谢性碱中毒和低钾血症。

七、代谢性碱中毒

代谢性碱中毒(metabolic alkalosis)指由于 H^+ 丢失过多、或 H^+ 转入细胞内过多以及碱性物质输入过多等原因,导致血浆 HCO_3^- 浓度原发性增高为特征的酸碱平衡紊乱。按给予盐水治疗是否有效分为两种类型:即盐水反应性碱中毒(saline-responsive alkalosis)和盐水抵抗性碱中毒(saline-resistant alkalosis)。前者主要见于频繁呕吐、胃液引流时,后者主要见于原发性醛固酮增多症及严重低钾血症等。

(一) 原因与机制

H^+ 丢失过多

(1) H^+ 经胃液丢失过多:常见于剧烈频繁呕吐及胃管引流引起富含 HCl 的胃液大量丢失,使 H^+ 丢失过多。

(2) H^+ 经肾丢失过多:主要见于大量使用噻嗪类和袢利尿剂及醛固酮分泌异常增加的患者。

(3) 碱性物质输入过多:主要发生在用 $NaHCO_3$ 纠正代谢性酸中毒时。若患者有明显的肾功能障碍,在骤然输入大剂量 $NaHCO_3$ 或较长期输入 $NaHCO_3$ 时,可发生代谢性碱中毒。此外,大量输入库存血时可使血浆 HCO_3^- 增加,发生代谢性碱中毒。

(4) 低钾血症:低钾血症是引起代谢性碱中毒的原因之一。因为低钾血症时,细胞内液的 K^+ 向细胞外液转移以部分补充细胞外液的 K^+ 不足,为了维持电荷平衡细胞外液的 H^+ 则向细胞内转移,从而导致细胞外液的 H^+ 减少引起代谢性碱中毒。此外,低钾血症时,肾小管上皮细胞向肾小管腔分泌 K^+ 减少,而分泌 H^+ 增加,即 K^+-Na^+ 交换减少,H^+-Na^+ 交换增加,肾小管对 $NaHCO_3$ 的重吸收加强,导致血浆 HCO_3^- 浓度增加,由于肾脏泌 H^+ 增多,尿液呈酸性故称为反常性酸性尿。

(二) 代偿调节机制

1. 血液代偿调节　血液缓冲系统的缓冲和细胞内外的离子交换,代谢性碱中毒时,血浆 H^+ 降低,OH^- 升高,OH^- 可被血浆缓冲系统中的弱酸中和。

2. 肺的代偿调节　代谢性碱中毒时,由于细胞外液 H^+ 浓度下降,对延髓中枢化学感受器以及颈动脉体和主动脉体外周化学感受器的刺激减弱,反射性引起呼吸中枢抑制,使呼吸变浅变慢,肺泡通气量减少,导致 CO_2 排出减少,$PaCO_2$ 升高,血浆 H_2CO_3 浓度继发性升高。

3. 肾脏的代偿调节　肾对 HCO_3^- 排出增多的最大代偿时限需要 3~5 天,所以急性代谢性碱中毒时,肾代偿不起主要作用。

通过以上各种代偿调节,若能使 $[HCO_3^-]/[H_2CO_3]$ 的比值维持于 20:1,则血浆 pH 可维持在正常范围,这称为代偿性代谢性碱中毒。若 $[HCO_3^-]/[H_2CO_3]$ 的比值仍高于 20:1,则血浆 pH 仍高于正常,这称为失代偿性代谢性碱中毒。

(三) 对机体的影响

1. 对神经肌肉的影响　急性代谢性碱中毒时,由于血浆 pH 迅速升高而使血浆游离钙(Ca^{2+})迅速降低,常导致患者发生手足抽搐和神经肌肉的应激性增高。但如果代谢性碱中毒伴严重低钾血症时,则往往表现为肌肉无力或麻痹。

2. 对中枢神经系统的影响　严重代谢性碱中毒可引起烦躁不安、精神错乱,有时甚至发生谵妄等中枢神经系统兴奋症状。

3. 组织缺氧　碱中毒时因 pH 升高导致氧离曲线左移,氧气与血红蛋白不容易分离,出现氧释放障碍。

4. 对呼吸系统的影响　代谢性碱中毒时细胞外液 H^+ 浓度下降,呼吸运动变浅变慢。

5. 低钾血症　代谢性碱中毒与低钾血症往往互为因果,即低钾血症往往伴有代谢性碱中毒,而代谢性碱中毒则往往伴有低钾血症。

(四) 治疗原则

代谢性碱中毒一般是可以预防的。一旦发生时,纠正代谢性碱中毒的根本途径是促使血浆中过多的 HCO_3^- 从尿中排出。治疗方针是进行基础疾病治疗的同时去除代谢性碱中毒的维持因素。有细胞外液容量减少的病人需要补充 Na^+ 和 Cl^-,有些代碱的病人几乎没有细胞外液减少,对于这样的病人 NaCl 就不是治疗的关键了。为了治疗细胞内液酸中毒和 K^+ 消耗,K^+ 必须补充,同时给予能促使 K^+ 保留于细胞内液的阴离子。如果代碱是由于有效循环血容量减少并伴有细胞外液容量的扩张(如有充血性心力衰竭病人正在使用利尿剂),则需要用氯化钾(KCl)治疗,不应再补充 Na^+。代碱较重时,可发生手足搐搦、脑血流减少和呼吸抑制,应补充氯化铵(NH_4Cl)。

八、呼吸性碱中毒

呼吸性碱中毒(respiratory alkalosis)指因通气过度使 CO_2 呼出过多,导致血浆 H_2CO_3 浓度原发性降低为特征的酸碱平衡紊乱。根据发生速度的快慢,呼吸性碱中毒可分为急性呼吸性碱中毒和慢性呼吸性碱中毒两类。

(一) 原因和机制

1. 低氧血症。
2. 精神性过度通气。
3. 中枢神经系统疾病。
4. 代谢亢进。
5. 严重肝脏疾病。
6. 水杨酸中毒。
7. 肺部疾患。
8. 呼吸机使用不当。

(二) 代偿调节机制

呼吸性碱中毒是由过度通气所致,故肺不能有效发挥其代偿作用。呼吸性碱中毒的主要代偿方式如下:

1. 细胞内外离子交换和细胞内缓冲 呼吸性碱中毒时,H_2CO_3 降低,而 HCO_3^- 相对升高,此时体内缓冲对反应公式向左移动,释放出 H^+,与 HCO_3^- 结合,使 H_2CO_3 增加。由于 H^+-K^+ 的交换作用,细胞外的 K^+ 可转移到细胞内,产生低钾血症。这是急性呼吸性碱中毒的主要代偿方式,但这种代偿极为有限,因此急性呼吸性碱中毒大部分是失代偿性的。

2. 肾脏代偿调节 肾脏代偿作用非常缓慢,因此这是慢性呼吸性碱中毒的主要代偿方式。碱中毒时肾脏泌 H^+ 减少,重吸收 HCO_3^- 减少,呈碱性尿。

(三) 治疗原则

单纯性呼吸性碱中毒的治疗以去除病因为主。如适当降低人工呼吸机的通气量,或加大无效腔以使病人重复吸入无效腔的空气,或吸入 O_2 及 CO_2 等混合气体,亦可应用镇静药以适当减少通气量,纠正细胞外液容量的不足,减轻疼痛,治疗感染与发热等。当合并有低氧血症时,应积极而合理地纠正缺氧。若动脉血 pH>7.55,有发生室性心律失常、抽搐等严重致命性并发症的危险时,可使用肌肉松弛药,并应用人工通气调节 $PaCO_2$,使 pH 下降。若病情延缓至数日,则应注意补充 K^+。对严重碱中毒者,还可考虑补充 HCl 或其他氯化物,因血 Cl^- 升高可促使肾脏排出 HCO_3^-,以利于碱中毒的纠正。

九、混合型酸碱平衡紊乱

混合型酸碱平衡紊乱是指两种或两种以上单纯性酸碱平衡紊乱的同时并存。两种原发性酸碱平衡紊乱同时并存为双重性酸碱失衡,三种原发性酸碱平衡紊乱同时并存为三重性酸碱失衡。根据同时并存的原发性酸碱平衡紊乱的性质,双重性酸碱失衡又分成两类,即相加型酸碱失衡(如呼吸性酸中毒合并代谢性酸中毒)和相抵消型酸碱失衡(如呼吸性酸中毒合并代谢性碱中毒)。因为同一患者不可能同时发生 CO_2 潴留和排出过多,因此,呼吸性酸中毒和呼吸性碱中毒不可能同时存在。诊断混合型酸碱平衡紊乱比较复杂,必须在充分了解原发病及病情变化的基础上,结合实验室检查以及代偿公式,进行综合分析才能得出正确结论。

（艾宇航）

第三篇

重症医学基本技术

▶ 第一章
重症患者的评估

第一节　重症的早期识别

一、概述

重症患者的起始处理往往是一个分秒必争的临床过程,不可循普通疾病的医学诊治模式,先弄清诊断再去处置。及早识别重症,紧急进入正确的救治程序才能拯救生命,赢得进一步诊治疾病的机会。重症疾病的严重表现有的显而易见,如心脏停止、呼吸骤停、大出血等。有的则表现隐匿,不易被识别,如年轻患者对疾病耐受性强,症状出现可延迟;免疫抑制患者应激反应性差,临床表现可不明显;复合伤或多发伤,容易遗漏闭合性重要脏器损伤;有一些疾病非常特殊,如严重心律失常等,可没有先兆症状而突然发作,很难被预测;又如肠系膜血管栓塞腹痛严重但无明显体征,很难识别。还有大量常见的临床问题,即急性损伤(无论是意外创伤或手术)、感染、烧伤、休克等,其引起的生物反应极其复杂,通常涉及天然免疫系统激活而导致炎症。如果局部炎症过程未被识别和防治,允许其以不受管束的方式持续有增无减,紧跟着炎症就会从局部逃逸,多个级联途径冗余的全身炎症过程难以阻抑,从而连续发生多器官衰竭("生理多米诺骨牌效应"),随着器官衰竭的数目增加,对死亡率产生非线性的不利影响。正是出于这个原因,在疾病治疗过程中早期识别重症时刻不可忽视。

二、重症的常见临床表现

下述常见的临床表现,有可能是疾病严重的表象,认识它们有助于院前急救或院内诊治。但这些临床表现大多不具备特异性,在临床工作中容易被忽视,要从中识别出哪些是重症患者,必须通过重点询问病史和体格检查才能得出结论。

（一）气道异常

气道狭窄和梗阻对重症患者来说,是最需要重视和紧急处理的临床表现之一,直接决定着患者的预后。常见的病因包括创伤、出血、呕吐、异物、中枢神经系统异常(软组织或舌头堵塞气道)、感染、炎症等。气道梗阻后可出现发绀、呼吸频数、呼吸节律改变、呼吸辅助肌肉活动增强、三凹征、神志改变等。可听到呼吸杂音,但在完全阻塞时则没有呼吸音。一旦明确存在气道梗阻,要尽快处理。

（二）呼吸异常

呼吸异常是最敏感的生命体征,这是由于肺毛细血管内皮细胞占据全身最大数量,在炎症反应过程中,对炎症介质及细胞因子的反应最强烈,这些病理生理改变存在于各种重症患者中。呼吸异常是四大生命体征(体温、脉搏、呼吸、血压)中最难以识别的体征,因为体温、脉搏、血压是量化指标,有明确的正常值和严重程度的临界标准,容易掌握,而呼吸异常比较复杂,可表现为呼吸困难、呼吸窘迫、呼吸急促和呼吸节律异常,难以量化。呼吸异常的常见病因包括:①中枢神经系统障碍引起的呼吸中枢驱动力缺失;②胸廓异常、疼痛、肌肉病变等引起的呼吸肌力下降;③肺部疾病,包括气胸、血胸、慢性阻塞性肺病、哮喘、肺水肿、急性呼吸窘迫综合征、肺栓塞等。当患者出现呼吸功能异常时,在临床上常可发现发绀、呼吸频数、呼吸节律改变、呼吸辅助肌肉活动增强、三凹征、氧饱和度下降、神志改变等。查体可发现胸廓活动异常、叩诊浊音、呼吸音减弱或消失、听到干湿啰音等。

（三）循环异常

循环异常的病因包括心肌缺血、心律失常、心脏瓣膜病变、心肌病变、心脏压塞等,此外药物、缺氧、电解质紊乱、贫血、感染等也可诱发循环波动。循环异常常表现为休克、心率和心律的改变。休克的早期血压可以正常,但凡是休克均有组织灌注不足,组织对氧需求及氧利用障碍的表现,如四肢湿冷、心率加快、脉压缩小、少尿、神志改变等。应及时诊断,在血流动力学监测下抗休克治疗。此外,休克还可出现大汗等表现,是交感神经亢进所致,尤其老年人对疼痛刺激的反应迟钝,出现原因不明的苍白大汗一定要详查细问,查明原因,慎重处理。

（四）意识障碍和抽搐

意识障碍包括嗜睡、谵妄、昏睡、浅昏迷、深昏迷等。一旦发生意识障碍,不论轻重均意味着病情加重。如患者发生意识改变,原因可能为严重感染,电解质、酸碱平衡紊乱、脑血管病、肝性脑病、尿毒症、败血症、垂体危象、酒精戒断、胰性脑病等。评估意识障碍,应记录 Glasgow 评分,瞳孔大小和反应,如果时间允许,还应检查中枢及外周神经的感觉和运动功能。出现精神症状亦提示病情加重。烦躁不安是常见的精神症状,呻吟则是病痛超过其耐受能力的表现,提示病情严重,必须详细检查生命体征,确定无缺氧、心衰、休克、急腹症等原因,方可使用镇静镇痛药物。严重肝、肾、脾破裂患者,可表现为烦躁、呻吟,同时有大汗,脉细弱,血压测不到等失血性休克表现。如患者突然变为安静无声,可为极度衰弱,无力呻吟,是临终表现。抽搐是神经重症之一,常见病因包括脑血管病、阿斯综合征、癫痫、颅内感染、尿毒症、中暑、肝性脑病、高渗昏迷、药物(氯丙嗪、三环类抗抑郁药)等。无法控制的抽搐患者几乎均会死亡,因此需引起高度重视。一旦发生抽搐,需尽快处理,终止其持续发作。

（五）实验室检查严重异常

血常规检查严重异常包括:①严重贫血易引起急性左心衰竭;②粒细胞减少或缺乏易发生感染;③血小板 $<20.0 \times 10^9/L$,易发生严重出血,如消化道出血,甚至致命的颅内出血;皮肤出血倾向也是血小板减少的最常见表现,凡 <2mm 的出血点,或 2~5mm 的紫癜一般为血管性与血小板减少所致,但 >5mm 的瘀斑一般不是单纯血小板减少所致,常为凝血机制障碍的表现。

常规实验室检查还能提示酸碱平衡情况,以及是否存在电解质紊乱。① pH<7.35,若为代谢性因素引起,常提示患者可能存在组织灌注异常;而呼吸疾病引起 pH<7.35 或 pH>7.45,则提示患者存在呼吸衰竭或过度通气,需尽早判断,紧急处理。②高钾血症常见于急性肾衰竭、溶血、酸中毒等;低钾血症则常见于禁食、腹泻、长期使用利尿药等。③高钠血症常见于钠摄入过多、水摄入过少、尿崩症等;低钠血症则常见于钠摄入过少、腹泻、抗利尿激素分泌失调综合征等。④高钙血症常见于晚期恶性肿瘤、甲状旁腺功能亢进等;低钙血症则常见于甲状旁腺功能减退、肾衰竭、急性胰腺炎等。

通过检查凝血酶原时间、部分凝血活酶时间能确定患者是处于低凝还是高凝状态。而纤维蛋白原、D-二聚体等则可以评估是否存在纤溶亢进。

三、早期重症预警系统

20世纪90年代,McGloin等通过分析院内非预期死亡患者,发现其中有不少是可预测或有预防可能的。更有研究提示生理参数的恶化常常先于疾病向重症演变,为便于早期识别潜在的或已发生的重症疾病,高效地进行早期干预,英国医疗机构首先提出早期预警评分(early warning score,EWS),并专门成立了"风险患者应急小组"。EWS并非用于对患者住院病死率的预测,而是作为召集"风险患者应急小组"快速反应或患者需要ICU加强医疗的量化标准,从而可以提高救治成功率和生存率。EWS是采用在病床旁可测量到的常规生命生理指标。如心率、收缩压、呼吸频率、体温、意识等方面进行评分,这些指标不受仪器、人员、场地限制。可操作性强,属于半定量指标。减少了医护人员完全靠个人经验判断病情造成的偏差与漏诊,大大提高了治疗效率。英国国家医疗服务系统(National Health Service,NHS)在2001年正式将它规定为医疗机构评估病情的一种方法。随后,英国重症监护协会和伦敦皇家医学院推荐其用于综合病房患者病情风险的评估。

经过十余年的发展,世界各地开发的重症早期预警方案已达数十种,大致可分为单变量、多变量和总加权计分系统。

(一)单变量系统

单变量系统(single parameter system)依赖于选定的生命体征,与预定义的标准和阈值,或存在特定条件下,任何一个变量达到阈值即启动应急团队。这些系统曾在澳大利亚等医疗紧急救援队伍中应用,如MERIT研究的医疗急救队召集标准(表3-1-1),由于有的变量根据临床直觉产生结果,没有正式定义可进行评估。

表3-1-1 MERIT医疗急救队召集标准

气道	
	有风险
呼吸	
	呼吸停止
	呼吸频率(次/分) <5或>36
循环	
	心搏骤停
	脉率(次/分) <40或>140
	收缩压(mmHg) <90
神经系统	
	Glasgow昏迷指数下降 >2分
	反复或持续癫痫发作
其他	
	任何不符合上述条件的令你感到担心的病人

引自 Hillman K,Chen J,Cretikos M,et al.Introduction of the medical emergency team(MET)system:a cluster-randomised controlled trial. Lancet 2005;365:2091-2097.

（二）多变量系统

多变量系统（multiple parameter system）为一组直观的多个变量的组合系统，当满足组合条件时启动应急预案，由于多个变量系统难以操作，使用不如总加权系统广泛。由于不给组合系统以评分，对评价患者是否需要入住 ICU 的预测能力较差，如最著名的例子，病人风险组合协议（表 3-1-2）预测患者需要入住 ICU 的灵敏度和特异性分别为 27% 和 57%。

表 3-1-2　病人风险组合协议

A. 病房高级护士应该联系负责医生并通知他们有关病人的情况

有下述 3 项或 3 项以上者：

呼吸频率（次 / 分）	<10 或 >25
收缩压（mmHg）	<90
心率（次 / 分）	<55 或 >110
不完全清醒或定向力不全	
氧饱和度（%）	<90
4h 尿量（ml）	<100

或
病人不完全清醒或定向力不全，伴有

呼吸频率（次 / 分）	>35

或

心率（次 / 分）	>140

除非经处理患者病情立刻改善，否则医生应考虑调用团队。在特殊情况下，高级病房护士应直接联系团队（在紧急情况下，负责医生不受用）

B. 各级注册医生为了对重症病人引起关注，通常在和会诊医生讨论后，可以召集团队，必须根据实际情况尽快告知，该小组已被确认为负责病人的会诊团队

引自 Goldhill DR, Worthington L, Mulcahy A, et al.The patient-at-risk team: identifying and managing seriously ill ward patients. Anaesthesia 1999; 54: 853-860.

（三）总加权计分系统

总加权计分系统（aggregate weighted scoring system），根据生理变量的紊乱程度评分，再综合积分。对照预设的启动阈值给予分级干预，如增加生命体征监测或更有经验的医护人员参与救治。系统的生理变量通常包括心率、呼吸频率、体温、氧合、血压和意识水平评估。这类系统包括由英国诺福克与诺里奇大学医院首次提出的早期预警评分（EWS）、量化体系和改良早期预警评分（modified early warning score，MEWS）、Goldhiil 等报道的危险患者评分（patient-at-risk score，PAR）、Duncan 等提出的儿童早期预警评分（pediatric early warning system，PEWS）、英国国家医疗服务系统（NHS）提出的标准早期预警评分（standardized early warning score，SEWS）、利兹大学教学医院使用的早期预警评分标准（leeds ews），上述方案统称为早期预警评分系统（early warning score system，EWSS）。其中最早提出并用于临床的是英国诺福克与诺里奇大学医院的 original EWS（表 3-1-3）。目前较为广泛应用的是 MEWS（表 3-1-4），目前多数文献将 MEWS>4 分定为重症评分的临界点。当患者 MEWS≥5 分时，被认为重症状态。其进入 ICU 比例是 MEWS<5 分时的 1.95 倍。

表 3-1-3　诺福克和诺里奇用于医疗保健的早期预警评分（early warning score，EWS）

	评分						
	3	2	1	0	1	2	3
心率（次/分）		<40	41~50	51~100	101~110	111~130	>130
血压（mmHg）	<70	71~80	81~100	101~199		>200	
呼吸频率（次/分）		<8		9~14	15~20	21~29	>30
体温（℃）		<35.0	35.1~36.5	36.6~37.4	37.5		
意识水平				A,警醒	V,对声音有反应	P,对疼痛有反应	U,无意识

各变量越是异常计分越高,各变量计分相加为总分,诺福克和诺里奇医疗保健设定的阈值为3

表 3-1-4　改良早期危险评分（modified early warning score，MEWS）

项目	0分	1分	2分	3分
收缩压（mmHg）	101~199	81~100	≥200 或 71~80	<70
心率（次/分）	51~100	41~50 或 101~110	<40 或 111~129	≥130
呼吸频率（次/分）	9~14	15~20	21~29 或 <9	≤30
体温（℃）	35~38.4		<35 或 ≥38.5	
意识状态	警醒	对声音有反应	对疼痛有反应	无反应

（汤耀卿）

第二节　重症评分系统

重症评分是根据疾病的重要症状、体征和生理参数,并对其进行加权或赋值,从而产生的评价病情严重度的量化方案。这样建立起来的重症评分系统不仅能客观评估重症患者死亡风险或发生严重并发症的几率,还可用于评价 ICU 医疗和护理工作量、资源利用、医疗费用,为 ICU 质量控制和学术交流提供统一的"尺子"。

一、重症评分系统的分类

为适应临床需要,已经建立的重症评价系统有多种,大致可归为疾病非特异性评分和疾病特异性评分:

（一）疾病非特异性评分

疾病非特异性评分广泛适用于多种不同疾病的总体严重度评价,适用于原发疾病不同的患者间进行比较。目前在临床广泛应用的主要有:①急性生理功能和慢性健康状况评分系统Ⅱ或Ⅲ（acute physiology and chronic health evaluation Ⅱ,Ⅲ,APACHE Ⅱ或Ⅲ）;②多器官功能障碍评分（multiple organ dysfunction score,MOD Score）;③死亡概率模型（mortality prediction model,MPM）;④小儿死亡危险性评分（pediatric risk of mortality score,PRIMS）;⑤简化急性生理评分（simplified acute physiology score,SAPS）等。

（二）疾病特异性评分

当使用疾病非特异性病情严重度评价系统对某一疾病,如急性呼吸窘迫综合征、急性肾衰竭等的严重程度和预后进行评价和预测时,往往会出现偏差。在疾病非特异性病情严重度评价系统中,各器官所占权重很小,因而在对某一疾病的严重程度和预后进行评价时常常不够准确。为了解决这个问题,提出了各种用于特殊疾病病情严重度评价的方法,即所谓的疾病特异性病情严重度评价系统。

疾病特异性评分是反映特定疾病或病理生理过程严重程度的评分系统,如急性心肌梗死的 Killip 分级及心功能分级、急性胰腺炎的 Ranson 评分、急性肺损伤评分、肝功能分级等,还有专用于创伤的损伤严重度评分(injury severity score, ISS)、简明损伤程度评分(abbreviated injury severity, AIS)、创伤评分(trauma score, TS)、创伤严重程度评分(trauma-injury severity score, TRISS)和创伤严重程度特征评价方法(a severity characterization of trauma, ASCOT);用于烧伤的改良烧伤指数;评价疾病和外伤对意识影响的格拉斯哥昏迷量表(Glasgow coma scale, GCS),大多为传统临床专科沿用已久的经典严重度评价系统。

上述疾病特异性评分针对单一的某专科疾病能够很好地反映患者的病情和预后,也是疾病非特异性评分无法完全替代的,但各种不同疾病的评分系统之间无法作相互比较。

二、重症评分系统的设计原理

重症评价系统起源于对特定疾病的评价,最早的文献记载出自埃及,是为分拣出病情极为严重以至无法从 ICU 治疗中获益的颅脑损伤患者而设置的评价方法,但真正采用数字表示疾病严重程度的评分才 30 余年。30 余年来,根据临床需求,疾病严重度评价发展迅猛,已经建立起三代评分系统。第 1 代疾病严重度评价系统,即 APACHE,其包含的生理变量及其分值均由一组专家凭经验选定,目前已弃之不用。第 2 代病情评价系统主要有 APACHE Ⅱ、SAPS Ⅰ和 MPM Ⅰ,前两者系简化 APACHE 变量的数目而成,MPM Ⅰ则是采用多元 logistic 回归模型法从大量的备选变量中选定变量,并赋予适宜的统计学权重形成的评分系统;其中 SAPS Ⅰ主要根据其分值的高低来评估疾病的严重度,APACHE Ⅱ和 MPM Ⅰ主要根据评分的高低和院内病死概率(probability of hospital mortality, PHM)的大小对病情进行评价和预测。第 3 代病情评价系统包括 APACHE Ⅲ、SAPS Ⅱ和 MPM Ⅱ及它们的更新产品,均以 logistic 回归模型法作为研发手段。

临床上,最能准确反映疾病严重程度的是生理和生化变量的定量测定。作为重症评价系统的最基本要素,所选的生理变量需满足以下基本条件:①变量要有足够的准确性;②为避免治疗对生理参数的影响,要采用住院后早期的生理变量为基础,以能反映疾病早期客观的生理学变量;③变量尽可能来源于常规的医疗护理,并在大多数医院均能获得;④要求选用对轻重程度不同的疾病都能精确适用的变量;⑤入选疾病非特异性评分的变量要求能在多病种及混合病种患者中普遍适用。

各种评分方法所用变量可能不同,作为选择原则,越是能够反映疾病严重程度特征的变量,权重越大或在计分中占比重越重。为筛选出与病情和预后密切相关的指标,所有重症评分都须采用回归逻辑分析模型,对纳入的变量进行筛选,决定范围和权重。

为了对某一评价系统用于患者的效能进行分析和比较,常常要用校正度(calibration, CAL)和分辨度(discrimination, DIS)。CAL 是指由某一评价系统所预计出的 PHM 与实际病死率的符合程度,通常用 Hosmer-Lemeshow 拟合优度检验(goodness-of-fit test)对其进行评价。CAL 越高,说明此评价系统预计 PHM 的准确度越高,效能越好。DIS 是指某一评价系统将有可能死亡的患者与有可能存活的患者区别开来的能力,通常采用接受者操作特征曲线下面积(the area under the receiver operating characteristic curve, AUROCC)对其进行评价,要求 AUROCC>0.8。AUROCC 越大,表明该评价系统的 DIS 越高,DIS 越高说明该评价系统的效能越好。如果一种疾病严重度评价系统的 CAL 和 DIS 均较高,则说明此系统的效能较好,对病情评价和预测的准确性较高。除此以外,重症评分系统都需经大量临床实践和验证,尤其是疾病预后模型,为能敏感地反映疾病的严重度和预后,应在此基础上反复修正和改进。

三、常用的疾病非特异性评分系统

(一)急性生理和慢性健康评分

1. 急性生理和慢性健康评分Ⅱ　　急性生理和慢性健康评分(acute physiology and chronic health

evaluation,APACHE)是最适合重症医学及 ICU 特点的重症评分系统,由美国学者 Knaus 于 20 世纪 70 年代开始研发,第 1 代 APACHE 于 1981 年公开推出。整个评分系统由急性生理评分(APS)和慢性健康评分(CHE)两个部分组成。前者采用的是入 ICU 后第 1 个 36 小时内神经、心血管、呼吸、胃肠道、泌尿、代谢及血液等 7 个器官系统的生理变量最差值,表达的是反映急性疾病的严重程度;后者是通过询问患者入 ICU 前 3~6 个月的全身功能状况、活动能力、就诊情况,对患者之前的健康状况进行评价,以利于正确评价具有慢性疾病史患者急性生理变量的临床意义。第 1 代 APACHE 为疾病严重度评价提供了一种客观的评分法,为整个 APACHE 系统发展奠定了基础,但由于涉及的生理变量多达 34 个,执行起来极易漏项而导致疾病严重程度被低估,于 1985 年被 APACHE Ⅱ 替代。

APACHE Ⅱ 在原始 APACHE 基础上,增加了年龄分值,总体由 APS、年龄及慢性健康评分 3 部分组成。其中 APS 由原来的 34 项简化为 12 项生理变量,删除了血浆渗透压、血乳酸浓度、尿素氮、血糖、白蛋白、中心静脉压及尿量等临床不常用的项目;为减少变量缺项引起的误差,要求 12 项变量的数据必须收集齐全;取样时间由入 ICU 后第 1 个 36 小时改为第 1 个 24 小时。

APS 的每项分值为 0~4 分,计 0~60 分(血肌酐的分值在急性肾衰竭时可加倍,GCS 最高分值可达 12 分);年龄分值为 0~6 分;慢性健康评分分值为 2~5 分。三部分分值相加即为 APACHE Ⅱ 的积分,其范围为 0~71 分(表 3-1-5),分值越高病情越严重,病死率也越高。

表 3-1-5 APACHE Ⅱ 评分

A. 急性生理评分

	+4	+3	+2	+1	0	+1	+2	+3	+4
直肠温度(℃)	>41	39~40.9		38.5~38.9	36~38.4	34~35.9	32~33.9	30~31.9	<29.9
平均动脉压(mmHg)	>160	130~159	110~129		70~109		50~69		<49
心室率(次/分)	>180	140~179	110~139		70~109		55~69		<39
呼吸频率(次/分)	>50	35~49		25~34	12~24	10~11	6~9		<5
FiO_2>0.5 (A-a)DO_2	>500	350~499	200~349		<200				
FiO_2<0.5 PaO_2(mmHg)					>70	61~70		55~60	<55
pH	>7.7	7.6~7.69		7.5~7.59	7.33~7.49		7.25~7.32	7.15~7.24	<7.15
Na(mmol/L)	>180	160~179	155~159	150~154	130~149		120~129	111~119	<110
K(mmol/L)	>7	6~6.9		5.5~5.9	3.5~5.4	3~3.4	2.5~2.9		<2.5
Cr(mg/dl) 急性肾衰时 ×2	>3.5	2~3.4	1.5~1.9		0.6~1.4		<0.6		
Hct(%)	>60		50~59.9	46~49.9	30~45.9		20~29.9		<20
WBC(以 1000 计)	>40		20~39.9	15~19.9	3~14.9		1~2.9		<1
15-GCS									
HCO_3^{-*}	>52	41~51.9		32~40.9	22~31.9		18~21.9	15~17.9	<15

* 指静脉血数值,仅当无血气结果时应用。

Glasgow 昏迷评分

	运动反应	言语反应	睁眼动作
6	遵嘱动作		
5	刺痛能定位	回答准确	

续表

4	刺痛能躲避	回答错误	自主睁眼
3	刺痛时肢体屈曲（去皮质）	能说出单个词	呼唤睁眼
2	刺痛时肢体过伸	只能发音	刺痛睁眼
1	不能运动（去脑强直）	不能言语	不能睁眼

B. 年龄评分

年龄（岁）	<44	45~54	55~64	65~74	>75
评分	0	2	3	5	6

C. 慢性健康评分

如果患者存在严重的器官系统功能不全或免疫抑制,应如下计分:①非手术或急诊手术后患者5分;②择期术后患者:2分。

定义:

器官功能不全或免疫功能抑制状态必须在此次入院前有明显表现,并符合下列标准:

肝脏:活检证实肝硬化,明确的门脉高压,既往由门脉高压造成的上消化道出血;或既往发生过肝脏功能衰竭或肝性脑病或昏迷。

心血管:按照纽约心脏联盟评分,心功能Ⅳ级。

呼吸:慢性限制性、阻塞性或血管性疾病,导致严重的运动受限,如不能上楼或进行家务劳动;或明确的慢性缺氧、高碳酸血症、继发性红细胞增多症、严重的肺动脉高压(>5.33kPa)或呼吸机依赖。

肾脏:接受长期透析治疗。

免疫功能抑制:患者接受的治疗能够抑制对感染的耐受性,如免疫抑制治疗、化疗、放疗、长期或最近大剂量类固醇治疗,或患有足以抑制对感染耐受性的疾病,如白血病、淋巴瘤、AIDS。

APACHE Ⅱ的另一重要改进,即增加了患者入ICU时主要疾病的诊断分类系数(表3-1-6),其目的是为预测某疾病的重症患者群体病死率。由于回归公式是公开的,通过计算能非常方便地用于临床,公式如下:$Ln(R/1-R)=-3.517+APACHE$ 得分 $×0.146+0.603$(仅限于急诊术后患者)+ 患者入ICU的主要疾病诊断分类系数。公式中"R"为患者病死危险性。例如,APS为15分的非心源性肺水肿患者未手术入住ICU,查表可得其疾病诊断分类系数为-0.251,将其代入公式,即 $Ln(R/1-R)=-3.517+(15×0.146)+(0×0.603)+(-0.251)=-1.578$。 由于 -1.578 的指数为 0.206,所以(R/1-R)=0.206,R=0.17,预计该患者的院内病死率为17%。将所有患者的R值相加,除以患者总数,则为该疾病患者群体的院内病死率。需要说明的是APACHE Ⅱ设计时最初的确认数据库来自13个北美医院ICU收治的5030名非冠状动脉搭桥手术患者,在采用0.50作为预计住院死亡率的临界值时约有15%误差,其群体病死率的预测准确率为86%,对个体患者病死概率的预测准确率无从验证。此外,APACHE Ⅱ还存在患者的选择偏差,进行不同患者群体间比较时,其预后评估准确性下降。

APACHE Ⅱ是目前临床应用最为广泛的一种重症评分系统,其用途也被广泛拓展(表3-1-6)。许多研究报道提示,病程中通过每日评分可用以评价疾病发展趋势;依据 APACHE Ⅱ 评分作为ICU医疗质量、医疗措施的效果、患者住ICU时间和医疗费用的评价标尺;还广泛用于学术交流和临床研究设计,作为组间可比性的标准。

表3-1-6 APACHE Ⅱ患者入住ICU的主要疾病诊断分类系数

非手术患者	系数	手术后患者	系数
因下列因素导致的呼吸功能障碍或衰竭		多发伤	−1.684
哮喘/过敏	−2.108	因慢性心血管疾病住ICU	−1.376
COPD	−0.367	外周血管手术	−1.315

续表

非手术患者	系数	手术后患者	系数
非心源性肺水肿	−0.251	心脏瓣膜手术	−1.261
呼吸暂停	−0.168	颅内肿瘤手术	−1.245
误吸/中毒/毒性反应	−0.142	肾脏肿瘤手术	−1.204
肺栓塞	−0.128	肾移植术	−1.042
感染	0	颅脑外伤手术	−0.955
肿瘤	0.891	胸腔肿瘤手术	−0.802
因下列因素导致的心血管功能障碍或衰竭		ICH/SPH/SAH 手术	−0.788
高血压	−1.798	椎板切除术及其他脊髓手术	−0.699
心律失常	−1.368	出血性休克	−0.682
充血性心衰	−0.424	胃肠道出血	−0.617
出血性休克/低血容量	0.493	胃肠道肿瘤手术	−0.248
冠状动脉疾病	−0.191	手术后呼吸功能不全	−0.140
全身性感染	0.113	胃肠道穿孔/梗阻	0.060
心搏骤停	0.393		
心源性休克	−0.259		
胸/腹主动脉瘤破裂	0.731		
创伤		因全身感染或心搏呼吸骤停入住ICU的患者,可选择非手术患者的相应分值	
多发伤	1.228		
头颅创伤	0.517		
中枢神经系统疾病			
癫痫	−0.584		
LCH/SDH/SAH	0.723		
其他			
药物过量	−3.353		
糖尿病酮症酸中毒	−1.507		
消化道出血	0.334		

　　2. 急性生理和慢性健康评分进展简介　由于APACHE Ⅱ在临床应用中显现的局限性,Knaus及其同事对APACHE Ⅱ的生理指标选择作了重新估价和权重;增加了参考数据库的容量;对入住ICU患者的选择和入住时机与预后的相关性进行了检验;澄清了应用APACHE评分系统预测疾病群体病死率和个体患者病死概率的差别,在1991年发表了APACHE Ⅲ。有关报道显示,APACHE Ⅲ的校验力有所提高,辨别力也轻度改善。但是,APACHE Ⅲ是由APACHE Medical System Inc.开发的商品,没有公开其回归方程的系数,因而临床应用受到限制。此外,APACHE Ⅲ试图以更明晰的诊断分类求得疾病病死率准确性的改善,但随着诊断分类数目的增加,导致了诊断编码一致性降低和相应的确认数据库不足。受这两方面因素的影响,APACHE Ⅲ能否全面改善疾病病死率的准确性有待进一步观察和验证。
　　2003年以后随着预测诊断发生频率和死亡率的疾病分组扩展,APACHE Ⅳ问世。APACHE Ⅳ在更新数据库的基础上,根据新的临床观察修改了APACHE Ⅲ的计算公式。在临床应用规则方面,有两项重要改变：①对缺失的实验室数据，以前模式是将其默认为"正常"，APACHE Ⅳ一改以往的这种模式，采取"移后原则"，即用前一天的数值代替，如果前一天的数值仍然缺失就用更前一天的替代。这样既排除了生理变量缺失对评分的影响，又排除了患者转入 ICU 前早期治疗导致的入住 ICU 第 1 天生理变量的影响产生的预后判断偏差；②调整了应用镇静剂患者神经系统功能的评估方法。APACHE Ⅳ应用的实际意义有待积累数据后再给出评价。

(二) 简化急性生理评分

1984 年 Jearr-Roger LeGall 根据欧洲的数据建立了简化急性生理评分(simplified acute physiology score,SAPS),由 14 项生理变量组成,最高评分为 56 分。初版 SAPS 与后来发表的 APACHE Ⅱ具有临床应用简便等鲜明的优点,因为其规定的生理变量在 ICU 中几乎随时可得,而且评估预后时不需要考虑患者的诊断;但缺点也显而易见,由于该评分系统的建立,从生理变量的选择到变量相对正常值偏离程度的描述全仗专家意见和人为规定,没有经过 logistic 回归分析,故不能根据评分来预测患者的病死率。

随后,LeGall 根据欧洲和北美包括 13 152 名患者的数据库,在初版 SAPS 的基础上重新研发了 SAPS Ⅱ 并于 1993 年正式发表。作者剔除了数据库中小于 18 岁的患者、烧伤患者、CCU 的患者和心脏手术后患者,对 12 项急性生理变量进行定义(表 3-1-7),依据 logistic 回归分析结果进行分级并赋予分值(表 3-1-8),同时还包含了 AIDS、血液系统恶性肿瘤、肝硬化和转移瘤等慢性疾病的评分。将 SAPS Ⅱ 评分代入下述公式,很容易得出住院病死率,即 Logit=-7.7631+0.0737(SAPS Ⅱ评分)+0.9971 [Ln(SAPS Ⅱ评分 +1)],Pr(病死率)=e^{logit}/1+e^{logit}。如今 SAPS Ⅱ 在欧洲已是最为广泛应用的评分系统,尽管包含的变量简单,但严重度评价却十分准确。在确认数据库中,ROC 曲线下面积为 0.86。根据欧洲和北美研究组报道,SAPS Ⅱ 具有 APACHE Ⅲ 及 MPM Ⅱ 相仿的校验力和辨别力。

表 3-1-7　SAPS Ⅱ 中的变量及其定义

变量	定义
年龄	患者前一次生日时的年龄〈岁〉
心率	24 小时内的最差值,最快或最慢心率;如果心率从心搏骤停(11 分)到极度心动过速(7 分)间波动,则评 11 分
收缩压	评分与心率相同,例如,若收缩压为 60~205mmHg,则评 13 分
体温	记录最高体温
PaO$_2$/FiO$_2$ 比值	如果接受机械通气或监测持续肺动脉压,记录最低比值
尿量	如果患者在 ICU 停留不足 24 小时,需折算成 24 小时计算;例如,8 小时 1L 尿 =24 小时 3L
血清尿素氮	记录血清尿素氮最高值
白细胞计数	根据评分表记录白细胞最差数值(最高或最低)
血清钾	根据评分表记录血清钾最差数值(最高或最低)
血清钠	根据评分表记录血清钠最差数值(最高或最低)
血碳酸氢根	记录最低数值
胆红素	记录最高数值
Glasgow 昏迷量表	记录最低数值
入院种类	急诊手术,择期手术,或内科
AIDS	HIV 阳性,且伴有临床并发症如卡氏肺囊虫肺炎,Kaposi 肉瘤,淋巴瘤,结核或弓形虫感染
血液系统肿瘤	淋巴瘤,急性白血病或多发性骨髓瘤
转移性肿瘤	经手术、CT 或任何其他方法证实的转移

*急诊手术指术前 24 小时内决定的手术;择期手术指提前至少 24h 安排的手术,内科指入 ICU 前 1 周内未接受任何手术

表 3-1-8　SAPS II 评分

变量		分值																	
	26	18	17	16	15	13	12	11	10	9	8	7	6	5	4	3	2	1	0
年龄，岁		≥80		75~79	70~74		60~69					40~59							<40
心率，次/分								<40				≥160			120~159		40~69		70~119
收缩压，mmHg						<70								70~99			≥200		100~199
体温，℃																≥39			<39
仅当机械通气或持续肺动脉压监测时 PaO₂，mmHg/FiO₂								<100		100~199			≥200						
尿量，L/d								<0.5							0.5~0.999				≥1.0
血尿素，μmol/L									≥80				10~29.9						<10
或尿素氮，μmol/L									≥32				10.5~31						<10.5
WBC，×10⁹/L							<1.0									≥20			1.0~19.9
血清钾，μmol/L																≥5.0 <3.0			
血清钠，μmol/L														<125				≥145	125~144
碳酸氢，μmol/L													<15			15~19			≥20
胆红素，μmol/L										≥102.6					68.4~102.5				<68.4
Glasgow 昏迷量表	<6					6~8						9~10		11~13					14~15
慢性疾病			AIDS						血液系统肿瘤	转移性肿瘤									
入院种类											急诊手术		内科						择期手术

$$Logit = -7.7631 + 0.0737(SAPS\,II\,评分) + 0.9971\,[\ln(SAPS\,II\,评分 +1)]$$

$$Pr(病死率) = e^{logit}/1 + e^{logit}$$

目前 SAPS 评分系统已诞生了 SAPS Ⅲ。SAPS Ⅲ 的数据库包含 35 个国家的 303 个 ICU 中的 16 784 名病人,需将患者入住 ICU 的前或后 1 小时内的 20 个变量计入评分系统,总分范围 0~217 分。其初步临床应用显示辨别力和校验力进一步增加,但增加了临床应用的复杂性。

(三) 治疗干预评分

治疗干预评分(therapeutic intervention scoring system,TISS),顾名思义,给患者接受的干预和治疗措施进行计分。TISS 评分是在如下假设的基础上建立起来的:①重症患者是由于生理紊乱需要接受 ICU 治疗,而非诊断本身;②患者可以得到 ICU 的治疗;③所有患者由于相同的原因开始同样的治疗。在上述假设成立的前提下,给监测和治疗赋以恰当的分值(1~5 分)。

一般情况下接受的治疗越多,TISS 的得分越高,患者的病情越重,按照初版 TISS 的分值大小,可将重症患者分成 4 类:Ⅰ 类患者的 TISS<10 分,Ⅱ 类的 TISS 10~19 分,Ⅲ 类的 TISS 20~39 分,Ⅳ 类的 TISS≥40 分。这种分类的主要作用为①直接反映 ICU 医护人员的工作强度和护理资源的分配。当 TISS 得分为 40~50 分时,相当于每日 3 位护士的工作量,或每 8h 一个护士的工作量。一般说来,Ⅰ 类患者(心肌梗死患者外)不需要加强护理或观察,护士与患者比例≥1:4,即较满意;Ⅳ 类患者的护士与患者的比为 1:1,偶尔还需要额外帮助。1 名 ICU 护士可以管理 1 名需加强护理但相对稳定的 Ⅲ 类患者和 1 名 Ⅱ 类患者。4 名 Ⅱ 类患者常常需要 1 名有经验的注册护士和 1 名助理护士来护理。②反映了患者对医疗措施的依赖程度,可作为患者能否转出 ICU 的评价标准。③评分可与医疗费用相结合,从而对整体医疗费用进行估价。不能作为疾病严重度的反映,因为临床实践中医护人员对于类似病人治疗的积极程度和强度方面存在很大的差异。TISS 不仅适用于 ICU,也适用于所有住院患者。

20 世纪 80 年代初,重症医学新技术不断涌现,使得初版 TISS 无法满足临床需求而被弃用。为此,Cullen 和 Keene 对初版 TISS 的干预和治疗项目进行了修订,于 1983 年再版并更名为 TISS-76,项目总数仍保持 76 条。再版的 TISS-76 通过使用指南阐述并规范了临床使用法则,规定了收集项目资料的人应具备的素质、收集项目资料的时间、如何保证资料的可重复性、相互关联的干预措施的删除法则,以及对 24 小时内数种相关干预措施同时采用的计分法则等。尤其重要的是,使用指南强调:"如果 TISS 总分升高,而患者的情况实际上正在改善,或 TISS 总分降低,而患者的情况实际上正在恶化,就应当检查误差是否是由于采取了不适当的干预措施所致"。因而,临床意义增加,但 TISS-76 项目繁多,收集项目资料和填表费时费力、还不能满足完整反映护理量的要求,临床依从性极差。

针对 TISS-76 的不足,荷兰学者 Mirant 等于 1996 年提出了简化的 TISS 评分(simplified therapeutic intervention scoring system)——TISS-28(表 3-1-9),大大方便了临床应用,但其临床意义和应用价值有待验证。

表 3-1-9 简化的治疗干预评分系统(TISS-28)

	分值
基础治疗	
标准监测。每小时生命体征,常规记录并计算液体平衡	5
实验室。生化和微生物学检查	1
单一药物。静脉,肌肉,皮下注射和(或)口服(例如经胃管)	2
多种静脉药物。多于一种药物单次注射或持续输注	3
常规更换敷料。压疮护理和预防,每日更换敷料	1
频繁更换敷料。频繁更换敷料(每班护士至少更换一次)和(或)大面积伤口护理	1
引流护理。所有(除外胃管)	3
呼吸支持	
机械通气。任何形式的机械通气或辅助通气,无论是否应用 PEEP 或肌松剂;应用 PEEP 的自主呼吸	5

续表

	分值
其他呼吸支持。经气管插管自主呼吸,不应用 PEEP;除机械通气外任何形式的氧疗	2
人工气道的护理。气管插管或气管切开	1
改善肺功能的治疗。胸部理疗,刺激性肺量计,吸入治疗,气管内吸痰	1
心血管支持	
单一血管活性药物。任何血管活性药物	3
多种血管活性药物。多于一种血管活性药物,无论种类和剂量	4
静脉补充大量液体丢失。输液多于 3L/(m²·d),无论液体种类	4
外周动脉插管	5
左心房监测。肺动脉漂浮导管,无论是否进行心排血量的测定	8
中心静脉插管	2
心搏骤停后心肺复苏。在过去 24 小时内(一次心前区叩击不包括在内)	3
肾支持	
血液滤过技术,透析技术	3
定量测定尿量(例如经尿管)	2
强制利尿[如呋塞米剂量大于 0.5mg/(kg·d)治疗液体负荷过多]	3
神经系统支持	
颅内压监测	4
代谢支持	
治疗复杂性代谢性酸中毒或碱中毒	4
静脉高营养	3
肠道营养,经胃管或其他胃肠道途径(例如空肠造瘘)	2
特殊干预	
ICU 内单一特殊干预,经鼻或经口气管插管,放置起搏器,心脏转复,内镜,过去 24 小时内急诊手术,胃灌洗,对患者临床状况不产生直接影响的常规干预,如 X 线检查,超声检查,心电图,敷料,或置入静脉或动脉导管等不包括在内	3
ICU 内多种特殊干预。上述项目中多于一种	5
ICU 外特殊干预。手术或诊断措施	5

注意以下四种除外情况,如归为"多种静脉药物"即可除外"单一药物";归为"机械通气"即可除外"其他呼吸支持";归为"多种血管活性药物"即可除外"单一血管活性药物";归为"ICU 内多种特殊干预"即可除外"ICU 内单一特殊干预"

(四) 死亡概率模型

死亡概率模型(mortality prediction model,MPM)是 20 世纪 80 年代由美国学者 Lemeshow 研发的一种计算重症患者个体不同时间点病死概率的评估系统。临床医生可借助 MPM 方便地判断哪些是最适宜于接受 ICU 监护医疗的患者,为充分利用 ICU 有限的医疗资源,充分、合理、有效地发挥 ICU 效能提供了可靠依据。目前应用最为广泛的版本(MPM Ⅱ)发表于 1993 年,包含的变量有 15 项,原始数据库中包括北美和西欧成人 ICU 中的 12 610 名患者,其中烧伤、CCU 和心脏手术患者被除外。MPM Ⅲ 也已问世,所含变量增至 16 个,可在患者入 ICU 后 1 小时内对其住院死亡率作出评估,预测的准确率也有所提高,但目前尚未广泛应用。

MPM Ⅱ 分别根据 ICU 患者在入院时和入院后 24、48 和 72 小时的情况,建立了四个模型,采用

logistic 回归选定变量,并赋以相应的权重。MPM_0-Ⅱ(表 3-1-10)和 MPM24、48、72-Ⅱ的变量、定义及系数分别见(表 3-1-11 和表 3-1-12)。住院病死率的计算公式如下:Pr(住院病死概率)=$[e^{logit}/1+e^{logit}]$。式中 logit=$\beta_0+\beta_1x_1+\beta_2x_2+\cdots\cdots+\beta_kx_k$,$\beta_0$ 为常数 -5.46836,β_kx_k 为第 k 项变量的 β 值与 x 值的乘积,x 值除年龄按实际数值计算外,其余变量均视其有无分别计为 1 或 0。

表 3-1-10　MPM_0-Ⅱ中的变量定义及系数

生理变量	系数 β
	常数
入 ICU 时昏迷或不省人事,非药物过量因素导致(定义如下)	
昏迷:	-5.46836
对任何刺激无反应,相当于 Glasgow 昏迷评分 3 分	
不省人事:	1.48592
表现出去皮质或去大脑体态,上述体态为自发的,或在刺激或强烈疼痛刺激后产生,对命令无反应;通常相当于 Glasgow 昏迷评分 4 或 5 分	
注:对使用肌松剂、刚刚从麻醉中恢复或镇静程度较深的患者,应尽可能对镇静前意识状况作出估计	
入 ICU 时心率 = 记录在入 ICU 前后 1 小时内心率是否≥150 次 / 分	0.45603
入 ICU 时收缩压 = 记录在入 ICU 前后 1 小时内收缩压是否≤90mmHg	1.06127
慢性诊断	
慢性肾功能不全:	0.91906
血肌酐 >176.8μmol/L(2.0mg/dl),且为慢性;如患者首次诊断慢性肾衰竭,应在急性肾衰竭一栏中记为"是"	
肝硬化:	1.13681
如有酗酒及门脉高压和静脉曲张的病史,或其他原因导致的门脉高压和静脉曲张,或经活检证实,应记为"是"	
转移性恶性肿瘤:	1.19979
例如,第Ⅳ期肿瘤,除外局部淋巴结转移。如果通过临床评估发现或病理报告证实存在转移,应记为"是";如果在入 ICU 时尚不明确或须等待病理报告证实,则记为"否";急性造血系统肿瘤归为此类;慢性白血病仅当患者接受针对白血病的积极治疗或具有疾病引起的下列表现时,才记为"是",这些表现包括严重全身性感染,贫血,因白细胞聚集导致的脑卒中,肿瘤溶解综合征(因化疗造成尿酸增高),肺水肿包括 ARDS	
急性诊断	
急性肾衰竭:	1.48210
急性肾小管坏死,或首次诊断慢性肾衰竭,肾前性肾衰竭不包括在内	
心律失常:	0.28095
阵发性心动过速,房颤伴心室率过快,二或三度房室传导阻滞;不包括慢性稳定的心律失常	
脑血管意外:	0.21338
脑栓塞,脑梗死,脑卒中,脑干梗死,脑血管动静脉畸形(急性卒中或脑出血,非慢性动静脉畸形)	
胃肠道出血:	0.39653
呕血,黑便;溃疡穿孔并不意味着胃肠道出血,可以通过鼻胃管内明显的"咖啡样物"鉴别;血色素下降本身不足以作为急性胃肠道出血的证据	
脑内占位效应	0.86533

续表

生理变量	系数 β
CT 或其他影像学显示颅内占位(脓肿,肿瘤,出血,硬膜下),同时伴有下列任何表现:①中线移位;②脑室消失或变形;③脑室内或蛛网膜下腔大量出血;④占位 >4cm;⑤造影剂可以增强的任何占位病变;如果在入 ICU 后 1 小时内就发现有颅内占位效应,则记为"是";不要求进行 CT 扫描,仅在严重的神经系统损伤患者有进行 CT 检查的指征	
其他	
年龄(患者上次生日时的年龄)	0.03057
入 ICU 前 24 小时内心肺复苏,包括胸外按压,除颤,无论 CPR 在何处进行,均记为"是"	0.56995
机械通气:入 ICU 时或入 ICU 后立即使用呼吸机	0.97105
内科或非择期手术入院。除非为择期手术(即提前 24 小时即安排手术)患者及择期手术患者在术前置入 Swan-Ganz 导管,否则记为"是"	1.19098

表 3-1-11　MPM II 系统 24、48、72 小时模型变量及其定义

入 ICU 后 24 小时昏迷或不省人事,无论是否因药物过量导致

在 24 小时进行评价:对使用肌松剂,刚刚从麻醉状态中恢复,或镇静程度较深的患者,应尽可能对镇静前的意识状况作出估价;这一变量的定义与 MPM$_0$ 中"昏迷或不省人事"的定义相同,但是药物过量的患者如在 24 小时仍处于昏迷状态,应记为"是"

肌酐 >176.8μmol/L(2.0mg/dl)

记录在第一个 24 小时内得到的最差数值

确定的感染

确定的入院时存在的感染或确定的新感染,适用于第一个 24 小时内的任何时间。仅当培养、革兰染色或 X 线检查确定了入院时可疑的感染,或在第一个 24 小时内新出现的感染,或有大量脓液的证据时,才能记为"是",实验室的确证在 24 小时内得到以供核对;当用于确证感染的存在时,X 线或其他影像学证据须强烈提示。

机械通气

适用于第一个 24 小时内的任何时间

PaO$_2$<7.98kPa(60mmHg)

适用于第一个 24 小时内的任何时间;在手术室和恢复室中的 PaO$_2$ 数值不应记录在内;不应记录气道内吸痰操作时经皮血氧饱和度短暂的下降;经皮血氧饱和度持续性低于 90% 是 PO$_2$ 降低的可靠证据,记录时不考虑吸入氧浓度(FiO$_2$)

凝血酶原时间超过正常值 >3 秒

适用于第一个 24 小时内的任何时间

8 小时尿量 <150ml

适用于第一个 24 小时内的任一 8 小时

血管活性药物治疗

持续静脉治疗 1 小时或以上;适用于第一个 24 小时内的任何时间;血管活性药物包括:①任何剂量的间羟胺,肾上腺素,去甲肾上腺素,多巴酚丁胺,去氧肾上腺素或氨力农;②用于升高血压的纳洛酮;③大于 5μg/(kg.min)的多巴胺

表 3-1-12　MPM II 系统 24、48、72 小时模型变量的系数

变量	系数 β
常数	
24 小时	−5.64592

续表

变量	系数 β
48 小时	−5.39153
72 小时	−5.23840
入 ICU 时确定的变量	
年龄,10 岁比数比	0.03268
肝硬化	1.08745
肝内占位效应	0.91314
转移性肿瘤	1.61109
内科或非择期手术入院	0.83404
24 小时评价	
24 小时昏迷或不省人事	1.68790
肌酐 >176.8μmol/L（2.0mg/dl）	0.72283
确定的感染	0.49742
机械通气	0.80845
PaO_2<7.98kPa（60mmHg）	0.46677
凝血酶原时间超过正常值 >3 秒	0.55352
8 小时尿量 <150ml	0.82286
静脉应用血管活性药物≥1 小时	0.71628

（五）器官衰竭评分

器官衰竭评分是用来评价疾病的总体严重程度的方法之一,目前广泛用于临床的主要有 1995 年 Marshall 的多器官功能障碍评分（multiple organ dysfunction score,MOD Score）及序贯器官功能衰竭评分（sequential organ failure assessment,SOFA）。

Marshall 的多器官功能障碍评分包含了呼吸、肝脏、肾脏、心血管、血液和神经 6 个器官系统,每个项目根据损害程度分别计 0~4 分（0 分代表正常,分值越高,损害越重）,总分 0~24 分（表 3-1-13）。

表 3-1-13　多器官功能障碍（MOD Score）评分

		评分		
0	1	2	3	4
>300	226~300	151~225	76~150	≤75
≤100	101~200	201~350	351~500	>500
≤20	21~60	61~120	121~240	>240
≤10.0	10.1~15.0	15.1~20.2	20.1~30.0	>30.0
>120	81~120	51~80	21~50	≤20
15	13~14	10~12	7~9	≤6

a. PaO_2/FiO_2 比值的计算不考虑是否应用机械通气、机械通气的模式,也不考虑 PEEP 数值;b. 血清肌酐浓度的单位为 μmol/L,不论患者是否接受透析治疗;c. 血清胆红素浓度单位为 μmol/L;d. 压力调整后的心率（PAR）的计算是心率（HR）乘以右心房压（RAP）及平均动脉压（MAP）的比值,PAR=HR × RAP/MAP;e. 血小板计数单位为 × 10⁹/L;f. Glasgow 昏迷评分（GCS）时应尽量谨慎（对于接受镇静药物或肌松药物的患者,应假设患者为正常反应,除非有证据说明患者神志存在障碍）。

当前 Marshall 的 MOD Score 评分仍存在不足之处,如评分仅包含六个器官系统,未包括胃肠道,同时各器官系统功能的参数有可能并不能全面反映这个器官的功能状态。再者,该评分系统没有考虑年龄、基础病、疾病种类等影响预后的因素,故应和其他评分系统综合评价疾病严重程度。

与 MODS 评分相似的是序贯器官功能衰竭评分(SOFA),由于其最初的数据来源于全身性感染的患者,所以曾称为全身感染相关性器官功能衰竭评分(sepsis related organ failure assessment)。随着临床应用的普及和数据库的增加,发现 SOFA 不仅可以较好地反映与感染相关的器官功能改变,而且也可以较好地运用在非感染引起的器官功能改变。

SOFA 评分依然包含了呼吸、肾脏、肝脏、心血管、血液和神经 6 个器官系统,只是在 Marshall 的 MODS 评分为 0 的部分患者,SOFA 评分为 1 分,提示对有 MODS 趋势或处于早期的患者,SOFA 的适用性更好,同时在肾脏评分中引入了尿量和肌酐两个变量,评分为两个变量的最大评分,不累计评分。对于循环的评价包含了血管活性药物应用情况。SOFA 评分总分 0~24 分,计算时选取当日最差情况评分(表 3-1-14)。

SOFA 评分不仅可用来描述 MODS 的发生发展过程,同时还对预后有预测作用。SOFA 与单个器官功能障碍的相关性,以神经系统、肾、心血管系统较好,而对预后评估的影响依次为神经系统、肾、心血管、血液、呼吸、肝脏。

表 3-1-14 序贯器官功能衰竭(SOFA)评分

SOFA 评分变量	1	2	3	4
PaO_2/FiO_2	<400	<300	<200	<100
血小板计数($\times 10^9$/L)	<150	<100	<50	<20
血清胆红素(μmol/L)	20.5~32.5	32.4~100.9	101~203.5	>203.5
低血压(mmHg)	MAP<70	Dopa≤5 或 Dobul(无论剂量多少)	Dopa>5 或 Epi≤0.1 或 NE≤0.1	Dopa>15 或 Epi>0.1 或 NE>0.1
Glasgow 评分	13~14	10~12	6~9	<6
肌酐(μmol/L)(或尿量)	106.1~168	176.8~300.6	309.4~433.2(<500ml/d)	>442.1(<200ml/d)

注:MAP= 平均动脉压;Dopa= 多巴胺;Dobul= 多巴酚丁胺;Epi= 肾上腺素;NE= 去甲肾上腺素;胆红素 μmol/L=mg/dl×17.1;肌酐 μmol/L=mg/dl×88.4

四、常用的疾病特异性评分系统

(一)急性呼吸窘迫综合征严重度分级

急性呼吸窘迫综合征(acute respiratory distress syndrome,ARDS)是一种多种基础疾病可导致的急性肺损伤综合征,重度患者病死率高达 45%~62%。自 1967 年 Ashbaugh 首次报道并对该综合征描述以来,由于有关 ARDS 定义和诊断标准几经修改,迄今未能讨论达成标准的严重度的评价和预后评估模型。

在 2011 年 23 届欧洲重症医学年会诞生柏林标准之前,正被广泛使用的有:1988 年 Murray 肺损伤评分标准、1994 年欧美联席会议通过的诊断标准(american-european consensus conference definition,AECC),以及 2005 年的 Delphi 标准(表 3-1-15)。这三项标准或因难以囊括不同致病因素和不同程度低氧血症对严重度和预后的影响,或难以排除慢性疾病、影像学误判和心源性肺水肿所致低氧血症,故而用于 ARDS 诊断的特异度和敏感度均太低,其特异度分别为 0.77、0.51 和 0.82;敏感度分别为 0.74、0.83 和 0.69。

表 3-1-15 急性肺损伤评分、AECC 定义和 Delphi 定义汇总

评分	低氧血症 PaO_2/FIO_2	X 线胸片判读	PEEP（应用呼吸机时）	顺应性（如可得到）ml/cmH_2O
肺损伤评分 [a]				
0	≥300	无肺泡病变	≤5cmH_2O	≥80
1	225~299	1 个象限	6~8cmH_2O	60-79
2	175~224	2 个象限	9~11cmH_2O	40-59
3	100~174	3 个象限	12~14cmH_2O	20-39
4	<100	4 个象限	≥15cmH_2O	<20

	低氧血症	X 线胸片	起病时间	PAOP
AECC 定义 [b]	PaO_2/FIO_2≤300（ALI）	双侧浸润	急性起病	≤18mmHg or 临床不怀疑

	1. 低氧血症	2. 胸部 X 线片	3. 起病	4. 非心源性—主观判断
Delphi 定义 [c]	PaO_2/FIO_2≤200 with PEEP≥10cmH_2O	双侧浸润	72h 内起病	没有充血性心力衰竭临床证据

5a. 非心源性—客观		5b. 易感倾向	
PAOP≤18mmHg 或左心室射血分数≥40%		存在公认的 ARDS 危险因素	

PEEP, positive end-expiratory pressure; ARDS, acute respiratory distress syndrome; LIS, lung injury score; ALI, acute lung injury; PAOP, pulmonary artery occlusion pressure

a 总分为每一项得分的和除以项目数（ARDS= 肺损伤评分 >2.5）；b 4 项标准均符合时诊断为 ARDS；c 符合 1-4 的标准并符合 5a 和（或）5b 诊断 ARDS

引自 Ferguson ND, Frutos-Vivar F, Esteban A, et al. Acute respiratory distress syndrome: underrecognition by clinicians and diagnostic accuracy of three clinical definitions. Crit Care Med. 2005 Oct; 33（10）: 2228-34.

ARDS 柏林定义（表 3-1-16），具有以下特征：①根据缺氧的轻、中和重度予以分类，轻、中和重度 ARDS 患者的死亡风险分别为 27%、32% 和 45%，幸存者接受机械通气的中位时间分别为 5d、7d 和 9d。提示缺氧越严重，病死率越高，幸存者接受机械通气的时间越长；②界定了急性起病 1 周内，以排除慢性肺疾病和间质性肺疾病；③为减少影像学误判，对 X 线胸片判别胸腔积液、肺叶 / 肺塌陷或结节所致低氧血症有困难时，可引入 CT 扫描判读；④为排除流体静力型肺水肿，对不存在心衰或体液超负荷危险因素的呼吸衰竭，需采用超声等 ICU 可常规开展的无创方法予以鉴别，删除了以往标准中 PAOP；⑤根据 meta 分析结果，删除了无助于提高病死率预测价值的指标，如影像学严重程度判别、呼吸顺应性、呼气末正压和经校正的分钟呼气量，使其简化易行。

虽然柏林定义和前三项标准一样，都不是一种预后模型，但研究者为完善柏林定义采用了病死率作为终点。逻辑回归模型分析显示，根据 ROC 曲线下面积（AUROC）的计算结果，柏林定义对病死率的预测效率高于 AECC 定义。它们分别为 0.577 和 0.536，其差异具有统计学意义。

表 3-1-16 ARDS 的柏林定义

	ARDS
起病时间	1 周内急性起病的已知损伤，或新发呼吸系统症状，或呼吸系统症状恶化
胸部影像学 [a]	双侧透亮度低——不能完全被积液，肺叶 / 肺萎陷，或结节解释
肺水肿起源	呼吸衰竭不能完全被心力衰竭或液体超负荷解释 如果没有危险因素存在，需要客观评估（如超声心动图）排除静水压型水肿

续表

ARDS
氧合状况 [b]
轻度　200mmHg<PaO$_2$/FIO$_2$≤300mmHg,且 PEEP or CPAP≥5cmH$_2$O [c]
中度　100mmHg<PaO$_2$/FIO$_2$≤200mmHg,且 PEEP≥5cmH$_2$O
重度　PaO$_2$/FIO$_2$≤100mmHg,且 PEEP≥5cmH$_2$O

a 胸片或 CT 扫描
b 如果海拔高于 1000m,修正系数的计算方法如下:氧合指数 ×(大气压 /760)
c 在轻度 ARDS 组,可能会是无创机械通气提供的 PEEP 或 CPAP

(二)肝硬化患者肝功能分级标准

Child 和 Turcotte 提出的肝功能评分系统(表 3-1-17)以及 Pugh 所进行的修订(表 3-1-18)是目前应用最为广泛的肝病严重程度及预后的评分系统,Child 和 Turcotte 提出的评分系统最初用于预测接受门腔静脉短路手术患者的手术风险。对肝功能 A、B、C 级患者而言,手术死亡率分别为 1%、10% 和 50%。但这一评分的局限性之一是对个体患者无法可靠评估其营养状况。因此,Pugh 对其进行了修订。根据修订后的评分,5~6 分相当于肝功能 A 级,7~9 分相当于肝功能 B 级,10~15 分相当于肝功能 C 级。

表 3-1-17　Child-Turcotte 肝功能分级

参数	A	B	C
胆红素(μmol/L)	<34	34~51	>51
白蛋白(g/L)	>35	30~35	<30
腹水	无	容易控制	较难控制
神经系统障碍	无	较轻	深度昏迷
营养状况	良好	较好	较差 - 消耗

表 3-1-18　Child-Pugh 分级

测定	异常指标的评分		
	1	2	3
腹水	无	轻度	中、重度
脑病	无	1~2	3~4
胆红素(μmol/L)	<34	34~51	>51
白蛋白(g/L)	>35	30~35	<30
PT(%)	>70	40~70	<40

(三)急性肾损伤评分

为早期识别、早期干预,2002 年急性透析质量倡议组织(acute dialysis quality initiative,ADQI)提出了急性肾损伤(acute kidney injury,AKI)的概念,并提出 AKI 的分层诊断标准,即 RIFLE 标准(表 3-1-19),将 AKI 分为风险(Risk)、损伤(Injury)、衰竭(Failure)、肾功能丧失(Loss)和终末期肾病(end-stage kidney disease)五个级别严重度,RIFLE 是五级的英文首字母缩写。

为了使 RIFLE 分级标准更实用和准确,2005 年急性肾损伤网络组织(acute kidney injury network,AKIN)对 RIFLE 分级标准进行改良,仅保留前面 3 个急性病变期(改称 AKI 1 期、2 期、3 期)(表 3-1-20)。

表 3-1-19　急性肾损伤（AKI）的 RIFLE 分级标准

危险	SCr 增加 1.5 倍或 GFR 下降 >25%	尿量 <0.5ml/(kg·h)，持续 6 小时
损伤	SCr 增加 2 倍或 GFR 下降 >50%	尿量 <0.5ml/(kg·h)，持续 12 小时
衰竭	SCr 增加 3 倍或 GFR 下降 >75% 或 SCr≥335μmol/L 或 SCr 升高 >44.2μmol/L	尿量 <0.5ml/(kg·h)，持续 24 小时 或无尿 12 小时
丢失	持续肾功能完全丢失 >4 周	
终末期肾病	持续肾功能完全丢失 >3 个月	

表 3-1-20　AKIN 的急性肾损伤分期标准

分期	血清肌酐标准（48 小时内）	尿量标准
1 期	SCr>26.4μmol/L(0.3mg/dl) 或增加到基线的 1.5~2 倍	<0.5ml/(kg·h)，超过 6 小时
2 期	SCr 增加到基线的 2~3 倍	<0.5ml/(kg·h)，超过 12 小时
3 期	SCr 增加到 > 基线 3 倍，或 >354μmol/L(4mg/dl)，且急性上升 >44μmol/L(0.5mg/dl)	<0.3ml/(kg·h)，超过 24 小时，或无尿超过 12 小时

（四）急性胰腺炎 Ranson 评分

1974 年 Ranson 等人在对 450 名急性膜腺炎患者早期测定值及总病死率进行统计学分析后，提出了 11 项早期的客观预后标准（表 3-1-21）。研究证实，满足标准数目的多少，患者的预后（在 ICU 住院时间以及病死率）有显著差异。当患者满足 2 项标准时，病死率不足 1%；当患者满足 3~4 项标准时，病死率为 16%；当患者满足 5~6 项标准时，病死率为 40%；当患者满足 7~8 项标准时，病死率为 100%。

表 3-1-21　急性胰腺炎 Ranson 评分

	非胆结石性胰腺炎	胆结石性胰腺炎
入院时		
年龄（岁）	>55	>70
白细胞（×10⁹/L）	>16	>18
血糖（mmol/L）	>11	>12
LDH（IU/L）	>350	>400
AST（IU/L）	>250	>250
入院后 48 小时内		
Hct 下降（%）	>10	

续表

	非胆结石性胰腺炎	胆结石性胰腺炎
BUN 升高（mmol/L）	>1.79	>0.71
Ca（mmol/L）	<2.0	<2.0
PaO_2（mmHg）	<60	
碱缺失（mmol/L）	>4	>5
液体潴留（L）（入量 − 出量）	>6	>4

（五）意识状态的判定

意识状态的判定对患者抢救治疗和预后判断有重要临床意义。1974 年英国 Glasgow 首创的昏迷程度评定表，主要包括睁眼动作、言语反应和运动反应三项，简单易行，能快速判定昏迷程度，有一定临床价值。此后经修订增加为 7 项指标共 35 级，称为 Glasgow-Pittsburgh 昏迷评分（表 3-1-22）。

表 3-1-22　Glasgow-Pittsburgh 昏迷评分标准

		得分			得分
Ⅰ.	睁眼动作	得分		两侧反应不同	3
	自发睁眼	4		大小不等	2
	言语呼唤后睁眼	3		无反应	1
	疼痛刺激后睁眼	2	Ⅴ.	脑干反射	得分
	无睁眼	1		全部存在	5
Ⅱ.	言语反应	得分		睫毛反射消失	4
	有定向力	5		角膜反射消失	3
	对话混乱	4		眼脑及眼前庭反射消失	2
	用语不适当	3		上述反射均消失	1
	不能理解言语	2	Ⅵ.	抽搐	得分
	无反应	1		无抽搐	5
Ⅲ.	运动反应	得分		局限性抽搐	4
	按指令完成动作	6		阵发性大发作	3
	肢体对疼痛有局部反应	5		连续大发作	2
	肢体有屈曲逃避反应	4		松弛状态	1
	肢体异常屈曲	3	Ⅶ.	自主呼吸	得分
	肢体伸展	2		正常	5
	无反应	1		周期性	4
Ⅳ.	瞳孔对光反应	得分		中枢性过度换气	3
	正常	5		不规则或低呼吸	2
	迟钝	4		无	1

（六）重症患者镇静深度的判定

镇静甚至肌松可能是减轻重症患者应激、改善机械通气效果需采取的重要措施之一。但是，镇静与肌松也可能对患者产生不良的后果，如院内感染、肺炎等。因此，选择恰当的镇静深度是必须解决的问题。目前临床上多参考 Ramsay 镇静评分（表 3-1-23）评价患者的镇静状况，镇静深度一般以 Ramsay 评分 2 级或 3 级为宜。

表 3-1-23 Ramsay 镇静评分

清醒	
1级	患者焦虑、不安或烦躁
2级	患者合作、定向力良好或安静
3级	患者仅对命令有反应
睡眠	
4级	反应灵敏
5级	反应呆滞
6级	无反应

(七) 其他评分

除上述评分系统外,还包括心肌梗死的 Killip 分级(表 3-1-24)、心功能分级(表 3-1-25)、诊断呼吸机相关肺炎的临床肺部感染评分(clinical pulmonary infection score,CPIS)标准(表 3-1-26)、创伤评分(表 3-1-27)和修正的创伤评分(表 3-1-28)。

表 3-1-24 急性心肌梗死 Killip 分级

分级	定义	入住 ICU 的急性心肌梗死患者比例(%)	病死率(%)
1	肺野无啰音,无 S3	30~40	8
2	不超过 50% 的肺野有啰音	30~50	30
3	超过 50% 的肺野有啰音(常为肺水肿)	5~10	44
4	休克	10	80~100

表 3-1-25 心功能分级

Ⅰ级	一般体力活动不引起乏力、心悸、气急或心绞痛
Ⅱ级	静息时无症状,一般体力活动可引起乏力、心悸、气急或心绞痛
Ⅲ级	静息时无症状,轻体力活动可引起乏力、心悸、气急或心绞痛
Ⅳ级	甚至在休息时亦出现心功能不全症状,轻微活动使症状加重

表 3-1-26 临床肺部感染评分

1.	体温(℃)
	≥36.5 且 ≤38.4=0 分
	≥38.5 且 ≤38.9=1 分
	≥39.0 或 ≤36.0=2 分
2.	血白细胞计数(mm^{-3})
	≥4000 且 ≤11 000=0 分
	<4000 或 >11 000=1 分 + 杆状核 ≥500=+1 分
3.	气道分泌物
	气道分泌物 <14+=0 分
	气道分泌物 ≥14+=1 分 + 脓性分泌物 =+1 分

4.	氧合情况:PaO_2/FiO_2(mmHg)	
	>240 或 ARDS=0 分	
	≤240 且无 ARDS 证据 =2 分	
5.	胸片	
	无浸润影 =0 分	
	弥漫性(或斑片状)浸润 =1 分	
	局限性浸润 =2 分	
6.	气道吸取标本的培养(半定量:0-1-2 或 3+,详见 Am Rev Respir Dis 1991;143;1121)	
	培养致病菌≤1+ 或未生长 =0 分	
	培养致病菌 >1+=1 分 + 革兰染色发现相同致病菌 >1+=+1 分	

注:总分为 12 分,CPIS>6 分提示存在医院获得性肺炎

表 3-1-27 创伤评分

Glasgow 昏迷评分		呼吸动作	
14~15	5	正常	1
11~13	4	浅表	0
8~10	3	三凹征	0
5~7	2		
3~4	1	收缩压(mmHg)	
呼吸频率(次/分)		>90	4
10~24	4	70~80	3
25~35	3	50~69	2
>35	2	1~49	1
1~9	1	0	0
0	0	毛细血管充盈	
		正常	2
		延迟	1
		无	0

表 3-1-28 修正的创伤评分

Glasgow 昏迷评分	收缩压(mmHg)	呼吸频率(次/分)	评分
13~15	>89	10~29	4
9~12	76~89	>29	3
6~8	50~75	6~9	2
4~5	1~49	1~5	1
3	0	0	0

综上所述,重症评分系统种类繁多,没有一种评分系统能准确反映所有疾病的完整发展过程及预后严重性。为提高评价的准确性,需要根据不同目的选择有效的评价系统,有时需要采用数种评分系

统给予综合评价,同时尽可能采用动态评分。重症评分系统的用途广泛,通过重症患者预后评估,可为合理调配有限的 ICU 资源、合理使用医疗费用、比较 ICU 住院时间、评价医疗质量和医疗措施的效果设置标准。除此之外,合理选用重症评分可为临床科研分组提供可比性标准,为学术交流提供一致性平台。

重症评分的临床应用存在两大障碍:①最重要的是如何利用重症评分帮助自己对患者的治疗做出合理的决定。一般而言,统计学结论只适用于群体,不适用于个体。尽管个体患者的确具有特性,但他们也存在着同类群体患者的共性,对于这些共性的分析能够帮助我们估计患者对治疗反应产生的极其可能的预后。因此,我们常常根据某些治疗对某些患者可能有效的概率作出治疗决策;②为提高评分的准确性,有的评分系统采集项目繁多,尤其是预测公式计算繁复,所以加速医学数据的计算机程序化,是发展重症评分系统亟待解决的问题。

(汤耀卿)

第二章
血流动力学监测的基本技术

血流动力学（hemodynamics）是血液在循环系统中运动的物理学，通过对作用力、流量和容积三方面因素的分析，观察并研究血液在循环系统中的运动情况。血流动力学监测（hemodynamic monitoring）是指依据物理学的定律，结合生理和病理生理学概念，对循环系统中血液运动的规律性进行测量和分析，并将这些数据用于对病情发展的了解和临床治疗的指导。血流动力学监测是大手术围术期监测和抢救重症病员不可缺少的手段，也是重症医学的重要内容之一。通常我们把血流动力学监测技术分为无创和有创两大类：无创血流动力学监测技术（noninvasive hemodynamic monitoring）是应用对机体组织没有机械损伤的方法，经皮肤或黏膜等途径间接取得有关心血管功能的各项参数，其特点是安全、无或很少发生并发症，患者易于接受；有创血流动力学监测技术（invasive hemodynamic monitoring）是指经体表置入各种导管或监测探头到心腔或血管腔内，利用各种监测仪或监测装置直接测定各项生理学参数。通过对所测得的数据进行分析和演算就可获得更多的相关参数，从而可深入、全面地了解病情，有利于对疾病的诊治和预后的评价，尤其适用于重症患者的诊治，其缺点是对机体有一定伤害性，操作不当会引起并发症。临床上，应根据患者的病情与治疗的需要考虑具体实施的监测方法。在选用监测方法时应充分权衡利弊，掌握好适应证。

第一节　动脉、静脉导管置入术

一、动脉导管置入术

广义的动脉导管置入术应该包括所有动脉腔内置管技术，如股动脉、颈动脉、肺动脉等，用于主动脉球囊反搏（intra-aortic balloon pump，IABP）、体外膜肺氧合（extracorporeal membrane oxygenation，ECMO）、药物灌注化疗、漂浮导管置入等。狭义的动脉导管置入主要用于有创压力监测，最常选择桡动脉。下面重点介绍用于有创压力监测的动脉导管置入术。

（一）适应证
1. 存在或潜在血流动力学不稳定的患者。
2. 重症患者、复杂大手术的术中和术后监测。
3. 需低温或控制性降压时。
4. 需反复取动脉血样的患者。
5. 需用血管活性药进行调控的患者。
6. 特殊治疗需要开放动脉通路。

（二）禁忌证
相对禁忌证为严重凝血功能障碍和穿刺部位血管病变，但并非绝对禁忌证。

（三）动脉导管置入术方法
动脉导管置入术分为经皮动脉穿刺和直视动脉穿刺插管两种方法。经皮动脉穿刺可以应用超声引导下操作,准确率高且并发症较少。动脉穿刺部位常用桡动脉,也可选用足背动脉、股动脉。下面以桡动脉为例介绍经皮动脉穿刺插管方法。

1. 掌弓侧支循环评估　腕部桡动脉位于桡侧屈肌腱和桡骨下端之间的纵沟内。桡动脉构成掌深弓,尺动脉构成掌浅弓,两弓之间存在侧支循环。桡动脉穿刺前常用 Allen 试验法判断来自尺动脉掌浅弓的血流是否足够。

2. 工具

(1) 套管针,成人常用 20G,小儿常用 22G。

(2) 固定用前臂的短夹板及垫高腕部用的垫子(或纱布卷)。

(3) 冲洗装置,包括接压力换能器、三通开关、延伸连接管及输液器和加压袋等。用生理盐水或每毫升含肝素 2U~4U 的生理盐水冲洗,以便保持测压系统通畅。

(4) 电子测压系统。

(5) 血管超声设备。

3. 操作方法

(1) 常选用左手,固定手和前壁,腕下放垫子,背曲或抬高 60° 角。定位:腕部桡动脉在桡侧屈肌腱和桡骨下端之间的纵沟中,桡骨茎突上下均可触及搏动。

(2) 术者左手中指触及桡动脉搏动,示指在其远端轻轻牵拉,穿刺点在搏动最明显的远端约 0.5cm 处。

(3) 按手术无菌原则消毒、铺巾,用 1% 利多卡因作局部麻醉。

(4) 套管针与皮肤呈 30° 角,对准中指摸到的桡动脉搏动方向,当针尖接近动脉表面时刺入动脉,直到针尾有血溢出为止,也可利用血管超声定位或超声引导下穿刺,穿刺方法同前。可提高穿刺成功率,降低并发症的发生率。

(5) 抽出针芯,如有血喷出,可顺势推进套管,血外流通畅表示穿刺置管成功。

(6) 如无血流出,将套管压低呈 30° 角,并将导管徐徐后退,直至尾端有血畅流为止,然后将导管沿动脉平行方向推进。

(7) 排尽测压管道通路的空气,边冲边接上连接管,装上压力换能器(调整好零点)和监测仪,加压袋压力保持 300mmHg。

(8) 用粘贴敷料固定以防滑出,除去腕下垫子,用肝素盐水冲洗一次,即可测压。注意保持导管通畅,覆盖敷料。

(四)并发症及防治方法

1. 血栓形成与动脉栓塞　血栓形成的原因有:①置管时间较长;②导管过粗或质量差;③穿刺技术不熟练或血肿形成;④严重休克和低心排综合征。动脉栓塞的防治方法包括:① Allen 试验阳性或并存动脉病变者,避免用桡动脉穿刺插管;②严格无菌操作;③减少动脉损伤;④排尽空气;⑤发现血块应及时抽出,严禁注入;⑥测压肢体末梢循环不良时,应及时更换测压部位;⑦导管妥加固定,避免移动;⑧定时用肝素盐水冲洗;⑨发现血栓形成和远端肢体缺血,应立即拔除测压导管,必要时可手术取血栓,以挽救肢体。

2. 动脉空气栓塞　换能器和管道必须充满肝素盐水,排尽空气,应选用袋装盐水,外围用气袋加压冲洗装置以防止动脉空气栓塞的发生。

3. 渗血、出血和血肿　注意病人凝血功能情况,操作尽可能准确,如果穿中动脉但置管失败,要用足够长的时间压迫止血。

4. 局部或全身感染　动脉置管期间应严格无菌和局部消毒,置管时间最长 1 周,如要继续监测应更换测压部位。

二、静脉导管置入术

与动脉导管置入术类似,广义的静脉导管置入术应该包括所有静脉腔内置管技术,狭义则指中心静脉置管术。

(一)适应证

1. 需要开放中心静脉通路。

2. 需要多腔同时输注几种不相容药物。

3. 需要输注有刺激性、腐蚀性或高渗性药液。

4. 需要血流动力学监测。

5. 需要为快速容量复苏提供充分保障。

6. 特殊治疗需要,如血液净化、ECMO 等。

(二)禁忌证

一般禁忌证包括穿刺静脉局部感染或血栓形成。相对禁忌证为凝血功能障碍,但这并非绝对禁忌证。

(三)穿刺插管方法

穿刺部位首选颈内静脉、锁骨下静脉,其次为股静脉、腋静脉等。

1. 颈内静脉穿刺术

(1)患者平卧,头低 20°~30° 或肩枕过伸位,头转向对侧(一般取右侧穿刺,头转向左侧)。

(2)找出胸锁乳突肌的锁骨头、胸骨头和锁骨三者形成的三角区,该区的顶端为穿刺点,这是最为常用的径路,称为中间径路。也可在胸锁乳突肌与颈外静脉交点上缘进针,针头向前对准胸骨上切迹,称为后侧径路。或在甲状软骨水平,胸锁乳突肌内侧缘,颈动脉搏动的外侧缘平行进针,称为前侧径路。在进行血管定位时可应用超声技术定位或直接超声引导下穿刺,提高成功率,降低并发症发生率。

(3)按手术无菌原则消毒铺巾,用 1% 利多卡因局部麻醉。

(4)用盛有肝素生理盐水的注射器,接上穿刺针,左手示指定点,右手持针,在选定的穿刺点进针,针轴与额平面呈 30°~45° 角,若取中间径路,进针方向为同侧乳头或髂前上棘。

(5)进针的深度与颈部长短和胖瘦有关,颈短与小儿则较表浅,边进针边抽回血。当血液回抽十分通畅时,以 Seldinger 方式置入导管,Seldinger 方法介绍:根据导管上的刻度调整导管位置,一般导管插入深度为 13~15cm 为宜。

(6)确认导管回血通畅,连接测压系统。

(7)用纱布或透明贴膜覆盖局部。

2. 锁骨下静脉穿刺术

(1)患者取仰卧位,去枕,头低 15° 角,头转向对侧。

(2)一般取右侧插管,左侧易损伤胸导管。穿刺点为锁骨与第 1 肋骨相交处,即在锁骨中 1/3 与内 1/3 交界处,锁骨下缘 1~2cm 处,沿锁骨下缘进针。

(3)按手术无菌原则消毒、铺巾,用 1% 利多卡因局部麻醉。

(4)常用锁骨下法穿刺,右手持针,左手中指放在胸骨上,穿刺针指向内侧略上方,斜面朝向骶尾,紧贴锁骨后,对准胸骨柄上切迹进针,进针深度为 3~5cm,抽到静脉回血后,以 Seldinger 方式置入导管,导管插入深度为 13~15cm。

(5)确认导管回血通畅,连接测压系统。

(6)用纱布或透明贴膜覆盖局部。

3. 股静脉穿刺术

(1)患者平卧,穿刺侧大腿外展、外旋 30°~45° 角,常规备皮。

（2）定位在腹股沟韧带下方 3~4cm 处股动脉搏动的内侧。当股动脉搏动触摸不清时,可用下述方法确定股静脉的位置:将髂前上棘与耻骨结节之间的连线分为三等份,股动脉位于中内 1/3 段交界处,股静脉位于股动脉内侧 0.5~1.0cm 处,在进行血管定位时可应用超声技术定位或直接超声引导下穿刺,提高成功率,降低并发症发生率。

（3）按手术无菌原则消毒、铺巾,用 1% 利多卡因局部麻醉。

（4）用左手食、中指和无名指触及股动脉搏动,并指明股动脉的行走方向,右手持针,在股动脉搏动的内侧进针穿刺股静脉,针轴方向与大腿纵轴一致,与皮肤夹角为 30°~45°,进针深度为 2~4cm。抽取回血后,以 seldinger 方式置入导管。

（5）确认导管回血通畅,冲洗管腔,固定导管,连接测压系统。

（6）用纱布或透明贴膜覆盖局部。

（四）测量 CVP 的装置

1. 换能器测压 应用换能器测压,直接将换能器与中心静脉导管相连,与大气对零校准后即可连续记录静脉压和描记静脉压力波形。

2. 水压力计测压器 用一直径 0.8~1.0cm 的玻璃管和刻有 cmH_2O 的标尺一起固定在盐水架上,接上三通开关,连接管内充满液体,排除空气泡,一端与输液器相连,另一端接中心静脉穿刺导管,标尺零点对准腋中线右心房水平,阻断输液器一端,即可测 CVP。

（五）并发症及防治方法

1. 导管相关感染 根据感染部位导管相关感染包括以下几种:导管病原菌定植（catheter colonization）;出口部感染（exit-site infection）;隧道感染（tunnel infection）;皮下囊感染（pocket infection）;导管相关血行感染（catheter related bloodstream infection,CRBSI）。临床表现常包括发热、寒战或置管部位红肿、硬结、或有脓液渗出。除此以外,还有医院获得的心内膜炎,骨髓炎和其他迁徙性感染症状。由于临床表现缺少特异性和敏感性,诊断需重视临床表现并结合实验室检查。

2. 心律失常 心律失常为常见并发症,主要原因为钢丝或导管刺激引起。应避免钢丝或导管插入过深,并防止体位变化所致导管移动,操作过程应持续进行 ECG 监测。

3. 出血和血肿 中心静脉穿刺时,可能误伤附近动脉造成血肿,凝血机制不好或肝素化后的患者更易发生。颈内静脉穿刺造成颈部血肿多可通过局部压迫止血,锁骨下静脉穿刺可形成纵隔血肿、血胸或心脏压塞等,有时压迫止血困难,所以尤其需要按解剖关系准确定位,力求避免损伤动脉。

4. 气胸和血胸 气胸和血胸主要发生在锁骨下静脉穿刺时。有怀疑时听两侧呼吸音,早期发现,并及时应用胸腔引流及输血、补液等措施积极处理。

5. 神经和淋巴管损伤 中心静脉穿刺时,可损伤臂丛、膈神经、颈交感干、喉返神经和迷走神经等。当损伤胸导管时可并发乳糜胸。

6. 气栓 中心静脉在吸气时可能形成负压,穿刺过程中,更换输液器、导管或接头脱开时,尤其是头高半卧位时,容易发生气栓。预防方法是:穿刺和更换输液器时应取头低位,避免深呼吸和咳嗽;导管接头脱开时应立即接上或暂时堵住;穿刺置管时应尽可能不使中心静脉与空气相通。

7. 血栓 形成和栓塞长期置管和高静脉营养疗法的患者,血栓形成发生率高达 30%~80%,应注意液体持续滴注和定期用肝素生理盐水冲洗。

8. 血管及心脏穿孔 血管及心脏穿孔为少见的严重并发症,可发生血胸、纵隔血肿和心脏压塞,后者死亡率高达 80%。

三、超声引导下的血管内置管术

传统静脉置管依赖体表标志定位,而超声的优势在于能够在穿刺前显示目标血管及其周围的结构,在穿刺时引导进针,在置入导丝以及导管后确认位置,在操作过程中以及操作完毕后发现并发症——一切在可视的条件下进行。有超声的手段加入时,穿刺点可以选择在传统上并没有体表标志的地方。

通常使用的探头是 5~15MHz 的线性探头。在影像学上,骨骼、肌腱为高回声结构,呈现为"亮"图像;相反,脂肪、血管为低回声结构,表现为"暗"图像,彩色多普勒成像可以通过显示血管的血流频谱帮助判断血管的位置以及区别动脉与静脉。高频探头适用于表浅血管以及新生儿和幼儿中心静脉置管。低频探头主要用于包括肥胖患者在内的较深目标血管的成像。

根据超声探头和血管之间的空间位置关系,可以定义横向(transversal)或纵向(longitudal)血管成像。按照在穿刺过程中是否使用超声即时观察,超声引导的血管内置管可分为静态评估与动态引导两种主要方式。静态评估就是在穿刺之前使用超声定位血管,分辨目标血管周围的组织结构以及目标血管有无明显变异、血栓等异常,而在定位后穿刺时并不使用超声。这种方法的意义在于在穿刺之前能够准确定位血管,并且能够发现局部解剖的异常以及血管的变异或血栓等。动态引导则是在穿刺过程中也使用超声引导进针以及置入导丝,针迹在超声图像上显示出来直至刺入目标血管。使用超声动态引导需要探头套以无菌塑料套以及无菌耦合剂。可以单人操作,也可以由助手帮助操控探头或者置入导丝。两种方法均优于单纯体表定位。

超声引导下血管穿刺能够显著提高第一次穿刺成功率、降低穿刺次数、减少操作时间,从而降低导管相关的机械性和感染性并发症,临床应用日趋增多。在各种中心静脉置管(颈内静脉置管、锁骨下静脉置管、股静脉置管、经外周静脉置入中心静脉导管)以及动脉置管均可使用,已经逐渐成为血管内置管的标准操作。

(管向东)

第二节　循环压力监测

循环压力监测即为监测循环内不同部位(体循环和肺循环)的压力情况,反映机体的循环状态。包括动脉压和中心静脉压(CVP)、肺动脉嵌顿压(PAOP)及肺动脉压(PAP)等。本节主要讲述前两者,PAOP 和 PAP 在本章第三节详细讲述。

一、动脉压监测

动脉压监测包括无创测量法和有创血压监测。

(一)无创测量法

无创伤性测量法可根据袖套充气方式的不同,分为手动测压法和自动测压法两大类。前者包括搏动显示法、听诊法和触诊法;后者分为自动间断测压法与自动连续测压法。

1. 手动测压法　手动测压法为经典的血压测量方法,即袖套测压法。该法所用的设备简单,费用低,便于携带,适用于一般病人的血压监测。但用手法控制袖套充气,费时费力,不能连续监测,不能及时反映病人血压的变化。

(1)搏动显示法(oscillatory method):使用弹簧血压表袖带充气后慢慢放气观察指针摆动最大点为收缩压,而指针摆动不明显时为舒张压,舒张压只能作粗略估计。

(2)听诊法(auscultatory method):是临床上使用最普遍的方法,利用了柯氏音(Korotkoff sound)的原理。柯氏音是血压计袖套放气后在其远端听到的声音,典型的柯氏音可分 5 个相,当袖套充气后放气,开始听到响亮的柯氏音(第 1 相开始),即为收缩压;柯氏音变音时(第 4 相开始,音调变低)为舒张压。

(3)触诊法(palpate method):将袖套充气至动脉搏动消失,再缓慢放气,当搏动再次出现时的压力值为收缩压,继续放气后出现水冲样搏动,后突然转为正常,此转折点为舒张压。此法适用于低血压或低温时、听诊有困难者,触诊法读数的血压值较听诊法低。

2. 自动测压法　自动测压法又称自动化无创测压法（automated noninvasive blood pressure，NIBP），是当今临床使用最广泛的血压监测方法之一。NIBP的优点有：①无创伤性，重复性好，操作简单，易于掌握；②适用范围广泛，包括各年龄的病人和拟行各种大小手术的患者；③自动化的血压监测，能够按需要定时测压，省时省力；④能够自动检出袖套的大小，确定充气量；⑤血压超出设定的上下限时能自动报警。

虽然自动测压法是无创的、相对安全，但在临床中如不注意合理正确使用，频繁测压、测压时间过长或测压间隔太短，会发生疼痛、上臂瘀点和瘀斑、上肢水肿、静脉淤血、血栓性静脉炎、外周神经病变等并发症，因此，对意识抑制、有外周神经病变、动静脉功能不全及心律不齐者使用时应加以小心。

（1）自动间断测压法：主要采用振荡技术（oscillometry），即上臂缚上普通橡胶袖套，测压仪内装有压力换能器、充气泵和微机等，能够定时地使袖套自动充气和排气，动脉的搏动大小就形成袖套压力的变化。通过压力换能器又形成振荡电信号，经放大器将信号放大，振荡最大时为平均动脉压。而收缩压和舒张压的数值是通过检测压力振荡变化率各方程式而得。

（2）自动连续测压法：与动脉穿刺直接测压相比，操作简便无创伤性，其最大的优点就是瞬时反映血压的变化。是将压力传感器和腕带置于桡动脉搏动处，并直接固定在桡骨头的侧腹面，紧靠着桡骨茎突的内侧。通过感应器探头自动纵向和横向搜索脉搏最强点的位置。一旦位置确定，便开始进行实时的、连续的动脉血压监测。目前主要有Penaz技术、动脉张力测量法、动脉推迟检出法、多普勒法等方法。临床上使用不广泛。

（二）有创血压监测

有创压力监测就是通过动脉导管置入术实现血压的连续监测（有创压力的获得）。

1. 有创血压监测的临床意义

（1）提供准确、可靠和连续的动脉血压数据。

（2）正常动脉压波形：可分为收缩相和舒张相。主动脉瓣开放和快速射血入主动脉时为收缩相，动脉压波迅速上升至顶峰，即为收缩压。血流从主动脉到周围动脉，压力波下降，主动脉瓣关闭，直至下一次收缩开始，波形下降至基线为舒张相，最低点即为舒张压。动脉压波下降支出现的切迹称重搏切迹（dictotic notch）。身体各部位的动脉压波形有所不同，脉搏冲波传向外周时发生明显变化，越是远端的动脉，压力脉冲到达越迟，上升支越陡，收缩压越高，舒张压越低，重搏切迹越不明显。

（3）压力上升速率（dp/dt）：通过动脉压波形测量和计算dp/dt，是一个心肌收缩性的粗略指标，方法简单易行，可连续测量。心功能正常的患者dp/dt为1200mmHg/s左右。

（4）异常动脉压波形：异常动脉压波形包括：

1）圆钝波：波幅中等度降低，上升和下降支缓慢，顶峰圆钝，重搏切迹不明显，见于心肌收缩功能低下或容量不足。

2）不规则波：波幅大小不等，期前收缩波的压力低平，见于心律失常患者。

3）高尖波：波幅高耸，上升支陡，重搏切迹不明显，舒张压低，脉压宽，见于高血压及主动脉瓣关闭不全。主动脉瓣狭窄者，下降支缓慢及坡度较大，舒张压偏高。

4）低平波：波幅低平，上升和下降支缓慢，测得血压数值很低，常见于休克。

2. 有创测压和无创测压的比较　有创测压和无创测压之间有一定的差异。收缩压在100~150mmHg范围之间，两者结果相仿；超过或低于此范围就有差别。不过一般认为，有创测压测得的动脉压比无创测压略高，收缩压常常会高出5~20mmHg，在休克、低血压和低体温病人，由于血管收缩，此种差别还会增加。如果由无创测压测得的压力大于有创测压时，多数系由于压力监测系统发生故障或操作欠妥而引起误差，包括监测仪零点的偏移。此时如果发现动脉压力波幅降低，呈现阻力，提示导管系统有问题，最常见的原因是气泡、血凝块、机械性阻塞或连接部分松动脱开等。假如动脉波形正常，则应检查用作无创测压的臂袖带大小是否适当、放置部位是否有误等。

二、中心静脉压监测

中心静脉压(CVP)监测是测定位于胸腔内的上、下腔静脉或右心房内的压力。由于操作简单方便,不需要特殊设备,临床上应用很广。中心静脉压监测主要用来评估血容量、前负荷及右心功能,一般要经过中心静脉穿刺插管。中心静脉穿刺插管除了可以用于中心静脉压的测定以外,还可以有其他用途。

(一)CVP波形解读及如何测量

1. CVP波形　典型的CVP波形由三个上升的波a、c和v波以及二个下降的x降支和y降支构成。a波代表舒张末期,心房收缩,c波代表收缩早期,三尖瓣关闭,v波代表心室收缩过程中的心房事件-被动心房充盈-出现在ECG上的T波之后,x降支表示收缩中期,右房舒张,心房压力持续降低。当心房压足够时,三尖瓣开放,血流流入右室,产生y降支,然后周而复始(图3-2-1)。一些疾病会使CVP的波形发生改变,例如心房颤动、三尖瓣反流及心包病变。

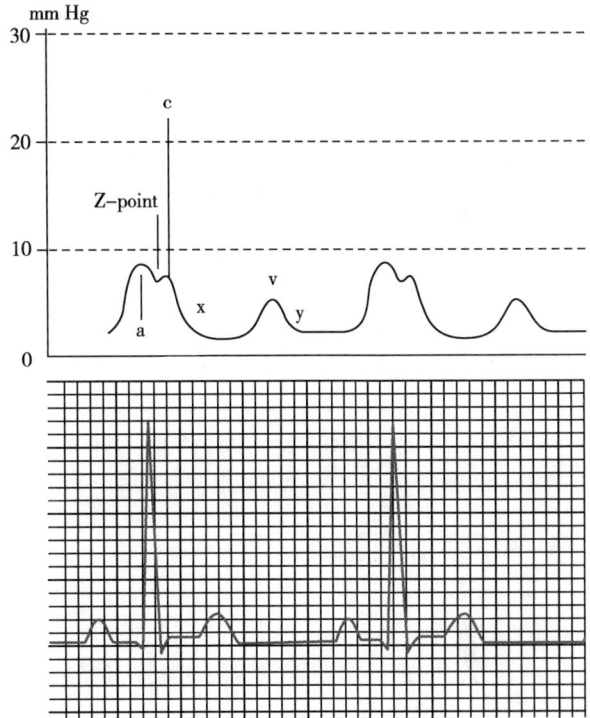

图 3-2-1　中心静脉压力的读取

2. CVP测量和读取　将压力换能器放置到平右心房水平,与大气相通校正零点后,连接到监护仪,就能测得CVP的连续波形和数值。仪器所测得的CVP是数个心动周期CVP的平均值,自行读取时应首先在PR间期确定a波,选择a波的平均值。无论自主呼吸还是机械通气时,CVP随呼吸运动变化明显时,应读取呼气末的数值(图3-2-2、图3-2-3)。

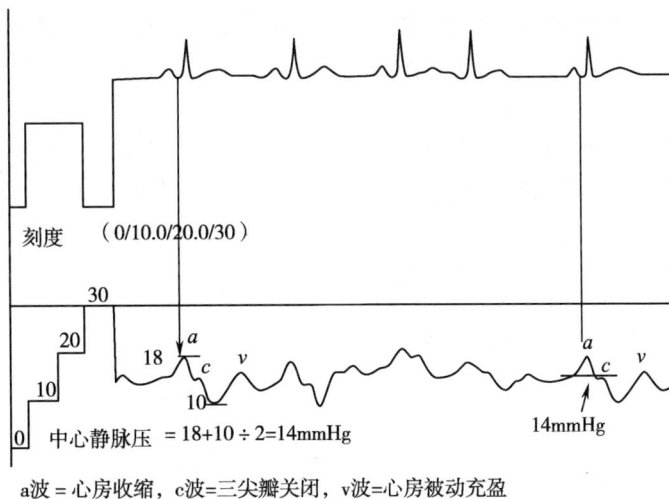

a波=心房收缩,c波=三尖瓣关闭,v波=心房被动充盈

图 3-2-2　自主呼吸时,CVP的波形变化,横线为呼气期,读数选取呼气末
(即在波型下降前一个CVP波群,处于波形高的位置水平)

(二)影响CVP的因素

1. 病理因素　CVP升高见于左或右心室心力衰竭、输血补液过量、肺梗死、支气管痉挛、纵隔压迫、张力性气胸及血胸、慢性肺部疾患、心脏压塞、缩窄性心包炎、腹内压增高的各种疾病及先天性和后天性心脏病等。CVP降低的原因有失血和脱水引起的低血容量,以及周围血管扩张,如分布性休克

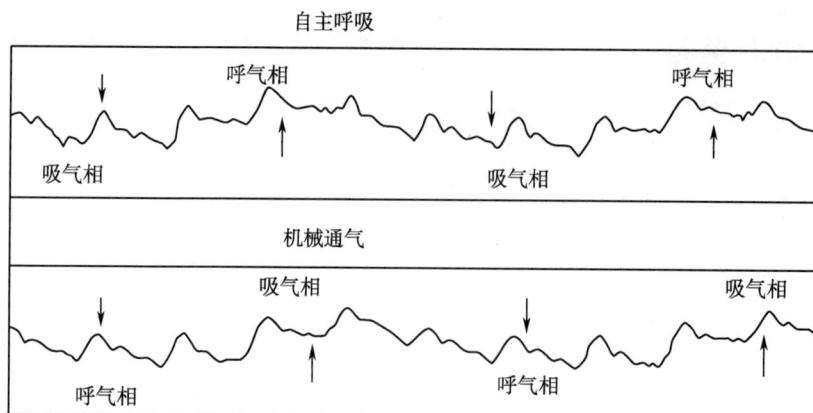

图 3-2-3 机械通气时,CVP 的波形变化,横线为呼气期,读数选取呼气末
（即在波型上升前一个 CVP 波群,处于波形低的位置水平）

等;CVP 降低的原因还有心肌收缩力增强。

2. 神经体液因素 交感神经兴奋,儿茶酚胺、抗利尿激素、肾素和醛固酮等分泌增加,引起血管张力增加,使 CVP 升高。相反,降低交感神经兴奋时,使血管张力减少,血容量相对不足,CVP 降低。

3. 药物因素 快速输液、应用血管收缩药,CVP 明显升高;用扩血管药或心功能不全患者用正性肌力药后,CVP 下降。

4. 其他因素 有缺氧和肺血管收缩,患者挣扎和躁动,控制呼吸时胸内压增加,腹腔手术和压迫等均使 CVP 升高,麻醉过深或椎管内麻醉时血管扩张,CVP 降低。

（管向东）

第三节 肺动脉漂浮导管技术

1970 年,Jeremy Swan 在海湾由面对随风飘动的帆船联想到带气囊的心脏导管可以随血流在心脏内向前漂移,与 William Ganz 合作研制了顶端带气囊、血流导向的肺动脉漂浮导管,并成功的应用于临床。因此人们常把肺动脉漂浮导管称为 Swan-Ganz 导管。肺动脉漂浮导管的出现在血流动力学的发展史上具有里程碑意义,为心血管监测带来了一场革命,使重症患者的床旁监测成为可能。Swan-Ganz 导管不仅使肺动脉压(PAP)、肺动脉嵌顿压(PAOP)和中心静脉压(CVP)、右房压(RAP)、右室压(RVP)的测量成为可能,而且可以应用热稀释方法测量心排血量和抽取混合静脉血标本,从而使得血流动力学指标更加系统化并对治疗更具有反馈指导意义。

一、肺动脉漂浮导管的适应证与禁忌证

（一）适应证

一般来说,对任何原因引起的血流动力学不稳定及氧合功能改变,或存在可能引起这些改变的危险因素的情况,都具有应用 Swan-Ganz 导管的指征(表 3-2-1)。

表 3-2-1 血流动力学监测的适应证

诊断应用	指导治疗
肺水肿的鉴别诊断	指导液体量的管理
休克的鉴别诊断	调节肺水肿时的液体平衡
肺动脉高压	降低充血性心衰患者的前负荷

续表

诊断应用	指导治疗
心脏压塞	维持少尿型肾衰患者液体平衡
急性二尖瓣关闭不全	指导休克治疗
右室梗死	指导血容量的调整和液体复苏
	机械通气时调节容量和正性肌力药
	增加组织的氧输送
	调节正性肌力药和血管扩张药的剂量

(二) 禁忌证

随着临床对血流动力学监测需求的变化和人们技术水平的提高,应用 Swan-Ganz 导管的禁忌证也在不断改变。Swan-Ganz 导管的绝对禁忌证是在导管经过的通道上有严重的解剖畸形,导管无法通过或导管的本身即可使原发疾病加重。

一般认为有下列情况时应慎用 Swan-Ganz 导管:①肝素过敏;②细菌性心内膜炎或动脉内膜炎,活动性风湿病;③完全性左束支传导阻滞;④严重心律失常,尤其是室性心律失常;⑤严重的肺动脉高压;⑥各种原因所致的严重缺氧;⑦近期置起搏导管者,施行 PAC 插管或拔管时不慎,可将起搏导线脱落;⑧严重出血倾向或凝血障碍,如溶栓和应用大剂量肝素抗凝;⑨心脏及大血管内有附壁血栓;⑩疑有室壁瘤且不具备手术条件者。

Swan-Ganz 导管的绝对禁忌证是在导管经过的通道上有严重的解剖畸形,导管无法通过或导管的本身即可使原发疾病加重。如右心室流出道梗阻、肺动脉瓣或三尖瓣狭窄、肺动脉严重畸形、法洛四联症等。

二、肺动脉漂浮导管的结构

最基本的 Swan-Ganz 导管为四腔漂浮导管,长 110cm,不透 X 线,从导管顶端开始,每隔 10cm 有一黑色环形标志,作为插管深度的指示。导管的顶端有一个可充入 1.5ml 气体的气囊。导管的近端为 3 个腔的连接端和一根热敏电阻的连接导线。这 3 个腔分别为:①开口于导管尖端的肺动脉压力腔,用于测量肺动脉压和采取混合静脉血标本;②开口于距顶端 25~30cm 的导管侧壁的右心房压力腔,用于测量右房压和测量心排血量时注射指示剂液体;③充盈导管顶端球囊的充气阀,气囊充盈后基本与导管的顶端平齐,但不阻挡导管顶端的开口,有利于导管随血流向前推进,并减轻导管顶端对心腔壁的刺激。热敏电极终止于导管顶端近侧 3.5~4cm 处,可以快速测量局部温度的变化,并通过导线与测量心排血量的热敏仪相连。可以持续测量心排血量的 Swan-Ganz 导管其前部增加了可加热的电阻丝和可以密集监测混合静脉血氧饱和度(SVO_2)的监测端(图 3-2-4)。

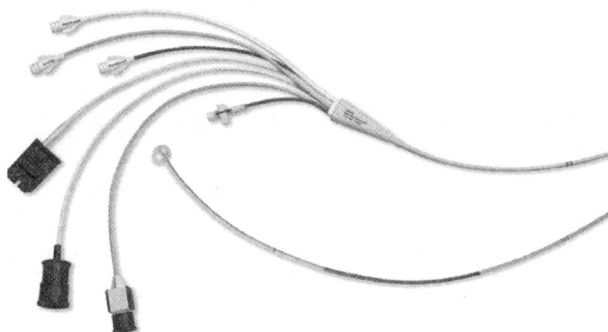

图 3-2-4　Swan-Ganz 导管

除此以外,近几年也出现了可以测量右心室射血分数的 Swan-Ganz 导管,也被称为右心室容量导管。它在标准 Swan-Ganz 导管的基础上增添了两个心室内电极,可以快速探测心电活动和心室内的温度变化。向右心房内注射已知温度、已知容量的液体后,注入的液体随血液由右心室走向肺动脉,肺动脉中的热敏感电极可测出温度的改变测算出射血分数、心排血量和每搏输出量。然后通过射血分数和每搏输出量就可以计算出右心室的舒张末容积和收缩末容积。

三、肺动脉漂浮导管的置管方法

(一)用品及准备

1. 操作者戴帽子、口罩,洗手,行无菌手术;
2. 消毒用品、清洁盘;
3. 漂浮导管一套;
4. 漂浮导管外鞘一套;
5. 多功能监护仪及压力传感器、生理盐水(不加 / 加肝素 600U/100ml)及输液用的液体;
6. 局麻药如 1% 利多卡因 5ml;
7. 应备有急救复苏器材,如除颤器、急救用药等。

(二)导管准备

1. 用生理盐水或肝素生理盐水(6U/ml)冲管;
2. 接压力换能器:肺动脉腔和中心静脉腔;
3. 零点校正;
4. 检查气囊:注入 1ml 气体检查气囊的完整性。

(三)插管途径的选择

常用的插管部位有颈内静脉、锁骨下静脉。右颈内静脉是插入漂浮导管的最佳途径。

(四)导管的插入

根据压力波形床旁插入 Swan-Ganz 导管是最常用的方法,其放置过程中所经不同部位压力波形的特点及示意图见图 3-2-5 和图 3-2-6。具体如下:

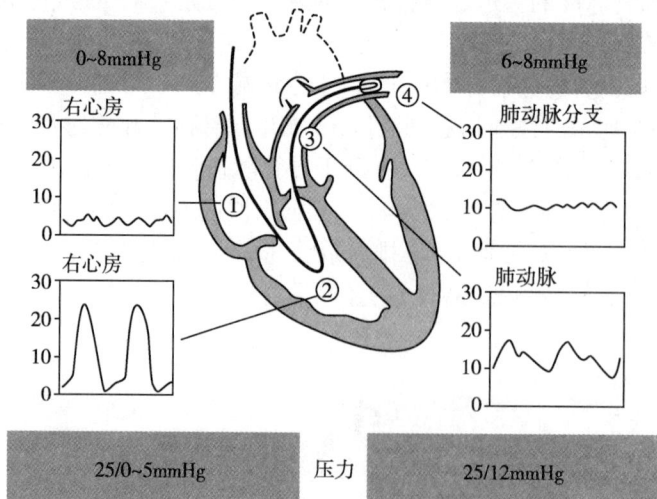

图 3-2-5 漂浮导管所经不同部位压力示意图

1. 首先,应用 Seldinger 方法将外套管插入静脉内,然后把 Swan-Ganz 导管经外套管送至中心静脉内。这时应确认监测仪上可准确显示导管远端开口处的压力变化波形,根据压力波形的变化判断导管顶端的位置。

2. 导管进入右心房后,压力显示则出现典型的心房压力波形,表现为 a、c、v 波,压力波动的幅度

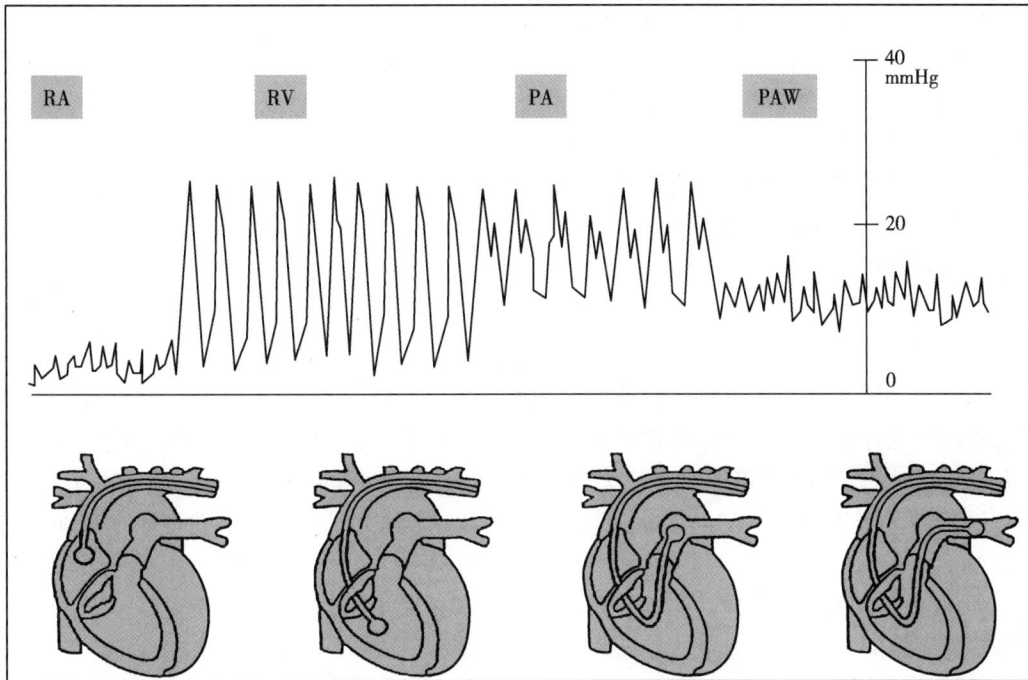

图 3-2-6　肺动脉漂浮导管的波形特点

大约在 0~8mmHg。这时应将气囊充气 1.0~1.5ml,并继续向前送入导管。

3. 一旦导管的顶端通过三尖瓣,压力波形突然出现明显改变:收缩压明显升高,可达 25mmHg 左右,舒张压不变或略有下降,范围在 0~5mmHg,脉压明显增大。这种波形提示导管的顶端已经进入右心室。这时应在确保气囊充气的条件下,迅速而轻柔地送入导管,让导管在气囊的引导下随血流返折向上经过右心室流出道,到达肺动脉。

4. 进入肺动脉后,压力波形的收缩压基本保持不变,舒张压明显升高,大于右心室舒张压,平均压升高,压力曲线的下降支出现顿挫。压力波动范围大约在 25/12mmHg。

5. 这时继续向前缓慢进入导管,即可嵌入肺动脉分支,可以发现压力波形再次发生改变,出现收缩压下降,舒张压下降,脉压明显减小。压力波动范围在 6~8mmHg 左右,平均压力低于肺动脉平均压。如果无干扰波形,可分辨出 a、c、v 波形。这种波形为典型的肺动脉嵌顿压波形。出现这种波形后应停止继续移动导管,此时气囊放气变成肺动脉压力波形,反复测试 2~3 次,确认位置无误后,导管退出1cm,记录长度,固定导管及保护套。

四、肺动脉漂浮导管各参数的获得和影响因素

由肺动脉漂浮导管所测到的参数主要有三部分:血管内压力、心排血量和混合静脉血标本氧饱和度。根据所测得的参数,又可计算出全套的血流动力学参数,以这些参数为基础,结合临床常规检查,通过计算可以获得更多的相关参数。

(一)参数的获得

1. 压力参数　通过肺动脉导管进行压力测量的装置由压力监测仪、压力传感器、冲洗装置、三通开关组成。压力传感器是整个监测系统中最为重要的部分。它的作用是将循环系统中的压力转变成电信号,经过压力监测仪的放大,以曲线和数字的形式表示出来。压力传感器的种类较多,临床上以电阻丝式压力传感器应用较为普遍。压力传感器的一端以压力监测仪相连接,另一端与充满液体的延伸管或直接与静脉或动脉导管相连接。这样,压力可以直接作用在传感器的压力隔膜上。隔膜在压力的作用下向对侧膨隆,以机械能的方式推动与隔膜连接的拉杆运动,而牵拉了保持一定紧张度的电阻丝。从而,使惠斯通电桥的两个臂被拉长,另外两个臂放松。由于电阻丝的长度与截面积发生了

变化,电阻发生了改变。从而产生了与压力变化相关的电信号改变。

我们所测量的压力实际上是与大气压相关的压力。所以,在使用压力传感器之前,应利用三通开关将压力管路的传感器一侧与大气相通,以校正压力监测系统的零点水平。校正零点时,压力传感器的隔膜前端的液体平面应在右心房水平。如果病人取仰卧位,则相当于腋中线水平。测量压力时,应注意保持压力传感器与右心房的这种关系。病人变换体位或床位上下移动时,压力传感器也应做相应移动。肺动脉导管的体外部分较长,通常都可以直接将导管经三通开关与传感器相连接。在少数情况下由于病人体位或周围环境的原因,可能会应用延伸管来连接压力传感器和肺动脉导管,以便于传感器位置的调整和固定。压力监测所用的延伸管是特制的、质地较硬的导管。不能随便选用不同的静脉输液导管代替压力监测延伸管,以免由于压力在导管内传导时发生严重衰减而使压力测量的准确度下降。压力波在延伸管内传导时可产生返折现象,导管越长对压力的影响就越大。所以,应尽可能选用较短的延伸管。压力传导的管路中存有气泡会严重地影像压力的传导。由于气泡的顺应性远大于液体的顺应性,所以管路中存有较大的气泡可导致压力波的明显衰减。微小的气泡可造成很强的压力返折波。有人曾将 0.05~0.25ml 的空气推入压力测量管路中,结果发现收缩压由 150mmHg 增加到 190mmHg。

右房压(RAP)的测量是将肺动脉导管置于正确的位置之后,导管近侧开口正好位于右心房内,经此开口测得的压力即为右心房压力。

肺动脉压(PAP)是当肺动脉导管的顶端位于肺动脉内(气囊未充气)时,经远端开口测得的压力。肺动脉压力可分别以收缩压、舒张压和平均压力来表示。

肺动脉嵌顿压力(PAOP)是将气囊充气后,肺动脉导管的远端嵌顿在肺动脉的分支时测量的气囊远端的压力。PAOP 是肺动脉导管可测量的特征性参数,具有特殊的意义。

由于肺循环是一个相对低压力的系统,并且没有血管瓣膜,理论上讲肺动脉嵌顿压有如下的相关性。

$$PAOP \propto PVP \propto LAP \propto LVEDP$$

式中 PVP 为肺静脉压;LAP 为左心房压;LVEDP 为左心室舒张末压。由于这种压力的相关性的存在,使的有可能通过右心导管监测左心的压力改变,从而了解左心的功能变化。要保持这种相关性的存在,测量肺动脉嵌顿压要满足三个基本条件:

(1)通畅的通路:这个通路是指由肺动脉导管的顶端到左心房或左心室的压力传导通路。在这个通路上任何原因的阻塞都可能会严重影响肺动脉嵌顿压与左心室舒张末压力的相关性,如瓣膜狭窄、血管的梗阻或畸形等。在重症患者监测中最为常见的影响因素是肺内或胸腔内压力或容积的改变而对肺血管床压力的影响。

(2)确实的嵌顿:气囊确实的嵌顿是肺动脉嵌顿压的测量不受肺动脉压力影响的关键。有人将肺动脉嵌顿压仍然称之为肺动脉压力。其实这两种压力有着测量方法的不同。后者是将前端微细的导管尽可能插入肺动脉的远端,甚至到接近毛细血管的部位,进行压力的测量。但在临床实际工作中,往往难以准确完成,测量的压力多受到肺动脉压力的严重影响。应用肺动脉导管后,临床上大都是应用肺动脉嵌顿压力作为血流动力学监测的一项指标。

(3)足够的时间:这里所说的时间是指压力平衡的时间。从导管的顶端到左心之间的压力传导通路中的压力要到达平衡,才能使肺动脉嵌顿压力的测量与左心相应压力有相关性。这个时间主要是心脏搏动的舒张期。有人报道,心率在 130 次 / 分以上可以导致肺动脉嵌顿压的测量值升高。

临床上常应用压力指标来反映容量负荷。这时,应注意心室顺应性的影响。除顺应性的影响之外,心脏及大血管外的压力变化对肺动脉嵌顿压的测量也有很大影响。驱动血液在血管内流动的压力是血管内压力之和与血管外压力的差值。胸腔内压力的变化是常见的影响因素。在肺功能正常的情况下,尽管在吸气时胸腔内负压增加,但对循环压力影响不大。可是,在气道阻力增加,肺顺应性下降时,病人的呼吸困难可导致胸腔内压明显增大。从而,不仅改变了血管内的压力,而且也会影响到肺动脉嵌顿压与 LVEDP 的相关性。机械通气时,正压的通气形式可对循环系统的压力产生影响,尤其是在应用呼气末正压通气(PEEP)时,可明显地影响肺动脉嵌顿压力的测量。呼吸对胸腔内压影响的最小时相是在呼气末期。所以,测量肺动脉嵌顿压力时应选择在呼气末期进行。

血管内的压力同样也受到重力的作用,而肺泡内压却几乎不受重力的影响。在人体站立时,上肺野的肺泡内压可能会高于局部血管内压,从而影响测量肺动脉嵌顿压时的压力传导。所以,肺动脉导管在嵌顿后,导管的顶端应位于左心房水平以下的肺动脉分支。这样才有可能在最大的程度上保证压力传导通路的通畅。

2. 流量参数　肺动脉导管可测量的流量参数是指心排血量(CO)。快速测量心排血量并且在短时间内多次重复或持续监测心排血量是肺动脉导管的主要优点之一。1954 年,Feger 第一次介绍了用热稀释方法测量心排血量的原理和方法。但是,直到 20 世纪 70 年代初期肺动脉导管出现之后,这种方法才真正得以在临床上广泛应用。

热稀释方法测量心排血量的原理与应用染料测量心排血量的原理相似,只是热稀释方法应用温度作为指示剂,而不是应用染料。当将 5% 的葡萄糖冰水由肺动脉导管的近端孔注入右心房后,这些冰水立即与血液混合,随着这部分血液经过右心室并被泵入肺动脉后,这部分血液的温度也逐渐升高。在肺动脉导管远端的温度感受器可以感知这种温度的变化,并将这种变化输送到心排血量计算仪。心排血量的计算是根据 Stewart-Hamilton 公式进行的。

$$Q=\frac{VI(TB-TI)K1K2}{TB(t)dt}$$

在公式中,Q 代表心排血量;VI 代表注射用冰水量;TB 代表血液温度;TI 代表注射冰水温度;K1 代表密度系数;K2 代表计算常数;TB(t)dt 代表有效时间内血液温度的变化,反映了热稀释曲线下面积。这些参数的变化对心排血量的测量有着明显地影响,所以,在进行心排血量测量时要注意对这些参数有影响因素的控制。

测量心排血量时首先要为心排血量计算仪输入正确的计算常数(K2)。K2 根据仪器的不同制造厂家、导管的不同规格及注入冰水量的不同而不同。注入冰水的量一定要准确。若以每次注入 5ml 冰水测量心排血量,如果有 0.5ml 的误差,则测量的结果就可能出现 10% 的偏差。冰水从含冰容器中被抽出后,应尽快进行测量。这段时间不要超过 30 秒。因为冰水的温度会随着离开容器时间的延长而逐渐增加,从而导致测量误差。也有人报道用室温的 5% 葡萄糖水注射测量心排血量并不影响测量的精确度,但应相应改变计算常数。注射时应尽可能快速、均匀,选择在呼吸周期的同一时相(呼气末)连续测量三次,取其平均值。注射应在 4 秒内完成。在整个操作过程中要注意导管系统的密闭性,防止污染及导管源性感染的发生。儿科病人应当注意反复注射冰水对体温和水电解质的影响。也有个别报道发现注射冰水可诱发心律失常,如窦性心动过缓、心房纤颤等。

另有改良的肺动脉导管可以进行心排血量的持续测量。方法是在肺动脉导管的前端带有升温装置,从而引起局部的温度改变,应用相同原理进行心排血量测量。

3. 混合静脉血标本　混合静脉血是指从全身各部分组织回流并经过均匀混合后的静脉血。从肺动脉内取得的静脉血是最为理想的混合静脉血标本。肺动脉导管的另一项作用是可以从肺动脉中获得混合静脉血标本。

静脉血的氧含量是根据血液流经的部位的不同而有区别。经过肾脏回到下腔静脉的血流量较大,这部分血液直径参与氧代谢的比例较小,汇入下腔静脉后使下腔静脉的回心血液的氧含量较高。心肌组织的氧摄取率较高,氧消耗也较大,故由冠状静脉窦进入右心房的血液氧含量较低。来自上腔静脉、下腔静脉和冠状静脉窦的血液经过右心室才被较好的混合。所以,肺动脉内的血液才是最为理想的混合静脉血。

抽取混合静脉血标本时应首先确定肺动脉导管的顶端在肺动脉内,压力波形显示典型的肺动脉压力波形。气囊应予以排空,在气囊嵌顿状态下所抽取的血标本不是混合静脉血标本。经肺动脉导管的肺动脉管腔抽取标本的速度要缓慢,先将管腔中的肝素盐水抽出,在抽取标本,然后用肝素盐水冲洗管腔。在整个抽取标本过程中要严格遵守无菌操作的原则。如果要进行混合静脉血的血气检查,在标本抽取的过程中一定要注意采用隔绝空气的技术。

(二)参数的影响因素

1. 中心静脉压(CVP) 每搏指数(stroke volume index,SI)结合 CVP 来评价更为可靠,如果 SI 低,CVP 同样偏低可能反映低血容量;SI 低,CVP 偏高可能反映右心衰竭。

2. 肺动脉压(pulmonary artery pressure,PAP) 肺动脉压分为收缩压(PAPs)、舒张压(PAPd)和平均压(PAPm)。PAPs 反映了右心收缩时产生的压力,取决于右心室每搏输出量、射血速度和肺小动脉的弹性。PAPd 取决于收缩压的高低、右室舒张期的长短及肺动脉的阻力。成人肺动脉压正常值:PAPs 为 15~28mmHg,PAPd 为 8~15mmHg,PAPm 为 11~16mmHg。胸腔内压力受呼吸周期的影响,这在正常人中并不重要。但在缺氧、支气管痉挛、机械通气等时,这种影响则可变得更明显。因此,应该在呼气末测定压力,这时的胸内压接近大气压。但在应用 PEEP 时,也没有必要一定要使胸内压等于大气压。在主动呼气的病例中,由于呼吸肌的收缩使胸内压升高。因此,测定压力应在呼气相开始时。

3. 肺动脉嵌顿压(PAOP) 是指球囊阻断较大肺动脉分支的血管床而测得的。由于左心房和肺循环之间不存在瓣膜,PAOP 即为从左心房逆流经肺静脉和肺动脉所传递的压力,因此与较大的肺静脉内压力基本相同。PAOP 正常值为 6~12mmHg。如果 SI 降低,PAOP<6mmHg 可能存在低血容量,如果 SI 低,PAOP>12mmHg 可能反映左心功能衰竭,PAOP>25mmHg 反映存在急性肺水肿。在大多数情况下,PAOP 可反应左室舒张末压。但在主动脉反流、肺切除或肺栓塞时肺血管支流血流明显减少、左室顺应性降低时,PAOP 低于左室舒张末压;而在气道压增加、肺静脉异常、心率大于 130 次/分、二尖瓣狭窄时,PAOP 高于左室舒张末压。

4. 心排血量或心脏指数(cardiac output 或 cardiac index,即 CO 或 CI) CO 是指左或右心室每分钟射入主动脉或肺动脉的血容量。CO 在不同个体之间的差异较大,尤其与体表面积相关密切,因此以 CO 除以体表面积得出的心脏指数(CI),成为比较不同个体心脏排血功能的可靠参数。正常成人的 CO 为 5~6L/min,CI 的正常值为 2.8~3.6L/(min·m^2)。

5. 每搏输出量或每搏指数(stroke volume 或 stroke index,SV 或 SI) 主要反映心脏的泵功能,即心脏排血的能力。正常成人的 SV 为 60~90ml/beat,SI 为 30~50ml/(beat·m^2)。SI<30ml/(beat·m^2)提示心脏射血功能减弱,原因包括前负荷低、心肌收缩力降低(如左心衰竭)、外周阻力增加等。SV 或 SI 降低的可能原因有:血容量不足(如出血)、心室收缩力受损(如缺血/梗死)、体循环阻力增加、心脏瓣膜功能障碍(如二尖瓣反流)等。SV 或 SI 升高一般都与外周血管阻力降低有关。

6. 混合静脉血氧饱和度(mixed venous oxygen saturation,SvO$_2$) 全身的静脉血液首先都回流到右心并混合,然后通过肺动脉氧合,再输送到全身组织。健康人的 SvO$_2$ 为 70%~75%。SvO$_2$<60% 反映全身组织氧合受到威胁,SvO$_2$<50% 威胁是紧迫的,SvO$_2$>80% 同样提示不充分的氧利用。

7. 体循环阻力(systemic vascular resistance,SVR) SVR 的正常值为 900~1500dyn.s/cm^5;SVR<900dyn.s/cm^5 提示全身血管阻力低,可能使血压降低,如药物影响、脓毒血症等;SVR>1500dyn.s/cm^5 提示全身血管阻力高,可能会影响组织器官的血液灌流量,如高血压、低 CI 时代偿性增高等。

8. 肺循环阻力(pulmonary vascular resistance,PVR) 正常值为:150~250dyn.s/cm^5;PVR<150dyn.s/cm^5 提示肺血管阻力低(参考《临床血流动力学》);PVR>250dyn.s/cm^5 提示肺血管阻力高,如肺动脉高压。

(三)注意事项

1. 严格按手术无菌操作原则。

2. 轻柔、小幅快速送管,如遇阻力不要强行送管,应使用退、转、进的手法使之顺利前进,防止盲目置管造成心脏穿孔等严重并发症。

3. 气囊进入右心房后,前进气囊必须充气,后退气囊必须放气。

4. 导管长度与波形 如对于一般成人，经颈内静脉置管过程中，大约 20cm 进入右心房，35cm 进入右心室，45cm 进入肺动脉，到长度未见相应压力波形，提示导管可能在心腔内打圈，应将气囊放气并将导管退至腔静脉后重新推进，避免导管进入过长在心腔内打结。

5. 心律失常 进入心腔后应严密监测心电变化，一般在右心室流出道时容易发生心律失常。如发生严重心律失常应立即转变导管方向或退出导管至腔静脉，必要时给予药物处理后再置管。

6. 尽快缩短气囊嵌顿时间、持续监测肺动脉压。每次测定肺动脉嵌顿压的时间应尽可能缩短，测定后应尽快放松气囊不得超过 30 秒。不测量肺动脉嵌顿压时，应持续显示肺动脉波形，如波形改变，应及时调整导管位置。

7. 导管留置时间尽量缩短，如临床上治疗不再依赖此方法，应尽早拔除。

（管向东）

第四节　脉搏指示剂连续心排血量测定及临床应用

脉搏指示剂连续心排血量（pulse indicator continuous cardiac output，PiCCO）是一种新的脉搏轮廓连续心排血量与经肺温度稀释心排血量联合应用技术。PiCCO 技术在热稀释测量的同时，分析动脉脉搏轮廓并计算出主动脉顺应性，根据校正动脉脉搏轮廓公式，计算个体化的每搏输出量（SV）、连续心排血量（CCO）和每搏量变异（SVV），以达到多数据联合应用监测血流动力学变化的目的。

PiCCO 原理和方法

（一）原理

1. 脉搏轮廓心排血量法（pulse contour method for cardiac output，COpc） 以动脉压力波形计算心搏量（动脉压力波形与时间的关系见图 3-2-7），认为心搏量同主动脉压力曲线的收缩面积成正比，压力依赖于顺应性及其系统阻力，经过对压力、心率、年龄等影响因素校正后该法得到认可，并逐步转向临床。

PiCCO 则采用连续三次热稀释法测量的心排血量（COa）平均值作为 COref 来校正主动脉阻力 Zao（脉搏轮廓心排血量的校正公式见图 3-2-8），当然其中包含了 Zao 值，在监视器上所显示的 COpc 值是前 30 秒逐次每搏量的平均值。PiCCO 还要采集监护仪上的 ABP、CVP 用来计算 SVR。CCO 法为了做

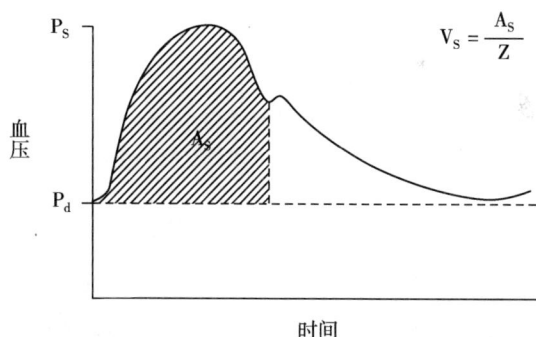

$$V_s = \frac{A_s}{Z}$$

图 3-2-7　动脉压力波形与时间的关系图

P_s 代表收缩压，P_d 代表舒张压，A_s 是压力 - 时间曲线的收缩部分下的曲线面积，右上角为 V_s 同 A_s 和血管阻力（Z）相关公式

到心排血量的连续校正，需要用热稀释心排血量来确定一个校正系数（cal），还要计算心率（HR）以及压力曲线收缩部分下的面积 [$P(t)$/SVR] 与主动脉顺应性 $C(p)$ 和压力曲线波形 [以压力变化速率（dp/dt）来表示的积分值]。动脉压力波要求无阻尼与干扰以便 COpc 正确计算。

2. 单一温度稀释心排血量法 PiCCO 中单一温度稀释心排血量技术由温度 - 染料双指示剂稀释心排血量测定技术发展而来。1966 年 Peaarse ML 等在肺实质容量测定中，介绍了从中心静脉同时注入温度和染料两种指示剂，在股动脉测定心排血量的方法，同时还可从中计算出不透过血管壁的染料容积（血管内）和透过血管壁的温度容量（血管外腔隙），见图 3-2-9。

单一温度稀释心排血量法是从指示剂稀释曲线，测定出特定传输时间乘以心排血量（COTDa），就可计算出特有的容量，见图 3-2-10。

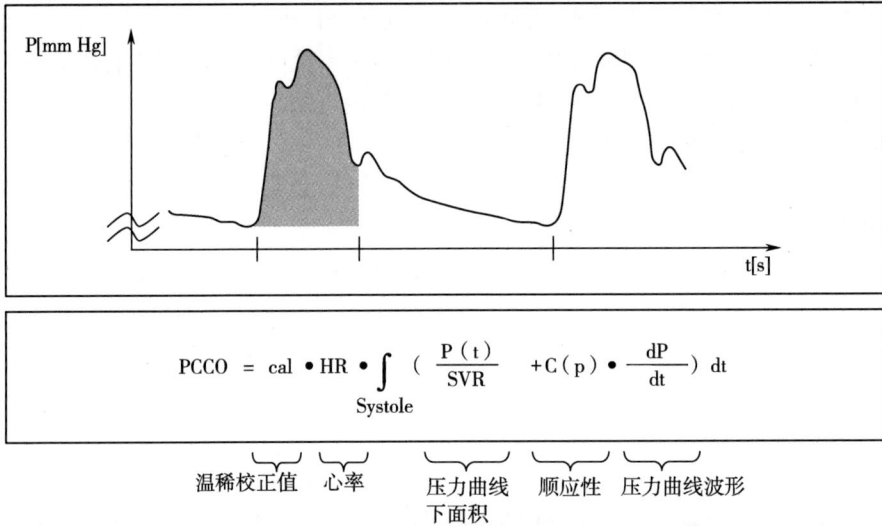

$$PCCO = cal \cdot HR \cdot \int_{Systole} \left(\frac{P(t)}{SVR} + C(p) \cdot \frac{dP}{dt} \right) dt$$

温稀校正值　心率　　压力曲线　顺应性　压力曲线波形
　　　　　　　　　　下面积

图 3-2-8　脉搏轮廓心排血量的校正公式

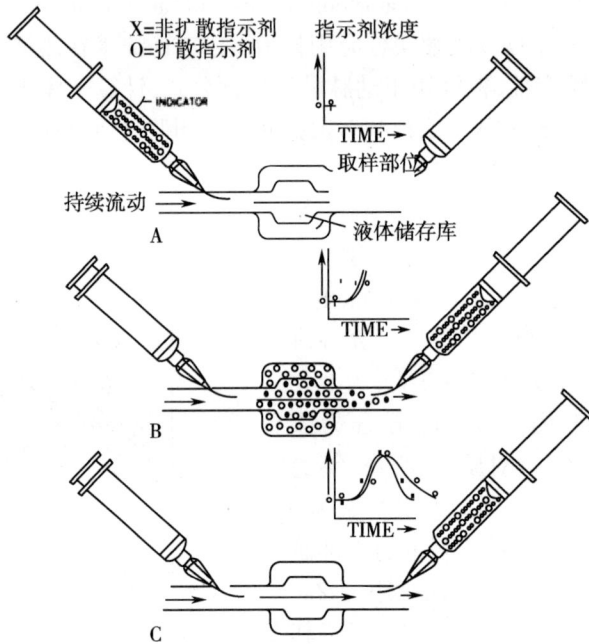

X=非扩散指示剂　指示剂浓度
O=扩散指示剂

图 3-2-9　肺实质容量测定原理和过程

A. 可弥散的冷指示剂(o)和不可弥散的染料指示剂(x)同时注入中心静脉;B. 随血流经肺到达股动脉感知器时血标本呈现两条时间依赖性稀释曲线;C. 可弥散的冷指示剂(o)容量大于不可弥散的染料指示剂(x),所以平均传输时间也加大

(二) PiCCO 导管和监测方法

　　PiCCO 监测仪需要在患者的动脉(例如股动脉)放置一条 PiCCO 专用监测管。测量开始时,从中心静脉注入一定量的冰水(0~8℃),经过上腔静脉→右心房→右心室→肺动脉→血管外肺水→肺静脉→左心房→左心室→升主动脉→腹主动脉→股动脉→ PiCCO 导管接收端,计算机可以将整个热稀释过程画出热稀释曲线,并自动对该曲线波形进行分析,得出一组基本参数,然后结合 PiCCO 导管测得的股动脉压力波形,得出一系列具有特殊意义的重要临床参数。其具体操作过程如下:

　　1. 首先要熟悉仪器与导管规格型号及操作步骤。

　　2. 插入中心静脉导管及温度感知接头与压力模块相连接。

　　3. 插入专用动脉导管,连接测压管路。

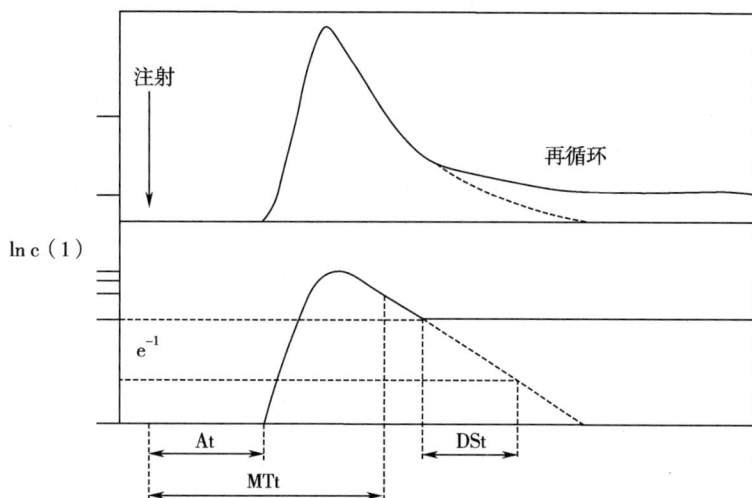

图 3-2-10　指示剂稀释曲线和时间取值图

ln c（1）为浓度自然对数，At 为显现时间，DSt 为指数曲线下斜时间，MTt 为平均传输时间

4. 动脉导管与压力及 PiCCO 模块相连接。

5. 观察压力波形调整仪器，准备冷注射液测定心排血量。

6. 为了校正脉搏轮廓心排血量，需要完成三次温度稀释心排血量测定。

（三）注意事项

由于胸腔内血容量（intrathoracic blood volume，ITBV）等参数测定依赖单一温度稀释技术获得，其准确性易受外源性液体、指示剂注射不当、心内分流、温度额外丢失、体温变差过大、非规范的注射部位、主动脉瓣关闭不全、心脏压塞等因素的不同程度的影响。在给左心室功能减退伴有中度容量不足的患者补充液体时，发现 ITBV 和心脏舒张末总容积量（global end diastolic volume，GEDV）不如 PCWP和 CVP 敏感，其机制可能与左心室功能减退患者心腔多有扩大和顺应性降低，腔径变化不如压力变化明显有关，因此仍应注重使用充盈压监测。

（管向东）

第五节　无创监测技术

近年来，由于技术和理论的进步，出现了一些新的无创或微创测定心排血量的方法，其中以超声多普勒技术、应用 Fick 原则的测量方法、胸腔阻 / 电抗法血流动力学监测技术等最具代表性。这几种方法简单、相对无创是它们的优点，但还不能够完全替代肺动脉漂浮导管，因为肺动脉导管除了可以测定心排血量以外，在压力（右房压，肺动脉嵌顿压）以及混合静脉血氧饱和度测定方面仍有其独特之处，而这些对于管理极危重症患者是很重要的指标。下面重点介绍部分无创监测技术。

一、心阻抗血流图（impedance cardiography，ICG）

ICG 采用胸腔阻抗法（thoracic electrical bioimpedance，TEB）为基本原理，为血流动力学的监测和心肌功能评价提供了一种安全简便、准确可靠、成本低廉的实时、连续监测血流动力学参数的途径和手段。

（一）基本原理

心阻抗图的基本原理是基于生物体变化时引起电阻抗的变化。胸腔组织是导电体，在其两端安放电极，经过电极联线向胸部输入高频低幅恒量电流，由于心脏收缩与舒张周期性活动，引起胸腔血液流动发生周期性变化,造成胸腔电阻呈周期性改变,用多导生理记录仪描记出来,就是心阻抗图或称阻抗血流图(△z)。血液是良好的导电体,心脏收缩时,血液射入主动脉内,使主动脉腔扩张,截面积增大,血容量增大,故电阻减小;反之,心脏舒张时,血液回到心脏,主动脉腔回缩,截面积减小,血液容积减小,使电阻增高。由此可见,心阻抗的大小与主动脉腔容积的大小成反比。Kubicek 等证实,左室射血时阻抗变化速率的最大 C(dz/dt$_{max}$)与主动脉血流量之间成反比。因此,假设胸腔为圆柱体,根据血液电阻率(ρ)、胸腔长度(E2 至 E3 两电极间距 L)、基础阻抗(Z0)、阻抗微分波 C(dz/dt$_{max}$)的波幅及时间(T)五个基本因素来计算心搏出量(SV),称 Kubicek 公式。

经过 30 多年方法改进,目前运用叠加平均法信号处理技术及 ZMARC 算法提供血流动力学参数,早期 Kubicek 法存在的准确性低、重复性差的问题已得到解决。通过心阻抗血流图可测得胸液成分(TFC)、心室加速指数(ACI)、预射血指数(PEP)、左心室射血时间(LVET)、心率(HR)、血压(BP),计算可得心排血量(CO)、搏出量(SV)、心指数(CI)、体血管阻力(SVR)、左心室做功量(LCW)等血流动力学参数。

(二)临床应用

目前临床主要应用在以下情况:急、重症患者的血流动力学状态监测评价;围术期高危患者的血流动力学监护;患者心脏功能评价和动态监护,选择最佳的治疗方案等。利用胸腔阻抗法测定的心阻抗血流图的适用范围为监测胸腔基础阻抗 Z0>15Q 的患者。当广泛的肺水肿、胸腔积液、血胸、胸壁水肿等晶体液浸渗情况严重,使基础阻抗增大时,与心排血量相关的 SV、CO、CI 等参数的监测值只可用于动态观察,其绝对值缺乏可靠性。二尖瓣关闭不全、扩张性心肌病患者以及房颤、室早、传导阻滞、心动过速、心动过缓、房早等心律失常患者亦不适于用心阻抗血流图监测。此外,活动、焦虑不安以及连续激烈的咳嗽等会影响监测参数的准确性和稳定性,故被监测者需保持平静。心阻抗血流图因其具有无创、简便、迅速实时连续监测血流动力学参数,并且可以对同一患者多次重复应用的特点,适用范围广,正逐渐被广大临床医务工作者认识并应用。

二、超声多普勒技术

心脏超声是目前能够在床旁提供实时有关心脏结构和功能信息的唯一的影像工具。多普勒心脏超声技术可以更加详细的评估血流动力学改变,因而更有助于快速明确循环衰竭的机制与原因。由于可以在很短的几分钟内准确评估血流动力学状态,心脏超声似乎对于那些持续休克的病人,逐渐成为理想的适合的评估手段之一。另外,科学技术和电子技术的快速进步,以及经食道的多平面探头的出现,使心脏超声的图像质量大幅提高,因而使机械通气病人也可以获得可靠的相关信息。并且许多研究表明,心脏超声尤其经食管心脏超声(transesophageal echocardiography,TEE)应用,包括在已经应用右心漂浮导管的病人,可以促使病人的治疗产生有益的改变。因此,心脏超声在 ICU 的应用开始逐渐增多。

(一)心脏超声在评估容量状态及容量反应性的评估方面的作用

心脏超声能够评估患者的容量状态,如左室舒张末面积,下腔静脉宽度等,是传统有创血流动力学监测评估的有益补充,更有可能比之更加可信可靠。容量反应性方面评估,在完全机械通气的窦性心律的病人,可以预测容量反应性,如上腔静脉塌陷率,下腔静脉扩张指数,左室射血的呼吸变化率,进行被动抬腿实验或容量负荷试验时,应用超声观察左室射血流速变化等。

(二)心脏超声在评估心功能时的作用

在 ICU 心功能的改变非常常见,尤其心功能衰竭或抑制,此时心室收缩、舒张功能的定量分析对于病情监测、指导治疗和判断预后具有十分重要的临床意义。临床常用的指数包括射血分数(ejection fraction,EF)和 Tei 指数又称为心肌做功指数(myocardial performance index,MPI)等。

(三)心脏超声对脱机困难患者的评估等

心功能不全是脱机困难的重要原因之一,从病理生理学而言脱机的过程会增加静脉回流和回心血量,导致心脏前负荷增加,在心功能不全的患者时更为突出,进而影响脱机顺利进行。在面对脱机困难时,除了临床常规考虑的肺源性因素之外,我们还应判断是否存在容量或心功能的因素。心脏超声在脱机前后对心脏功能、容量状态做出评估有利于指导临床脱机治疗。

（管向东）

第三章
机械通气的基本技术

呼吸机是一种通过自身动力将含氧的气体送入肺部,然后将含二氧化碳的气体排出体外,帮助呼吸系统完成通气的装置。机械通气(mechanical ventilation)是指将呼吸机与患者的气道相连接,利用呼吸机来代替、控制或改变呼吸运动的一种通气方式。根据呼吸机与患者气道的不同连接方式可分为有创和无创机械通气,前者通过建立人工气道而后者通过鼻罩、面罩或口 - 鼻罩等方式与呼吸机连接。机械通气的目的在于改善患者的通气与换气功能,减少呼吸做功,为抢救、治疗基础疾病创造条件、争取时间,最终使患者恢复有效的自主呼吸。机械通气已成为重症患者救治中最基本、最常用和最重要的器官支持手段。

第一节 气 道 管 理

保持气道的通畅是抢救重症患者的第一要务,也是进行呼吸支持与治疗的前提条件。气管插管和气管切开是目前最常用的人工气道的建立方式,但在紧急状况下,建立人工气道条件有限或有困难时,可及时通过手法开放气道、球囊面罩辅助通气、使用声门上人工气道(口咽通气管、鼻咽通气管、食管气管联合通气管)、环甲膜穿刺等方式快速解决患者的通气问题,为拯救生命赢得宝贵的时间。因此,合理选择、熟练掌握各种人工气道建立的方法与指征以及困难气道的处理极为重要。

一、手法开放气道

适用于呼吸骤停、意识障碍患者以及建立人工气道前的应急处理。对于有明确气道梗阻的患者,需及时去除梗阻的病因,如吸痰、异物取出等。此法对于怀疑颈椎骨折的患者需慎用。临床最常用的手法开放气道方法有:仰头拉颌法和仰头举颏法(图 3-3-1)。

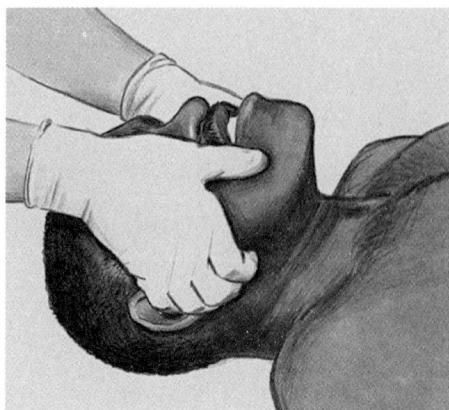 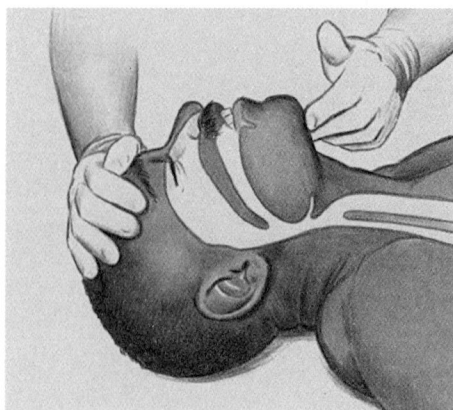

仰头拉颌法　　　　　　　　　　　　仰头举颏法

图 3-3-1　手法开放气道

(一)仰头拉颌法

操作者站在患者头侧,双手置于患者双侧下颌角下方牵拉,以使颈部过伸、头部后仰,然后双手上抬下颌,使舌根上升远离会厌开口,最后双手拇指或示指轻推下唇,打开口腔。

(二)仰头举颏法

操作者站于患者一侧,一手掌置于患者前额处,用力下压使头部后仰,另一手示指与中指并拢置于下颏处,向上抬起下颏,注意手指不要压迫颈前软组织,以免压迫气管。

二、球囊面罩通气

球囊面罩通气是指使用面罩、球囊、口、鼻咽通气道等简易设备,通过挤压球囊产生的正压辅助患者通气的一种方式。适用于机械通气前的短期辅助通气。由于需要手法开放气道并使用面罩,对于颈椎骨折、面部创伤的患者需快速评估、谨慎选择。

(一)单人面罩通气

患者仰卧位,操作者站在患者头侧,手法保证上气道开放,如有必要应置入口咽通气道或鼻咽通气道,将面罩底部置于患者下唇和颏间的凹陷处,面罩尖部置于鼻根部,注意勿压住眼睛和鼻翼。操作者左手拇指和示指分别固定在面罩球囊接口处,朝面部轻压面罩,另三指扣住下颌,使面罩和面部紧密贴合,同时手腕旋转使颈过伸,手指屈曲上抬下颌保持气道开放。右手挤压球囊送气,通过观察胸廓动度及听诊呼吸音判断通气状况,注意避免面罩漏气。

(二)双人面罩通气

一名操作者用双手扣面罩,另一名操作者挤压球囊辅助通气。面罩通气频率一般为12~16次/分,潮气量大约500~600ml,如有自主呼吸,需保持与患者自主呼吸节律一致。操作需保持面罩密闭,避免漏气导致的通气不足,同时需避免过度通气以尽量减少胃胀气所致的反流、误吸等风险。

三、声门上人工气道辅助通气装置

(一)口咽通气道和鼻咽通气道

口咽通气道和鼻咽通气道(图 3-3-2)主要用于解除舌根后坠所致的气道梗阻,对于有自主呼吸的患者,可保持患者呼吸通畅,对于无自主呼吸的患者,有利于球囊辅助通气的效果。患者对口咽通气道的耐受性较差,且可能在置入过程出现喉痉挛、呕吐、呛咳、支气管痉挛等并发症,所以,口咽通气道一般适用于昏迷的患者;鼻咽通气道的耐受性相对较好,但有可能引起鼻咽部出血,对于颅底骨折的患者,因可能增加感染机会,需慎用。

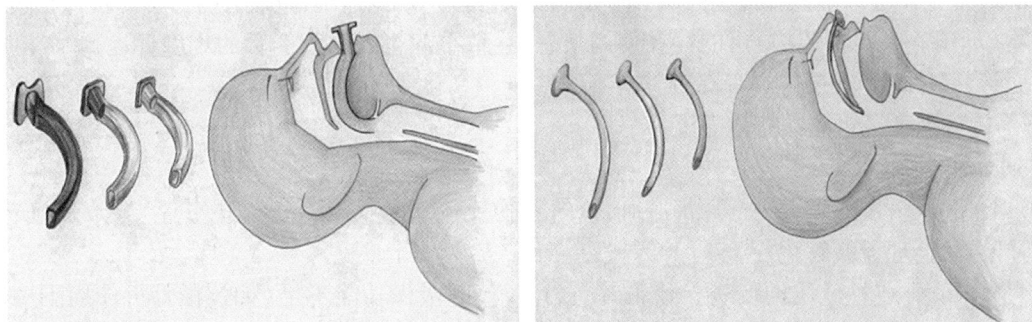

图 3-3-2　口咽通气道和鼻咽通气道

口咽通气道置入前需评估患者口腔的情况,选择合适型号的口咽通气道,一般选择的长度相当于门齿至下颌角或耳垂的距离。口咽通气道太短,可能将舌体向喉部推挤,反而加重气道梗阻,太长则可能阻挡会厌或损伤喉部。置入时,患者取仰卧位,使用仰头拉颌法开放气道,可采用直接置入法或反向插入法安置。口咽通气道的正确位置应是舌根被托起而通气道正对气管开口。

鼻咽通气道置入前需询问患者有无颅底骨折、出血性疾病、鼻息肉或鼻中隔偏移等疾病。选择合适型号的鼻咽通气道,一般的长度大致相当于鼻尖至外耳道的距离。可局部使用麻黄碱或肾上腺素稀释液收缩鼻腔黏膜并用利多卡因局麻,使用润滑剂润滑鼻咽通气道。将鼻咽通气道的弯曲面对着硬腭放入鼻腔,随腭骨平面向下推送至硬腭部,在鼻咽部后壁遇到阻力时,将鼻咽通气道向下弯曲60°~90°逐渐推送至口咽部,此时若患者咳嗽明显,可适当后退鼻咽通气道的深度 1~2cm。

(二)带套囊的声门上人工气道

常用的带套囊的声门上人工气道(图 3-3-3)包括喉罩、喉管以及食管气管导管等装置,开口处通常置于咽喉腔,通过套囊充气封闭食管,然后经咽喉腔通气。这类装置多适用于:①困难气道;②体位受限(如存在颈椎骨折);③估计气管插管难以迅速建立;④进行短小的外科手术等情况。其优点在于操作简单、易于建立、可避免气管黏膜和声门的损伤,但存在反流、误吸、通气效能不足、容易脱出等缺点。

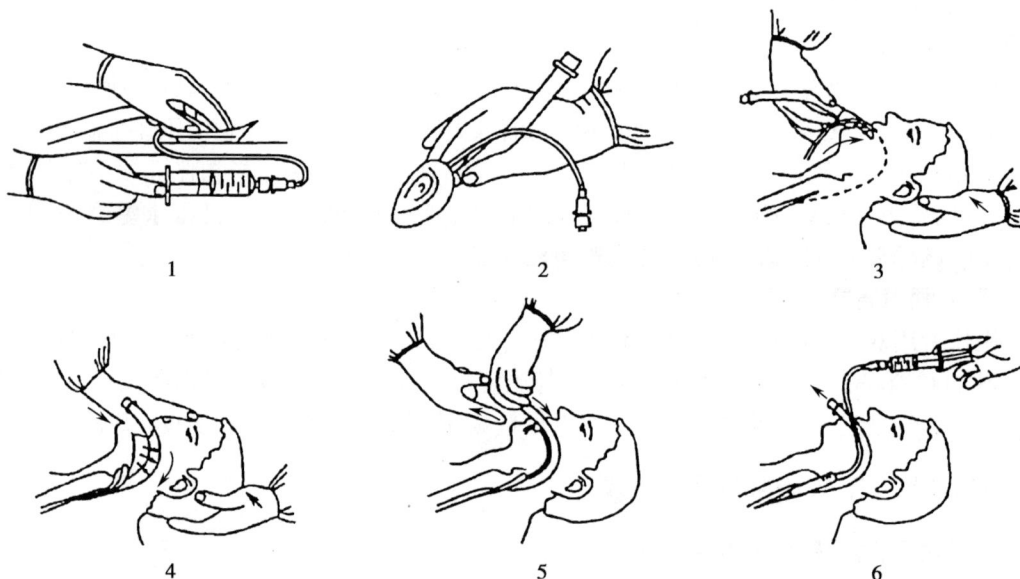

图 3-3-3 喉罩

四、气管插管

气管插管是指将气管导管经声门插入气道,以保证气道通畅并为机械通气提供必要途径,是重症患者救治最常见和最基本的技能之一。由于重症患者常伴有呼吸循环功能不全、抢救插管时间紧迫、诱导药物(如镇静或肌松药物)可能存在使用禁忌,导致重症患者气管插管的难度远远高于择期手术的气管插管,其适应证及操作过程都有其自身的特点。

(一)重症患者气管插管的适应证

1. 通气功能障碍

(1)上呼吸道梗阻(气道分泌物、咯血、胃内容物反流、气道异物、气道狭窄等)导致通气功能不足,经常规方法处理无缓解;

(2)意识障碍或神经肌肉疾病导致患者肌力下降,呼吸做功能不足(如颈椎骨折伴周围瘫痪、重症肌无力、吉兰 - 巴雷综合征);

(3)COPD 患者出现严重的 CO_2 潴留,应用无创呼吸机不能缓解等。

2. 氧合功能障碍 各种原因所致的低氧性呼吸衰竭,如重症肺炎、ARDS、肺水肿等。

3. 治疗需要 需深度镇痛、镇静甚至肌松或冬眠治疗的患者(癫痫持续状态、破伤风抽搐难以控制、恶性高热等)。

4. 其他 呼吸心搏骤停,患者自身气道保护性机制受损,存在反流、误吸以及气道分泌物潴留的风险,重症患者的转运,患者病情逐渐加重呼吸衰竭不可避免等。

（二）插管前评估

气管插管前需迅速评估患者是否存在插管困难,应在人力和设备上做好相应的准备,避免插管相关并发症的发生。评估内容包括患者的基础疾病、器官功能(尤其是呼吸循环的储备功能)、气道解剖及其毗邻结构情况。

1. 患者基础疾病及器官功能状况　包括患者的年龄、体型、诊断及插管的主要原因等。若患者存在高龄、消瘦等情况,提示在进行插管前诱导时镇静药物需减量;有长期服用成瘾药物的患者,提示需加大镇静药物的用量甚至使用肌松药物进行辅助;有严重心脏疾病基础的患者,尽量使用对循环功能影响小的药物;对于循环极不稳定的休克患者,尽量减少镇静药物的使用,甚至进行清醒状态的插管;对于氧合功能极差的患者,提示完成气管插管操作的间隙需尽可能缩短;大咯血患者需提前准备好吸痰装置或纤维支气管镜等抢救设备;由呼吸道传染性疾病导致的呼吸衰竭患者,需加强医务人员的自身防护等。需根据患者的具体情况进行分析。

2. 气道解剖结构的评估　包括颌面部有无畸形、头颈屈伸度、张口度、甲颏距、咽部结构的可见度、牙齿的情况等。重症患者常常无法配合上述评估检查,需根据患者的情况,在尽可能短的时间利用可获得的指标,做出初步的判断。

（三）插管前准备

1. 插管物品的准备　完整的插管包或插管车中的物品应包括氧源、恰当型号的面罩、呼吸球囊、吸引设备、不同型号的气管导管、管芯、喉镜柄和不同型号的镜片、Magil 钳、注射器、牙垫、听诊器、胶布等物品,需由专人负责配备并定期检查。若考虑患者存在困难气道的情况,需提前准备可视喉镜、纤维支气管镜、气管切开包等可能用到的物品。根据患者情况选择适合的喉镜镜片与气管导管。

2. 诱导药物　重症患者常伴器官功能不全,生理储备功能受限,因而插管前药物诱导必须十分谨慎。应依据患者情况选择对呼吸、循环影响小的药物。ICU 临床中常选择咪达唑仑、丙泊酚等快速起效、迅速消除的药物,但应注意对心血管的抑制作用。依托咪酯在药动学上与丙泊酚十分相似,且不抑制心肌收缩力,对循环的影响小,适用于循环状态不稳定的患者,但其可能抑制肾上腺皮质激素的产生,在严重感染的患者需慎用。

3. 患者的准备　除保持静脉通畅之外,需对患者进行严密的心电、氧饱和度及血压的监测。诱导成功后,患者平卧,肩背部略垫高,头后仰,颈部处于过伸位,尽量使口、声门、气道处于一条直线,及时清除口腔分泌物,通过面罩球囊辅助通气预氧合,如通气效果差,可放置口咽通气道或鼻咽通气道,一般要求氧饱和度(SPO$_2$)在 90% 以上(最好 95% 以上)才能开始进行气管插管;但对于氧合状况极差的患者,预充氧亦不能使氧饱和度达到 90%,可考虑短期内使用无创通气,同时选派操作熟练者进行插管,尽量缩短插管的时间。

（四）常见气管插管方法

1. 经口气管插管　临床上最常见的气管插管方式,暴露好、视野开阔、容易掌握。操作者站在患者头端,经患者口腔右侧置入喉镜,显露声门后将气管导管插入口腔直至通过声带,将导管气囊近端置于声带下方,拔除管芯,调整导管深度,确认导管位置正确以后,将牙垫插入口腔,取出喉镜,妥善固定导管。需常规拍摄 X 线胸片以判断导管尖端位置是否正确,通常要求导管尖端位于隆突上方约 3~4cm。

2. 经鼻气管插管　经鼻气管插管的适应证与经口气管插管相似,由于经鼻插管较耗时,不适用于紧急抢救插管;对于鼻腔局部解剖异常及创伤、全身性出血疾病、免疫功能受损以及颅底骨折也不适用。经鼻插管与经口插管相比较,其优点为导管容易固定、患者耐受性较好、易于行口腔护理;缺点为有可能损伤鼻甲、鼻黏膜、增加鼻窦炎或 VAP 的风险,由于插管直径更小,可导致气道阻力增加。

3. 纤支镜插管　当患者存在常规插管困难、声带解剖或位置异常、颈椎病变、头颈肿瘤、病态肥胖、有通气或插管困难病史时,应考虑选用纤支镜插管。将润滑的纤支镜套入气管导管中,将纤支镜经口或鼻于直视下将气管导管送入声门，然后前进直至可看见气管环，然后固定纤支镜，将套在纤支镜上的气管导管送进气管。

4. 逆行气管插管　此插管方法主要作为困难气道管理的一种补救措施。先通过穿刺环甲膜向头侧置入一根导丝，经口或鼻牵出导丝，在经口或鼻沿导丝引入一中空导管，至声门下方，固定导管后拔出导丝，再经导管插入气管导管。随着可视喉镜、纤维支气管镜的广泛使用，该法已较少使用。

5. 其他插管　除上述插管方法外，还有经喉罩、硅胶弹性导引条、可视喉镜等多种气管插管的方法。除应熟练掌握其中一种或几种方法外，还应充分做好插管前评估及准备工作，如判断为困难插管时应及时向有经验的医师求助。

（五）气管插管的并发症

1. 插管期间的并发症　如插管时口鼻软组织、牙齿以及声门的损伤；诱导不充分引起患者血压增高、心动过速、心律失常、颅内压增高；诱导药物导致血压下降；反流、误吸；低氧血症；气管误入食管；喉痉挛、支气管痉挛等。其中气管导管插入食管，未及时发现，后果十分严重，所以，气管插管完毕后需仔细确定气管导管的位置。由于重症患者在气管插管时常常处于饱胃状态，故插管前若有条件，需先安置胃管进行胃肠减压后再进行，可明显减少反流、误吸的风险。

2. 导管留置期间的并发症　包括气管导管阻塞；气管导管固定不当导致气管导管移位（误入单侧主支气管、气管导管脱出、意外去除人工气道）；气管导管局部压迫口腔或鼻黏膜坏死；气管黏膜损伤；气管食管瘘等。导管留置期间最严重的并发症为导管阻塞及意外去除人工气道。

3. 去除人工气道时的并发症　包括喉痉挛、声门水肿、杓状软骨脱位、气管软化、气管狭窄等。

4. 并发症处理

（1）若怀疑气管导管阻塞，首先可用吸痰管试探导管是否通畅，吸引分泌物，检查人工气道深度是否有变化。判断有困难时使用纤支镜直视下检查导管阻塞原因。

（2）意外去除人工气道则重在预防，首先是要将导管固定牢固，每天检查导管深度是否变化。清醒患者需给予耐心的解释争取其配合，同时使用镇静镇痛剂减轻患者的不适感，必要时使用肌松剂或采取一定的束缚措施。一旦意外去除人工气管，在面罩辅助呼吸的同时迅速做好再次插管准备，并评估是否可以无创通气还是必须再次插管有创通气。

（3）对于高危患者，如病态肥胖、插管时声门处可能有损伤的患者，去除人工气道前使用激素，可减少去除人工气道时引起的喉痉挛、声门水肿等并发症。

五、环甲膜穿刺或切开

随着处理困难气道的设备及方法不断得到改进，紧急状态下的环甲膜穿刺或切开已很难见到。环甲膜穿刺或切开仅适用于有急性上呼吸道梗阻（如喉头水肿）、无法建立高级人工气道（气管插管、气管切开），同时又无法保证通气（如面部严重创伤，无法使用球囊面罩辅助通气）的紧急情况。环甲膜位于甲状软骨和环状软骨之间，前无坚硬遮挡组织（仅有柔软的甲状腺通过），后通气管，它仅为一层薄膜，周围无要害部位，因此利于穿刺。直接于此处穿刺入大号针头或切开，即可开放气道，迅速解除气道梗阻。但急诊下行此操作并发症较多，如声门下狭窄、局部感染等。

六、气管切开

气管切开术的适应证包括：

1. 上气道梗阻，尤其是长期或永久性的梗阻，如双侧声带麻痹、颈部手术史等。

2. 预期需要较长时间机械通气治疗，如超过两周。

3. 中枢神经系统疾病致昏迷的患者，预计短期内难以恢复分泌物自主清除能力者，可以早期进行气管切开。

4. 下呼吸道分泌物多，长期自主清除能力差的患者，或者吞咽反射障碍、喉反射受抑制者。

5. 因咽喉部疾病致狭窄或阻塞无法气管插管的患者。

6. 头颈部大手术。

气管切开术有常规气管切开术和经皮穿刺气管切开术。后者与血管 Seldinger 穿刺技术相类似，与常规气管切开相比，操作更为简单，创伤更小，但对于病态肥胖以及颈部解剖结构有变异的患者需慎用。

（康　焰）

第二节　呼吸机工作的基本原理

当前世界上应用的呼吸机多达数百种，国内临床上常用的亦有数十种之多。从简单的气动定压型呼吸机到计算机控制的多功能呼吸机，它们在设计、构造、操作等方面均互不相同，但呼吸机工作的基本原理是一致的。呼吸机通过向呼吸道直接加压或者在胸腔外加负压，建立气道口与肺泡间的压力差来进行通气，临床上使用的呼吸机绝大部分是向呼吸道直接加压的正压呼吸机。

呼吸机的组成和工作原理

呼吸机的结构取决于其类型和工作原理。早期的呼吸机大部分是气控气动型的，由压力调节装置、气动装置和管路组成，使用和维护比较简单，体积也随生产工艺水平的发展愈加小巧精致。临床普遍使用的呼吸机中占主导地位的还是电控气动式的呼吸机，其结构和工作原理也比较有代表性。

（一）呼吸机的结构组成

电控气动呼吸机由主机、混合器、感受器、呼气阀、湿化器和气动装置（包括空气压缩机和高压氧源）等组成，这种分离式结构的优点是易于选择、维护和更换，缺点是体积大、占位多、使用和管理麻烦。近年来由于计算机技术的飞速发展和普及，新型呼吸机已向一体化方向发展，结构更加精巧和美观，多参数监测和报警功能也大大加强，并具一定的智能化，其主机一般都带有显示屏幕，能够动态显示通气参数和波形，从而使机械通气治疗更加直观和安全。

1. 主机结构　呼吸机主机包括通气模式选择、通气参数调节、监测和报警装置四部分。其人机界面一般采用带旋钮的面板或触摸显示屏，面板上可显示基本通气参数、呼吸机工作状态以及监测与报警指标。设计友好的面板能够一目了然，操作直观，参数调整有确认环节，即使紧急的情况下也不易出错。

2. 呼吸机辅助装置

（1）湿化器：湿化器是连接在呼吸机外部呼吸回路中，对患者吸入气体进行加温和加湿的装置，对持续的机械通气过程是必不可少的，短时通气和急救的情况可除外。常用的湿化器有冷水湿化器、加热湿化器、超声雾化湿化器和湿热交换湿化器（人工鼻）等，临床以使用加热湿化器居多，且效果也最好。

（2）空氧混合器：空氧混合器用来完成空气和氧气的混合及吸入气中氧浓度的调节，空氧混合器通常有机械式和电子控制式两种。

（3）感受器：包括呼吸参数感受器和温度感受器。呼吸参数感受器用于感受自主呼吸和监测通气参数等的变化，以维持和监控呼吸机的正常运转。温度感受器多连接在湿化器内，保障湿化温度的正常与恒定。

（4）吸 / 呼气阀：吸 / 呼气阀是保障呼吸管路内气流沿同一方向流动的装置，也控制着吸气、呼气周期的转换和呼气末气道正压的水平。

（5）呼吸机：用气源呼吸机工作，用气源包括氧气和压缩空气，气体的供应可以采用气瓶供给，也可以采用中心供气的方式供给。中心供气可保证持续供气、调节方便、安全可靠、维护简便，能够大幅度减轻工作人员劳动强度、改善工作条件,是集中开展呼吸支持技术中基本的支撑条件。

(二) 呼吸机的工作原理

电控气动呼吸机由高压氧和高压空气共同驱动完成送气,通气过程则通过微电子装置进行调控,同时进行必要的安全性监测,如气道压力和漏气监测、气源和窒息报警等。

进入呼吸机的空气和氧气通过空氧混合器按所需比例混合后进入恒压缓冲装置,然后以设定的通气模式和预定的潮气量、分钟通气量、通气时序(通气频率、吸气时间、屏气时间)等通气参数来控制呼吸机的吸气阀,将混合气体送入吸气回路,经过吸气回路中的湿化器加温加湿后,经气管插管或气管切开导管将气体送到患者肺内进行气体交换,再通过控制呼气阀将废气排出,这样完成一个送气周期并不断地重复。简而言之,一个呼吸周期包括气体由主机气路进入气道后完成吸气触发、吸气、吸呼气转换和呼气四个阶段。

1. 吸气向呼气转化的机制 呼吸机的"切换"指呼吸机产生的正压将气体进入肺部完成吸气过程以后,接着向呼气过程的转换。常用的切换方式有四种,即压力切换、流速切换、容量切换和时间切换。呼吸机至少应有一种切换方式,先进的呼吸机可有 2~3 种切换方式供临床根据不同情况选择。

(1) 压力切换:当压力感受器感受到吸入气道压力达到预定值时,即停止吸气,以压力预设值切换完成吸气向呼气的转化。吸气时间、流速和潮气量均受预设压力、气道阻力及胸肺顺应性的影响。

(2) 容量切换:当呼吸机将预设的吸入气量送入肺后即转向呼气,不论肺和气道的情况如何,都送入预定的吸入气量,因此气道压力和流速均不恒定。

(3) 流速切换:当呼吸机内流速感应阀感应到吸气流速小于一定值(1~4L/min)时,即停止吸气,转入呼气,完成吸-呼切换。流速切换时呼吸机管路内气体流速恒定,但肺内压、吸入气量和吸气时间因患者状况不同而不同,因此有的流速切换装置上还配有峰流控制器,用来调节吸气时间和吸呼比值,以保证适宜的潮气量和恰当的吸气时间,因此需要精确的通气量监测装置和报警装置,以便能及时予以调整。

(4) 时间切换:当呼吸机送气达到预设的吸气时间,即停止吸气,转向呼气。吸气过程中的气道压、气流速度和吸入气量均因肺部情况不同而变化。

2. 吸气触发的时机 呼吸机的吸气触发有定时触发和自主触发两种基本形式。

(1) 定时触发:当呼气期达到预定的时间后,呼吸机吸气阀打开,进入吸气期,这种方式称为定时触发,它不受患者自主吸气的影响。定时触发常用于自主触发的安全保障,即当预置的呼气时间结束时,患者没有自主呼吸或自主呼吸不能触发通气时,呼吸机自动以时间切换进入吸气期。

(2) 自主触发:自主触发是指呼吸机对依据患者的吸气动作发生反应,同步给予控制吸气,这种方式也称为同步控制呼吸。自主触发难易程度可通过触发灵敏度和反应时间两个参数来调节。

触发灵敏度反映了患者自主吸气触发呼吸机的做功大小。当患者自主从呼吸机内吸入少量的气体时即可引起呼吸机管道内气体压力、流速和容量的变化,这些变化被感受器感知后触发呼吸机通气。衡量敏感度的一个指标为敏感百分比(敏感百分比=触发吸气量/自主潮气量×100%),理想的敏感百分比应小于 1%。绝大多数呼吸机的敏感度是可调的,一般成人呼吸机可调至吸入 0.5ml 的气体即可触发,小儿呼吸机则更低。

反应时间指患者开始自主吸气到呼吸机响应送气至患者呼吸道的时间。影响反应时间的因素包括触发敏感性、呼吸管道的长度、体积以及顺应性。压力在呼吸管内的传导速度很快,可达 330m/s。评价反应时间的参数为反应时间百分比(反应时间百分比=呼吸机的反应时间/自主吸气时间×100%),理想的反应时间应小于吸气时间的 10%,如果患者的吸气时间短. 而反应时间较长,则易出现人机同步不良现象,临床上应注意。一般成人电控呼吸机的反应时间为 0.08 秒,而气控呼吸机的反应时间平均约为 0.2 秒。

(康 焰)

第三节　常用呼吸机通气模式

通气模式可概括为容量预置型通气和压力预置型通气,几乎所有通气模式都是在这两类模式的基础上衍生出来的。容量预置型通气,是指预设潮气量/分钟通气量,气道压力由呼吸机设置条件、患者自身呼吸系统机械特性及人机协调性等因素决定。压力预置型通气则是预设呼吸机送气目标压力,送气量则取决于设置参数、患者自身呼吸系统机械特性及患者自身努力情况。两者的比较见表 3-3-1。

表 3-3-1　容量预置型通气与压力预置型通气的比较

	容量预置型通气	压力预置型通气
常见模式	VCV、ACV、SIMV 等	PCV、PSV、APRV 等
设置参数(自变量)	潮气量/分钟通气量	吸气压力
监测参数(因变量)	气道压力	通气量
优点	潮气量恒定,可保证肺泡通气,易于监测呼吸系统机械特性	人机同步性更佳,可减少镇静剂和肌松剂的用量,易保留患者自主呼吸,患者更加舒适。气道压力恒定,有利于限制过高肺泡压和预防 VALI。吸气流速波形多为减速波,肺泡在吸气早期即充盈,有利于肺内气体交换,改善 V/Q 比值
缺点	气道阻力或顺应性变化可产生过高气道压、易致 VALI;不能对患者的通气需求变化作出反应,易致人机不协调,增加呼吸做功,增加镇静剂和肌松剂的用量;吸气波形多为方波或减速波,肺泡在吸气中后期才完全开放	潮气量随气道阻力及胸肺顺应性变化而变化,可能导致低通气或过度通气

常见通气模式见图 3-3-4。

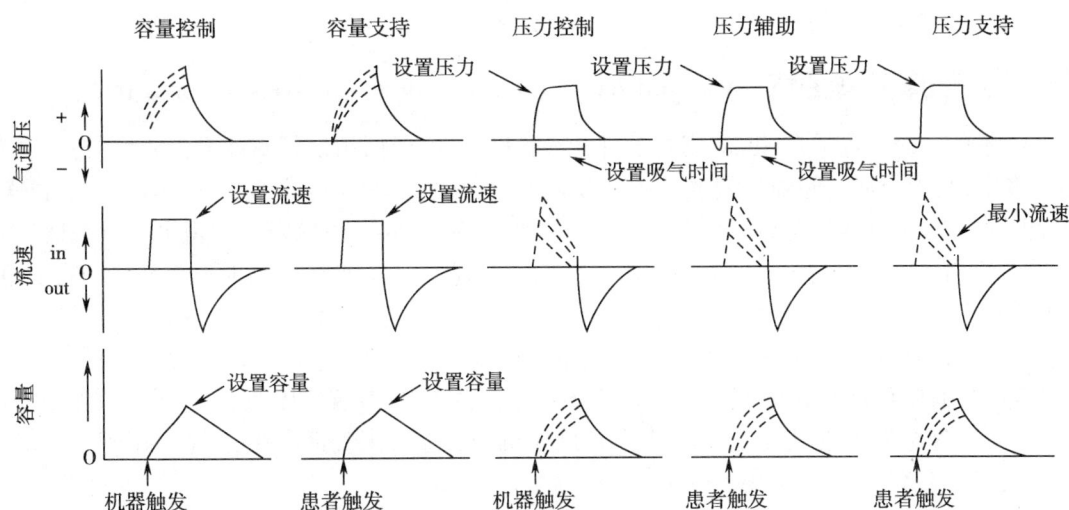

图 3-3-4　常见通气模式图解

一、辅助/控制通气(assisted-controlled ventilation,A/C)

控制通气(controlled mandatory ventilation,CMV)指由呼吸机完全取代患者的自主呼吸,患者的呼吸频率、潮气量、吸呼时间比和吸气流速及波形完全由呼吸机控制和实施,送气停止后,靠患者自身的胸廓和肺的弹性回缩力将气体呼出体外。CMV不需要自主呼吸触发,易保证通气量,可使呼吸肌完全得到休息,主要用于:①有严重呼吸抑制或伴有呼吸暂停;②需要减少呼吸做功(如严重心肺功能不全);③实施非生理性特殊通气(如反比通气、分侧通气、低频通气、允许性高碳酸血症通气或目标性过度通气治疗颅内高压时);④测定呼吸力学参数时。由于其不受自主呼吸调节及呼吸肌不主动活动,易引起下列并发症:①可发生过度通气或低通气;②长期应用可产生呼吸肌废用性萎缩;③当气道阻力或顺应性变化时,可产生过高气道压,易致VALI;④患者自主呼吸恢复功增强时,易发生人机对抗,有时需用镇静剂。

辅助通气(assisted ventilation,AV)是由自主吸气触发的通气辅助。当患者开始自主吸气时,呼吸回路中的压力或流速发生变化,当达到预先设定的触发阈值时呼吸机即按预置潮气量、吸气流速、吸呼时间比将气体输送给患者,实际呼吸频率取决于患者自主呼吸频率。AV的优点在于:①呼吸频率由患者自身决定,有利于避免过度通气;②呼吸机送气是由患者自己触发的,人机同步好;③与CMV比较,患者触发机械通气前的胸腔压力低,对血流动力学的影响较小;④呼吸肌能得到一定程度的锻炼,可预防呼吸肌废用性萎缩。由于AV需要依靠患者的自主呼吸触发来启动呼吸机送气,如果患者无自主呼吸,呼吸机则不提供通气支持,若自主呼吸不稳定,AV提供的通气支持也不稳定,因此AV模式不能用于自主呼吸停止或呼吸中枢驱动不稳定的患者。

辅助/控制通气(assisted-controlled ventilation,A/C)即是上述两种通气模式的组合,在A/C模式下,呼吸机上设置的呼吸频率被作为一种"背景"频率存在。当患者通过自主吸气努力触发呼吸机送气来完成通气时即为AV模式,实际呼吸频率即为患者的自主呼吸频率。当患者无力触发或自主呼吸频率低于预设频率时,呼吸机即以预置频率送气,为CMV模式。A/C模式的特点是既可提供与自主呼吸同步的通气,又能保证自主呼吸不稳定时的通气安全,A/C模式是目前临床上最常用的模式之一,主要用于各种呼吸衰竭的初始通气支持。

二、间歇指令通气(intermittent mandatory ventilation,IMV)

IMV是指呼吸机以预设的频率向患者输送预置潮气量,在两次机械通气周期之间允许患者自主呼吸,亦即两次控制通气的间隙期间呼吸机可以提供患者自主呼吸所需的气体支持。但当患者自主呼吸与下一次呼吸机指令通气冲突时即可出现人机对抗。

三、同步间歇指令通气(synchronized intermittent mandatory ventilation,SIMV)

SIMV是IMV的改进。在SIMV模式下,指令通气的发放根据预设频率被平均分配在各个"触发时间窗"当中,当指令通气间隙期间的自主呼吸强度达到触发阈值时,即可触发预设的呼吸机送气,使之与患者的自主呼吸同步,频率与潮气量由自主呼吸决定,同时该触发时间窗中的指令通气被取消。若在一个触发时间窗中没有有效自主呼吸发放,则在此触发时间窗结束时发放预设的指令通气。SIMV模式具有以下优点:①既保存了患者的自主呼吸,又尽可能地降低了人机对抗,通气舒适性明显改善,减少了镇静剂和肌松剂用量;②可降低气道平均压,易于减少气压伤和对血流动力学的不利影响;③自主呼吸的参与改善了气体分布,进而改善V/Q比值失调,改善气体交换;④呼吸肌需一定程度地做功,避免了完全的呼吸肌废用性萎缩,可帮助停机和去除人工气道。SIMV主要用于有一定自主呼吸能力的呼吸衰竭患者,亦常用于机械通气的撤机过程。

四、压力控制通气(pressure controlled ventilation,PCV)

压力控制通气中,呼吸机将气流送入肺内,当气道压升高到预设值时,通过预设参数维持气道压在预置水平直至吸气时间结束,转为呼气。PCV模式需要设置吸气压力和吸气时间、呼吸频率,其潮气量由吸气压、吸气时间、气道阻力、胸肺顺应性、PEEP及自主呼吸努力等因素共同决定。由于整个吸气过程肺泡内压基本一致,肺内气体分布均匀,且减速气流也有利于气体分布,PCV可降低无效腔与分流样效应,可预防及减少气压伤,能较好地改善通气血流比例失调,其对血流动力学的影响与定容型通气模式相似。PCV主要用于治疗呼吸衰竭患者,且有逐渐取代定容型模式的趋势。

五、压力支持通气(pressure support ventilation,PSV)

压力支持通气是一种部分通气支持方式,由自主呼吸触发呼吸机送气、维持通气压力和决定呼气的切换,在吸气过程中给予一定的压力辅助,表现为压力目标和流量切换。PSV的实施包括吸气的识别、吸气压力的维持和呼气触发三个阶段。

使用PSV模式时,需要设置吸气触发灵敏度和压力支持水平。由于无预设的指令通气,如患者自主呼吸不能触发甚至呼吸停止时无法保障通气,故PSV常与SIMV等组合使用。单纯进行PSV时主张设置窒息通气功能来监测患者的自主呼吸,当呼吸暂停时间超过预定值时,呼吸机报警并自动切换至控制通气模式,按照预先设置的参数送气。

PSV模式可用在呼吸衰竭支持的早期及中期,它不但可以单独使用,亦可于SIMV等模式联合使用,还可以用作撤机前的自主呼吸试验和撤机模式,逐渐降低压力支持水平直至停机。

六、持续气道正压通气(CPAP)

持续气道正压通气(continuous positive airway pressure,CPAP)是指在自主呼吸条件下,整个呼吸周期(无论吸气或呼气相)气道均保持正压,这是通过按需活瓣或持续高流量系统来实现的。CPAP即是自主呼吸条件下的PEEP,因此具有PEEP的各种优缺点。CPAP既可用于无创通气,亦可用于有创通气,由于它不提供通气辅助,故只适用于呼吸中枢功能正常、具有较强自主呼吸能力的患者。目前CPAP主要用于阻塞型睡眠呼吸暂停综合征(OSAS)、呼吸衰竭、重症哮喘、撤机、肺不张、急性肺水肿等。

随着呼吸机制造技术的不断发展,为满足临床需求的不同呼吸模式不断涌现,但它们都是以上述模式为基础的,只要掌握上述通气模式的特点,就能准确理解和运用新的通气模式。

(康　焰)

第四节　机械通气的临床应用

评估患者接受机械通气的适应证和禁忌证是进行机械通气的前提,应根据患者的病情和气道情况选择通气方式(有创或者无创)、通气的模式和恰当的参数,并依据病情的演变随时进行调整,在满足患者通气及氧合需求与尽可能减少机械通气相关并发症中达到最佳的平衡。机械通气的目的是为了维持正常的呼吸功能,为原发病的治疗提供支持和创造条件,最终能成功脱离呼吸机。应该逐日评估呼吸机撤离和撤除人工气道接指征,尽可能缩短患者机械通气和人工气道的时间。

一、通气模式的选择

没有一种通气模式可以适用于所有的患者和疾病。临床实施机械通气时,常在通气之初选用A/C模式来实现完全的通气支持,以保证通气效果,并使患者呼吸肌得到充分休息。依据患者对机械通气的反应和病情改变,逐渐过渡到部分通气支持,如SIMV或SIMV+PSV等模式,最后过渡到自主呼吸模式,如PSV,直至停机。

容量预置型(容量控制)通气模式或压力预置型(压力控制)通气模式的选择需要根据医师对模式的熟悉程度、患者的病情以及呼吸机本身的性能来决定,目前并无循证医学证据证明哪一种模式更有优势。压力预置型通气模式可以有效控制气道压力,但不能保证潮气量。容量预置型通气模式可以保证潮气量,但容易造成气道高压。气道压力比较高或胸肺顺应性较差时,为了减少VALI发生的几率,压力预置型模式可能更安全,当患者表现为严重通气不足时,为了保证通气效果,容量预置型通气模式可能更合理。

二、常用呼吸机参数的设置

(一)潮气量(Vt)

成人一般为8~12ml/kg,严重ARDS患者需要小潮气量通气时可选择6ml/kg。容量预置型通气模式可直接设置Vt,压力预置型通气模式需设置吸气压力水平,而Vt根据患者气道阻力和肺顺应性而改变。Vt设置时需考虑患者的胸肺顺应性、气道阻力、呼吸机管道的可压缩容积、氧合状态、通气功能及发生气压伤的风险等问题。原则上当Vt处在压力-容积曲线的陡直段,平台压不超过30cmH$_2$O时,一般可避免肺泡过度膨胀,降低呼吸机相关肺损伤的发生风险。

(二)呼吸频率(RR)

临床上已很少采用完全的控制通气,呼吸机上设置的呼吸频率主要担任背景频率的角色。当患者没有自主呼吸触发时,实际的呼吸频率等于设置的通气频率。当患者有自主呼吸触发时,设置呼吸频率就成了背景频率,用于保证患者的基本通气。当呼吸频率低于设置频率时,呼吸机按照设置的频率同步完成通气;当患者自主呼吸频率高于设置频率时,呼吸机按照患者的实际频率同步完成通气。分钟通气量由呼吸频率与潮气量共同决定,设置呼吸频率时,需同时考虑潮气量及有效肺泡通气量。成人呼吸频率一般设置在12~20次/分,以保证患者有足够的分钟通气量。此外还需要根据患者的自主呼吸水平、PaCO$_2$的目标及监测结果等进行调节。限制性肺疾病患者可能需要设置较高的频率以提高同步性能,而阻塞性肺疾病患者则需要较慢的呼吸频率以保证通气量。当患者病情缓解,可逐步降低呼吸频率,增加患者做功比例,避免呼吸机依赖,以尽快脱离呼吸机。

(三)吸气时间或吸呼比

正常成人自主呼吸时吸呼比约为1∶1.5~1∶2,吸气时间为0.8~1.2秒。设置吸气时间或吸呼比时应综合患者的氧合、通气功能、血流动力学以及心功能状况。压力预置型通气模式直接设置吸气时间,它与呼吸频率共同决定吸呼比,容量预置型通气模式则由吸气流速、波形及呼吸频率共同决定吸呼比。潮气量与吸气流速决定吸气时间,而呼吸频率则与呼气时间有关,呼吸频率越快,呼气时间越短,反之亦然。为增加平均气道压和改善氧合,可适当延长吸气时间或增加吸呼比,延长吸气时间后患者多不能耐受,常需加用镇静剂及肌松剂。为了获得较低的平均气道压,避免气体陷闭和内源性PEEP,尤其是阻塞性肺疾病的患者,给予足够的呼气时间是必要的。

(四)吸气流速

容量预置通气模式需要设置吸气流速。压力预置型通气模式中吸气流速由预设压力、呼吸阻力和患者用力程度三者共同决定,其波形一般呈指数递减的形式,以便迅速达到设置压力并维持整个吸气相压力恒定。流速设置是否得当会直接影响患者所作的呼吸功及人机协调性,一般需根据患者吸气用力水平设置。理想的吸气流速应与患者的最大吸气流速相匹配,深大呼吸时吸气流速高,浅慢呼吸吸气流速低。一般将吸气流速设置在40~100L/min。设置流速的同时需要选择流速波形,各型呼吸机提供的流速波形共有四种:正弦波、方波、减速波及加速波,临床最常用的为方波和减速波。方波在吸气初始吸气流速达到设定值,并按该流速持续送气至吸气期结束。减速波则是在吸气初始流速达到设定最大值,之后逐步降低,吸气末降到最低。流速波形选择取决于临床情况,及此种流速波形对气体分布的效应和对吸气压力的影响。总体来讲,相同流速时方波较减速波送气更快,产生的气道峰压更高,气道平均压更低,减速波形则更接近生理状态,气体分布更佳,人机协调性也更好。

(五)触发灵敏度

触发灵敏度分为吸气触发灵敏度和呼气触发灵敏度,吸气触发灵敏度又分压力触发和流量触发。吸气触发的设定原则是避免误触发及防止触发困难。压力触发灵敏度一般设置在-0.5~-2cmH$_2$O,流量触发灵敏度一般设置在 1~3L/min。压力触发时,呼吸机监测管路中压力变化,当患者吸气用力导致管路压力下降达到触发设置值时,触发呼吸机送气。应用 PEEP 时,压力基线上抬,触发压力也会相应上抬。流量触发系统一般由呼吸机在呼吸回路中提供一持续气流,称为基础气流,一般为 3~5L/min,当呼气管路内流量减少值达到设定值的时,触发呼吸机送气。总触发时间分为阻力时间(克服患者胸肺弹性阻力、气道阻力、PEEPi 等阻力)、触发时间(克服人工气道、呼吸管路等阻力)及反应时间(和呼吸机性能和设置的触发灵敏度有关)。触发过程不可避免地存在触发延迟,触发延迟可以导致人机不协调,增加患者做功。一般触发延迟时间应控制在 100ms 以内。流量触发的触发延迟时间(从患者吸气用力到呼吸机送气的时间)较压力触发短,其敏感性及同步性更好,患者所作呼吸功更少。呼气触发灵敏度主要用于 PSV 模式,当吸气流速降至某一水平时,呼吸机停止送气并切换为呼气。

(六) 吸入氧浓度

长时间吸入高浓度氧可产生氧中毒。机械通气的初始阶段,可给较高的 FiO_2 以迅速纠正严重缺氧,然后逐渐降低 FiO_2 至 0.50 以下。原则上,在 $SaO_2>90\%$ 的情况下,应尽量降低吸氧浓度,若 FiO_2 在 0.50 以下仍不能维持 $SaO_2>90\%$,则可通过加用 PEEP、延长吸气时间、适当增加潮气量或应用镇静剂肌松剂来改善人机协调、降低氧耗量等措施来改善氧合。

(七) PEEP

PEEP 主要用于纠正低氧血症和对抗内源性 PEEP(PEEPi)。当用于肺损伤所致低氧血症,尤其是 ARDS 的时候,常通过 P-V 曲线来滴定最佳"PEEP"。在 P-V 曲线上可以观察到在低肺容量时吸气斜率突然改变,此点即"低位拐点",标志着陷闭肺泡大量开放。机械通气时加用等于或略高于"低拐点"压力水平的 PEEP,可显著改善通气血流比而不影响血流动力学,但如果继续增加 PEEP,虽可继续进一步增加通气,亦可显著减少心排血量而减少氧输送。一般低拐点的压力为 8~12cmH$_2$O,也可更高。PEEP 亦可用于 COPD 及支气管哮喘患者对抗 PEEPi,改善吸气触发和人机同步。COPD 以气道陷闭、PEEPi 和肺过度充气为主要病理生理改变,PEEP 可扩张陷闭气道,显著降低气道阻力。由于PEEP 只能用于扩张陷闭的气道,而由重构等导致的气道狭窄并不能通过 PEEP 对抗,故一般外源性PEEP 设置为 PEEPi 的 65%~75%。而支气管哮喘以气道痉挛、PEEPi 和肺过度充气为主要病理生理改变,应用 PEEP 并不能对抗气道痉挛,因此哮喘患者只能选择低水平 PEEP,一般不超过 3~5cmH$_2$O。

(八) 报警设置

报警设置对机械通气患者有十分重要的安全保障作用。呼吸机的电源、气源脱落、呼吸机电子、气动故障等报警在出厂时已经设定,我们在设置通气参数时需要设置的报警参数包括吸气压力高压报警、低压报警、PEEP 过低报警、频率报警、容量(潮气量、分钟通气量)过高或过低报警、FiO_2 报警、温度报警、窒息报警等。成人报警参数设置见表 3-3-2。

表 3-3-2　机械通气报警参数设置方法

低压报警	较吸气峰压低 5~10cmH$_2$O
低 PEEP/CPAP 报警	较设定 PEEP/CPAP 低 3~5cmH$_2$O
高压限制	较吸气峰压高 10~20cmH$_2$O,一般不超过 40cmH$_2$O
低潮气量	较设置潮气量低 10%~15%
低分钟通气量	较设置分钟通气量低 10%~15%
高分钟通气量	较设置分钟通气量高 10%~15%
FiO_2	较设置的氧浓度高或低 5%
温度	较设置温度高或低 2℃,高温不超过 37℃
窒息触发时间	呼吸暂停 20 秒
窒息参数	按照完全支持通气设置:潮气量 10~12ml/kg,呼吸频率 10~12 次 / 分,FiO_2 100%

(九) 调整通气参数的目标

机械通气过程中应严密观察患者的病情变化,根据临床表现及监测数据,尤其是动脉血气结果来调整通气参数,以维持恰当的动脉血气水平、呼吸做功和人机协调,尽可能减少机械通气的相关并发症。

1. 提高 PaO_2 方法　①增加 FiO_2 以尽快纠正严重缺氧,再逐步纠正导致缺氧的原因,并逐渐降低 FiO_2;②加用适当的 PEEP,当 FiO_2 达到 0.6,而 PaO_2 仍小于 60mmHg 时,应选择 PEEP,一般起始 5cmH₂O,逐渐递增,并密切关注其改善 PaO_2 的作用及对血流动力学的影响,寻找最佳的 PEEP;③延长吸气时间,适当延长吸气时间甚至反比通气可增加气体在肺内交换的时间,但也可能增加 PEEPi 和导致过度充气,影响血流动力学;④适当增加潮气量可在改善通气的同时也增加 VALI 的风险,需防止平台压超过 30cmH₂O 以降低 VALI 的风险;⑤适当应用镇静剂和肌松剂,降低机体氧耗;⑥纠正心源性肺水肿、休克等。

2. 维持 $PaCO_2$ 及 pH 在适当水平　$PaCO_2$ 增加时保证 pH≥7.30~7.35 即可,CO_2 不宜排出过快。CO_2 排出过快反而可能导致慢性贮存的碳酸氢盐来不及排出,发生代谢性碱中毒。调节 $PaCO_2$ 和 pH 最直接的方法即调节分钟通气量,可改变潮气量或呼吸频率。其他一些降低 $PaCO_2$ 的方法有延长呼气时间、调整 PEEP 等。

3. 降低或消除 PEEPi　PEEPi 的产生主要由于气道阻力增加(如痰液阻塞、气道痉挛等)或气道陷闭(COPD 气道结构变化)导致呼气末肺泡内气体无法完全排出而形成的肺泡内正压,也可由于呼气时间不足产生。缓解气道痉挛、清除分泌物、增加呼气时间等措施可以有效改善呼气末肺泡内气体排出,消除或降低 PEEPi。

4. 改善人机协调　患者自主呼吸努力与呼吸机送气不同步甚至对抗,可增加患者呼吸肌做功、增高气道压、减少通气量,并影响血流动力学。人机不同步的原因有患者因素及呼吸机因素(表3-3-3)。

表 3-3-3　影响人机协调的主要原因

呼吸机因素	患者因素
触发环节	镇静、肌松的程度
触发灵敏度设置	吸气或呼气驱动
压力上升时间	呼吸系统或腹部基础疾病
呼吸阀的反应时间	PEEPi 的产生
吸气流速的产生	人工气道的类型和尺寸大小
气流的类型	呼吸管路漏气
流速的大小	
吸气向呼气转换	
吸气时间	
呼气触发灵敏度设置	
呼气阀功能	
呼气时相	
PEEPi 的形成	
额外气流(雾化器)产生	

5. 加温湿化　正常呼吸状态下,吸入空气经过上呼吸道加温加湿后输送至肺泡。建立人工气道后,上述生理功能丧失,吸入气的加温湿化只有通过气管及支气管黏膜来完成,容易引起气管黏膜干

燥、分泌物黏稠甚至痰栓形成等严重后果。气道干燥时黏膜纤毛运动受损、黏液移动受限、气道上皮结构破坏,可产生炎症甚至坏死。分泌物潴留阻塞气道,可形成肺不张,降低肺顺应性,促进细菌繁殖,加重肺部感染。因此,通过人工气道吸入的气体需要进行加温湿化处理。常用的加温湿化措施有热湿交换器(HME,又称"人工鼻")和加温湿化器。HME 主要用在麻醉期间或患者转运等短期机械通气时,长时间机械通气多使用加温湿化器。一般设置温度为 (33 ± 2) ℃,根据环境温度及患者分泌物状况、分钟通气量等作出调整,但吸入气温度不应超过 37℃,以避免气道黏膜损伤。

三、机械通气的并发症

机械通气的并发症包括人工气道的并发症和机械通气相关的并发症,人工气道并发症已在本章第一节中阐述,此处主要叙述机械通气相关并发症及处理措施。

(一)通气不足

通气不足的常见原因有:①气管导管或套管漏气或呼吸机管道连接不紧,导致通气量降低;②参数设置不合理,不能满足患者的通气需求(如高热、创伤或手术等应激因素引起的 CO_2 增加);③定压通气时因为气道分泌物增加、呼吸机管道扭曲或积水,以及严重人机对抗等导致潮气量降低等。临床表现轻重不一,轻者可能无症状,或有轻微头痛或躁动,血气分析提示二氧化碳潴留;重者可出现严重的呼吸性酸中毒、低氧血症和意识障碍。处理上应积极寻找病因,及时纠正。

(二)过度通气

过度通气常见原因有分钟通气量设置过高,或患者病情改善导致原有的设置超过患者通气需求,或自主呼吸频率过快等。轻者无明显临床症状,可伴有兴奋、谵妄、肌肉震颤等神经肌肉兴奋症状,动脉血气提示呼吸性碱中毒。处理上应及时调整呼吸机参数设置,降低分钟通气量,对于自主呼吸过强的患者在积极纠治原发病的同时可予适当的镇痛镇静治疗以降低自主呼吸频率。

(三)人机不协调(对抗)

即患者自主呼吸发放与呼吸机工作不同步,导致自主呼吸气流与呼吸机气流冲突,气道压力升高,通气效率降低。常见原因主要包括三个方面。

1. 呼吸机相关因素　包括呼吸机管道连接错误或管路积水、漏气等,呼吸机模式或参数设置不当,呼吸机故障不能正常工作。

2. 人工气道相关因素　包括气管导管痰液堵塞、打折引起的气道梗阻,气道导管脱出或过深刺激隆突或已进入支气管等。

3. 患者的因素　包括咳嗽动作、缺氧、气道分泌物潴留、支气管痉挛、疼痛或其他任何原因导致的呼吸紊乱。若患者自主呼气时呼吸机送气,导致气道压增高,常超过压力报警上限;若呼吸机送气时出现自主吸气,可使气道压明显降低,甚至引起低压报警;临床上常表现出潮气量不稳定,呼出气 CO_2 波形不稳定伴有切迹,患者常躁动、不耐受气管导管,同时心率增快、胸腹壁矛盾呼吸运动等。上述症状又会导致患者氧耗增加、呼吸做功增加,进一步降低了呼吸机支持的效率。

处理上首先快速检查气道,排除气道梗阻、管路故障等所致的人机对抗,然后快速进行体格检查,及时发现是否有气胸等突发紧急情况,再检查是否呼吸机故障所致,必要时可临时改换球囊辅助通气以彻查原因并予相应处理。排除上述各紧急情况之后,需结合患者病情考虑具体的原因,若为可纠正的病因,及时处理,若不能迅速查明并缓解该病因,可适当给患者镇静镇痛等处理。

(四)呼吸机相关肺损伤(ventilator-associated lung injury,VALI)

呼吸机相关肺损伤是指机械通气导致的肺损伤或原有肺疾病的加重。呼吸机相关肺损伤与原发肺疾病之间互为因果,有时难以判断是原发疾病的加重,还是呼吸机造成的附加损害。VALI 的严重性与气道压力、潮气量及通气时间呈正相关。

呼吸机相关肺损伤在临床上主要表现为气胸、纵隔气肿、心包积气、皮下气肿、肺实质气肿等气压伤,肺水肿以及气体栓塞。VALI 的治疗需根据损伤的具体情况进行处理,气胸需立即床旁行胸腔闭式引流,肺不张需考虑行纤维支气管镜吸痰以及肺复张治疗,若考虑为剪切力损伤导致的弥漫性肺损害,需采用保护性的通气策略,包括小潮气量通气、选择最佳 PEEP 和允许性高碳酸血症。压力控制通气可以有效控制气道峰压和平均气道压,有利于减少肺损伤。

(五)呼吸机相关肺炎

呼吸机相关肺炎(ventilator-associated pneumonia,VAP)是指机械通气以后 48 小时新发生的感染性肺实质炎症。VAP 的主要原因在于机械通气影响了患者的咳嗽反射和气道纤毛运动,并有可能导致肺血管内皮和肺泡上皮机械性损伤,使患者防御功能出现障碍。同时,开放的人工气道容易导致病菌侵入下呼吸道。当宿主的防御功能与病原菌入侵两者间的平衡遭受破坏,即可发生 VAP。

发生 VAP 的患者多有发热、脓性痰或痰量增加、白细胞增高、氧合下降等临床表现,胸片或胸部 CT 可出现新的渗出病变或原有病灶增加,同时呼吸道分泌物培养出可能的致病菌。呼吸机相关肺炎的诊断目前并无统一的标准,常需通过临床症状、影像学结果结合实验室检查来综合判断。当临床疑诊为 VAP 时,应先行病原学检查,如支气管吸引物培养或支气管肺泡灌洗等,基于当地的流行病学情况早期给予经验性抗生素治疗,48~72 小时后评估其临床疗效并结合病原学培养结果考虑是否需调整抗生素,根据患者的病情严重程度以及多重耐药菌感染风险来决定抗生素的疗程。良好的预防理念与措施能显著减少 VAP 的发生。VAP 预防需要综合的管理,其内容包括加强医务人员的教育、良好的手卫生习惯、保持患者半卧位、声门下分泌物吸引、建立严格的呼吸机临床维护及保养制度等,此外,使用翻身床、益生菌、选择性消化道去污染以及早期气管切开可能对 VAP 的预防有帮助。

四、机械通气的撤离和人工气道的去除

当导致呼衰的病因去除后,应尽快开始撤离机械通气和去除人工气道。撤离机械通气和去除人工气道是呼吸机撤离的两个不同阶段,两者既有区别,又有联系。过早或延迟撤离机械通气(或去除人工气道)都会给患者带来危害。撤离机械通气的早期概念是指患者由呼吸机支持转变为自主呼吸。随着 SIMV、PSV 等辅助呼吸模式的出现,撤离机械通气的概念已有了新的变化,从降低患者呼吸支持条件到完全撤离的过程均可认为在进行机械通气的撤离。人工气道的去除则是有创通气和人工气道措施的终点。

(一)撤离机械通气的流程与常见问题

1. 机械通气撤离前评估 包括三个方面:

(1)导致呼吸衰竭的主要原因是否去除。如气道梗阻是否解除、肺部感染是否控制、镇痛镇静药物是否已代谢完全、患者自主呼吸是否恢复等。

(2)患者全身情况是否稳定。如原发病是否控制、血流动力学是否稳定、酸碱失衡和电解质紊乱是否已纠正、有无近期心肌缺血、意识清醒程度及肌力是否正常等。

(3)患者的呼吸功能改善状况。包括此时的呼吸支持力度及反映氧合的常见指标。当 $PaO_2/FiO_2 \geq 150mmHg$;$PEEP \leq 5~8cmH_2O$;$FiO_2 \leq 0.40$;$pH \geq 7.25$(COPD 患者 $pH>7.30$,$FiO_2<0.35$,$PaO_2>50mmHg$)时,提示患者的自主呼吸功能有较好改善。

2. 自主呼吸试验(spontaneous breathing trial,SBT) 通过上述三方面评估的患者可考虑进行 SBT。临床最常用的 SBT 方法有 T 管法和低水平 CPAP 或 PSV 法。T 管法是将 T 管与气管插管或气管切开导管直接连接,经过加温湿化装置给予合适流量的吸入气体,保持 FiO_2 不变,患者处于完全自主呼吸状态。低水平 CPAP 是将通气模式改为 CPAP,保持 PEEP 为 $5cmH_2O$,FiO_2 维持不变。低水平 PSV 是将通气模式改为 PSV,压力支持水平保持在 $5~10cmH_2O$,FiO_2 维持不变。

实施 SBT 期间,医师或呼吸治疗师应在床旁密切观察患者生命体征的变化,当患者出现下列指标时应中止 SBT,转为机械通气:①浅快呼吸指数(RVR)>105;②呼吸频率 <8 次 /min 或 >35 次 /min;③心率 >140 次 /min 或变化 >20%,有新发的心律失常;④自主呼吸时 VT<4ml/kg;⑤ $SaO_2<0.90$。

SBT 成功的客观标准为 $SpO_2 \geq 85\%~90\%$,$PaO_2 \geq 50~60mmHg$,$pH>7.32$,$PaCO_2$ 增加 <10mmHg,

HR<120~140 次 /min 或改变 <20 次 /min，90mmHg<SBP<180~200mmHg 或变化 <20%，RR<35 次 /min 或改变 <50%。主观标准为患者神志清楚，无不适感觉，无发汗，无辅助呼吸肌用力。3 分钟自主呼吸通过后，继续自主呼吸 30~120 分钟，如患者能够耐受则可以预测撤机成功。如 SBT 失败，则恢复患者机械通气，并维持原参数，第二日再进行筛查和 SBT 直至成功。

3. 影响机械通气撤离的常见原因

（1）自主呼吸能力下降：自主呼吸过程中，呼吸肌必须产生足够的力量以克服气道阻力和胸肺弹性阻力，需要从呼吸中枢至呼吸肌整个神经肌肉传导通路结构及功能都必须正常。中枢神经系统疾病及镇痛镇静剂的使用均可抑制呼吸中枢，创伤及外科手术等可能损伤膈神经及膈肌，重症相关的多发性神经病及肌病也可累及呼吸肌，神经肌肉阻滞剂等药物的使用都可能引起自主呼吸能力下降，导致机械通气撤离失败。

（2）通气需求增加：重症患者最常见发热、焦虑、疼痛、高代谢状态及过度通气等，均导致通气需求显著增加。若此时自主呼吸功能不能相应提高，则导致机械通气撤离失败。

（3）心功能不全：心血管功能不全引起的肺功能不全增加了呼吸负荷，是重症（尤其是高龄）患者机械通气撤离失败不可忽视的原因。部分或全部因为充血性心力衰竭导致机械通气撤离失败约占撤离失败总数的 14%~33%。正压通气期间，气道正压和 PEEP 可降低左右心室的前负荷及左心室的后负荷，当撤除正压通气、恢复自主呼吸时，气道正压及给予 PEEP 时的胸内正压转变为负压，导致回心血量及左室后负荷急剧增加，加重或诱发患者的心功能不全。撤离机械通气时的呼吸做功增加直接导致心脏负荷增加，心肌耗氧量增加，尤其是冠心病患者，更易导致心功能损害，最终影响机械通气的撤离。

（4）其他因素：尽管心肺因素是机械通气撤离失败最常见的原因，但其他因素，包括电解质紊乱、酸碱失衡、营养不良、贫血、心理因素（恐惧、焦虑、呼吸机心理依赖等）也可能导致机械通气撤离失败。努力寻找可能的原因并及时纠正，既给予自主呼吸充分的锻炼又避免其机械通气撤离过程中过度做功而再次衰竭，是提高机械通气撤离成功率的关键。

（二）人工气道的去除

对于具备撤离机械通气条件的患者，即可以暂停呼吸机支持，能否去除人工气道，还需对患者的气道条件进行仔细评估。

1. 气道的通畅程度　若患者是因为上气道梗阻而进行的气管插管或气管切开，应评估造成梗阻的原因是否完全去除，是否存在困难气道，插管时是否有反复插管的病史等，提前做好相应的物质和心理准备。

漏气实验可用于评估上气道通畅程度，具体操作方法如下：使用容量控制通气，分别在气囊充盈和塌陷条件下，监测的呼出端潮气量相差 >15.5% 或漏气量超过 110ml 则表示上气道状况良好。对难于评估气道通畅度或漏气试验结果阴性的患者，去除人工气道时应充分意识到再插管可能性，需备好完善的插管设备（包括气管切开器械）。对于去除人工气道后出现气道水肿表现的患者，如喘鸣伴呼吸困难，可给予静脉或雾化吸入糖皮质激素等处理，如症状无缓解，就及时重建人工气道。

2. 气道保护能力　一旦撤除气管插管，患者就必须靠自身的气道保护机制和自主咳嗽来排除气道分泌物。气道保护能力可通过咳嗽力量、咳嗽峰流速（cough peak flow，CPF）测定及白色卡片试验（white card test，WCT）来加以判断。

咳嗽能力一般分为 0~3 级，0 级：无咳嗽反应；1 级：可听见气流声但无咳嗽声音；2 级：咳嗽有力但无法咳出痰液；3 级：咳嗽有力且能咳出痰液。咳嗽能力 3 级与自主咳嗽峰流速（voluntary cough peak flow，CPFv）>60L/min 有良好的相关性，是判断去除人工气道成功的一项重要指标。白色卡片试验是在距气管插管 1~2cm 处放置一张白色卡片，让患者咳嗽 3~4 次，如果卡片有湿润现象，即试验阳性，提示去除人工气道成功率较高。

3. 气道分泌物　气道分泌物量的多少也是影响去除人工气道成功的重要因素，痰量常用无、少量、中量、大量来描述。中到大量患者去除人工气道的失败率是少量或无痰患者的 4~8 倍。吸痰次数和痰液量有相似性，每两小时或更短的时间就需要吸痰的患者去除人工气道的失败率是吸痰次数较少患者的 16 倍。

五、无创正压通气

无创正压通气（noninvasive positive pressure ventilation，NPPV）指通过鼻罩或口-鼻面罩将呼吸机与患者连接并为之提供正压通气的支持方式。自 20 世纪 80 年代初将经鼻 CPAP 用于治疗睡眠呼吸暂停综合征后，人们发现鼻罩是一种十分便利的辅助通气连接方式，从此无创正压通气广泛运用于治疗慢性呼吸衰竭，而且其适应证扩大到急性呼吸衰竭。由于具有可以避免气管插管/气管切开相关的并发症，保留患者正常吞咽、谈话和咳嗽等生理功能，易于实施和拆除，允许间歇性使用以及能够减少镇静肌松剂使用的特性，无创通气在 ICU 机械通气患者中使用比率也日益增加，已逐渐成为一种重要的通气支持手段。

（一）无创通气的适应证与禁忌证

1. 各种病因所致的急、慢性呼吸衰竭初期均可考虑使用无创通气，其适应证也随着无创通气理论和技术的发展不断拓宽，如表 3-3-4 所示。

表 3-3-4　无创通气的适应证

气道阻塞疾病	呼吸衰竭
COPD	ARDS
支气管哮喘	肺炎
囊性纤维化	创伤/烧伤
阻塞性睡眠呼吸暂停与低通气综合征	急性心源性肺水肿
COPD 患者序贯撤机	免疫抑制患者
COPD 去除人工气道失败	限制性肺疾病
上气道阻塞	术后呼吸衰竭

（1）COPD 急性加重（AECOPD）：AECOPD 是 COPD 患者转入 ICU 的常见原因，其临床表现为支气管炎症状、呼吸困难加重、伴随高碳酸血症和（或）低氧的浅快呼吸，甚至发展为右心功能衰竭和肺性脑病。其主要病理生理改变为气道阻力增加，过度充气致 PEEPi 形成，肺气肿致使胸廓顺应性下降，膈肌低平，收缩乏力，最终导致呼吸功增加，呼吸肌疲劳，通气不足。NIPPV 利用外源性 PEEP 对抗COPD 患者的内源性 PEEP，可降低呼气末残气量，降低气道阻力，改善胸肺顺应性。通过同步压力支持辅助患者通气，在增加潮气量的同时降低了吸气阻力，降低患者呼吸做功，增加了肺泡通气，改善了动脉血二氧化碳分压和 pH 值。大量临床实践与研究已证实无创正压通气可以改善中重度 AECOPD患者的临床症状、降低插管发生率、患病率和死亡率，缩短住院时间，这也是无创正压通气最主要的临床适应证。

（2）哮喘急性发作：无创通气还可试用于支气管扩张剂无效的哮喘急性发作患者，建议联合使用持续雾化吸入和氦-氧混合气体吸入。

（3）呼吸衰竭：无创通气治疗低氧性呼吸衰竭患者同样有降低插管率、减少感染并发症发生等优点，也有降低死亡率的趋势。但是由于导致低氧性呼吸衰竭的病因不同，NIPPV 对各种疾病的疗效并不完全一致。用于疾病严重程度相对较低的患者时可以增加其成功率，所以将 NIPPV 用于低氧性呼吸衰竭时需要仔细甄别患者的适应证，判断疾病的严重程度是否适合进行无创通气。

（4）心源性肺水肿：无创通气还可用于治疗心源性肺水肿。无创正压通气既辅助通气，又可以增加胸内压而减少静脉回流，降低左心室前负荷，减少分流，改善动脉氧合和呼吸困难。

（5）免疫抑制患者：无创通气的一个主要优点是能减少感染并发症的发生，因此在免疫抑制患者发生低氧性呼吸衰竭时使用无创通气有独特的优势。在实体器官移植、血液系统恶性肿瘤、中性粒细胞减少甚至 HIV 感染等免疫抑制患者，使用无创通气能减少气管插管、降低感染性并发症，缩短住院时间，降低死亡率。因此，对发生低氧性呼吸衰竭的免疫抑制患者，应首选无创通气并尽早实施。

（6）重症肺炎：无创通气用于重症肺炎患者时需要谨慎。ALI 和 ARDS 早期也可以试用无创通气，但应限于氧合损害轻、血流动力学稳定、无其他器官受累的患者，且应严密监测，一旦无创失败即应尽快选择有创通气。

（7）撤离呼吸机：有创通气后撤机过程或撤机困难时，可使用无创通气作为序贯和过渡措施，提高撤机成功率，在改换为无创通气的前 2 小时，应密切观察支持效能，改善不佳即应及时插管。

（8）其他：无创通气用于终末期囊性纤维化呼吸衰竭急性期以等待肺移植、联合持续雾化或吸入和氦 - 氧混合气体治疗去除人工气道后声门水肿这类上气道阻塞，但必须在严密的监测下实施。

2. 无创通气的绝对禁忌证 包括心肺复苏、血流动力学不稳定、呼吸暂停或即将发生呼吸暂停、未控制的上消化道出血、不能控制的呕吐、气道分泌物难以清除、多器官衰竭等，相对禁忌证包括意识障碍、不合作、不能耐受鼻罩或面罩的患者。

（二）无创通气的实施

无创通气的成功实施很大程度上取决于病例的选择。无创通气的目的是帮助患者渡过急性呼吸衰竭期，为治疗可逆性疾病创造时间，避免有创通气及其相关并发症。与有创通气相比，无创通气的不足在于通气效能低、气道维护和分泌物清除困难，因此在实施中需要掌握几条原则。首先，应尽量在呼吸衰竭初期开始支持。其次，应选择病情相对较轻的患者，包括较低的疾病严重度（较低的 APACHE 评分），较轻的高碳酸血症和酸中毒，神志清楚，能与呼吸机良好配合，气道分泌物少等。密切观察开始 2 小时内氧合、呼吸频率和心率的变化。

无创通气的模式主要有 CPAP、压力限制通气（PSV）和容量限制通气（PCV）。初始的通气设置一般设定在较低水平以便患者逐步适应，常见吸气压设定在 $10~12cmH_2O$，PEEP 设定在 $4~5cmH_2O$，根据需要逐步上调，容量设置较有创通气要高，为 $10~15ml/kg$，主要目的是补偿漏气。

患者与呼吸机的连接方式主要包括面罩和鼻罩，鼻罩能保留患者进食、谈话、吐痰等功能，较面罩有更好的耐受性。但使用鼻罩时易发生口腔漏气，影响通气效能，易致人机不同步，严重者可影响通气效果和耐受性。长时间面罩通气会导致鼻面部皮肤压伤、重复吸气、幽闭恐惧感等不适。通常需要准备各种类型和不同型号的面 / 鼻罩以供不同患者选用，固定面罩时应使用最小的力量达到最小漏气，保证患者的舒适性。

无创通气时仍然需要注意吸入气体氧浓度和吸入气的湿化。可通过监测脉搏氧饱和度来调定吸入氧流量，具有空氧混合器的机器可以直接调节吸入氧浓度，为避免鼻腔和口咽腔干燥，当通气超过数小时就需要使用湿化器。

接受无创通气的患者需要在 ICU 或次级 ICU 单元进行严密监测，判断治疗是否达标。如果初始 $1~2$ 小时内症状改善、呼吸频率和心率下降，氧饱和度、pH 值、二氧化碳分压改善，腹式呼吸减少、人机同步良好，一般意味着成功几率较高。如果缺乏这些表现，则需进一步检查面罩气密性，提高支持力度，改善人机同步性等。如果调整后数小时内仍未改善，则提示无创通气失败，应尽快改行插管通气，以免延误有效呼吸支持，增加患病率及死亡率。

（三）无创通气的并发症

虽然无创通气有许多优势，但也存在相关的风险及并发症。

1. 与面罩相关的并发症 包括面部不适、鼻梁部红斑、溃疡等。选择合适脸形的面罩并正确放置，在鼻部加垫人工皮肤，使用更加柔软的新型硅胶密封面罩可以改善这些问题。

2. 与设置压力和气流相关的并发症 包括面罩漏气所致的结膜刺激症状、压力过高所致耳痛，可调整面罩或降低吸气压力加以改善。长时的高速气流易导致口鼻干燥，除改善漏气刺激外可以使用润滑剂、加温湿化器等。无创通气所致的胃胀气可通过降低支持压力、胃肠减压及调整颈部位置来解决。

3. 人机不同步 人机不同步严重损害无创通气效能,增加了患者的呼吸做功,进而导致通气失败。人机不同步可能因患者不耐受、躁动所致,也可能由于面罩不适合、呼吸机触发不良或参数设置不当。应仔细选择并妥善固定面罩,仔细调整通气参数,酌情谨慎予以镇静剂,尽最大努力保证无创通气中每一个技术问题得到解决,如通气效果仍然不佳,则应及早改行气管插管有创通气。

(康 焰)

第五节　辅助呼吸治疗技术

重症患者普遍存在咳嗽反射受损,气道纤毛功能受损、肌力减弱等情况,导致气道廓清能力下降,而同时气道分泌物又较多,导致患者发生误吸、肺不张、感染等风险明显增加。辅助呼吸治疗技术可通过各种物理治疗措施,促进这类患者气道分泌物排出,协助呼吸功能锻炼,可有效预防上述并发症,促进患者呼吸功能尽快恢复。常见的辅助呼吸治疗技术主要包括促进痰液引流技术、胸部物理治疗以及雾化治疗等。

一、促进痰液引流的技术

(一)体位引流

体位引流是通过不断改变患者的体位,利用重力作用,促使肺、支气管内分泌物排出体外的一种预防和治疗肺部疾患的重要措施。体位引流不仅可以促进分泌物排出,有效预防感染,而且还可以改善肺内通气/血流比例,纠正和防止因通气/血流比例失调而致的低氧。凡呼吸道分泌物潴留或呼吸道清洁功能障碍者均可采用体位引流。操作中应根据肺部病变部位选择恰当的体位,将病变部位置于最高位,尽可能使引流区的支气管呈垂直状态。引流下叶支气管应采取仰卧、头低脚高位,上叶病变引流应采用半坐位,右中叶或左舌叶病变则需采用侧卧位。体位引流的同时需行背部叩击,震动局部以协助分泌物排除。体位引流应安排在进食或管喂前或后 1~2 小时进行,每日可行 1~3 次,每次治疗时间不宜超过 30 分钟。体位引流的绝对禁忌证为头颈部损伤尚未妥善固定、活动性出血伴血流动力学不稳定等情况,相对禁忌证包括颅内压增高、心功能不全、有潜在误吸危险等不能耐受体位变化的患者。

(二)胸部叩击/胸部震颤

主要原理是通过振动胸壁来松动痰液并促使其移动,常与体位引流联合使用,适应证亦与体位引流类似。胸部叩击方法是将双手手指并拢,手掌呈杯状,两手交替从肺底由下向上、由外向内轻拍胸壁震动气道。胸部震颤是将手掌放在患者胸部表面,操作者肩部和手掌快速、小幅度的颤动,并沿肋骨方向轻轻压迫患者胸部,应在患者呼气时进行。肋骨骨折、胸部有近期手术切口及恶性肿瘤骨转移等情况为相对禁忌证。

近年来,在传统手法的基础上,出现了许多新技术,主要原理是通过机械作用引起胸壁或吸入气体的振动而起到松动痰液、促进其排出。包括两类:①外部振动作用于胸壁,也称高频胸壁振动(HFCWO);②内部振动又分两种:A. 呼气正压技术(PEP)和气道内振动(flutter valve)以及 Acapella,B. 肺内叩击通气(IPV)。机械方法可以明显减轻医务人员的劳动强度,部分临床观察结果也支持其至少与传统方法同样有效的。

(三)气道内吸引

气道内吸引指通过吸痰管或纤维支气管镜进行气道分泌物引流,配合其他促进分泌物排出的治疗可取得较好的疗效。使用吸痰管进行吸引前需预充氧,操作时间 1~2 分钟为宜,抽吸时间不应超过

5~10 秒。对于合并肺不张或气道分泌物较多的患者可考虑使用纤支镜进行直视下吸引,有针对性地引流相应部位分泌物。操作过程中需要使用适量的镇静剂及表面麻醉药,以减少对患者的刺激。接受机械通气的患者可通过特殊接头在不中断通气的同时完成气道内吸引,大大提高了操作的安全性。

(四)有效咳嗽

咳嗽是呼吸道受刺激后自然发生的保护反射,但也可由患者主动发动与控制,适用于成人和意识清晰者,常用方法是指导性咳嗽技术(directed cough,DC)。根据病情患者采取坐位或卧位,指导患者以腹式呼吸深吸气,屏气一段时间后在身心放松下突然放开声门、运用腹肌的有力收缩将痰液咳出。对于胸腹部大手术后及神经肌肉疾患患者,可在此法基础上用手置于两侧胸壁或上腹部,在咳嗽时施压辅助。针对 COPD 患者,人们改良了该技术,产生了强迫呼气技术。是指在正常吸气后,口与声门需保持张开,压缩胸部和腹部肌肉将气体挤出,如同在用力发出无声的"哈"。

在促进有效咳嗽方面近年来也有许多新进展。如主动呼吸周期、自发引流、间歇正压吸气、机械吸 - 呼技术等,都是基于咳嗽的原理,即刺激、吸气、屏气、咳嗽这四个步骤模仿或加强咳嗽过程的技术,旨在提高患者的咳嗽效率。

二、呼吸功能锻炼

(一)缩唇呼吸

即用鼻吸气用口呼气,呼气时口唇缩拢似吹口哨状,持续慢慢呼气,同时收缩腹部。吸气时应有意尽力应用膈肌,达到上腹部最大隆起。呼气时腹肌收缩腹壁下陷推动膈肌上移。缩唇呼吸可提高呼气相气道内压,防止呼气时小气道的陷闭,对 COPD 的患者尤其适用。目前也有很多模拟缩唇呼吸原理增加呼气相气道压的装置,协助患者进行呼吸锻炼。

(二)用力腹式呼吸

从呼气开始,嘱患者逐渐紧缩上腹部,有意识地用力,尽可能延长呼气。在呼气末,让患者经鼻腔吸气,同时让腹部膨出,重复呼吸周期数次。其主要目的是为了增强腹壁肌肉的收缩力。适用于呼吸肌协调性差或呼吸肌无力导致咳嗽无效的患者。

(三)诱发肺量计(incentive spirometry,IS)

诱发肺量计的原理是通过产生内部负压而形成跨肺压力梯度,使得在吸气阶段吸入最大流量以保证肺泡扩张。该方法的主要目的是防止肺不张,也可以帮助因各种原因导致自主呼吸效能差的患者进一步通畅呼吸道。使用 IS 之前应控制急性肺部感染,且评估患者自主呼吸潮气量及呼吸频率应在可接受的范围内。临床上有多种类型的 IS 模式,具体操作可根据仪器的指导说明。

(四)持续气道正压通气(continuous positive airway pressure,CPAP)

持续气道正压通气即吸气及呼气相均保持气道正压,既可经人工气道进行,也可经面罩或鼻罩进行。CPAP 能增加 FRC,减少呼吸功以及在呼气时预防小气道陷闭。其没有使用的绝对禁忌证,但在使用面罩对患者进行 CPAP 时,要注意患者有无头部外伤,如有颅骨骨折则不能进行该操作。

(五)膨肺治疗

膨肺治疗是指用呼吸球囊给患者进行高潮气量膨肺,通常是使用 1.5~2 倍的潮气量缓慢膨肺使或使气道峰压达到 $40cmH_2O$,在吸气末维持吸气暂停,以便慢时间常数肺泡能够扩张,然后迅速呼气。膨肺治疗的目的是促使不张的肺区复张,改善氧合和分泌物清除能力,膨肺治疗也可以通过呼吸机来实施。

呼吸功能锻炼的方法虽然简单,却是目前得到证实的对改善患者呼吸功能行之有效的方法。操作中应耐心给予患者指导,先作示范,然后不断辅导和纠正。开始时每次锻炼次数宜少,时间宜短,逐步增加锻炼强度和时间。锻炼前应先进行体位引流及有效咳嗽,可根据患者痰液性状、体征、呼吸状态及血气分析等改变来综合评估锻炼效果。

三、雾化吸入治疗

雾化吸入是通过雾化直接将药物输送到病变部位的方法,雾化吸入可在局部形成高浓度而全身吸收减少。

雾化装置分喷射雾化器和定量雾化吸入器(MDI)两类,两者具有相似的疗效。喷射雾化器通过高速气流将含有药物的药液雾化成为小的吸入微粒,也可以使用超声雾化器产生雾化颗粒,大约50%在 1~5μm 的范围,可以进入下呼吸道。在自主呼吸患者,最终大约 10% 的药物可以进入下呼吸道发挥效应,在机械通气的患者,到达下呼吸道的药物从 1% 至 15% 不等,变化较大。MDI 则通过特殊装置产生 1~2μm 的微粒,如果联合储雾罐可明显增加药物到达下呼吸道的比例,且 MDI 具有简单、便携、便宜的特点。

雾化器的位置是影响机械通气时雾化药物输送效果的主要因素,通常雾化器必须安置在呼吸环路吸气端距离 Y 形接头 30cm 左右较适宜,气道湿化将增加药物在呼吸环路的沉降,减少雾化颗粒到达下呼吸道。吸气流速、潮气量及气管内导管直径等均可以影响雾化药物到达远端气道。

最常使用的雾化药物是支气管扩张剂,β_2- 受体激动剂及 M 胆碱受体阻滞剂是两类常用的支气管扩张剂,黏液溶解药也是常用的雾化药物。在囊性纤维化等少数慢性感染患者,也可将抗生素经雾化吸入以减少痰液的细菌浓度,但在急性感染患者、机械通气患者,雾化吸入抗生素对临床预后并无明显改善,而且还会带来细菌耐药性增加的忧虑。

现有的许多辅助呼吸治疗技术均可以用于重症患者,尤其是机械通气患者肺部疾病的治疗并预防并发症发生。胸部物理治疗、体位引流、吸痰及雾化吸入等技术简便易行,成本低廉,尤其是在有呼吸治疗师团队的 ICU 中可以综合使用。

（康　焰）

第四章
血液净化技术

第一节　血液净化的概述及原理

一、概述

血液净化疗法(blood purification treatment)是指应用各种不同的血液净化技术(blood purification technique)连续或间断清除体内过多的水分及血中的代谢废物、毒物、自身抗体、免疫复合物等致病性物质,同时可以进行补充人体所需的电解质和碱基,维持机体水、电解质和酸碱平衡,从而达到净化血液目的的一种治疗方法。

自1977年Kramer创造了连续性动静脉血液滤过(continuous arterial-venous hemofiltration,CAVH)技术,将连续性血液滤过引入了血液透析领域,并摆脱了传统的间歇性血液透析(intermittent hemodialysis,IHD)的观念,进入了连续性血液净化(continuous blood purification,CBP)的技术领域。

二、血液净化清除原理

血液净化清除溶质的方式有三种:弥散(diffusion)、对流(convection)及吸附(absorption)。

弥散是溶质通过半透膜的一种方式,主要驱动力是浓度差。这种方式清除率与分子大小、膜孔通透性及透析膜两侧物质浓度差有关。对血液中小分子物质如尿素氮、肌酐及尿酸等清除效果好,而对大分子物质如细胞因子等清除效果差。

对流是溶质通过半透膜的另一种方式,在跨膜压(transmembrane pressure,TMP)作用下,液体从压力高的一侧通过半透膜向压力低的一侧移动,液体中的溶质也随之移动。对流对清除中大分子较好。水分的清除主要是通过对流的方式进行。

吸附为溶质吸附到滤膜表面,是溶质清除的第三种方式,但吸附只对某些溶质才起作用,且与溶质浓度关系不大,而与溶质与膜的化学亲和力及膜的吸附面积有关。吸附可发生在膜表面,如果分子可通过膜表面,更大的吸附也可发生在膜的深层。吸附对清除大分子效果好。

（于凯江）

第二节　血液净化的分类

血液净化分类包括血液滤过(hemofiltration,HF)、血液透析(hemodialysis,HD)、血液灌流(hemoperfusion,HP)、血浆置换(plasma exchange,PE)、免疫吸附(immunoadsorption,IA)及其他等。本节主要介绍血液滤过及其扩展技术在重症医学方面的应用,包括静静脉持续血液滤过,静静脉持续血液滤过透析,静静脉缓慢连续性超滤,静静脉高容量血液滤过,静静脉持续血液滤过吸附等。

一、血液滤过（hemofiltration, HF）

（一）定义

血液滤过是利用肾单位滤过重吸收原理,在滤过压的作用下滤出大量液体和溶质,同时补充与血浆液体成分相似的电解质溶液,主要通过对流作用清除溶液及血液中小分子溶质,对小分子溶质清除能力较血液透析差。连续静静脉血液滤过（CVVH）为利用静静脉通路,持续时间超过 24 小时的血液滤过治疗。是重症医学使用最广泛的一种 CRRT（continous renal replacement therapy）模式。

（二）适应证

1. 肾脏疾病

（1）急性肾衰竭:急性肺水肿,高钾血症,血钾达 6.5mmol/L 以上;无尿或少尿达 4 天以上;二氧化碳结合力在 15mmol/L 以下。血尿素氮 >28.56mmol/L（80mg/dl）,或每日上升 >10.7mmol/L（30mg/dl）;无尿或少尿 2 日以上,而伴有下列情况之一者:持续呕吐,体液过多,出现奔马律或中心静脉压持续高于正常;烦躁或嗜睡;血肌酐 >707.2μmol/L（8mg/dl）及心电图提示高钾图型者。尤其是伴血流动力学不稳定、高分解代谢、脑水肿、心力衰竭、心肌梗死、心脏外科手术后的 ARF 等。

（2）慢性肾衰竭:慢性肾衰竭（CRF）患者伴有急性肺水肿和（或）血流动力学不稳定者。

（3）其他肾脏疾病:少尿患者需要全静脉营养支持治疗,肾脏疾病伴慢性液体潴留、酸碱和电解质紊乱。

2. 非肾脏疾病　随着技术的成熟,其适应证不断扩大,目前已经应用于炎症反应综合征（SIRS）、脓毒症（sepsis）、多器官功能衰竭综合征（MODS）、急性呼吸窘迫综合征、挤压综合征、横纹肌溶解、乳酸酸中毒、急性坏死性胰腺炎、慢性顽固性心力衰竭、肝性脑病、药物和毒物中毒,不伴肾衰竭的酸碱、电解质紊乱,肿瘤化疗后急性并发症等的治疗。

（三）禁忌证

无绝对禁忌证,但存在以下情况时应慎重使用

1. 有严重出血倾向或脑出血。

2. 精神病及不合作者或患者本人和家属拒绝者。

3. 无法建立血管通路。

（四）并发症

1. 抗凝相关并发症　如出血（胃肠道、穿刺点、尿道）和 HIT（肝素诱导的血小板减少症）等。

2. 血管导管相关并发症　如全身感染、栓塞、动静脉瘘、心律失常、气胸、疼痛、管路脱开、血管撕裂等。

3. 体外管路相关并发症　如首次使用综合征过敏反应型（A 型）多发生于透析开始后数分钟至 30 分钟,可有灼热,呼吸困难、窒息濒死感、瘙痒、荨麻疹、腹部绞痛、腹泻等症状。非特异性型（B 型）常发生于透析开始数分钟至 1 小时,主要表现为胸痛和背痛,须注意与心绞痛鉴别。可能与补体活化有关。

4. 治疗相关并发症　如低温、贫血、低血容量、低血压、酸碱电解质异常、药物动力学改变等。

5. 置换液污染　由于转置换液输入量大,污染机会多,发生血源性感染机会增加。

6. 氨基酸与蛋白质丢失　氨基酸平均分子量 140,每次血滤治疗平均丢失 5~6g 氨基酸,蛋白质丢失量在 3~14g 之间。

7. 激素丢失　滤液中发现有胃泌素、胰岛素、抑胃泌素、生长激素刺激素 B 和甲状旁腺素,但对血浆浓度影响不大。可能是血滤时可清除激素降解产物,这些降解产物是干扰激素生物活性的物质。

（五）CVVH 的抗凝

CVVH 治疗在控制容量平衡,清除溶质,维持酸碱及电解质平衡的优势在于其连续性,而保证治疗能够连续进行的关键在于血液循环回路及滤器的抗凝。

1. 影响抗凝治疗的因素 CVVH 治疗时影响抗凝治疗效果的因素较多,其评估的内容主要有以下两个方面:

(1)病人本身因素

1)病人的凝血状况:大多数需行 CVVH 治疗的患者病情较重,患者自身可能存在各种形式的凝血功能障碍,伴有出血性疾病或有潜在出血倾向,少数患者也可能存在高凝状态。

2)病人使用的药物:治疗前应详细询问患者目前的药物使用情况,了解有无使用影响凝血系统的药物。

(2)CVVH 的技术因素:体外循环材料的生物相容性、导管功能状况、血流速、滤器面积、置换液补充的位置、超滤率等。

2. CVVH 的抗凝方法

(1)普通肝素:抗凝目标是使活化部分凝血酶原时间(APTT)和活化凝血时间(ACT)延长 50% 以上。

(2)无肝素法:先用肝素盐水冲洗滤器及管路,排除肝素盐水后行 CVVH 治疗,每 30 分钟用等渗盐水冲洗滤器。适用于有严重凝血功能障碍、肝功能衰竭、新近出血等患者。

(3)枸橼酸抗凝:临床应用时应依据滤器后游离钙离子的检测相应调整枸橼酸抗凝剂和血液的速度,抗凝效果可靠,可显著延长滤器的使用寿命,但不引起全身抗凝,可减少出血风险。

(4)低分子肝素:可达到良好抗凝效果。

(5)前列腺素:前列环素(PGI$_2$)可阻止血小板黏附和聚集,具有血管舒张作用。抗血小板活性持续 2 小时。

(6)其他:阿加曲班(agatroban)和重组水蛭素都可在 CRRT 中用做抗凝剂。

(六)CVVH 的置换液

血液滤过液中溶质的浓度几乎与血浆相等,当超滤率为 10~20ml/min 时需补充与细胞外液相似的液体,称置换液。CRRT 治疗中透析液与置换液的要求及配制相同,区别在于是否与血液混合。

置换液的配制要求无致热原,电解质浓度应保持在生理水平,为纠正患者原有电解质紊乱,可根据治疗目标做个体化调整;置换液的渗透压要保持在生理范围内,一般不采用高渗或低渗配方;缓冲系统可采用碳酸氢盐、乳酸盐或枸橼酸盐。其成分及浓度应与血浆成分及浓度相接近,机体缺乏的物质可适当提高其在透析液或置换液中的浓度,血浓度高的物质应适当降低其在透析液或置换液中的浓度。例如:患者出现明显的低钠血症或高钠血症时,置换液钠浓度需要适当调整,以减少血液与置换液钠浓度的差别,减缓血钠变化速度。如果自行配制置换液,可通过减少置换液中等渗盐水用量降低置换液钠浓度,用等量灭菌注射用水替代,如果采用成品置换液,则可在置换液中加入适量灭菌注射用水降低置换液钠浓度。相反,需要提高置换液钠浓度则通过加入适量 10%NaCl 的方法。

根据置换液输入部位不同分为:前稀释和后稀释。

1. 前稀释(pre-dilution) 在滤器前的动脉管道端与血液混合称为前稀释。优点为减少滤器凝血,超滤率大。缺点为经过滤器的血液被稀释,置换液用量需大约增加 15%。适用于:超滤率大于 10ml/min,需要大量超滤和高容量血液滤过;需减少及预防血液浓缩而导致的滤器凝血;血细胞比容大于 40% 的病人;有出血倾向的病人,减少抗凝剂用量。

2. 后稀释(post-dilution) 在滤器后的静脉管道端与血液混合称为后稀释。优点为无血液稀释,可减少置换液量(20~30L/次),溶质清除率高。缺点为超滤率有限,可能增加凝血危险。适用于所有无特殊需要的 CVVH 治疗。

(七)CVVH 的治疗时间与剂量

治疗时间一般推荐进行持续性治疗,然后根据病情决定其治疗的时间。

有关 CVVH 治疗剂量尚没有完全定论。有研究提出 CVVH 剂量可分为"肾脏替代治疗剂量(renal dose)"和"治疗脓毒症的剂量(sepsis dose)",前者主要适用于纠正氮质血症,而后者可通过增加其置换量,清除更多在脓毒症和多器官功能障碍综合征(MODS)中起重要致病作用的炎症介质,但未经证实。CVVH 置换量 20~35ml/(kg·h)基本可以维持患者水、电解质及酸碱平衡和控制氮质血症。临床可根据患者不稳定的代谢情况(重症感染、酸中毒、消耗、营养支持)、输液量、CVVH 治疗时的血流量及再循环量、血滤器凝血、有效透析时间等影响因素确定置换液的量。

(八)CVVH 治疗中的药物清除和剂量调整

除了疾病本身可影响药物的吸收、分布、代谢和清除,CVVH 治疗同样影响药物的代谢,其影响因素与药物清除途径、药物分布容积、半衰期、蛋白结合率、药物电荷、药物与滤过膜结合、药物分子量、滤过膜的性质等有关。CVVH 治疗时药物不断从滤器中被清除,其清除率与肾脏、CVVH、其他器官代谢等三个因素相关,在 CVVH 开始给予负荷剂量后,药物剂量需根据血清浓度和临床判断进行调整,以适当补充抗生素,以避免毒性反应及维持有效血药浓度。

(九)CVVH 的扩展技术

目前临床上的 CRRT 通常指的是 CVVH,但近年来在 CVVH 的基础上扩展模式的应用也越来越广泛,如静静脉持续血液滤过透析,静静脉缓慢连续性超滤,高容量血液滤过,静静脉持续血浆滤过吸附,静静脉血液滤过结合血液灌流等。

1. 静静脉连续血液透析滤过治疗(CVVHDF)　在持续静静脉连续血液滤过的基础上联合血液透析,具有两种治疗模式的优点,可通过弥散和对流两种机制清除溶质,在单位时间内比单独的血液滤过清除更多的中小分子物质。

适应证:基本同 CVVH 的适应证,尤其适用于下列患者:

(1)中分子物质清除不满意,出现血液透析慢性并发症时。

(2)出现失衡综合征、循环不稳定、不耐受超滤。

禁忌证:同 CVVH。

并发症:大部分并发症与 CVVH 类似,还包括一些额外的并发症:

(1)反超滤:低静脉压、低超滤率或采用高超滤系数的透析器时,在透析器出口,血液侧的压力可能低于透析液侧,从而出现反超滤,严重可致患者肺水肿。临床不常见。预防调整适当 TMP(100~400mmHg)及血流量(常 >250ml/min)。

(2)蛋白丢失:高通量透析膜的应用,使得白蛋白很容易丢失,在行 HDF 治疗时,白蛋白丢失增多,尤其是后稀释置换法。

(3)缺失综合征:高通量血液透析能增加可溶性维生素、蛋白、微量元素和小分子多肽等物质的丢失。因此,在行血液透析滤过治疗时,应及时补充营养。

2. 缓慢连续性超滤(slow continuous ultrafiltration)　通过对流的原理清除溶质及体内过多的液体,对于水的清除多于溶质的清除。对溶质的清除不理想,不能有效清除肌酐、尿素氮及电解质等小分子物质,操作过程中不补充置换液,也不使用透析液。

适应证:可用于有肾功能损害但未达到尿毒症的患者清除液体。

(1)需要紧急减少血管内容量的患者,如急性肺水肿,充血性心力衰竭等。

(2)需要大剂量静脉液体输注,如静脉高营养或液体水化治疗等需要预防性液体控制的患者。

并发症:基本同 CVVH,但发生电解质紊乱如高钾血症风险较高,临床上需要动态监测。

3. 高容量血液滤过(high volume hemofiltration)　高容量血液滤过是在连续性静静脉血液滤过基础上发展起来的,通过增加置换液输入量进一步提高对大中分子的对流清除的一种血液净化模式。目前有动物实验及临床研究证明在脓毒血症患者中其能有效消除可溶性炎性介质,改善血流动学,组织氧代谢,改善预后,但未经大规模临床试验证明。目前对 HVHF 的具体治疗剂量及效果还无明确定论,一般认为置换液量 50~100ml/(kg·h)。目前常规有两种治疗模式,持续性高容量血液滤过(continous high volume hemofiltration,CHVHF),脉冲式高容量血液滤过(impulse high volume hemofiltration,PHVHF)。但目前高容量血液滤过在临床的具体应用还有争议,对于不合并急性肾功能损害的脓毒症患者应用的时机及具体指征都无明确定论。

并发症及适应证基本同 CVVH。

表 3-4-1　CVVH 及其扩展模式的主要特点

| 治疗原理 | | 滤器超滤系数 | 血流量 | 置换(透析)液速率 | | 主要特点 |
对流	弥散		Qb(ml/min)	Qf[ml/(kg·h)]	Qd(ml/min)	
CVVH	高	低	高通量	100~200	>35	无	血流动力学稳定,可连续有效清除水分溶溶质
CHVHF	高	低	高通量	100~200	50~100	无	中、小分子溶质清除能力强
PHVHF	高	低	高通量	100~200	超高流量6~8小时后,35ml/(kg·h)持续16~18小时		中、小分子溶质清除能力强
CVVHDF	高	高	高通量	100~200	35	20~40	中、小分子物质清除效率高
V-VSCUF	低	低	高或低通量	50~200	无	无	溶质清除效率低

注:1. 高通量滤器(Lp>20);低通量滤器(Lp<10)。Lp 系单位面积膜超滤系数,单位为 ml/(h·mmHg·m²)
2. 置换(透析)液速率和血流速率可根据实际情况调整
3. Qb:血流量;Qf:置换液流速;Qd:透析液流速

二、血液灌流(hemoperfusion,HP)

(一)定义

血液灌流(HP)是将病人的血液引出体外并经过装有固态吸附剂的容器(灌流器)中,通过吸附剂的吸附作用来清除外源性或内源性的毒物,从而达到血液净化目的的一种治疗方法。临床上血液灌流最常用来抢救药物和毒物中毒,比血液透析和腹膜透析等常规血液净化方法更为有效,还被用于治疗重度黄疸、肝性脑病和多种免疫性疾病。

(二)血液灌流的吸附剂及吸附原理

常用的吸附材料是活性炭和树脂。

1. **活性炭**　活性炭是一种多孔性、高比表面积的颗粒型无机吸附剂,属于广谱型的吸附剂,对巴比妥、地西泮等小分子的外源性药物毒物有较高的吸附能力,其清除率最高,对其他有机毒物或无机毒物也有较强的吸附作用,还能吸附血液中的肌酐、尿酸、胍类及中分子物质等尿毒症毒素。

2. **树脂类**　合成树脂是另外一类应用较广的医用吸附剂,是一类高分子聚合物,它分为吸附树脂与离子交换树脂两大类。离子交换树脂主要是根据异性电荷相吸的原理,选择性地吸附带相反电荷的物质,它通过吸附树脂复杂的物理作用来实现。临床上用得较多的是吸附树脂,吸附树脂的比表面积在 500m²/g 左右,吸附能力略逊于活性炭,但对各种亲脂性及带有疏水基团的物质,如胆红素、芳香族氨基酸、有机磷农药等吸附能力较强。

3. **免疫性吸附材料**　免疫性吸附是依据抗原和抗体相互特异性结合的原理,将特异的高度专一性的抗原或抗体物质与吸附材料制成吸附剂。

(三)血液灌流适应证

血液灌流适用于下列情况:

1. **药物和毒物中毒**　血透仅适用于清除水溶性,不与蛋白或血浆其他成分结合的毒物或药物。对相当大部分毒物和药物来说,HP 的清除效果最好,尤其是以镇静、安眠药类中毒引起的昏迷,应首选 HP 治疗。对分子量较大,脂溶性较高,在体内易与蛋白结合药物和毒物的清除,亦以 HP 疗效为佳。

2. 治疗尿毒症。

3. 肝性脑病。

4. **免疫性疾病** 如系统性红斑狼疮(SLE)。

5. **其他** 如银屑病、精神病、支气管哮喘等。

(四)禁忌证及并发症

HP 相对安全可靠,很少有禁忌证和副作用,但不同病理生理情况下仍会出现血小板下降,白细胞降低,对氨基酸、葡萄糖等生理物质以及对药物的吸附,血压下降,发热,出血等。

三、血浆置换(plasma exchange,PE)

(一)定义

血浆置换(plasma exchange,PE)是一种将患者血浆与血细胞分离,弃去分离出的全部血浆或血浆中的病理蛋白部分,同时补充基本等量的胶体液及电解质溶液等,和分离出来的血细胞一起输回体内的血液净化技术。实际上包含了分离和置换两个步骤,近年来发展为异常血浆再吸附法或过滤法清除血浆中有害物质,回收白蛋白等有用成分而用于 MODS 的治疗。

(二)原理

主要是根据分子质量大小先分离出血浆,再从其中清除某些疾病的相关致病因子,这些因子包括自身免疫性疾病的抗体(IgG、IgM 等)、沉积于组织的免疫复合物、异型抗原和异常增多的低密度脂蛋白等,有时还包括一些同蛋白结合的毒素;也可直接丢弃血浆去除致病因子。由于 PE 能直接而快速地清除一些直接致病因子,因此常能获得意外的疗效,是一些口服或静脉注射免疫抑制药所不能达到的。

(三)特点

1. **清除毒素** 血浆置换能清除与白蛋白结合的毒素及一些大分子物质,如内毒素等,但由于每次治疗量仅 3~5L,只能清除分布容积小、生成率低的物质;中分子物质如细胞因子等,分布容积较大,生成率快,血浆置换清除率很低。

2. **补充有益物质** 输注新鲜血浆,可给机体补充凝血因子、肝细胞生长因子和白蛋白。

3. **免疫调节作用** 可以去除细胞免疫和体液免疫的抑制因子,可暂时达到恢复免疫功能的作用,并促进 T 细胞亚群恢复正常比例。输入的免疫球蛋白分子的 Fc 段可暂时性封闭单核 - 吞噬细胞的 Fc 受体,减少单核 - 巨噬细胞对结合有特异性抗体的靶细胞的结合和损伤。

(四)血浆置换的适应证

1. **中毒** 各种原因引起的中毒,不论毒素是与蛋白质、血脂结合,还是溶解在患者的血浆中,血浆置换都可以直接将毒素清除,尤其是与蛋白质、血脂结合的毒素,效果更佳。

2. **肾脏疾病** 肺出血 - 肾炎综合征、狼疮性肾炎、紫癜性肾炎、IgA 肾病、膜增殖性肾炎及移植肾的急性排斥反应。

3. **自身免疫性疾病** 系统性红斑狼疮、结节性多动脉炎、皮肌炎、类风湿性关节炎等。

4. **血液系统疾病** 自身免疫性溶血性贫血、溶血性尿毒症综合征、血栓性血小板减少性紫癜,血浆置换是目前最有效的方法。

5. **神经系统疾病** 重症肌无力、多发性神经根炎、系统性红斑狼疮的神经系统损害和多发性硬化等,用血浆置换可迅速去除血浆中的有害物质,使神经组织的损害降至最低限度。

6. **急、慢性肝功能衰竭** 暴发性病毒性肝炎、药物中毒性肝损害、肝性脑病等,血浆置换可以迅速清除体内因肝功能异常而积蓄的代谢废物,缓解病情。

7. **家族性高胆固醇血症** 血浆置换可排除患者体内过多的胆固醇,抑制动脉粥样硬化的发展。

8. **甲状腺危象** 血浆置换可以清除体内过多的激素,并供给与甲状腺激素自由结合的血浆蛋白质,稳定病情。

9. **血友病** 抑制物输注Ⅷ因子无效的甲型血友病患者,血浆置换可快速清除抗Ⅷ因子抗体,达到止血的目的。

（五）血浆置换的并发症

1. 过敏和病毒感染 PE需输入大量血浆或白蛋白。血浆有导致过敏和病毒感染等风险。

2. 酸碱电解质紊乱 大量输入血浆时可导致高钠血症、代谢性碱中毒，且有诱发颅内压升高和肺水肿的可能，此外大量促进肝细胞再生的物质同时被清除。

3. 出血倾向 如果置换时血浆补充不及时，会导致严重的出凝血功能障碍，诱发活动性出血。

4. 药物被清除 常规血液透析技术对蛋白质结合率高的药物影响甚少。但血浆置换理论上能够降低血药浓度，如环磷酰胺、泼尼松、地高辛及万古霉素等，药物疗效会下降。

5. 二重感染 PE时大量免疫球蛋白被清除，机体免疫力下降，出现二重感染风险明显增加。

6. 置管相关并发症。

（六）禁忌证

无明确绝对并发症。

（七）交换量及频度

临床上通常一次交换2~3L，小儿50~100ml/kg；最强化的治疗方案一次5L。开始治疗2天一次，维持治疗1次/月。交换量和频度需根据基础疾病和临床反应来决定。如急性中毒需每日连续进行，直至毒物降至安全水平以下；副蛋白血症和家族性高胆固醇血症，2~3L/次，每2~3周1次；肝衰竭3~5L/次，每日进行直至意识水平好转；肾移植排斥反应2~3L/次，每日或隔日一次，共5~6次；MODS 2~3L/次，每日或隔日1次，共2~3次。高容量性血浆置换高容量性血浆置换指每次血浆置换>5L，可清除更多的毒素，适用于等待肝移植的重度肝性脑病患者。

四、免疫吸附（immunoadsorption，IA）

免疫吸附疗法是指通过体外循环，利用抗原-抗体免疫反应除去血浆中的致病因子或利用吸附材料除去血浆中与免疫有关的致病因子，达到治疗疾病目的的技术。免疫吸附疗法是在血浆置换基础上发展起来的新技术，是血液净化的重要组成部分。

生物柱的分型一般分为生物亲和型和物理化学亲和型。目前可用于免疫吸附柱配体的物质有葡萄球菌A蛋白、小牛血清、多克隆抗人IgG抗体（Ig-Therasorb吸附）、苯丙氨酸（PH-350和PH-250吸附）、色氨酸（TR-350吸附）、MedisorbaMG-50吸附柱、硫酸葡聚糖纤维素（DSC）、多黏菌素B纤维柱（PMX-F）、直接全血吸附脂蛋白（DALI）、DNA吸附、C1q吸附、抗LDL抗体吸附、糖蛋白吸附、各种解毒戒毒吸附、胆红质吸附柱（MedisorbaBL-300）及各种细胞吸附柱等。

（一）适应证

免疫吸附的适应证包括：

1. 多种风湿免疫病，尤其是系统性红斑狼疮和系统性血管炎等。

2. 免疫相关性皮肤病。

3. 肾脏疾病，与免疫相关的肾炎，包括紫癜肾、IgA肾病等。

4. 消化系统疾病，如暴发性肝衰竭、原发性胆汁性肝硬化、梗阻性黄疸等。

5. 神经系统疾病，如吉兰-巴雷综合征、重症肌无力和脱髓鞘多发神经病等。

6. 血液系统疾病，如冷球蛋白血症、巨球蛋白血症、自身免疫性溶血性贫血及多发性骨髓瘤等。

7. 内分泌代谢病，如高脂血症、甲亢危象、肥胖症及1型糖尿病等。

8. 中毒，如有机磷中毒等。

（二）并发症

基本同血浆置换，但无需补充外源性血浆及置换液，可有效防止传染病的传播，还可避免血浆置换中较常见的枸橼酸盐中毒、凝血机制异常、过敏反应、低血压及低钾血症等。此外，免疫吸附具有高度的选择性和特异性，不影响同时进行的药物治疗。

（三）禁忌证

无明确绝对禁忌证。

五、血液透析

（一）间歇性血液透析（intermittent hemodialysis，IHD）

1. 定义　根据膜平衡的原理，半透膜两侧的溶质浓度差通过弥散进行物质交换，其溶质清除率与溶质的当量成正比。主要清除血中小分子溶质及电解质、可透性药物和毒物，对中分子物质清除能力差。一般每次治疗 3~4 小时，一周 3 次左右。

2. 适应证

（1）急性肾损伤：凡急性肾损伤合并高分解代谢者（每日血尿素氮 BUN 上升 ≥10.7mmol/L，血清肌酐 SCr 上升 ≥176.8μmol/L，血钾上升 1~2mmol/L，HCO_3^- 下降 ≥2mmol/L）可透析治疗。非高分解代谢者，但符合下述第一项并有任何其他一项者，即可进行透析：①无尿 48h 以上；② BUN ≥21.4mmol/L；③ SCr≥442μmol/L；④血钾 ≥6.5mmol/L；⑤ HCO_3^- <15mmol/L；⑥有明显水肿、肺水肿、恶心、呕吐、嗜睡、躁动或意识障碍；⑦误输异型血或其他原因所致溶血、游离血红蛋白 >12.4mmol/L。

（2）慢性肾衰竭：透析指征：① GFR<10ml/min；② BUN>28.6mmol/L，或 SCr>707.2μmol/L；③高钾血症；④代谢性酸中毒；⑤口中有尿毒症气味伴食欲丧失和恶心、呕吐等；⑥慢性充血性心力衰竭、肾性高血压或尿毒症性心包炎用一般治疗无效者；⑦出现尿毒症神经系统症状，如性格改变、不安腿综合征等。开始透析时机同样需综合各项指标异常及临床症状来作出决定。

（3）急性药物或毒物中毒：凡能够通过透析膜清除的药物及毒物，即分子量小，不与组织蛋白结合，在体内分布较均匀均可采用透析治疗。应在服毒物后 8~12 小时内进行，病情极重者可不必等待检查结果即可开始透析治疗。

（4）其他疾病：严重水、电解质及酸解平衡紊乱，一般疗法难以奏效而血液透析有可能有效者。

3. 禁忌证　随着血液透析技术的改进，血液透析已无绝对禁忌证，只有相对禁忌证。

（1）休克或低血压者（收缩压 <80mmHg），严重心脏疾病，心力衰竭的患者，严重心律失常。

（2）有严重出血倾向或脑出血。

（3）精神病及不合作者或患者本人和家属拒绝透析者。

（4）无法建立血管通路。

4. 并发症　血液透析并发症包括急性并发症与远期并发症。急性并发症是指在透析过程中发生的并发症，发生快，病情重，需急诊处理；远期并发症是在透析相当长一段时间后发生的并发症，起病缓慢，但病情重，危害更大，需加强防治。

（1）急性并发症

1）体外管路相关并发症：如透析膜破裂，膜反应：缓激肽释放、气体栓塞，溶血等。

2）置管相关并发症：局部穿刺部位出血、神经损伤。

3）首次使用综合征：过敏反应型（A 型）多发生于透析开始后数分钟至 30 分钟，可有灼热，呼吸困难、窒息濒死感、瘙痒、荨麻疹、腹部绞痛、腹泻等症状。非特异性型（B 型）常发生于透析开始数分钟至 1 小时，主要表现为胸痛和背痛，须注意与心绞痛鉴别。可能与补体活化有关。

4）抗凝相关并发症抗：凝过程中出现活动性出血或管路内凝血。

5）失衡综合征：失衡综合征是由于透析过程中血液中的溶质浓度极速降低，使血液和脑组织间产生渗透压差所致。高效能透析器的使用、超滤量过大、过快等都是促成失衡综合征的因素。轻者有头痛、烦躁不安、恶心呕吐和肌肉痉挛，重者可发生定向障碍、癫痫及昏迷，常伴有脑电图改变。

6）全身相关并发症：发热、心律失常、肌肉痉挛、低血压、电解质紊乱等。

（2）远期并发症

1）电解质酸碱代谢紊乱：尿毒症患者由于肾脏泌酸减少，机体常处于代谢性酸中毒状态。高钾血症是服用 ACEI 的透析患者的主要不良反应,需要密切监控钾的摄入和监测血钾。

2)心血管系统并发症:透析低血压,透析高血压,心律失常,心力肾衰竭。

3)血液系统并发症:出凝血异常,贫血,免疫力低下。

4)神经系统并发症。

5)骨病和甲状旁腺功能亢进。

6)代谢异常和营养不良。

7)透析相关淀粉样变(DRA):透析相关淀粉样变(DRA)是长期血液透析患者最常见的、致残性并发症。淀粉样沉积主要发生于骨关节及其周围软组织,导致腕管综合征、慢性关节病,最近也有沉积胸膜的报道。

8)肝炎及其他并发症:如透析腹水,肺水肿获得性肾囊肿、精神异常。

(二)缓慢延长每日血液透析(slow extended daily dialysis,SLED)

SLED 是介于间歇性血液透析和持续肾脏替代疗法之间的一种治疗模式,通过降低血流量(180~200ml)及透析液流量(小于 300)、延长透析时间(8~10 小时)缓慢地清除循环内水分、毒素,较间歇性血液透析具有血流动力学稳定的优势,对低分子毒素的清除优于持续肾脏替代疗法的优点,是治疗重症急、慢性肾衰竭的一种有效措施。

适应证、禁忌证及并发症基本同 IHD,但发生低血压及失衡综合征的几率明显下降。

IHD 和 SLED 的特点及对比见表 3-4-2。

表 3-4-2　IHD 和 SLED 的特点及对比

| | 治疗原理 | | 滤器超滤系数 | 血流量 | 置换(透析)液速率 | | 主要特点 |
	对流	弥散		Qb(ml/min)	Qf(ml/kg·h)	Qd(ml/min)	
IHD	低	高	低通量	200~250	无	500	小分子溶质清除快,但不利于中分子清除,易发生低血压
SLED	低	高	低通量	200	无	<300	心血管耐受性好

注:1. 低通量滤器(Lp<10)。Lp 即单位面积膜超滤系数,单位为 $ml/(h·mmHg·m^2)$
2. Qb:血流量;Qf:置换液流速;Qd:透析液流速。

六、其他血液净化方式

(一)腹膜透析

1. 定义　腹膜透析是利用腹膜作为半渗透膜,利用重力作用将配制好的透析液经导管注入患者的腹膜腔,溶质和水分利用弥散和渗透作用通过腹腔透析液不断地更换,以达到清除体内代谢产物、毒性物质及纠正水、电解质平衡紊乱的目的。

2. 影响透析剂量的因素　透析剂量到底是多少,是一个非常复杂的问题,受很多因素影响。首先,患者个体差异很大,如身高、体重、代谢率、饮食组成、饮食量、残余肾功能等均会影响透析剂量的多少;其次透析剂量还与药动学和透析经济学相关。

3. 透析剂量如何确定　评价透析充分性的指标目前仍不明确。每周尿素清除指数(Kt/Vurea)目前被认为是透析是否充分的量化指标。总的 Kt/Vurea 包括残余肾和腹膜 Kt/Vuea 两部分。由于残余肾和腹膜发挥的作用不尽相同,理想的透析剂量可能也会因残余肾功能的不同而有所差异。

通常认为,合理的透析剂量至少包括:①至少维持充分的溶质清除率,包括中分子物质的清除;②充分的水、钠清除,可以纠正体液超负荷状态;③患者自我感觉良好;④合理的费用支出。

4. 腹膜透析的特点

(1)适用范围广:腹膜透析治疗尿毒症的设备简单,操作简单,容易掌握,在基层医院甚至在家中患者可以进行自我治疗,携带方便,基本上不影响工作。

（2）保护残余肾功能:在开始治疗的两年内能较好的保护残余肾功能,能提高透析效果、减少透析的并发症、改善患者生活质量、提高生存率。

（3）透析安全性大:血液透析无体外循环,无血流动力学改变,避免了血容量急剧降低引起的低血压,对老年人,尤其对循环不稳定的患者安全性大。

（4）对中分子物质清除较好:有研究显示腹膜透析对中分子的清除率较好。

（5）不增加出血风险:腹膜透析不需要全身肝素化,肝素在腹腔的用量较小,且不被腹膜吸收,适用于有出血倾向的透析患者。

5. 适应证　同血液透析适应证。

6. 并发症

（1）腹膜炎:感染细菌可来自伤口、手术操作时及透析液污染。如有腹痛、发热、透析液色泽变浊、白细胞数增至 $100/mm^3$、透析液内细菌检查阳性(应注意厌氧菌感染)时,可明确诊断。

（2）腹痛:高渗性透析液、透析液温度过低或过高、腹腔注入液量过多或进入空气过多、透析液 pH 不当、腹腔感染、导管移位刺激等均可引起腹痛。

（3）透析管引流不畅:原因有导管移位或扭曲,被纤维蛋白、血块或大网膜脂肪阻塞,肠腔或腹腔气体过多,透析后肠粘连,透析管端的小孔有部分露在腹腔内液体表面上,致使虹吸作用消失。

（4）水过多或肺水肿:透析早期因患者有明显的氮质血症,如连续用高浓度葡萄糖透析液脱水,此时血浆渗透压往往高于透析液渗透压,一旦改为常规透析液,可导致水潴留,甚至有发生肺水肿的危险。

7. 禁忌证

（1）广泛腹膜粘连、腹腔内脏外伤、短期腹部大手术、结肠造瘘或粪瘘、腹壁广泛感染或蜂窝织炎、腹腔内有弥漫性恶性肿瘤或病变不明者。

（2）膈疝、严重肺部病变伴呼吸困难者。

（3）妊娠。

（二）人工肝

人工肝脏是借助体外机械、化学或生物性装置,暂时替代或部分替代肝脏功能,从而协助治疗肝功能不全或相关疾病的方法。由于人工肝以体外支持和功能替代为主,故又称人工肝支持系统(artificial liver support system, ALSS)。

人工肝的作用基于肝脏损伤的可逆性及肝细胞的强大再生能力。肝衰竭时常有严重的代谢紊乱及毒性物质积聚,并反过来促进肝脏损伤和抑制肝细胞再生,形成恶性循环。因此,具备良好的解毒功能是人工肝最基本和最重要的作用。其次,由于自然肝脏具有合成、分泌、转化等多种作用,因此,具有其中一种或几种功能的肝脏支持系统,从理论上讲都应称为人工肝脏。把人工肾、血液滤过等血液净化技术归为人工肝支持技术之一,原因也在于此,只是其适应对象、适应证和适用范围不同而已。

1. 人工肝脏的分类　人工肝目前尚无统一分类。传统上按照人工肝组成及性质主要分为非生物型人工肝、生物型人工肝及混合生物型人工肝。也有学者把血浆置换等单独归为过渡型或中间型人工肝,因为该型人工肝同时有非生物型和生物型人工肝的部分功能,但就其构成和性质而言,归为非生物型人工肝较为合适。

（1）非生物型人工肝:包括血液透析和(或)滤过、血液灌流等,以解毒功能为主,主要以物理介质、手段去除患者血液中的毒性物质。

（2）生物型人工肝:此系统具有解毒、分泌、生物合成及转化等多种类似自然肝细胞的功能,如以培养肝细胞为基础的体外生物人工肝脏支持系统。

（3）中间型人工肝:是介于物理型与生物型之间的一类装置,包括血浆置换法以及与之相关的治疗方法,如双重分离法、冷却分离法及血浆灌流、交换输血,整体洗涤法,既可去除大量的毒性物质又可以同时补充大量的生物活性物质,但不具备肝脏的生物合成转化功能。

(4)混合生物型人工肝:由生物及非生物型及中间型共同构成的人工肝支持系统。迄今已有将活性炭血液灌流、血浆置换等与生物型人工肝结合的几种组合型生物人工肝应用于临床。

2. 人工肝脏临床应用的意义

(1)遏制病情进展,促进肝脏自发恢复:重型肝炎患者的肝脏在短期内发生大块或亚大块坏死,迅速出现黄疸,出血、昏迷等严重并发症,病情凶险,预后甚差。由于患者病情进展过于迅速,因此一般内科治疗效果差。在这种情况下,人工肝是迅速改善机体内环境,部分解除或缓解毒性物质对肝脏及全身的毒害作用,促使病情稳定甚至恢复的有效手段。

(2)部分代偿衰竭肝脏的基本功能:肝脏是多种物质合成和代谢的中心,在临床上肝脏的两大功能尤为重要:一是合成功能,二是转化和解毒功能。肝衰竭时,合成血浆蛋白尤其是凝血因子的功能急剧下降,可导致严重的凝血障碍。同时由于肝脏合成蛋白和补体障碍,使患者免疫功能低下,易导致严重的感染。有些人工肝如血浆置换治疗,可补充体内急需的白蛋白、凝血因子及调理素等,部分代偿肝脏的合成功能。不同的人工肝方法对毒性物质的清除作用各具特色,如血液透析对水溶性小分子毒物清除较好,血浆置换则可清除不同分子量、不同溶解度、不同状态的多种毒性物质。

(3)减低内毒素和促炎性细胞因子的水平,防止和改善多脏器功能衰竭:在急性肝衰竭或慢性肝衰竭的急性进展期,由内毒素及内毒素—肿瘤坏死因子—白细胞介素激发的“瀑布效应”对肝细胞的毒害非常严重,可迅速引起肝细胞变性、坏死、凋亡及功能衰竭。多种人工肝支持治疗能有效去除促炎性细胞因子,遏制从 SIRS 到 MODS 的病理进程,是改善肝衰竭及预防多脏器衰竭的重要手段。

(4)作为判断肝衰竭患者能否自然恢复的诊断方法:一直以来,肝脏移植被认为是治疗急性或亚急性重型肝炎肝功能衰竭最有效的治疗手段,但必须有及时和合适的供体供应,通过人工肝支持治疗,部分患者病变可完全恢复(远期可逆);部分患者度过病程的进展期,为一般内科治疗及恢复创造时间和条件;还有部分患者则作为肝移植的过渡。因此,人工肝已经成为判断肝脏能否恢复及是否必须进行肝脏移植的诊断性治疗。

(5)改善肝移植患者的术前条件,顺利度过术中的无肝期以及术后肝脏无功能期:我国肝移植的显著特点是准备接受手术的患者大多进入肝病的晚期,全身情况处于极度衰竭状态,因此手术风险大、预后差。使这些患者顺利过渡到肝移植,并获得长期生存是人工肝的另一作用。人工肝对于改善肝移植患者的术前条件,顺利度过术中的无肝期以及术后肝脏无功能期都有良好的支持效果。

(6)及时给予人工肝辅助治疗,有较好的成本 - 效果比:采用人工肝治疗的时机也非常重要,早、中期配合人工肝支持,可显著提高成功率,缩短住院时间,节省医疗费用,获得较好成本 - 效果比。

3. 并发症

(1)出血:包括插管部位因穿刺,扩张,缝合导致出血,原发病及血液净化治疗过程应用肝素所致凝血功能障碍,引起的皮肤,黏膜,消化道出血,甚至颅内出血。血液灌流时因吸附剂血液生物相容性差,易引起血液有形成分的明显减少从而加重了出血倾向。

(2)低血压:肝衰竭的患者病情重,基础血压太低,血容量不足,开始体外循环后未及时补充血液尤其是胶体,容易出现一过性血压下降,心血管状态不稳定的患者,在透析开始后的几分钟内,由于血管阻力下降,有效循环血容量减少,加上血浆渗透压的降低,极易发生低血压,特别是治疗的第 1 小时内。

(3)变态反应:血浆及血浆代用品在使用过程中人体可能会出现各种反应,其中部分是变态反应,而大多则是类变态反应,大多数患者变态反应较轻,可严密观察,不需要处理,短时间内可自行缓解,若不能自行缓解,应及时予以处理。

(4)感染性疾病:肝衰竭患者因免疫功能低下,长期卧床,负氮平衡,易发生感染,放置临时性插管的患者出现发热,若找不到明显的感染灶,要注意与人工肝脏支持系统治疗管路有关的感染,通过输注大量血制品易发生艾滋病及丙型肝炎等经血液传播的疾病。

（5）失衡综合征：是以神经、精神系统为主的症候群，多出现在透析过程中，或透析结束后，与尿素、电解质的清除、酸中毒的纠正而造成血液与脑组织之间浓度梯度过大有关。

（6）枸橼酸过量导致低钙血症：临床采血采用枸橼酸抗凝，输入大量血浆导致枸橼酸与钙离子结合而降低血浆中钙离子的浓度，主要表现为肌肉搐搦。

（7）其他：如管道凝血、水钠潴留、空气栓塞、消化道出血、低血糖等。

4. 人工肝脏的展望　人工肝技术目前正进入一个前所未有的快速发展时期，从基础到临床均取得重要进展，但理想的人工肝应该与自然肝脏的功能接近或类似，基本上能够完成正常肝脏的工作。按照这样的标准，现有的几种装置都不能说是人工肝的理想形式，不少理论和实践问题亟待解决。

（于凯江）

第五章
心肺脑复苏技术

第一节　心肺脑复苏概述

一、心肺脑复苏的定义

心肺复苏（cardiopulmonary resuscitation，CPR）是一系列提高心搏骤停后生存机会的救命动作。从心跳停止到细胞坏死的时间以脑神经细胞最短。随着技术的进步，许多患者往往能够恢复自主呼吸和循环，但是长时间心搏骤停后导致缺血缺氧性脑病，却成为影响预后的严重障碍。故提出心肺脑复苏（cardiac pulmonary cerebral resuscitation，CPCR）的概念，旨在强调脑保护和脑复苏的重要性。根据现代医学理论可将心肺复苏过程为三个阶段：①基本生命支持（basic life support，BLS）；②高级生命支持（advanced cardiac life support，ACLS）；③复苏后处理。

二、心肺脑复苏的适应证

心肺复苏适用于任何出现意识障碍或发现无脉的患者。

三、心肺脑复苏禁忌证

公认的观点是，心肺复苏的禁忌是当存在"停止复苏"或患者预先要求"不复苏"的情况，而不存在相对禁忌证。

第二节　基本生命支持

基本生命支持（basic life support，BLS）又称初级心肺复苏，是心搏骤停现场急救的最初抢救形式和最基本的常规操作技术，基础包括突发心搏骤停（sudden cardiac arrest，SCA）的识别、紧急反应系统的启动、早期心肺复苏和迅速使用除颤仪进行除颤。基本生命支持进行得是否及时、操作是否准确有效既关系到自主循环能否恢复，同时也关系到整体复苏的成败。因此，基本生命支持操作技能与相关问题是心搏呼吸骤停抢救的重要关键环节之一。

一、心搏骤停的评估

（一）心搏骤停

指心脏机械活动突然停止（心音消失，动脉搏动消失），伴随患者对刺激无反应以及出现濒死样喘息或无自主呼吸。

（二）心搏骤停的病因

除心脏本身的病变外，休克、缺氧、严重水电解质平衡和代谢紊乱、中毒和呼吸系统疾病等均可导致心搏骤停。可按"5H5T"的提示分析停跳原因（表3-5-1）。

表 3-5-1　心搏骤停的 5H5T

5 个 "H"	
Hypovolemia	低血容量
Hypoxia	低氧血症
Hydrogen ion（acidosis）	酸中毒
Hyper-/hypokalemia	高钾 / 低钾血症
Hypoglycemia	低血糖
5 个 "T"	
Toxins	中毒
Tamponade（cardiac）	心脏压塞
Tension pneumothorax	张力性气胸
Thrombosis of the coronary/pulmonary vasculature	冠状动脉或肺动脉栓塞
Hypothermia	低体温

（三）心搏骤停 4 种类型

心搏骤停常见的心电图类型包括心室颤动（VF）、无脉搏性心动过速（VT）、心室停顿和无脉搏电活动（pulseless electrical activity，PEA）等几种，依据是否需要进行电击除颤、及电击是否能够有效恢复灌注性心律，又分为可电击性心律（shockable rhythms）和非可电击性心律（non-shockable rhythms）两类。

1. 可电击性心律　包括 VF 和无脉搏室性 VT，发病率最高，抢救成功率也最高。抢救成功的关键在于及早电击除颤和及时有效的 CPR。

2. 非可电击性心律　指心室停顿和无脉搏电活动。无脉搏电活动涵盖一组不同的无脉搏心律：假性电机械分离、心室自主节律、心室逸搏节律及除颤后心室自主节律等，复苏效果普遍极差。

处理两组心律失常的主要区别在于前者电除颤有效。其他抢救措施，包括胸外心脏按压、气道管理和通气、静脉通路建立、应用肾上腺素及纠正可逆性病因等均相同。

（四）生存链的概念

复苏的主要原则：加强生存链各环节的连接。心搏骤停后的成功复苏需要一整套协调动作，表现为生存链的各环节。各环节包括：

院外：

1. 立即识别心搏骤停并启动急救系统。

2. 着重胸外按压的早期 CPR。

3. 快速除颤。

4. 基础及高级急救医疗服务。

5. 高级生命支持和骤停后护理。

院内：

1. 监测和预防。

2. 识别和启动应急反应系统。

3. 即时高质量 CPR。

4. 快速除颤。

5. 高级生命支持和骤停后护理。

普遍认为，各个步骤一环扣一环，相互衔接，任何一个步骤的延误都可能导致抢救失败。其中及早进入急救程序的意义，是指首先打电话通知急救医疗机构，争取专业抢救人员尽快到达现场，以便迅速实施电除颤。有效地完成以上环节的应急系统能使被目击的发生心室颤动的心搏骤停的存活率达50%,然而大多数情况CPR的存活率低,提示如果仔细检查各个环节并加强薄弱环节就有机会提高存活率。各环节相互独立,每个环的成功依赖于前面环节的效果。

二、基本生命支持操作方法和注意事项

基础生命支持包括以下三个基本组成部分:首先要识别心搏骤停,这是心肺复苏过程中最为重要的起始条件,第二是进行CPR,最后一部分是除颤。

(一)识别

迅速启动急救和开始CPR需要快速识别心搏骤停。心搏骤停患者没有反应(例如刺激不能移动或无反应),没有呼吸或呼吸不正常。心搏骤停早期常见濒死喘息,会与正常呼吸混淆。若成年患者无反应、没有呼吸或呼吸不正常(即只有喘息),施救者应当立即CPR。

1. 判断　意识丧失、无呼吸、对刺激无任何反应,立即拍打双肩并呼叫患者,要做到重呼轻拍。

2. 启动紧急医疗救援服务系统(EMS)　呼救EMS系统:地点、呼救电话、事件、人数、伤员情况、正在进行的急救措施。

(二)心肺复苏(CPR)(按照C→A→B的顺序)

1. 胸外按压　胸外按压(C,circulation)是指在胸骨中下部进行的有力而有节奏的按压。这些按压通过增加胸腔内压及直接按压心脏产生血流。按压产生的血流可为心肌和脑组织提供一定水平的血流灌注,对于恢复自主循环和减轻脑缺氧损害至关重要。尤其在停跳倒地时间超过5分钟以上的患者,有效胸外按压可增加电除颤成功的可能性。高质量的胸外按压是复苏成功的关键。

(1)脉搏检查的具体方法:患者仰头后,急救者一手按住前额,用另一手的食、中手指找到气管,两指下滑到气管与颈侧肌肉之间的沟内即可触及颈动脉搏动;通常:1岁以上触颈动脉,1岁以下肱动脉;在10秒内完成检查循环体征;在检查颈动脉搏动的同时,要观察呼吸、咳嗽和运动情况;若在该时限内无法明确感觉到脉搏,就要开始胸外按压。

(2)胸部按压技术细节

1)按压部位:一般选用胸骨下1/2处,胸骨中下部,双乳头之间,用手指触到靠近施救者一侧患者的胸廓下缘。

2)手指向中线滑动,找到肋骨与胸骨连接处,将一手掌贴在紧靠手指的胸骨的下半部,另一手掌重叠放在这只手背上,手掌根部长轴与胸骨长轴确保一致,保证手掌全力压在胸骨上,不要按压剑突;手指离开胸壁,不应用力向下按压。

(3)按压要求:频率至少100次/分,按压幅度方面,胸骨下陷至少5cm;压下后应让胸廓完全回复,而压下与松开的时间基本相等。同时保证按压-通气比值:30∶2(婴儿或儿童的单人或所有成人抢救),15∶2(婴幼儿和儿童的两人抢救)。

(4)按压效果的判断:为确保有效按压,应将患者以仰卧位躺于硬质平面上;肘关节伸直,上肢呈一直线,双肩正对双手,按压的方向与胸骨垂直;每次按压后,双手放松使胸骨恢复到按压前的位置。放松时双手不要离开胸壁。保持双手位置固定;每2分钟更换按压者,每次更换尽量在5秒内完成;CPR过程中不应搬动患者并尽量减少中断按压的时间,尽量不超过10秒。

2. 气道和人工通气　Airway、Breathing检查反应以发觉心搏骤停症状,快速检查呼吸,在进行30次按压以后,单人施救者开放患者的气道并进行2次人工呼吸。重症医学科病房内应由医护人员共同抢救,多人CPR应同时开始各个不同的步骤,不必按顺序进行。

(1)体位的要求:迅速将被抢救者体位摆放至符合心肺复苏操作要求的仰卧位,即于硬质平面上,头颈躯干无扭曲,并将双臂自然置放于其躯干两侧。

(2)开放气道:CPR时保持气道开放及提供适当的通气是优先的,以达到去除气道内异物,建立人工气道的目的。开放气道的方法主要包括:仰头-抬颏法和托颌法(外伤时)。

1)仰头-抬颏法:这是适合多种场合的最常用方法。术者右手置于被抢救者前额,向后加压,使头

后仰。左手的中指、示指置于被抢救者的颏部托其上抬,程度以唇齿尚未完全闭合为限,详见图3-5-1。

　　2)托颌法:要求术者位于被抢救者头的上方,双手置于与被抢救者躯体同一水平处。将双手的第2、3、4指放在被抢救者下颌缘处,向前上方抬起下颌。用双拇指推开被抢救者口唇。用掌根部及腕部使被抢救者头后仰。对疑有颈部外伤者只可采用托颌动作,不能配合仰头或转动的其他手法,详见图3-5-2。

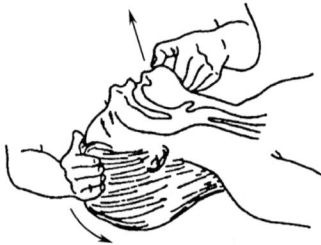

图3-5-1　仰头-抬颏法

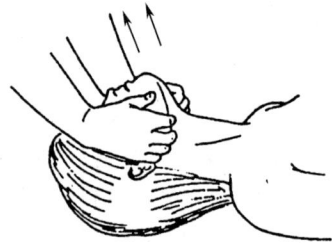

图3-5-2　托颌法

　　(3)人工通气

　　1)口对口及口对鼻人工通气:CPR的基本技术之一,施救者一手捏住患者鼻子,另一手推起患者颏部保持气道开放,眼睛观察胸部运动。平静吸气(不必深吸气)后,用口包住患者口腔向里吹气。吹气时间大约1秒左右,观察到胸部隆起即可。对口腔严重创伤而不能张开者、口对口通气无法密闭者、或溺水者在水中施救等,可采用口对鼻通气。无论采取何种方式通气,均要求连续进行仅2次后,立即进行胸外按压。

　　2)应用气囊-面罩进行人工通气:院内CPR时一般用气囊-面罩进行人工通气。单人进行气囊-面罩通气时,施救者一只手用拇指和示指扣压面罩,中指及其他手指抬起下颌,另一只手捏气囊,技术要求颇高,且容易疲劳。双人操作则容易保障有效地开放气道和通气。无论单人还是双人操作,通气量只需使胸廓隆起即可,频率保持在8~10次/分,避免快速和过分用力加压通气。

　　(4)注意事项

　　1)检查是否有正常呼吸动作。

　　2)人工呼吸:口对口在医院内很少采用,应立即取得简易呼吸器,进行通气:开放气道→捏鼻子→吹气(每次通气时间在1秒以上),胸廓起伏,8~10次/分。

　　3)按压-通气比率为30:2,避免过度通气,这会导致胃扩张或其他并发症如反流或误吸。

表3-5-2　2015年美国心脏病学会AHA的CPR指南成人、儿童和婴儿的关键基础生命支持步骤的总结[*]

内容	建议		
	成人	儿童	婴儿
现场安全	确保现场对施救者和患者都是安全的		
识别	无反应(所有年龄)		
识别	没有呼吸或不能正常呼吸(即仅仅是喘息)	不呼吸或仅仅是喘息	
识别	对于所有年龄,在10秒内未扪及脉搏(仅限医务人员)(10秒内可同时检查呼吸和脉搏)		
心肺复苏程序	C(Circulation)-A(Airway)-B(Breathing)		
按压速率	100~120次,每6秒给予1次呼吸(即每分钟给予10次呼吸)		
按压幅度	至少5cm 同时<6cm	至少前后径1/3 大约5cm	至少前后径1/3 大约4cm

续表

内容	建议		
	成人	儿童	婴儿
胸廓回弹	保证每次按压后胸廓回弹,不可以在每次按压后倚靠在患者胸上 医务人员每2分钟交换一次按压职责		
按压中断	尽可能减少胸外按压的中断 尽可能将中断控制在10秒以内		
气道	仰头提颏法(医务人员怀疑有外伤:推举下颌法)		
按压-通气比率 (置入高级气道之前)	30 : 2 1或2名施救者	30 : 2　单人施救者 15 : 2　2名医务人员施救者	
通气:在施救者未经培训或经过培训但不熟练的情况下	单纯胸外按压		
使用高级气道通气(医务人员)	每6~8秒1次呼吸(每分钟8~10次呼吸) 与胸外按压不同步 大约每次呼吸1秒时间 明显的胸廓隆起		
除颤	尽快连接并使用除颤器。尽可能缩短电击前后的胸外按压中断;每次电击后立即从按压开始心肺复苏		

* 不包括新生儿,因为新生儿的心搏骤停病因几乎都是窒息

3. 自主循环恢复(return of spontaneous circulation,ROSC)的定义

(1)出现脉搏和血压。

(2)呼吸末二氧化碳分压($PetCO_2$)突然持续增加(通常$\geq$40mmHg)。

(3)自主动脉压随监测到的有创动脉波动。

(三)除颤

1. 时间　在启动紧急反应系统后,尽可能早地拿到除颤仪,一般由第二名施救者进行,第一名施救者继续进行胸外按压。

对于院外发生的SCA且持续时间>4~5分钟;或无目击者的SCA患者,应立即给予5个周期约2分钟的CPR(一个CPR周期包括30次胸部按压和2次人工呼吸)后再除颤;对于院内SCA,除颤前仍可以进行心肺复苏,对有心电监护的患者,从心室颤动到给予除颤的时间不能超过3分钟。

2. 方案　心电显示为可除颤波形后,进行出除颤1次,然后立即胸外按压,如带有自动电击功能的埋藏式复律除颤器(ICD),则在实施人工电除颤前,允许30~60秒的时间让ICD自行处理。可除颤的心律失常:室颤和无脉室速;电极部位:前-侧的位置最为理想;电除颤前后中断胸部按压的时间要尽可能短。

3. 能量选择　以室颤为例,双向波200J,单向波除颤360J,院外与院内选择的能量一致。

4. 除颤仪操作步骤

(1)手动除颤仪操作

1)应将已涂好导电膏或盐水纱布包裹好的电极板一端放在被抢救者右胸侧锁骨下方,另一端放在左胸侧乳头内侧(图3-5-3)。

2)打开除颤器电源,默认为非同步,不用进行其他模式选择。

3)首次能量为200焦耳(双向波)或360焦耳(单向波),充电(按"充电"或"charging"键)。

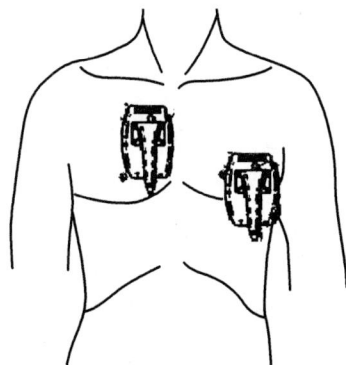

图3-5-3　电极板放置的部位

4）电极板应与胸壁紧密接触,(心底,心尖/紧贴胸壁)。

5）放电时术者导致所有人员身体离开病床,按压放电开关。

（2）自动体外除颤仪（AED）

1）步骤:打开除颤仪→安放电极→自动分析→自动除颤。

2）位置要求:右侧电极位于右锁骨下方;左侧电极位置在左乳头齐平的左胸下外侧部（前-后、前-左肩胛以及前-右肩胛）;前-后以及前-侧位置通常是使用植入式起搏器和除颤器的患者可接受的位置。

（四）团队对于基础生命支持的重要性

2010年AHA指南强调以团队形式给予心肺复苏,因为大多数急救系统和医疗服务系统都需要施救者团队的参与,由不同的施救者同时完成多个操作。例如,一名施救者启动急救系统,第二名施救者开始胸外按压,第三名施救者则提供通气或找到气囊面罩以进行人工呼吸,第四名施救者找到并准备好除颤器。

第三节　成人高级生命支持

成人高级生命支持（advanced cardiac life support, ACLS）是指在初步CPR基本生命支持基础上,迅速采用必要的辅助设备及特殊技术来巩固、维持有效通气和血液循环的救治过程。在此过程中主要是有针对性使用各种抢救手段、措施、药物将初级CPR恢复的自主循环改善为有效循环。此过程在医院内实施时与基本生命支持可无明显界限,只要条件允许,ACLS可与BLS同步进行。

ACLS影响生存链的多个关键环节,包括预防心搏骤停、治疗心搏骤停和改善心搏骤停后自主循环恢复（ROSC）患者预后的措施。

预防心搏骤停的措施包括气道管理、通气支持以及治疗缓慢性心律失常和快速型心律失常。治疗心搏骤停时,ACLS措施建立在基础生命支持（BLS）的基础之上,包括立即识别和启动应急反应系统、早期CPR、快速电除颤和药物治疗以进一步提高ROSC的可能、高级气道管理和生理参数监测。ROSC后,用综合的心搏骤停后治疗可改善存活率和神经功能的预后。

一、通气

气道管理的复苏措施:CPR过程中,输送到心脏和大脑的氧受血流的限制比受血氧含量的限制更多,单人抢救时不可因通气而中断按压。可以在给予胸外按压的同时给予纯氧治疗;复苏后维持血氧饱和度在94%~99%,非100%;如果放置高级气道会导致胸外按压中断,要考虑延迟插入气道,直到患者对初始CPR和除颤无反应或出现ROSC。

（一）球囊面罩

1. **体位**　仰卧,头后仰体位抢救者位于患者头顶端。

2. **手法**　可以采用E和C两种手法来固定患者面罩。

（1）C法:左手拇指和示指将面罩紧扣于患者口鼻部,固定面罩,保持面罩密闭无漏气。

（2）E法:使用中指、无名指和小指放在病人耳垂下方下颌角处,下颌向前上托起,保持气道打开位。

（3）用右手挤压气囊。

3. **注意事项**　操作人员位于被抢救者头侧,将头部适当抬高;面罩与被抢救者面部严密接合;适当用力缓慢、均匀挤压球囊以供气,每次挤压时间一般应超过1秒;成人手控呼吸球囊面通气潮气量应达500~600ml（6~7ml/kg）,或1L的球囊1/2~2/3体积被压陷,而2L的气囊压陷程度应为1/3,同时应能见到被抢救者胸廓起伏;抢救现场具有供氧条件时,通过吸氧管路与手控呼吸球囊连接,可以加大供氧浓度;已建立人工气道且双人以上实施CPR时,通气频率应为8~10次/分;进行人工呼吸时不应停止胸外按压操作,不必在意两者是否同步;适应证:无气道梗阻或已建立人工气道者。

（二）气管插管

1. **气管插管的方法**　按紧急气管插管要求确认气管插管适应证,初步评估气道,准备物品和药物,保持静脉通路,以经口插管方式为例,操作者站在患者头端,经患者口腔右侧置入喉镜,显露声门后将气管导管插入口腔直至通过声带,将导管气囊近端置于声带下方,拔除管芯,调整导管深度,确认导管位置正确以后,将牙垫插入口腔,取出喉镜,妥善固定导管。

2. **确认气管导管位置**

（1）临床评价:双侧胸廓有无对称起伏,两侧腋中线听诊两肺呼吸音是否对称;上腹部听诊:不应该有呼吸音。

（2）呼吸 CO_2 监测或者食管探测。

1）是确认和监测气管插管位置是否正确的最可靠的方法;

2）呼吸末 CO_2 监测可作为胸外按压有效的生理指标及自主循环恢复判断。

3. **气管插管的注意事项**

（1）中断按压时间不超过 10 秒,插管时间应保证胸外按压间隔最短化,如气管插管 30 秒内未能完成,需暂停操作。

（2）在医院、手术室及 ICU 内发生心跳呼吸停止的被抢救者,应尽早行经口气管插管;插管成功后要及时给插管套囊充气。

（3）注意听诊两肺呼吸音,或观察胸廓有无规律性起伏,以确定插管前端位置是否在气管内,避免插入过深造成单肺通气。

1）插入和确认气管插管的正确位置后,应在门牙处标记插管的深度并予以固定保护。

2）经鼻气管插管及气管切开不作为心肺复苏时建立人工气道的首选方法。

（三）机械通气的要求

潮气量:500~600ml,胸廓明显起伏;送气时间大于 1 秒;通气者应每 6~8 秒给予一次通气,频率:8~10 次 / 分;注意事项:避免过度通气。

二、药物治疗

药物治疗的给药方式

可以采用外周静脉（IV）、骨髓腔内给药（IO），中心静脉给药，气管内给药。临床上一般首选外周静脉给药:用药后再静脉注射 20ml 液体并抬高肢体 10~20 秒。中心静脉置管操作需要中断 CPR,并且有许多并发症,在 CPR 时不作为首选,骨髓腔内给药类似于中心静脉给药,剂量和静脉给药相当。利多卡因、肾上腺素和血管加压素经气管内给药后均可吸收。气管内给药量应为静脉给药量的 2~2.5 倍,方法是注射用水或生理盐水稀释至 5~10ml,然后直接注入气管。

1. 心律失常的处理流程（图 3-5-4）

2. 抢救药物的使用和说明

（1）血管加压药物:肾上腺素:是心搏骤停的标准缩血管药首选使用。其 α 肾上腺能受体活性导致体循环血管收缩,从而提高冠状动脉和脑灌注压,增加心脑血流量,有利于自主循环恢复和保护脑功能。用法:经静脉或骨髓腔内 1mg,3~5 分钟重复一次,若静脉通路未能及时建立,可通过气管导管使用肾上腺素,剂量为 2~2.5mg。一般不推荐大剂量应用肾上腺素,特殊情况下考虑使用更高剂量（如 β 肾上腺受体阻滞药或钙通道阻滞药中毒等）。

（2）抗心律失常药物

1）胺碘酮:是作用于心肌细胞膜的抗心律失常药,通过对钠、钾和钙等离子通道的影响发挥作用。适用于除尖端扭转性室速以外的快速性心律失常。用法和用量:负荷:300mg（或 5mg/kg）IV/IQ →再次除颤,如仍无效可于 10~15 分钟后追加 150mg。

2）利多卡因:是一种相对安全的抗心律失常药,但用于心搏骤停的抢救治疗,其短期或长期效果

室颤/无脉室速,窦性停搏/无脉电活动

通用流程:求救,CPR
吸氧、监护

检查心率是否可以除颤?

可除颤 → VT(室颤)/VF(无脉室速)

不可除颤 → Asystole(窦性停搏)/PEA(无脉电活动)

除颤一次
双向:成人200J
儿童2~4J/kg
双向:360J
除颤后立即CPR

立即CPR五个循环

当静脉通路建立时,
◇ 肾上腺素(1 mg)每3~5分钟给一次
◇ 单次剂量血管加压素(40U IV)可取代第一剂或第二剂肾上腺素

CPR五个循环(2分钟)

再次检查心律是否可以除颤?

不可除颤

可除颤

除颤
双向:成人200J,小儿2~4J/kg
单向:360J

除颤后给予CPR,同时给药
◇ 肾上腺素(1 mg)每3~5分钟给一次
◇ 单次剂量血管加压素(40U IV)可取代第一剂或第二剂肾上腺素
考虑行气管插管术
◇ 插管后,每分钟呼吸8~10次

CPR五个循环(2分钟)

检查心律是否可以除颤?

不可除颤

可除颤

CPR五个循环(2分钟)

检查心律是否可以除颤?

可除颤

不可除颤

继续CPR
寻找心搏骤停可能的原因(5H5T)

除颤后继续给予CPR,同时给予药物

可给予抗心律失常药物
◇ 胺碘酮300mg静脉推注,第二剂150 mg;
寻找心搏骤停的可能原因(5H5T)

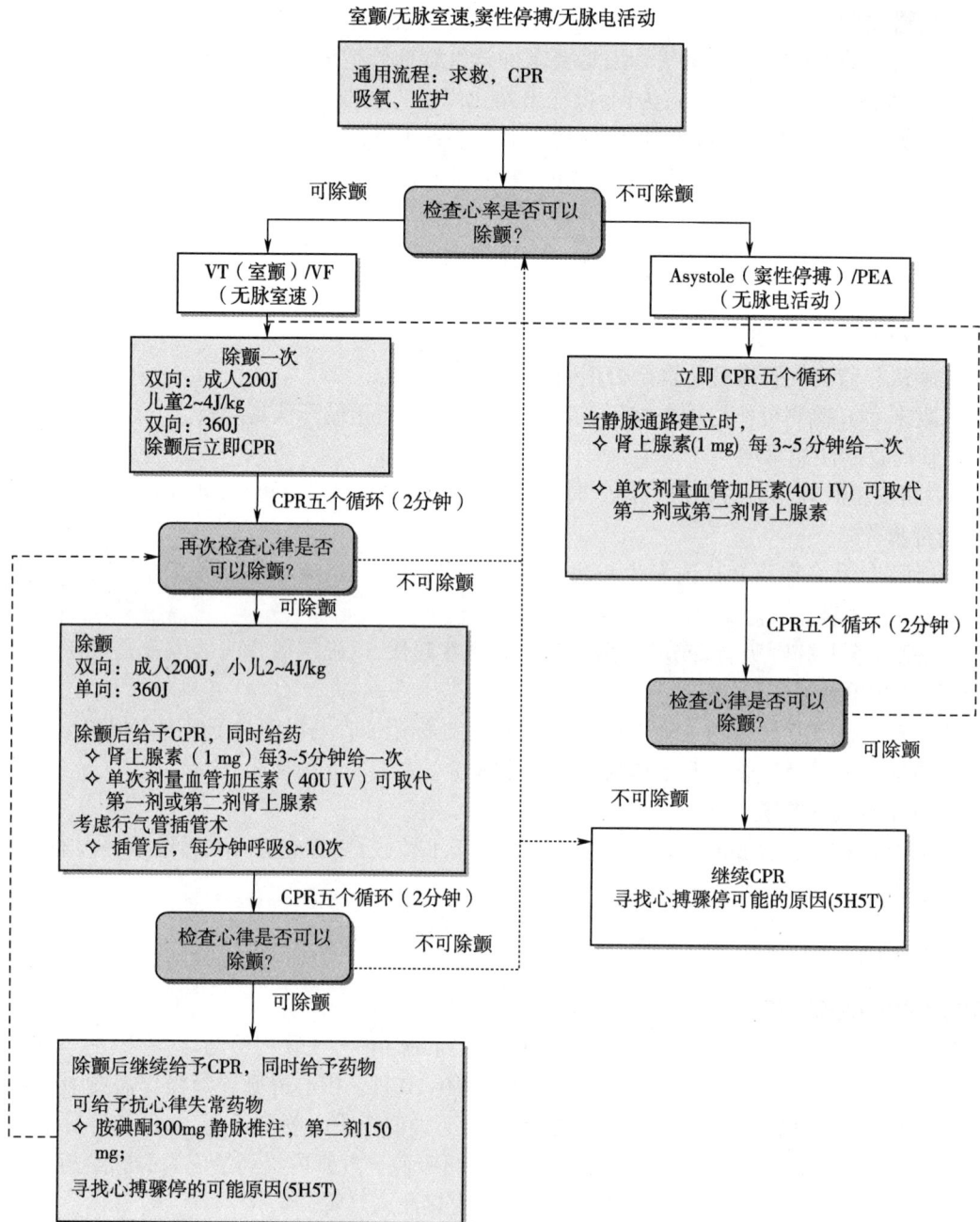

图 3-5-4　心律失常的处理流程

均没有得到证实。适应证:如果没有无胺碘酮,可考虑使用利多卡因,作为单形性室速的二线用药,不作为预防室颤用药。初始剂量 0.5~0.75mg/kg,可用至 1~1.5mg/kg,静推。或 50~100mg/ 次静推;5~10 分钟内重复使用。总负荷量为 3mg/kg。维持用量:室速消除后,以 1~4mg/min 或 30~50μg/(kg·min)静点。

（3）碳酸氢钠:适用于合并代谢性酸中毒、高钾血症,三环类抗抑郁药物过量所致的 SCA 患者。相对禁忌:心肺复苏时或自主循环恢复后,不推荐常规使用碳酸氢钠。用法:首次剂量为 1mmol/kg。注意:碳酸氢钠最好不与肾上腺素类药物混合,以免后者失活。

（4）心肺复苏期间的静脉输液:如果心搏骤停与大量液体丧失导致的低血容量有关,应及时补液以迅速恢复血容量。对正常血容量的心搏骤停患者是否需要常规输液,尚无人类研究的资料。无低血容量存在时,过量输注液体似乎并无益处。除非明确存在低血糖,一般应避免输注含葡萄糖溶液。输注含糖液体容易引起高血糖,从而加重停跳后的神经学不良。

第四节 复苏后处理

复苏后处理是指自主循环恢复后采取的进一步治疗措施,应该在 ICU 进行。近年来提出心搏骤停后综合征(post-cardiac arrest syndrome)的概念,强调以脑为中心的综合性加强治疗。严格意义上讲,脑保护(brain protection)和脑复苏(brain resuscitation)是两个不同的概念。前者指缺血前应用药物或采取措施预防脑损害发生,后者则是已发生全脑缺血后采取措施来预防和治疗缺血性脑损害。但目前在临床实践中,二者的具体措施并无大的差别。治疗性轻度低温疗法是唯一得到证实并获推荐的有效措施。复苏后处理的主要内容有:病因治疗,体温管理(包括高热的控制和轻度低温疗法)、呼吸支持、循环支持、抽搐/肌阵挛的处理和血糖控制。

一、病理生理学机制

心搏骤停后对脑血流灌注分为 3 个阶段:①心搏骤停时为无血流灌注期(5 分钟以上停跳,即使自主血流恢复,仍有血流灌注障碍);②短暂的脑充血期(30 分钟后);③延迟性的全脑或多灶性低灌注期。

在心脏复跳,恢复脑血流灌注后,损害仍在继续。重新获得氧作为酶促氧化反应的底物,因线粒体功能障碍,产生再氧合损伤。再氧合损伤是一系列的瀑布样生化反应,最终结果是线粒体损伤和 DNA 断裂,易受损脑部位的易受损神经元死亡(凋亡),形成缺血缺氧性脑病。

二、复苏后处理的目标

(一)早期目标包括

1. 优化心肺功能及生命器官的灌注。
2. 院外心搏骤停后,转运患者到适合的医院进行综合性心搏骤停后系统管理,包括:急性冠脉介入治疗、神经学管理、目标性重症管理和亚低温治疗。
3. 转运院内心搏骤停患者到合适的重症医学科病房以对患者进行综合性的心搏骤停后处理。
4. 努力鉴别及治疗导致心搏骤停的直接病因并预防骤停再发。

(二)后续目的包括

1. 控制体温以使中枢神经系统存活并尽可能达到最优化状态。
2. 识别并治疗急性冠脉综合征(ACS)。
3. 优化机械通气以使肺损伤最少化。
4. 减少多器官损伤的危险,在需要时进行相关器官的支持治疗。
5. 如果可能对存活患者进行康复服务。

三、复苏后处理主要内容

(一)病因治疗

复苏成功后,纠正器官可逆因素最为重要。表 3-5-3 简要介绍了 10 种最常见的可逆性病因(5H5T)及其对应的处理对策。

表 3-5-3 可逆的病因及处理

可逆性病因	处理对策
低血容量	输血、输液
低氧血症	氧疗
酸中毒	纠酸
高钾/低钾血症	控制血钾

可逆性病因	处理对策
低温	保温、复温
中毒	解毒、对症处理
心脏压塞	手术减压
张力性气胸	抽气减压或胸腔闭式引流
冠状动脉或肺栓塞	溶栓或急诊介入治疗
创伤	优先处理致命性损伤

(二)复苏后监测

1. 血流动力学评估

(1)密切监测血压,进行动脉管路置入:维持合适的灌注血压,防止低血压再次出现,此时需要保证平均动脉压大于65mmHg或收缩压大于90mmHg。

(2)治疗低血压,保证重要器官组织灌注,如果可以耐受进行容量负荷试验,去甲肾上腺素$0.1\sim0.5\mu g/(kg\cdot min)$或肾上腺素$0.1\sim0.5\mu g/(kg\cdot min)$或多巴胺$5\sim10\mu g/(kg\cdot min)$。

2. 呼吸功能评估

(1)动脉血气分析。

(2)呼气末CO_2监测。

1)确认插管位置见图3-5-5。

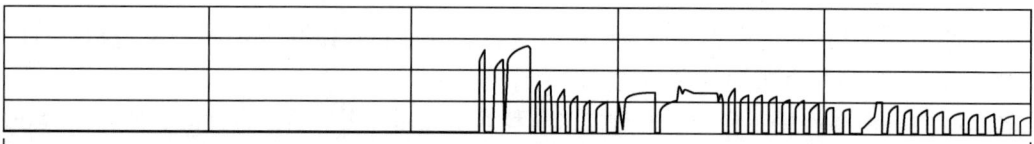

图3-5-5　呼气末二氧化碳分压用于确认CPR时气管插管位置
横坐标是时间,纵坐标是呼出二氧化碳分压值;开始出现波形位置即表示气管插管位于主气道内

二氧化碳图用于确认气管插管位置。该二氧化碳描记功能在插管期间,在竖轴上显示不同时间的呼出二氧化碳($P_{ET}CO_2$)分压,单位是mmHg。患者插管后,就会检测呼出二氧化碳,用于确认气管插管的位置。呼吸期间的$P_{ET}CO_2$会不断变化,并在呼气末达到最高值。

2)判断复苏有效性见图3-5-6。

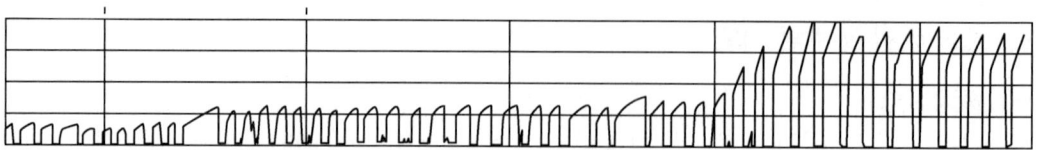

图3-5-6　呼气末二氧化碳分压用于判断复苏有效性
横坐标是时间,纵坐标是呼出二氧化碳分压值;波形出现变化,尤其是突然增加时,代表自主循环恢复

二氧化碳图用于监测复苏操作的有效性。第二条二氧化碳图迹线在竖轴上显示不同时间的$P_{ET}CO_2$,单位是mmHg。该患者已插管,正在对其进行心肺复苏操作。通气速率约为每分钟8至10次人工呼吸。以略高于每分钟100次的速率持续进行胸外按压,但不会连同该迹线一起显示。初始$P_{ET}CO_2$低于12.5mmHg,提示血流非常小。而后$P_{ET}CO_2$上升到12.5~25mmHg,这与后续复苏过程中的血流增加情况一致。最后出现恢复自主循环(ROSC)。ROSC可通过$P_{ET}CO_2$(仅在第四条竖线后可见)突然上升到40mmHg以上确定。

（三）器官功能支持

1. 体温管理

（1）低温脑保护的可能机制：研究表明，低温治疗可以作用于缺血缺氧性脑损害病理生理进程的多个靶点，主要包括：①延缓最初的 ATP 消耗速率；②降低兴奋性神经递质的释放；③改变细胞内信使的活性；④减轻血脑屏障的破坏；⑤减轻炎性反应；⑥改变基因表达和蛋白质合成；⑦降低细胞内钙浓度；⑧改变谷氨酸受体调节。

（2）高热的治疗：复苏后 72 小时内的体温升高均应进行积极的治疗。心搏骤停后最初 24 小时内发生高热甚为常见。体温在 37℃ 以上时，每升高 1℃，不良神经学结局的风险便增加。故应该采用药物或主动性降温等方法将体温控制在正常范围。对于复跳后血流动力学稳定、自发出现的轻度低温（>34℃），也不必主动升温。

（3）治疗性轻度低温疗法：是指对心搏骤停后恢复自主循环而仍然昏迷的患者采取的一种轻度降温措施。

1）适应证：对于初始心律为室颤的院外骤停、复苏后仍处于昏迷状态成人患者。ROSC 后，一部分患者会出现体温大于 37.6℃ 的情况，施救者需要密切监测患者的中心温度。

2）时机：数分钟或数小时内开始到复苏 48 小时内，将体温控制在 32~36℃，持续至少 24 小时，可以改善神经学结局和提高存活。相对禁忌：溺水、低温所致的 SCA 及复苏后低体温患者不实施。

3）操作方法：通过血管内输入冰盐水，膀胱内注入冰生理盐水，应用冰毯、冰袋、冰帽等体表降温措施；持续时间，一般至少 12 小时，可以达到 24 小时。

4）并发症：低温治疗可能增加感染发病率、心血管功能不稳定、凝血功能障碍、血糖升高及电解质紊乱（低磷血症和低镁血症等），应做相应处理。低温过程中容易发生寒战，可酌情应用镇静剂进行处理。

5）注意事项：复温时，低温治疗期（12~24 小时）应使体温逐渐恢复到正常水平，每小时回升 0.25~0.5℃ 为宜。过程中应始终避免出现高热。

6）意义：减少神经损害。开始越早，持续时间越长，作用越明显。

7）预后评估：对于接受目标温度治疗患者，当镇静和瘫痪可能干扰临床检查时，应等回到正常体温 72 小时后再预测结果。

2. 呼吸功能支持

人工气道建立

1）指征：完全无自主呼吸或自主呼吸恢复不完善者应该实施机械通气。对复跳后存在任何程度脑功能障碍的患者，均应进行气管插管，以保障气道通畅及便于机械通气。心跳停止时间短暂的患者，若自主呼吸功能完善，不需要进行气管插管和机械通气，但短时间内应继续经面罩或鼻导管给氧。已插管者应予保留，并检查导管位置是否正确。

2）禁忌证：人工气道建立无明确禁忌证。

3）并发症：①常规人工气道建立并发症；②特殊情况：最常见为过度通气，心跳停止后过度通气引起的低碳酸血症，可导致脑血管收缩，降低脑血流量，从而加重脑缺血。过度通气还升高气道压，增加内源性 PEEP，导致脑静脉压和颅内压升高，进而降低脑血流。应使 $PaCO_2$ 维持在正常水平（通常为 35~45mmHg），并同时调节吸氧浓度以达到充分的动脉氧合。

4）注意事项：自主循环恢复后缺氧和高碳酸血症，均可能增加再次停跳，或继发性脑损伤的风险，故保障充分的氧供和维持正常 $PaCO_2$ 水平是复苏后呼吸管理的基本目标。

3. 循环功能支持　自主循环复苏后的早期阶段大多仍然需要应用缩血管药维持血压，应该加强血流动力学监测，一般应该进行动静脉穿刺置管以便监测直接动脉压和中心静脉压，必要时采用有创性或无创性心排血量检测。

目前尚无确切资料提示应将复苏后血压和血流动力学参数控制在何种水平，能够获得最佳的存活结局。但有资料证明，自主循环恢复后最初 2 小时，平均动脉压水平高于 100mmHg 的患者，与低于

100mmHg 者比较,神经学功能恢复更佳。考虑到全脑缺血后可能发生脑水肿,需要更高的脑灌注压才能维持充分的脑血流,适当提高血压水平是合理的,至少不应低于患者平时的血压水平。

4. 控制血糖　复苏后高血糖与不良的神经学预后之间有强烈相关性;自主循环恢复后 12 小时内无需严格控制;12 小时后可应用胰岛素进行强化胰岛素控制,但应严格谨防发生低血糖,目前推荐适度血糖控制目标为 8~10mmol/L。

5. 控制抽搐 / 肌阵挛　成人心搏骤停自主循环恢复后,抽搐 / 肌阵挛发生率为 5%~15%,其中 40% 患者处于昏迷状态。抽搐时脑代谢增加 4 倍,癫痫发作时颅内压升高,均加重脑损伤。故复苏期间任何时候发生的抽搐 / 肌阵挛均应积极控制。可选用苯二氮䓬类、苯妥英、丙泊酚或巴比妥类药,近年来较多应用丙泊酚持续静脉输注。上述药物均可导致低血压,须恰当应用,并加强循环监测。不主张常规使用肌肉松弛剂。一旦情况允许,尽早进行床旁脑电图评估,或进行频繁或连续的监测。

6. 脑复苏转归的判断　根据格拉斯哥 - 匹兹堡脑功能表现计分(GPCS)划分为 5 级:1 级:脑功能完好:患者清醒警觉,有工作和正常生活能力;可能有轻度心理及神经功能缺陷、轻度语言障碍、不影响功能的轻度偏瘫、或轻微颅神经功能异常。2 级:中度脑功能残障:患者清醒,可在特定环境中部分时间工作或独立完成日常活动,可能存在偏瘫、癫痫发作、共济失调、构音困难、语言障碍、或永久性记忆或心理改变。3 级:严重脑功能残障:患者清醒,因脑功能损害依赖他人的日常帮助,至少存在有限的认知力,脑功能异常的表现各不相同:或可以行动、严重记忆紊乱或痴呆,或瘫痪而仅赖眼睛交流,如闭锁综合征。4 级:昏迷及植物性状态:无知觉,对环境无意识,无认知力,不存在与周边环境的语言或心理的相互作用。5 级:死亡:确认的脑死亡或传统标准认定的死亡。其中脑功能完好和中度脑功能残障被认定为良好神经学结局。

(1)植物性状态:是指具有睡眠 - 觉醒周期、丧失自我和环境意识、但保留部分或全部下丘脑 - 脑干自主功能一种临床状态。该状态可以是急慢性脑损害的恢复过程中的暂时表现,也可能是脑损害的不可逆永久性结局。植物性状态持续一个月以上称为持续植物性状态。

植物性状态的诊断标准包括:①没有自我和环境意识的任何表现,不能与他人交流;②对视觉、听觉、触觉或伤害性刺激,不能发生持续的、可重复的、有目的或自发的行为反应;③没有语言理解或表达的证据;④存在具有睡眠觉醒周期的间断觉醒状态;⑤下丘脑 - 脑干自主功能保留充分,足以保障在医疗和护理下生存;⑥大小便失禁;⑦不同程度的存在颅神经反射(瞳孔对光反射、头 - 眼反射、角膜反射、前庭 - 眼反射和呕吐反射)和脊髓反射。

(2)脑死亡定义:是全脑(包括脑干)功能不可逆性丧失的状态。其诊断包括先决条件、临床判定、确认试验和观察时间 4 个方面。①先决条件(昏迷原因明确、排除各种原因的可逆性昏迷);②临床判定(深昏迷、脑干反射全部消失和无自主呼吸);③确认试验(脑电图呈电静息、经颅多普勒超声无脑血流灌注或体感诱发电位 P36 以上波形消失,其中至少一项阳性);④观察时间:首次判定后,12 小时复查无变化,方可判定。

第五节　儿童和新生儿心肺复苏

儿童和新生儿心肺复苏操作基本同成人,本节仅对操作不同之处进行简要表述。

一、呼救

对无反应的婴儿或儿童,应首先行"CPR"操作,先做 5 个循环或 2 分钟 CPR 后再求救。

二、胸外心脏按压术的要求

(一)按压位置

儿童同成人,婴儿及新生儿在两乳头连线下一横指处。

（二）按压方式

儿童同成人或以一手掌根部置于胸骨上，婴儿及新生儿可采用以环绕胸部的两手拇指或以单手示指与中指共同按压的方式。

（三）按压深度

婴儿（<1岁）及新生儿至少4cm。一旦儿童进入青春期（即青少年），应采用成人按压深度（即至少5cm，但不至6cm）。

（四）按压频率

无论儿童还是婴儿及新生儿均同成人，100~120次/分。

（五）按压通气比

儿童单人操作时按压通气比同成人（30：2），双人操作时可采用15：2；新生儿按压通气比应为3：1，如为心脏因素所致骤停可采用15：2。

（六）CPR周期

无论儿童还是婴儿均同成人，即连续做30次按压操作后再行2次有效吹气。新生儿则应有效吹气后再行心脏按压。

（七）循环检查部位

儿童为股动脉，婴儿及新生儿为肱动脉。

三、人工呼吸

（一）气道开放

手法与成人相同，但对新生儿应给予充分的气道吸引。

（二）吹气时间

同成人。

（三）自主循环

恢复无呼吸的处理呼吸频率12~20次/分，即为每3~5秒吹气1次。

（四）氧浓度

对于足月的新生儿复苏时最好使用空气或混合氧气，不应使用100%氧气。

（五）潮气量

儿童为8ml/kg（150~200ml/次）；婴儿及新生儿为30~50ml/次。

四、电除颤

（一）除颤器选择

对于婴儿首选手动除颤器，如没有可优先选用儿科专用AED，如均没有再考虑使用不带剂量衰减的AED。

（二）首剂剂量

无论单相波或双相波除颤首选剂量应为2J/kg，第二次及后续剂量至少4J/kg。

（三）难恢复性室颤

对难恢复性室颤可提高剂量至4~10J/kg，但最高不超过10J/kg。

五、低温治疗

对儿童、婴儿及中度以上缺血缺氧脑病的新生儿可在复苏后采用低温治疗。

（王育珊）

第六章
体外生命支持技术

体外生命支持（extracorporeal life support，ECLS）是一种对急性循环功能和（或）呼吸功能衰竭进行临时性支持的机械辅助技术，广义上的 ECLS 包括体外膜肺氧合（extracorporeal membrane oxygenation，ECMO）、机械循环支持设备（如主动脉内球囊反搏、心室辅助血泵、全人工心脏）等。其主要作用是对于严重的心肺功能衰竭常规支持手段无效者施用体外生命支持技术维持生命从而为原发病的治疗争取时间或作为器官移植的过渡。本章主要介绍 ECMO 系统。

ECMO 源于心脏手术的体外循环技术。20 世纪 50 年代，体外膜肺氧合技术开始用于心脏术后的心功能不全的循环支持，60 年代开始，有学者将体外循环技术用于救治新生儿呼吸衰竭，1975 年，Bartlett 对一名因胎粪吸入致严重呼吸衰竭的新生儿施用 ECMO 支持 72 小时，成功救治这名患儿。近年来，ECMO 的技术以及材料设备不断进步与完善，在高水平的 ECMO 中心通过精心的看护，已经可以对患者进行长达数月的不间断的 ECMO 支持。ECMO 技术已成为救治严重呼吸循环衰竭患者的重要手段。

ECMO 原理是将体内的动、静脉血引至体外，经过膜氧合器进行氧合后回流至患者动脉或静脉系统，完成部分或全部心肺功能的替代，维持人体重要组织器官的血供和氧合。按照血液引出和回流的血管通路类型，ECMO 通常分为两种类型：从静脉系统引出回流至静脉系统为静脉 - 静脉 ECMO（veno-venous ECMO，VV-ECMO）；从静脉系统引出回流至动脉系统为静脉 - 动脉 ECMO（veno-arterial ECMO，VA-ECMO），另外还有特殊形式的 ECMO 如动脉 - 静脉 ECMO（AV-ECMO），临床工作中需要根据患者的具体病情选择相应的治疗方式，不同类型的 ECMO 也可以互相转换和联合。其中，VA-ECMO 与 VV-ECMO 为最重要与最基本的两种类型。AV-ECMO 属于无泵式 ECMO，系统中无血泵驱动，利用患者自身动静脉压差推动血液进入低阻力膜式氧合器进行气体交换，完成体外氧合及二氧化碳排出。其流量较低，不能完全替代肺功能，适用于心功能良好的呼吸衰竭患者。

ECMO 技术作为对于常规治疗无效的重症人的生命支持手段，正在全世界范围内得到越来越多的重视，其应用领域也在不断的扩展，因此在决定什么样的病人需要 ECMO 而什么样的病人不适宜施行 ECMO 时，不应拘泥于指南的推荐，可以从以下几个方面进行考量：

1. 病人目前的状况是不是以呼吸或循环功能衰竭为突出的表现？引起呼吸或循环衰竭的原发疾病是否可以治愈？（ECMO 针对性强）

2. 病人是否足够为重症？现有治疗手段能否优化？病人是否会迅速恶化？根据目前的临床数据，在常规的治疗已经充分优化的情况下，如果评估病人的病情严重程度预计死亡率在 50% 以上就可以考虑施行 ECMO，如果预计死亡率在 80% 以上，就有 ECMO 治疗的指征。（ECMO 和常规治疗方法的权衡）

3. 是否存在无法控制的活动性出血？如果出血无法控制，ECMO 系统不能有效运转。但是，传统上认为存在抗凝禁忌的病人即为 ECMO 禁忌，随着肝素涂层的管路设备的应用，ECMO 系统也可以短时间（数小时至数日）在无抗凝的情况下运转，因此目前已经不把活动性出血笼统的归为 ECMO 禁忌证。

4. 决定为以下病人施行 ECMO 时要慎重考虑：病人中枢神经系统是否已经存在严重的不可逆病变？或恶性肿瘤终末期、高龄、极度肥胖、免疫抑制疾病（如骨髓移植后）、终末期肝病、慢性心肺疾患导致心肺功能不全已达终末期且没有进行器官移植的条件。

（刘　晔）

第一节　静脉 - 动脉体外膜肺氧合

静脉 - 动脉体外膜肺氧合（VA-ECMO）主要为常规治疗无效的循环衰竭患者提供循环功能支持，同时可维持较高的动脉血氧分压，为患者提供足够的氧供。

一、适应证与治疗指征

（一）适应证

急性、严重、可逆性的常规治疗无效的循环衰竭患者，都可能作为 VA-ECMO 的应用对象。目前主要包括以下情况：

1. 心脏手术患者不能脱离体外循环机，或脱机后出现低心排血量综合征，药物治疗和 IABP 辅助不能改善。

2. 各种原因导致的心源性休克或心搏骤停，如急性大面积心梗、暴发性心肌炎、严重心律失常等。

3. 终末期心脏病，在 ECMO 辅助下过渡到安装心室辅助装置或心脏移植。

4. 急性肺栓塞引起的右心衰竭。

传统上，VA-ECMO 以支持心脏为主要的功能，重症感染性休克曾经认为并非 ECMO 治疗的指征，近年来也有使用高流量 ECMO 对感染性休克进行循环支持的报道。

（二）VA-ECMO 治疗指征

比较常用的治疗指征有以下几项：

1. 心脏指数　心脏指数（cardiac index，CI）<2L/（m^2·min）持续 3 小时。

2. 代谢性酸中毒　BE<−5mmol/L 持续 3 小时。

3. 低血压　平均动脉压（mean artery pressure，MAP）：新生儿 <40mmHg；婴幼儿 <50mmHg；成人 <60mmHg。

4. 少尿　尿量 <0.5ml/（kg·h）持续 3 小时。

5. 心脏术后停机困难，且心脏畸形已矫治。

应当指出的是，在评估患者情况时应当充分考虑到支持治疗的力度，如果患者需要大剂量血管活性药物维持循环或持续需要大量液体复苏维持心脏前负荷，亦应考虑 ECMO 支持。目前尚无统一的共识，需要根据临床情况决定。

二、ECMO 的建立

（一）插管的建立

1. 插管位置

（1）外周插管：静脉可选颈内静脉、股静脉。动脉可选颈动脉、股动脉、腋动脉。颈动脉置管较少用于成人。

（2）中心插管：选用右心房和升主动脉插管，需要开胸放置。

外周插管操作简便，并发症少，所提供的流量已经可以满足大部分的临床需要，中心插管操作复杂，并发症尤其是感染与出血的风险大，但是可以提供更大的流量并且全身的供血更加充分，二者各有利弊。临床上仍以外周血管插管为主。

2. 插管技术　有经皮穿刺置管、半切开置管以及切开置管。进行 VA-ECMO 支持时,静脉导管通常需置于右心房内,动脉导管如为右颈内动脉,需放置于右颈总动脉主动脉弓开口处。

（1）经皮穿刺插管术:运用 Seldinger 技术进行穿刺,通常穿刺股动静脉、颈内静脉,通常在非紧急的情况下运用。

（2）半切开插管术:无菌麻醉下先切开皮肤暴露拟穿刺血管,观察血管直径,选择合适的插管。直视下运用 Seldinger 技术穿刺血管并置管,置管后缝合切口并将导管固定。适用于各种情况下置管。

（3）切开插管术:切开置管术一般在由经验的 ICU 医师或血管外科医师,采用方法:切开拟穿刺部位皮肤,逐层钝性分离,暴露拟穿刺血管,直视下采用置管方式,成功后缝合切口并固定。在半切开插管技术无法进行时或者进行颈部动脉置管时可选择此方式。

3. 管道的选择见表 3-6-1。

表 3-6-1　VA-ECMO 管道选择

体重（kg）	<2	2~5	5~10	10~20	20~35	35~70	>70
静脉插管（F）	8~10	10~16	12~17	17~19	21~23	23	23
动脉插管（F）	8~10	8~14	16~20	17~21	17~21	19~21	21

（二）设备的准备

ECMO 设备的组成主要包括驱动泵、各种连接管路、膜氧合器、空氧混合调节器、变温水箱,各种监测装置。

1. 驱动泵　分滚压泵和离心泵两大类。滚压泵设备费用较低,在低流量时流速准确且较少发生溶血,配合血囊控制装置能避免静脉引空,特别适合于输入流量较低的新生儿和儿童,因滚压泵具有阻闭性特点,泵后需监测压力,以防管道崩裂。离心泵安装简便,能提供较大流量,非阻闭性不会崩管,适合于成人使用,但离心泵泵头价格较贵,泵头高速旋转流入量突然减少可造成红细胞破坏。

2. 膜式氧合器　主要有硅胶膜氧合器、中空纤维氧合器 2 种,硅胶膜氧合器常与滚压泵配合使用,抗血浆渗透能力强,可长时间使用。传统聚丙烯中空纤维氧合器因容易产生血浆渗漏而很快失去功能,不能长期使用。新型聚甲基戊烯中空纤维氧合器易于预充,纤维表面可以涂层,具有更小的表面积和更佳的气体交换能力,可减少因血液与异物接触产生的血小板活化,阻力低,血细胞破坏少,适合长时间辅助,有越来越多的应用前景。

3. 气路系统　氧气经墙壁氧源减压后直接连接至膜氧合器上或与压缩空气一起连接至空氧混合器后再连接至膜氧合器上。

4. 管路系统　目前多采用肝素涂层管路,以延长使用时间。在新生儿等需要较低流量支持的患者,通常会使用动静脉桥联通路(bypass),在撤离 ECMO 时可以在低流速下仍保持一定的泵速不致引起管路血栓。

5. 变温水箱　维持血温恒定。

6. 监测系统　包括 ECMO 管路上的流量监测装置、血氧饱和度监测、气泡探测器、管路内压力监测等。

（三）ECMO 系统的建立

将 ECMO 管路无菌连接好,选用生理盐水或乳酸林格液预充。晶体预充排气后,成人通常应用适当人工胶体置换晶体预充液维持预充液的胶体渗透压,如患者血红蛋白较低需用红细胞预充。小儿 ECMO 系统预充液量相对机体血容量较多,要根据患儿一般情况预充红细胞、血浆、白蛋白。预充血液时应肝素化,同时补充钙剂,避免 ECMO 开始后因低钙影响心功能。预充自检后,连接动静脉插管与 ECMO 动静脉管路,确定无误后开始 ECMO 辅助。

(四) ECMO 期间的管理

1. 血流量 在 VA-ECMO 辅助初期,为尽快偿还氧债,改善循环,增加器官组织的氧供,使心肺得到充分休息,如情况允许尽量维持高流量辅助,参考流量一般为新生儿:150ml/(kg·min),婴幼儿100ml/(kg·min),儿童 70~100ml/(kg·min),成人 50~75ml/(kg·min),调节流量维持氧合器前静脉血氧饱和度在 70% 以上。维持 MAP 婴幼儿在 40~50mmHg,儿童和成人在 60~70mmHg,不宜过高,以满足组织灌注即可。在高流量辅助下,血流动力学稳定后首先逐渐减少正性肌力药和血管活性药的用量,降低容量负荷,让心脏得到充分休息,并根据血气分析结果调整酸碱、电解质平衡。待心、肺功能恢复后逐渐降低流量,直至脱离 ECMO。

2. 气体流量 ECMO 开始运转时将氧浓度调至 70%~80%,气流量与血流量比为 0.5~0.8:1,必要时使用纯氧和高气流量,调节气流量与血流量之比,使动脉二氧化碳分压在正常范围。

3. 自主呼吸和循环策略 原则是保持气道通畅,防止肺泡萎陷,减少肺部渗出,避免氧中毒。尽量保持病人自主呼吸,应用肺保护性通气策略定期膨肺,防止肺不张和肺炎。

4. 抗凝治疗 ECMO 期间使用肝素抗凝。首剂(插管前)100U/kg;使 ACT 维持在 180~220 秒,辅助开始后使 ACT 维持在 160~180 秒。

5. 温度管理 ECMO 期间保持体温在 36~37℃,温度过高机体耗氧量增加,过低易发生凝血功能障碍。

6. 血细胞比容 需要输血维持血细胞比容(hematocrit,Hct),成人 Hct 30%~35%。补充血小板及凝血因子,使血小板 >50×10^9/L,纤维蛋白原 >100mg/dl。

7. 血药浓度 体外循环管路以及膜氧合器会吸附药物,对于能够监测血药浓度的药物应当常规进行监测。

8. 镇静。

三、注意事项

(一) 相关并发症及处理

1. 插管远端缺血 股动静脉插管的患者需密切观察插管部位远端肢体末梢循环,防止缺血坏死。适当的全身抗凝、动脉灌注管分出侧支对远端肢体灌注等可起到一定预防作用。

2. 溶血 尽量缩短 ECMO 的辅助时间,避免不必要的高流量辅助和适当的血细胞比容,可减少溶血的发生,一旦出现血红蛋白尿,碱化尿液维持尿量,降低游离血红蛋白的肾毒性。

3. 感染 注意无菌操作及清洁护理。

4. 出血和血栓栓塞 ECMO 期间需全身肝素化,抗凝不足有血栓形成的风险,抗凝过度又易引起致命的出血并发症,因此维持合适的抗凝状态尤为重要。监测凝血功能,血小板计数及功能,纤维蛋白原含量,维持 ACT 在合适的范围,正确补充凝血因子,可有效减少出血和栓塞风险。需要常规观察管路内部以及氧合器内有无血栓形成。出现出血时应首选局部压迫、栓塞等直接止血的方法,同时根据情况下调抗凝强度,补充凝血因子以及血小板,慎重使用止血药物。在为 ECMO 病人进行任何有创操作前都要做好有效止血的预案。

5. 脱管 脱管是危及生命的紧急情况,通过在皮肤上至少两个部位固定套管可防止脱管,此外需要经常检查套管的位置和套管的固定情况,并对患者给予适当的镇静。如果发生脱管,迅速夹闭靠近患者端的管路,阻断体外循环的旁路,直接压迫控制出血,如仍需要 ECMO 支持应尽可能迅速再插管。

(二) 系统监测及处理

1. 注意泵、管的维护 当离心泵转数与流量不相符或出现血红蛋白尿等情况时,提示可能有血栓形成。静脉管路引流不畅时,管路会出现抖动;管路内压力过高或过低时易出现溶血,需要密切监测,避免不恰当的流速设定。管路必须牢固固定,避免滑脱和扭折;对负压管路系统进行操作时,必须先停泵。

2. 长时间 ECMO 辅助 当膜式氧合器出现血浆渗漏、气体交换不良、栓塞或患者出现严重血红蛋白尿时,应及时更换膜式氧合器。

3. 高压灌注 压力越高,管路发生泄漏和爆裂的危险性越大。400mmHg 是安全范围内允许的最高压力水平。如果在预期的血流速度条件下,血泵后的管路压力超过 300mmHg,其原因可能是患者体循环存在高血压(在 VA 模式中),在血液回路套管中的阻力升高,或者膜肺中的阻力增加。如果压力突然增加导致高压报警,原因常为管路或套管发生暂时性阻塞。如果这种情况导致血泵停转,需要逐渐恢复血流速度,同时检出管路阻力突然升高的原因。

4. 管路中出现空气 可以直接被肉眼发现或被气泡探测器检测到。如果在管路中发现空气,需暂停血泵,夹闭靠近患者的管路,加强药物和呼吸机支持。由于此时患者常处于完全依赖 ECMO 的状态,因此必须迅速寻找和处理导致管路进气的原因。

5. 血栓 形成管路中 1~5mm 的小血栓,不需要更换管路,回输端管路中超过 5mm 的血栓或仍在继续扩大的血栓则需要清除,可以只更换该段管路,如果管路中存在大量该类栓子,则需更换整套管路。

四、撤机指征

VA-ECMO 辅助期间,心功能恢复,EF≥40%,心肌酶接近正常,小剂量正性肌力药物能维持血流动力学稳定。当机械通气达到 $FiO_2<50\%$,PIP<30cmH$_2$O,PEEP<8cmH$_2$O,血气指标满意,逐渐减低辅助流量,观察患者生命体征,当流量减至正常血流量的 10%~25% 仍能维持血流动力学稳定,血气指标满意,可考虑脱机。

五、撤机方法

VA-ECMO 试停机以逐渐降低辅助流量为基础,当辅助流量降至心排血量的 20% 以下时可直接夹闭动静脉插管连接部位的 ECMO 管路,开放动静脉短路来维持 ECMO 系统循环,同时调节呼吸机参数和血管活性药物用量,可用心脏超声评价心功能。观察 30 分钟以上如血流动力学和呼吸功能稳定,可考虑拔除动静脉插管。如试停机过程中出现任何呼吸循环功能不稳定情况,需立即恢复 ECMO 辅助,并重新判定心肺功能。一般先拔出静脉插管,再拔动脉插管和下肢灌注插管。认真清创,仔细修复血管,肝素可用鱼精蛋白中和。注意拔出静脉内置管时,对具有自主呼吸的患者,空气可能进入血管,通过应用呼吸机手动做一次 Valsava 呼吸可预防,或在拔管时少量应用镇静肌松剂。

六、撤机后处理

患者脱离 ECMO,需继续常规呼吸循环支持治疗。股动静脉插管的患者需密切观察插管部位远端肢体末梢循环,防止缺血坏死。

(于凯江)

第二节 静脉 - 静脉体外膜肺氧合

静脉 - 静脉体外膜肺氧合(VV-ECMO)仅为患者提供呼吸功能支持,代替肺功能,为低氧的血液提供氧合。对循环功能无显著影响,与 VA-ECMO 相比有较少的出血及血栓栓塞并发症。

一、适应证与治疗指征

(一)适应证

VV-ECMO 的基本适应证为各种原因引起的急性、严重、可逆性呼吸功能衰竭经包括机械通气在内的常规治疗无效的患者。

1. 新生儿肺部疾病引起的呼吸衰竭 胎粪吸入性肺炎综合征(meconium aspiration syndrome, MAS)、透明膜肺病(hyaline membrane lung disease,HMLD)、先天性膈疝(congenital diaphragmatic hernia,CDH)等。

2. 各种原因导致的常规治疗无效的急性呼吸窘迫综合征 外伤性、感染性、手术后。

(二)VV-ECMO 治疗指征

1. 新生儿治疗指征 (A-a)DO$_2$>605~620mmHg 持续 4~12 小时;氧合指数 OI(OI= 平均气道压 × FiO$_2$ × 100/PO$_2$):>35~60 持续 0.5~6 小时;PaO$_2$<35~50mmHg 持续 2~12 小时;酸中毒或休克,pH<7.25 超过 2 小时或伴低血压;呼吸功能急性恶化,PaO$_2$<30~40mmHg。

应注意:

(1)估计孕龄≥32 周、出生体重≥2kg。

(2)无严重凝血功能异常和活动性出血。

(3)无严重颅内出血。

(4)机械通气时间≤10~14 天、肺部病变可逆。

(5)存在可纠正的心脏畸形。

(6)无致命的先天畸形。

(7)无不可恢复的脑损伤的证据。

2. 成人 可逆性呼吸衰竭的 ECMO 没有明确界定,所以 ECMO 的入选标准也有争议,V-V ECMO 主要用于可逆性的呼吸衰竭,目前较为常用的 ECMO 呼吸支持入选标准为:

(1)严重低氧血症(PaO$_2$/FiO$_2$<80,PEEP15~20cmH$_2$O)。

(2)失代偿性高碳酸血症,pH<7.15。

(3)气道平台压 >35~45cmH$_2$O。

应当提出的是,由于 VV-ECMO 对血流动力学没有直接的支持作用,当呼吸衰竭患者合并严重肺动脉高压、较高的心搏骤停的风险、严重心律失常、血管活性药物用量较大等循环衰竭的高危情况时,不宜使用 VV-ECMO 支持而应当考虑 VA-ECMO。

二、ECMO 的建立

(一)插管的建立

1. 插管部位 根据血流方式和管道的不同,选择不同的插管位置。

(1)连续血流

1)分别在两部位插单腔管:颈内静脉、股静脉可分别作为引流和回输端。

2)一部位双腔管:颈内静脉双腔插管完成血液的引流和回输。

(2)潮式血流:颈内静脉插入单腔管利用驱动泵完成血液的引流和回输,因对血流动力学影响大,临床应用较少。

2. 插管技术 插管技术参见 VA-ECMO,常用经皮穿刺插管法。成人 ECMO 支持目前临床较为常用经股静脉引流经颈内静脉回输的置管方法,要求管路尖端位于上下腔静脉内,间断距离在 13cm 以上。应用双腔静脉插管时,导管尖端需要置于右心房中部,并使双腔管的回输端(红色)的侧孔方向朝向三尖瓣口,这个方向有利于 ECMO 的氧合血优先进入三尖瓣参与循环,减少再循环。

3. VV-ECMO 管道选择 根据患者个体差异有所不同,参见表 3-6-2。

表 3-6-2　VV-ECMO 管道选择

患者体重（kg）	静脉引流（右颈内静脉/头侧插管/股静脉）	静脉供血管-非双腔（右颈内静脉/股静脉）	附加静脉引流管（需要时）
2.0~3.0	12F 双腔	不适用	10F 头侧（动脉插管）
3.0~6.5	14~15F 双腔	不适用	10~12F 头侧（动脉插管）
6.5~12	18F 双腔	14F	14F 头侧（动脉插管）
12~15	18F 双腔 + 附加引流	15F	15~17F 头侧或股静脉
15~20	18F 双腔 + 附加引流 21F	15~17F	19F 头侧或股静脉
20~30	21~23F 双腔	17~19F	19~21F 头侧或股静脉
30~60	23~27F 双腔	19F	21~23F 股静脉
>60	27~29F 双腔	21F	23F 股静脉

注：插管选择根据 Egleston 的 Atlanta 儿童医院的标准选择。双腔插管同时提供引流和回输，头侧插管位于右颈内静脉，动脉插管类型为头侧使用

（二）ECMO 系统的建立

同 VA-ECMO。但通常不需要动静脉桥联通路。

（三）VV-ECMO 期间的自主呼吸管理

ECMO 运转，通常起始流量设定为 10~15ml/（kg·min），逐渐加至最大流量，确认可达到最大流量后，将呼吸机参数调至休息状态即低呼吸频率、长吸气时间、低平台压（25cmH$_2$O 以下）和低吸氧浓度（30% 以下），PEEP5~15cmH$_2$O（过高将影响静脉回流）。再根据动脉、静脉饱和度逐渐降低流量至合适水平。转流过程中合适的辅助流量应满足全部的氧供和二氧化碳的排出，并将再循环降至最低。

三、注意事项

除了上节所述 VA-ECMO 实施的注意事项外，VV-ECMO 实施时还应注意如下问题。

1. 再循环　所谓 VV-ECMO 的再循环是指一部分由氧合器氧合后的血回输至体内后被直接从 ECMO 的引流管抽吸出来。再循环的量是影响 VV-ECMO 支持的病人氧合的重要因素。可通过调节引流管与回输管之间的相对位置、维持充足的血容量、调节合适的流速等降低再循环的量，但是难以完全消除再循环。

2. 由于再循环的存在以及最大流量的限制，当病人的肺功能丧失殆尽时，VV-ECMO 并不能将病人全部的血进行氧合，因此，在这部分病人，不能强求维持动脉血氧饱和度在 90% 以上，通常在 85% 以上是可以接受的，但是要维持足够高的 Hct 以及适当降低氧耗。

3. 如果患者的肺脏长期不能恢复，双肺实变时间较长，会出现肺动脉高压，此时应当将 VV-ECMO 转流为 VA-ECMO 继续支持。

四、撤机指征

胸片改善；肺顺应性改善；PaO$_2$ 上升，PaCO$_2$ 下降，气道峰压下降。逐渐降低 ECMO 流量，直到自身肺能承担 50%~80% 的气体交换时，可以试停机。

五、撤机方法

应用 VV-ECMO 的患者撤机较为简单，因患者自身的心功能较好，只需要测试其气体交换能力。调节呼吸机参数至预计停 ECMO 后可耐受的水平，暂停氧流量并关闭氧合器，仍维持血流运转和抗凝，监测患者动脉血气指标，如果患者能够耐受 1 小时以上，则可考虑拔管。

拔管方法及注意事项参见 VA-ECMO。

六、撤机后处理

脱离 ECMO 后,患者需继续常规呼吸支持治疗,尽量保持清醒状态,俯卧位和坐位交替,如病情允许,尽早将呼吸机参数调至低水平。如预计短期不能脱离呼吸机,而 ECMO 过程中未行气管切开者,脱离 ECMO 后应尽早切开,促进早日脱离呼吸机和避免吸入性肺炎。

（于凯江）

第三节　静脉 - 动脉与静脉 - 静脉体外膜肺氧合的比较

VV 与 VA-ECMO 两者具有一定的共同点。两者都是体外的生命支持系统,需要较复杂的设备以及技术,都具有较高的风险。需要 ECMO 治疗的病人都是常规治疗效果不佳的重症病人且原发疾病可以治愈,在 ECMO 支持过程中患者的生命都高度依赖 ECMO 系统。二者体外循环的管路构成大致相同,都需要血泵驱动,均需要膜氧合器对血液进行氧合,体外管路以及膜氧合器都会对药物代谢产生影响。另外,维持系统运转都需要适度的抗凝治疗,出血、血栓栓塞和感染均是主要的并发症。

二者的主要区别有以下几方面（表 3-6-3）。

表 3-6-3　VA-ECMO 与 VV-ECMO 的对比

	VA-ECMO	VV-ECMO
插管部位	动脉及静脉插管,两个部位	静脉插管,可以一个部位放置双腔管
供氧能力	高	中等
适应范围	循环以及呼吸衰竭	呼吸衰竭
循环支持力度	部分或完全替代心脏功能	对循环无直接支持作用
系统灌注	来自心脏以及 ECMO 系统	来自心脏
对肺循环的影响	显著减少肺循环血流,肺动脉压力受 ECMO 流量影响,易出现肺循环血栓	对肺循环血量无明显影响,增加肺循环血氧含量。对肺动脉压力无直接影响,由于肺实变等肺部病变的影响,肺动脉压在 VV-ECMO 支持过程中可能升高
对体循环的影响	降低心脏前负荷,增加心脏后负荷,心脏搏动减弱,可发生心脏顿抑。脉搏搏动减弱,脉压降低	无直接影响
再循环	不明显	存在。受置管方法、导管位置、血容量、心功能等影响。经过优化可以减少但不能消除
外周动脉血氧饱和度	依据置管方法、测量部位以及患者自身心肺功能情况而不同	相同,通常在 80%~95%
并发症	外周动脉栓塞并发症高于 VV-ECMO	
下肢灌注管	通常需要,以保证下肢血供	通常不需要
撤机	需要逐渐减少流量,密切观察间流量过程中心脏功能变化,需要较长时间的观察判断	降低流量或关停 ECMO 气体后观察相对较短的时间就可以进行判断

（刘　晔）

155

▶ 第七章
神经重症监测技术

大脑是人体代谢率最高的器官。虽然脑的重量仅占体重的 2%，但是静息状态下，血流灌注约占心排血量的 14%，氧耗量却占到全身基础氧耗量的 20%。另一方面，脑的能量储备又非常有限。因此，大脑需要持续不断的血流灌注。神经重症监测的重点也在于对脑灌注的监测和评估。以脑灌注为中心，大致可将神经重症监测技术分为意识监测、脑灌注压监测、脑血流监测、脑代谢监测以及脑电图监测。

第一节 意 识 监 测

目前临床中对意识水平的监测仍主要依靠主观评价手段。由于意识包含觉醒和知晓两层含义，对意识的评估需同时针对这两项内容。觉醒代表意识的状态，知晓代表意识的内容，利用综合量表系统可将意识水平量化，是临床意识监测和评估的标准方法。

一、格拉斯哥昏迷量表

格拉斯哥昏迷量表（Glasgow coma scale，GCS）包括三部分内容，分别对患者的睁眼（E）、体动（M）和语言（V）功能进行判断，每部分内容分为不同等级，记录为不同评分（表 3-7-1）。总分为 15 分，代表完全清醒，最低为 3 分，代表觉醒和知晓功能完全丧失。

表 3-7-1 格拉斯哥昏迷量表

睁眼		体动		语言	
项目	评分	项目	评分	项目	评分
自主睁眼	4	遵嘱运动	6	回答切题	5
呼唤睁眼	3	疼痛定位	5	回答错误	4
疼痛刺激睁眼	2	疼痛躲避	4	仅答错误单词	3
无反应	1	刺激后反常屈曲	3	仅能发声	2
无法评价	C	刺激后四肢过伸	2	无反应	1
		无反应	1	无法评价	T

GCS 简单、可重复性好，被广泛应用于意识水平的监测。对患者定时评价 GCS，可早期发现继发损伤，防止出现永久性神经损害，并能为后续治疗提供指导。

（一）GCS 的操作要点

实施 GCS 评分时应注意以下细节：

1. 对患者的刺激应遵循由轻到重的原则，先呼唤、后轻拍肩膀、再推动肩膀、最后疼痛刺激，切忌一开始就给予疼痛刺激。疼痛刺激可选择叩诊锤针刺甲床、拿捏斜方肌或手指关节搔刮胸骨。

2. 所给予的疼痛刺激绝不能针对下肢。这时引出的体动反应可能是脊髓反射的结果，易造成混淆。

3. 呼唤患者姓名时睁眼应判断为自主睁眼。呼唤姓名不睁眼，大声嘱患者睁眼时才睁眼，判断为呼唤睁眼。

4. 判断遵嘱和语言定向力时，所提问题应尽可能简单明确，如嘱患者握手、松手，询问患者姓名、年龄，询问患者现在何处。应避免问不易回答的复杂问题。

5. 评价时应记录观察到的最佳状态。

（二）GCS 的优缺点

GCS 具有简便易行的优点，主要缺点包括：

1. 属主观评分，依赖操作者掌握程度。

2. 未包括瞳孔和脑干功能的评价。

3. 各评价部分间无权重，有时相同评分的患者病情截然不同。

4. 部分组合不存在或无临床意义，如体动反应过伸（去脑强直）不可能出现语言定向。

（三）GCS 的临床应用

GCS 是目前应用最为广泛的急性意识障碍评价手段，具有较好的可靠性和可重复性。根据患者的 GCS 评分，可将昏迷分为三个程度：

1. 轻度　GCS 为 14~15 分　这类患者意识丧失的时间较短，仅需要密切观察患者病情变化，通常不需要进入 ICU。

2. 中度　GCS 为 9~13 分　这类患者的临床转归存在较大差异。

3. 重度　GCS≤8 分　这类患者几乎全部需要 ICU 收治，并应进行相应的神经系统特殊监测。

除单独用作意识评估手段外，GCS 还常作为重症患者预后评分的一部分，如急性生理学和慢性健康状况（APACHE Ⅱ 评分）、简化急性生理学评分（SAPS）、器官衰竭评分（SOFA）、创伤和损伤严重程度评分（TRISS）等。

二、格拉斯哥 - 列日量表

GCS 评分中，是以睁眼反应代表觉醒功能，间接反映脑干功能，但缺乏对脑干功能的评估仍是其主要缺点。格拉斯哥 - 列日量表（Glasgow Leige scale，GLS）将脑干功能的分级评价整合于 GCS，简便易行，临床应用逐渐广泛。

表 3-7-2 列出了 GLS 纳入的 5 种脑干反射，这 5 种反射代表了损伤自上而下不断加重，评估时应按 5 分到 0 分的顺序记录最佳状态。

表 3-7-2　格拉斯哥 - 列日量表纳入的 5 种脑干反射

反射	说明和分值
额 - 眼轮匝肌反射	叩击眉间使眼轮匝肌收缩，该反射存在记为 5 分。该反射消失说明损伤平面达到间脑 - 中脑水平
垂直眼 - 前庭反射	俯头或仰头使眼球向反方向移动，该反射存在记为 4 分。该反射消失说明损伤平面达到间脑 - 中脑水平。当无法对患者实施俯头或仰头时（如颈髓损伤），可以外耳道注水试验代替。仰卧头高 30°，双侧外耳道注入冷水，眼球向下偏移；注入温水，眼球向上偏移
瞳孔对光反射	光刺激引起瞳孔缩小，反射存在记 3 分。该反射消失说明损伤平面达到脑桥水平
水平眼 - 前庭反射	头部左右转动时眼球向反方向移动，反射存在记 2 分。反射消失说明损伤平面达到脑桥下部。头部无法移动时，可单侧外耳道注入冷水，眼球向注水侧偏移
眼心反射	按压眼球导致心率减慢，反射存在记 1 分。反射消失记为 0 分，说明损伤已达延髓水平

三、其他常用意识评价量表

GCS 是急性意识障碍应用最为广泛的评价系统,但 GCS 对细微的意识恢复缺乏敏感性,这种情况在脑损伤的亚急性期和恢复期表现更为明显。随着患者的病情转归,根据知晓和运动能力,可将患者的恢复分为不同级别和阶段。严重意识障碍包括植物状态(vegetative state,VS)和最小意识状态(minimally conscious state,MCS),VS 的意识障碍程度要深于 MCS,其中 VS 患者有睡眠-觉醒周期但完全丧失对自身及周围环境的知晓能力,MCS 患者则存在微弱但确定的知晓能力。患者由植物状态向最小意识状态的转变,常预示清醒的可能性增加。急性期过后,临床意识监测的主要任务是进行昏迷或植物状态与最小意识状态之间的鉴别。而使用 GCS 来评价患者知晓能力是困难的。因而又设计出多种评价系统,其中以修订昏迷恢复量表(coma recovery scale-revised,R-CRS)(表 3-7-3)的应用较广泛。R-CRS 的最显著特点是对最小意识状态的表现进行了标明,有助于临床医师对最小意识状态做出早期诊断。

表 3-7-3　修订昏迷恢复量表

项目	评分
一、听觉功能量表	
持续遵嘱运动	4
重复遵嘱运动	3
对声音定位	2
对声音有惊厥反应	1
无反应	0
二、视觉功能量表	
物体认知	5
物体定位:触摸	4
视线跟踪	3
注视	2
对视觉刺激有惊厥反应	1
无反应	0
三、运动功能量表	
目的性使用物体	6
自主运动	5
拿握物体	4
刺激定位	3
屈曲反应	2
反常姿势	1
无反应 / 迟缓	0
四、发声 / 语言功能量表	
有意义的语言	3
发声 / 口部动作	2
反射性口部动作	1
无反应	0
五、交流量表	
定向力	3
功能性交流:准确	2
无功能性交流:有意图	1
无反应	0

续表

项目	评分
六．觉醒功能量表	
有注意力	3
无刺激时睁眼	2
刺激时睁眼	1
不能唤醒	0

（周建新）

第二节　脑灌注压监测

脑灌注压等于平均动脉压与颅内压（intracranial pressure，ICP）之间的差值。颅腔是一个半封闭、硬性腔隙，内容物包括脑组织、血液和脑脊液。脑组织的可压缩性很小。当颅内容物增加时，如脑水肿、肿瘤占位、梗阻性脑积水等，颅内压会相应升高。作为代偿机制，血液和脑脊液被挤压出颅腔，避免颅内压升高的过高过快。另外，正常情况下，脑血管自身调节机制也可发挥作用，脑灌注压在一定范围内波动时，脑血流量基本维持稳定。在病理情况下，颅内容积进一步增加，代偿机制耗竭逐渐耗竭，这时小幅度的容积增加也会引起 ICP 快速升高，进而引起脑灌注压下降，脑血流减少，造成脑缺血性损伤。因此，将脑灌注压维持在生理范围内，就具有重要的临床意义。由于 ICP 监测技术的进步，使得床旁常规监测脑灌注压成为可能。

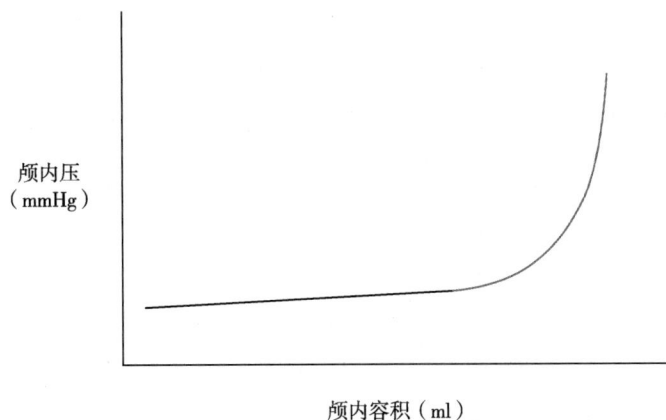

图 3-7-1　颅内压力 - 容积曲线

从图 3-7-1 颅内压力 - 容积曲线的变化趋势可见，从代偿到失代偿之间的转化是非常迅速的。在代偿阶段，临床表现可能并不明显。而一旦进入到失代偿阶段，ICP 迅速升高，脑血流灌注将在短时间内极度降低，临床常常表现出脑疝症状。这时再采取处理措施，可能挽救脑组织的机会已经丧失。因此，进行 ICP 监测的临床意义在于及时发现 ICP 升高的趋势，在进入失代偿期之前尽早采取措施。

一、ICP 监测的类型

根据所采用的技术不同，ICP 监测可分为液体传导测压、光电传导测压及其他无创监测类型，如脑室内测压、尖端整合压力传感器的 ICP 监测导管以及无创 ICP 监测等。

（一）液体传导测压

即脑室穿刺置管测压，这是目前临床使用最多的监测手段，方法为在颅缝与瞳孔中线交点处行颅骨钻孔并行脑室穿刺,在手术中置入细硅胶管并与测压装置相连接。置管位置多选择一侧侧脑室前角。通常在颅骨钻孔处和头皮穿刺处之间建立皮下隧道,目的为降低感染发生率,并便于固定。以往多选择颅外水柱压力传感器,测压管路中充满生理盐水。应用这种测压装置的注意事项包括:

1. 一定要选择非注入式压力传感器。应用于血管内测压的传感器常外接压力袋,当压力达到 300mmHg 时,每小时将有 3ml 液体持续注入管路系统,目的是防止血液回流,血凝块堵塞管路。这种持续注入系统将导致 ICP 升高。

2. 一定不能将肝素加入测压管路预充液体中,否则将使出血的危险性大为增高。常规使用生理盐水作为预充液。

3. 测压系统可反复校正零点。准确的零点位置应是室间孔水平,确定方法包括:①外眼角与耳屏连线的中点;②外眼角后 1cm;③翼点上方 2cm;④外耳道连线中点。临床常以平卧位患者的外耳道水平作为简便定位。

4. 水柱传导测压有赖于脑脊液的持续流出。脑水肿脑室受压常导致穿刺或监测失败。

脑室内测压采用的是液体传导测压系统,零点校正是容易导致监测误差的重要因素之一。体外传感器的水平应与体内零点位于同一水平面。推荐的校正手段包括:水平尺、封闭水柱管路和激光水平仪。目测校正方法存在较大误差,在开展 ICP 监测的单位,应制订操作常规,并加强技术培训。

(二)光电传导测压

此种监测使用尖端整合压力传感器的 ICP 监测导管。顾名思义,这类监测导管的尖端配有传感器,有光纤和电 - 张力传感器两种。探头尖端可放置到脑室、脑实质、蛛网膜下腔、硬膜外等部位,扩大了监测适应证,操作也变得相对简单。

但这种办法仍有影响准确性的因素:①当前使用最多的则是脑实质内尖端传感器导管。有研究表明,硬膜外、硬膜下和蛛网膜下腔导管显示的监测结果可能不能真实反映深部脑组织内的压力;②颅腔内容物并非均匀同质,由于组织和毛细血管密度不同,压力也不同,如脑组织和脑脊液之间、小脑幕上和幕下之间、左右半球之间。但这种差异在生理情况下的表现并不明显。人体和动物试验表明,ICP 监测部位与局部脑损伤(无论是创伤、出血或梗死)部位之间的关系明显影响监测结果。由于这些研究应用的监测手段不同,目前尚未得出确切结论。但总的趋势是,监测部位离损伤部位越近,所获得的 ICP 越高;③由于监测导管置入后无法再校正零点,因此存在基线漂移的问题。

(三)无创 ICP 监测

无创 ICP 监测包括鼓膜移位、经颅多普勒和视觉诱发电位技术。对于存在 ICP 监测禁忌证的患者,如凝血功能异常,人们一直希望能寻找到一种无创方法。但是,到目前为止,尚未开发出能够准确实时反映 ICP 的无创手段。但这些技术的准确性尚有待验证,临床应用尚处于摸索阶段。

二、ICP 监测的主要并发症

(一)感染

文献统计的 ICP 监测感染率在 0%~27% 之间,皮下隧道可明显降低感染危险,脑实质探头的感染发生率较低。发生颅内感染的危险因素主要包括监测装置的置入时间 >5 天和手术室外置管。置管和日常操作监测装置时严格遵守无菌原则(手套、口罩和隔离衣)。常见病原菌包括金黄色葡萄球菌、表皮葡萄球菌、大肠埃希氏菌、克雷伯菌和链球菌。

(二)出血

所有颅内置入的监测都存在导致出血的危险性。与其他创伤性操作相同,恰当的培训并获得实际经验是减少出血的主要手段。患者的凝血功能状态是临床实施 ICP 监测时关注的焦点。通常情况下都建议将患者的凝血功能纠正到正常范围之后,再进行 ICP 监测。暴发性肝功能衰竭患者可能合并严重的颅高压。对于这类患者,很难做到短时间内完全纠正凝血异常,多数单位仍然倾向于为肝功能衰竭患者选择硬膜外或蛛网膜下腔探头进行 ICP 监测。

（三）其他并发症

其他 ICP 监测的并发症还包括：ICP 监测装置故障、置管困难、导管脱出或探头位置不良等，发生率较低。有光纤导管断裂的个案报道。

（周建新）

第三节　脑血流监测

脑血流（cerebral blood flow，CBF）是临床重要的监测指标。早期以 N_2O 和氙 ^{133} 作为惰性示踪剂，应用 Fick 原理测定全脑血流量。之后随着影像学技术的进步，开发出多种能够监测脑血流的功能神经影像手段，主要包括：氙计算机断层扫描（Xe-CT）、正电子衍射断层扫描（PET）、单电子衍射 CT（SPECT）和 CT 或磁共振灌注成像。这些影像学技术能够提供局部脑血流灌注的资料，但是由于所提供的是脑血流灌注的瞬间状态，且需要将患者转运到放射科进行操作，对于重症患者存在较大的局限性。目前适合于床旁监测脑血流的手段主要包括三种：经颅多普勒血流测定、激光多普勒血流测定和热弥散血流测定。

一、经颅多普勒脑血流测定

经颅多普勒（transcranial doppler，TCD）脑血流监测技术具有无创、便于使用、可反复操作等优点。TCD 将脉冲多普勒技术和低频发射频率相结合，从而使超声波能够穿透颅骨较薄的部位进入颅内，根据多普勒位移原理监测红细胞移动速度，直接获得颅底动脉血流速度，无创动态连续监测脑血流动力学。TCD 所监测到的是颅底动脉血流速度（测量单位为 cm/s），而非 CBF。TCD 测量的血流信号以音频和频谱两种方式表达。多普勒频谱显示包括多普勒信号的振幅、频率和时间，图像的横轴为时间，纵轴为频移数值 - 代表血流速度，频谱的灰度反映信号的强弱。频移数值包括收缩峰值血流速度，舒张末期血流速度，平均血流速度。

（一）TCD 监测窗口

主要包括三种：①颞骨窗口 - 颞弓上方，从眼眶外侧至耳之间的区域，观察大脑前动脉、前交通动脉、大脑中动脉、颈内动脉终末段、后交通动脉、大脑后动脉和基底动脉分叉，是最常用的监测窗口；②眼眶窗口：观察颈内动脉虹吸段和眼动脉；③枕骨大孔窗口：头前倾，探头放置在枕骨粗隆下 1~1.5cm 处，超声方向指向眉弓，观察椎动脉颅内段和基底动脉。

最常用的 TCD 监测部位是大脑中动脉（middle cerebral artery，MCA），操作方法为：经颞骨窗口，取样深度为 50~55mm，血流方向朝向探头，为正相频移。

（二）TCD 在脑损伤患者中的应用

主要包括三个方面：

1. 诊断脑血管痉挛　脑血管痉挛是蛛网膜下腔出血的严重并发症之一，是导致迟发性缺血损害的重要危险因素。应用 TCD 可对脑血管痉挛作出快速诊断，监测部位常选择 MCA。MCA 平均血流速度的正常值为 55cm/s。当 MCA 血流速度增快时，应进行血管痉挛和高动力循环状态的鉴别诊断。可应用 Lindegaard 比值（MCA 血流速度 / 颅外动脉血流速度，多选择颈内动脉）协助鉴别：

（1）MCA 平均血流速度 >120cm/s，Lindegaard 比值 >3，提示脑血管痉挛。

（2）MCA 平均血流速度 >120cm/s，Lindegaard 比值 <3，提示高动力循环状态。

以脑血管造影为标准，TCD 在诊断脑血管痉挛方面具有较高的敏感度和特异度。

2. 脑血流量的间接评估　当超声探测角度和血管内径维持稳定时，MCA 平均血流速度的变化程度与 CBF 的变化程度显著相关。这时可应用下列公式估算脑血流量：

$$CBF=FV_{mean} \times AV \times CosAI$$

公式中 CBF 为脑血流量；FV_{mean} 为平均流速；AV 为 MCA 截面积；AI 为超声束与血管间的交角。当无血管硬化或血管痉挛、动脉压和血液流变学状况无变化时，可应用该公式估算脑血流量。

3. 评价脑血管自身调节功能　正常情况下，当脑灌注压发生变化时，脑血管阻力随之改变，以维持脑血流量稳定。因此，脑血管阻力的变化是自身调节功能的核心。TCD 监测时，搏动指数（PI）可反映探测部位远端的血管阻力。

$$PI = \frac{FV_{sys} - FV_{dias}}{FV_{mean}}$$

公式中 FV_{sys} 为收缩流速；FV_{dias} 为舒张流速；FV_{mean} 为平均流速。

PI 的正常范围为 0.6~1.1。研究显示，同时应用 ICP、脑灌注压和 TCD 计算 MCA 搏动指数，可能对判断脑血管自身调节能力有所帮助。

二、激光多普勒血流测定

激光多普勒血流测定（laser doppler flowmetry，LDF）可以测定多种部位的微循环血流，脑组织是其中之一。探头需放置于颅内（通常选择脑白质区域），发射单色激光束，通过测量红细胞的数量和运动速度，整合得出表示血流量的相对数值 -PU。LDF 测定范围很小，仅约 $1mm^3$，是一种局部血流量监测手段。连续和简便是这种监测手段的优点，而创伤性、属局部脑血流监测且只能获得反映 CBF 的相对变化则是其主要缺点。目前 LDF 主要应用于术中脑血流量监测。

三、热弥散血流测定

热弥散血流测定（thermal diffusion flowmetry，TDF）是另一项近年来引入临床的新型脑血流监测技术。TDF 的原理基于组织的散热特性。监测探头也需放置于颅内脑组织中。探头具有两个温度传感器，之间保持一定距离，一个传感器对脑组织加温（39℃），另一个传感器探测温度变化，脑血流量越高，两传感器间温度差越大，以此通过微处理器计算出脑血流量。TDF 与 LDF 的相同之处在于其监测的连续性和局部性，不同之处在于 LDF 所获得的是脑血流量的绝对数值 $[ml/(100g \cdot min)]$。

（周建新）

第四节　脑代谢监测

当存在缺氧或灌注不足时，大脑将发生一系列生物化学异常。脑代谢监测的目的就是尽早发现这些异常情况。脑代谢监测可分为脑氧监测和对其他代谢底物的监测。脑氧监测又可通过颈静脉球氧饱和度监测、经颅脑氧饱和度监测、脑组织氧分压监测来实现。脑组织微透析技术则可以监测脑代谢底物变化。

一、颈静脉球氧饱和度监测

颈静脉球氧饱和度（$SjvO_2$）监测是最早出现的脑代谢相关监测手段，20 世纪 90 年代出现了置管持续监测 $SjvO_2$ 的报道。颈静脉血中包含了未被脑组织利用的氧。$SjvO_2$ 监测可提示脑氧供给和消耗之间的平衡，并间接反映脑血流的情况。

（一）$SjvO_2$ 的决定因素

脑的氧耗量（$CMRO_2$）等于单位时间内进入和流出脑的氧量之差：

$CMRO_2 = CBF \times (CaO_2 - CjvO_2)$

$\qquad = CBF \times [(Hb \times 1.34 \times SaO_2 + PaO_2 \times 0.0031) - (Hb \times 1.34 \times SjvO_2 + PjvO_2 \times 0.0031)]$

公式中 CaO_2、SaO_2 和 PaO_2 分别为动脉血氧含量、氧饱和度和氧分压；$CjvO_2$、$SjvO_2$ 和 $PjvO_2$ 分别

为颈静脉血氧含量、氧饱和度和氧分压;Hb 为血红蛋白浓度。

血液中物理溶解的氧量很少,可忽略不计。公式可表示为:

$$CMRO_2 = CBF \times Hb \times 1.34 \times (SaO_2 - SjvO_2)$$

公式可变形为:

$$SjvO_2 = SaO_2 - \frac{CMRO_2}{CBF \times Hb \times 1.34}$$

可简化为:

$$SjvO_2 \propto SaO_2 - \frac{CMRO_2}{CBF \times Hb}$$

由该公式可见,$SjvO_2$ 由动脉血氧饱和度、脑氧耗量、脑血流量和血红蛋白浓度共同决定。临床实际中,血红蛋白浓度一般不会在短时间内发生剧烈变化,公式可再次简化为:

$$SaO_2 - SjvO_2 \propto \frac{CMRO_2}{CBF}$$

正常情况下,当脑氧耗量升高时,脑血流量随之升高;脑血流量降低时,脑氧耗量也随之降低,称为脑代谢 - 血流耦联。这时 $SjvO_2$ 维持不变,脑氧提取率也维持不变。病理情况下,脑代谢 - 血流耦联受损,将导致脑氧提取的变化,表现为 $SjvO_2$ 降低或升高。$SjvO_2$ 监测的主要目的也就是提早发现 $SjvO_2$ 的变化,反映出的问题是脑血流与脑代谢之间的平衡失调。

（二）$SjvO_2$ 监测的技术特点

$SjvO_2$ 经历了单次采血、导管置入间断采血和光纤导管持续监测几个阶段,基本原理相同,均是测定颈静脉中的氧饱和度。在进行 $SjvO_2$ 监测时应注意的技术细节主要是导管的置入位置。从测定原理可见,$SjvO_2$ 提示全脑氧利用情况。那么左右颈静脉的氧饱和度的一致性会影响到监测结果的准确性。尸体解剖发现,皮层下区域的静脉多回流至左侧静脉窦,而皮层区域多回流至右侧。对于弥漫性脑损伤患者的研究提示,双侧 $SjvO_2$ 的数值无显著性差异。目前倾向于选择优势侧颈静脉作为监测部位,临床确定方法包括三种:

1. 对于实施 ICP 监测的患者,交替按压双侧颈静脉,ICP 升高幅度较大的一侧为优势侧。

2. 观察 CT 显示的颈静脉孔,较大的一侧为优势侧。

3. 超声扫描血流量较多的一侧为优势侧。

当缺乏上述确定方法时,由于大多数个体的右侧静脉窦较大,可首先选择右侧作为监测部位。

颈内静脉逆向置管的技术相对简单,标准方法为在环状软骨水平,沿胸锁乳突肌锁骨头内侧,针尖指向头部穿刺置管。置管成功后导管放置深度却是影响监测结果的关键问题。颈内静脉出颅后还汇集面静脉血流,因此应将导管尖端置入颈静脉球部,此处约掺杂 3% 的面静脉血流。应将导管尖端尽量靠近颈静脉球部顶端,导管后撤 2cm 将使面静脉血流掺杂升高到 10%。临床测量时可应用乳突作为颈静脉球部的体表标志,放置导管后应常规进行 X 线定位。颈部侧位片要求导管尖端超过第 1~2 颈椎,并尽可能靠近颅底。在后前位片,导管尖端应超过寰枕关节与眶底连线,并超过双侧乳突连线。

对于间断采血(进行血气分析)监测,采血速度也是影响因素之一。若抽血速度过快,将由于血液回流导致掺杂。现推荐采血速度应小于 2ml/min。对于持续监测导管,置入后应定期校正(推荐至少每日 1 次,或当对监测结果存在疑问时),否则也会影响准确性。

（三）导致 $SjvO_2$ 变化的临床因素

导致 $SjvO_2$ 降低的主要因素包括:

1. 脑氧输送降低　原因可以是全身缺氧,也可以是由低血压、血管痉挛、或颅高压导致的脑灌注压降低。

2. 脑氧耗增加　原因多是癫痫和发热。

导致 $SjvO_2$ 升高的可能因素包括：

1. 脑血流高动力循环状态，自身调节机制受损时则表现为 $SjvO_2$ 升高。

2. 脑氧耗显著降低，如低温。

3. 脑组织失去提取氧的机会，如 ICP 明显升高达到 MAP 水平，此时若不给予紧急处理，将很快导致死亡。

4. 脑细胞失去提取氧的能力，有研究监测到脑死亡患者的 $SjvO_2$ 呈升高趋势。

二、经颅脑氧饱和度监测

光线穿过色基时被散射和吸收，光线衰减的程度与色基的浓度相关。波长为 700~1000nm 的近红外光具有良好的组织穿透力，且其衰减程度与血红蛋白中的铁及细胞色素 aa3 中的铜含量成正比。氧合血红蛋白与去氧血红蛋白的光吸收波长不同，由此可计算出组织氧饱和度。近红外光谱仪（near infrared spectrometer, NIRS）正是利用这一原理进行脑氧饱和度测定。NIRS 的优点在于无创和连续。与脉搏血氧饱和度不同，NIRS 测定的脑氧饱和度不能区分动静脉血，所监测的是整个脑组织血管床的氧饱和度，包括动脉、静脉和毛细血管，其中约 70% 的成分来自静脉血。此外，由于很难排除颅外组织对光线的吸收和散射，使 NIRS 测定结果的可靠性受到质疑。总的来看，作为床旁脑氧监测手段，NIRS 仍需要进一步摸索。

三、脑组织氧分压监测

脑组织氧分压（$PbtO_2$）是近年来开发出了的组织局部氧监测技术，将微电极放置于脑组织，可持续监测脑实质氧分压和局部温度。

（一）$PbtO_2$ 监测的类型

目前临床可应用的商品化 $PbtO_2$ 监测技术主要包括两种：Licox 和 Neurotrend 系统。Licox 系统采用 Clark 氧电极，仅监测氧分压。而 Neurotrend 系统应用荧光光纤传感器，可同时监测氧分压、二氧化碳分压和 pH 值（表 3-7-4）。

表 3-7-4　Licox 和 Neurotrend 脑组织氧分压监测系统技术性能比较

	Licox	Neurotrend
监测方法	Clark 氧电极	荧光光纤传感器
监测项目	脑组织氧分压和温度	脑组织氧分压、二氧化碳分压、pH 和温度
校正方法	出厂前预校正，监测探头置入前无需校正。置入后需 0.5~2 小时的预热时间	置入前需用已知浓度的氧气校正

Clark 氧电极由一层覆盖电解质的膜和两个金属电极组成，利用贵金属的电化学特性测定组织中的氧含量。氧通过膜弥散到阴极衰减。氧分压越高，跨膜弥散量越多。参考电极与监测电极之间电压差与氧分子在阴极的衰减成正比。这一过程与温度相关，因此 $PbtO_2$ 探头需同时整合温度监测。脑组织温度每变化 1℃，脑代谢变化 5%~13%，从而影响到脑血流量和 ICP。

（二）$PbtO_2$ 监测的技术特点

$PbtO_2$ 的监测导管具有弹性，监测探头细小（直径 <0.5mm），可在床旁行颅骨钻孔放置，并由专门的螺栓固定于颅骨。文献报道最多的监测部位是额叶白质，弥漫性脑损伤患者多选择右侧，局部脑损伤患者多选择病变侧。对于同时应用脑实质 ICP 监测的患者，也常选择相同的探头部位。理论上讲，将脑氧探头放置在半暗带区域的临床指导意义最佳，但实际操作中很难准确到位。探头放置的深度多为硬膜下 2~3cm。由于 $PbtO_2$ 监测的是局部脑组织氧分压，探头与脑动脉的相邻关系、局部脑血流速度和探头的监测半径均会导致监测结果的差异。因此，连续监测的临床意义大于单一读数。

（三）PbtO₂ 监测的临床意义

虽然有研究结果提示,$PbtO_2$ 与动脉血氧分压(PaO_2)和脑血流量相关,但是到目前为止,$PbtO_2$ 与脑氧供需平衡之间的确切关系,尚不完全明确。现有资料表明,$PbtO_2$ 并非只是简单地反映脑缺血缺氧,更可能是代表了局部脑组织氧供给和细胞氧消耗之间的平衡。同时,$PbtO_2$ 监测还受到氧在毛细血管和脑细胞间弥散距离,以及探头放置区域局部脑组织中小动脉和小静脉分布比例的影响。因此,$PbtO_2$ 更可能反映的是氧在局部脑组织的弥散和贮存量。近期研究提示,$PbtO_2$ 与脑血流量和监测探头所在部位脑动 - 静脉氧含量差($A\text{-}VDO_2$)呈明显正相关。而脑血流量与 $A\text{-}VDO_2$ 的乘积,也正反映的是氧自动脉血向脑组织的弥散量。

四、脑组织微透析监测

葡萄糖为细胞代谢的能量底物,氧则是高能释放所必需。有氧条件下,每分子葡萄糖代谢生产 38 分子 ATP,而糖的无氧酵解仅生成 2 分子 ATP。脑的能量储备很低,因此依赖于持续的血液(氧)供应。缺氧缺血时,能量储备在短时间内耗竭,造成一系列病理生理学损害。组织的代谢监测反映了供血供氧情况,以期在出现生化异常的早期给予积极处理。通过监测细胞外液的生化指标,微透析技术代表了组织代谢监测的重要进展。

（一）脑组织微透析监测的技术特点

与脑实质 ICP 监测和脑组织氧分压监测相同,微透析监测也需要将监测导管放置到脑组织中。导管直径仅为 0.62mm,导管壁为聚酰胺材料的微透析膜,内充透析液。脑细胞外液中小于微透析膜孔径的物质(一般为 20 000 道尔顿以下),可由于浓度梯度弥散到透析液。定时收集透析液进行生化分析,提示脑组织细胞外液的代谢改变。

理论上,凡是可透过微透析膜的物质均可进行监测。目前临床主要监测的参数包括:

1. 能量代谢相关参数　葡萄糖、乳酸、丙酮酸、腺苷、黄嘌呤。其中乳酸 / 丙酮酸比值是反映缺血的主要指标。

2. 神经递质　谷氨酸、天冬氨酸、GABA。

3. 组织损伤和炎症反应参数　甘油、钾离子、细胞因子。

4. 外源性物质　药物浓度。

微透析监测也存在部位问题。2004 年,一组来自多所著名脑创伤中心的微透析监测专家发表的共识声明,推荐微透析监测探头的放置部位,对于弥漫性脑损伤患者,探头放置于右侧额叶。局灶性脑损伤患者,应在损伤部位周围实施微透析监测,有条件时,可在非损伤区放置第 2 个监测探头。

微透析监测技术的另一个技术特点在于监测导管半透膜的孔径。随孔径增大,生物大分子(如细胞因子)透过半透膜的可能性越大,对细胞损伤和炎症反应的提示越强。目前已经拥有 20 000、100 000 和 3 000 000 道尔顿孔径的监测导管。对这些导管的应用研究也越来越多。

（二）脑组织微透析监测的临床意义

微透析监测的应用范围广泛,包括脑创伤、蛛网膜下腔出血、癫痫、缺血性脑卒中、肿瘤和神经外科术中监测。反映脑缺血的敏感指标是乳酸 / 丙酮酸比值和葡萄糖浓度,预警界限分别为 >30 和 < 0.8mmol/L。小样本病例对照研究提示,该界值是不良转归的危险因素。

（周建新）

第五节　脑电生理监测

脑电图(electroencephalogram,EEG)记录了大脑皮层神经元自发而又有节律的电活动,为兴奋性和抑制性突触后电位的总和。脑电波由振幅、周期、位相等特征组成(表 3-7-5)。正常脑电波的波幅在 10~200μV 之间,癫痫发作时可高达 750~1000μV。锥体细胞排列方向一致,又同步放电,兴奋通过神经元回路循环产生节律性 α 波。放电失去同步性,兴奋通过皮质内小神经元回路循环,则出现快波。神经细胞代谢速度减慢或形态改变,则出现各种慢波。神经细胞兴奋性异常增高,引起超同步放电,则出现棘波、棘慢波。

表 3-7-5　基本 EEG 波形频率

波形名称	频率(Hz)	提示的状态
δ	<4	深睡眠、麻醉或脑缺血
θ	4~7	早产儿或儿童深睡眠的正常波形
α	8~13	正常成人清醒、安静(闭眼)
β	>13	清醒、警觉,或浅麻醉

EEG 是监测大脑癫痫放电的最佳方法。无抽搐样发作性癫痫在顽固性癫痫、脑外伤、脑卒中、颅内感染、脑肿瘤和代谢性昏迷病人中具有较高的发病率,而且影响转归。应用动态 EEG 监测可以及时发现病情变化并及时处理,降低癫痫持续状态的死亡率和并发症发生率。

EEG 主要由脑皮质锥体细胞产生,锥体细胞对缺血具有相对易损性。因此,EEG 对脑缺血也十分敏感。CBF<20~25ml/(100g·min)时,脑电活动开始减慢;16~17ml/(100g·min)时,自发脑电活动衰竭,诱发脑电波幅进行性降低;<12~15ml/(100g·min)时,诱发脑电消失;能量衰竭则在 CBF<10ml/(100g·min)时才发生,而在脑皮质发生不可逆损害之前,EEG 已经变成等电位。

各种原因造成的昏迷患者,EEG 监测可有助于了解中枢神经系统功能。体外循环、颅内手术、低温麻醉、控制性降压以及心肺复苏后,进行 EEG 监测有助于判断中枢神经系统的情况。对深度昏迷患者,EEG 常表现为慢波。若病情好转可恢复到正常波;若病情恶化,则逐渐进入平坦波形。对怀疑脑死亡患者,其脑电活动消失,呈等电位改变,若持续 30 分钟以上,结合临床可协助脑死亡诊断。由于 EEG 受麻醉药的影响,因此判断脑功能状态时,必须排除麻醉药的作用。

EEG 波型是大脑皮质的突触后兴奋与抑制电位在时间和空间上的综合表现。而突触后电位又受到来自间脑投射的网状系统活动的影响。这些成分中任何一个或多个障碍都会导致 EEG 异常。这种多层系统使 EEG 具有较高的敏感性。但也同时说明了 EEG 的弱点,即特异性相对不足。因此,EEG 监测应有明确的目的和针对性,并配合其他监测手段。此外,由于 EEG 也同时记录了头皮上两点和头皮与无关电极之间的电位差,因此其波形受到机体多种生理和病理因素的影响,各种干扰都可能使记录出现伪差,例如同时使用其他仪器、病人的肌肉活动、肢体的动作等。这些影响因素在 ICU 的表现尤其突出,在判读监测结果时应给予充分注意。

(周建新)

第八章
重症超声技术

第一节　重症超声概述

超声具有动态、实时、可重复的特点,不仅可以用于重症病人瞬息万变的病情评估,还可以进行动态监测,获得许多其他监测手段不能得到的重要监测和评估数据,为重症病人的管理与治疗调整提供及时、准确的指导,与重症拥有完美的结合,因而被称为重症超声(critical ultrasound)。重症超声技术直观报告病情和病因,减少了数据分析的时间,增加了临床判断的准确性,拉近了医师与病因及病情判断的距离,因而被形象地比喻为"看得见的听诊器",标志着临床治疗进入可视化时代,广泛应用在重症病人监测和评估。重症超声包括重症心脏超声、肺部超声和肾脏超声等,在常见的重症疾病如休克的监测与支持及 ARDS(急性呼吸窘迫综合征)、呼吸衰竭等诸多方面都开始扮演举足轻重的作用,已经被众多重症医师所接受和掌握。

一、重症超声之内涵

重症超声主张"超声生命支持"理念,强调遵循"ABCDE"顺序和"从头到脚(head-to-toes)"的超声重点而全面的筛查与评估,并结合重症先进的生命支持理论,做出快速有效的临床决策,进行诊断、监测评估和治疗。

(一)重症超声重在重症

重症超声主要可以用于重症病人的呼吸、循环监测与评估。传统方式下,重症病人是否发生气胸、胸水、肺水肿和肺实变、不张等,需将病人搬运至放射科做 CT 等的影像学检查,即使床旁 X 线检查,也要经历拍片、洗片、读片、签发报告等环节。有了重症超声,重症病人发生病情变化时,临床医师立即床旁应用重症超声评估病人,会及时直观发现否存在气胸、肺水肿,甚至肺间质性病变,减少了判断时间,避免了可能的判断失误。循环监测方面,传统上使用脉搏指示剂连续心排血量(PiCCO)监测、肺动脉导管,给出的仅仅是一些数据,病因需要医师进一步判断。而结合重症超声则直观地发现问题,如果是心脏问题,是左心还是右心,是收缩功能还是舒张功能是否发生心肌梗死还是心肌应激,同时还可以指导扩容补液;在器官灌注层面,包括心脑肾等重要器官的超声监测,还可从微血管到微循环直接床旁评估成为大循环氧输送与器官功能之间的桥梁。另外一些重症病人救治的技术如果有了超声的引导,变得准确而安全。如血管内导管的置入,气管插管与气切的引导与评估。而超声技术自身的快速发展一方面使重症病人的评估监测更加方便直观和准确,但如果没有重症理念的深刻理解和对病人病情变化的细微观察和思考,超声技术就只能是技术的进步;另一方面,重症自身专业特色正在影响着超声应用的改变与发展,因为重症的特色是病人的瞬息的多系统多器官性损害,需要超声技术的快速和有机整合,因此重症超声重在重症,重于超声技术本身。

(二)重症超声服务重症医学,重症医学发展推动重症超声发展

重症超声技术直观报告病情和病因,减少了数据分析的时间,增加了临床判断的准确性,拉近了医师与病因及病情判断的距离,标志着临床治疗进入可视化监测评估诊治时代。重症病人出现重症

问题均有应用超声的适应证,均可有助于快速评估病因病情和指导治疗。重症医学飞速发展,包括诊断到评估监测和治疗的各个方面,临床与科研的需求均在快速增加,而重症超声技术正顺应了这些变化和进步,在每个环节都可以提供帮助,同时可以提供新的认识和见解,因此又推动了重症超声自身的发展。

二、重症超声的应用指征

重症病人的特点包括病情发展迅速的同时,器官损伤具有非系统特色,有多系统多器官交叉的特点,相互影响,又各有特色,其中血流动力学改变是核心影响之一,经常扮演着损伤网络交叉中心的角色,同时呼吸困难是涵盖多系统损伤的共同临床表现,因此,血流动力学的评估与呼吸困难的评估监测成为重症监测的核心内容,之后损伤的核心原因的评估,及器官功能及器官灌注的评估也尤为重要,包括微血管及微循环的精细化评估。

(一)重症超声的血流动力学评估

重症病人病情包括低血压、低氧、心搏骤停、脱机困难,均包含了血流动力学全方面评估的需求,包括血流动力学改变的原因与过程管理。全方位评价心脏功能,从结构到功能,从收缩到舒张功能,从左心到右心,从局部到弥漫,从整体到心肌本身。研究提示:在机械通气病人,下腔静脉和经胸的主动脉流速呼吸变化及 PLR 引起的变化等指标均可强有力的诊断和评估容量反应性,实时评价治疗效果。

心肺相互关系、动态和连续的监测评估理念以及与临床治疗策略紧密结合是功能血流动力学的核心,重症超声完美适应血流动力学。首先有重症超声特色容量反应性指标;其次,应用重症超声结合临床救治的流程的方案。

(二)重症超声的呼吸监测:从诊断到指导治疗

呼吸困难是重症病人呼吸循环受累的共同表现,是影响重症病人预后的独立危险因素。重症病人常见的肺部病变包括:肺水肿(心源性、容量过负荷和 ARDS)、肺部感染、肺栓塞、气胸及 COPD 急性恶化等。肺部超声是评估监测肺部改变指导滴定治疗的有效工具,肺部超声被认为可以准确诊断肺部疾病,超声在评估肺泡受损原因时也非常准确。因此,肺部超声经常应用于三方面:间质、肺泡和胸腔的病变综合征,即肺部情况从正常到气胸、胸水、肺渗出改变、实变与不张均可被肺部超声识别。

(三)重症超声的器官灌注评估

肾脏既是重症病人的常见受损器官,也是各种重症引起全身改变的前哨器官,尤其在休克低灌注、脓毒症乃至感染性休克时。因此在重症病人监测肾脏灌注的改变不仅有利于监测评估肾脏本身的灌注还有利于监测评估整体的器官灌注。肾脏超声已经可以在床旁迅速鉴别肾脏损害的急性与慢性,同时快速除外或确诊梗阻。超声造影应用微气泡造影剂可以使血管结构显影,同时利用特殊的影像模式或软件可以监测毛细血管水平的微循环情况,即可以涵盖微血管及微循环水平,定量分析肾脏、心肌、肝脏等器官的血流情况。心肌的超声造影不仅可以观察心肌的灌注,监测心肌在重症发生发展过程中相应的变化,还有利于鉴别心肌缺血与心肌顿抑。经颅多普勒(TCD)检查对于监测颅内血管微血管应对全身情况改变的相关性,非常有助于滴定式调节全身循环状态,并与颅内情况的匹配。

(四)重症超声有助于读懂器官之间的对话

重症病人多系统多器官损害是重症的特点,在损害发生的过程中各器官、各系统相互关系密切,互相影响,互相促进病情改变,重症超声可以同一时间评估循环与呼吸的改变,同时监测器官灌注的改变,并且可以动态地反复进行,进而准确指导治疗,多目标导向而重点突出。同时减少减轻了器官损害。因此重症超声有助于读懂器官之间的对话,有助于重症病人的更合理救治。

(五)重症病人救治的可视武器

重症病人的救治里离不开更多的有创操作,其中具有典范色彩的就是血管导管的置入和气管插管与气切。中心静脉和外周静脉以及动脉导管的置入均可应用超声引导,无论动态引导还是简单的静态评估均有助于减低损伤的发生,同时明显提高成功率,还能减少与之相关的院内感染发生。运用气管插管减少误入食管的发生率,气切定位提高准确成功率,减少并发症。

(六) 重症超声流程使重症超声应用便捷

流程化可以帮助临床问题的快速准确判断和早期解决,同时流程有助于重症超声的培训与推广,如心肺复苏的 FEEL 方案,休克循环评估的 RUSH,休克原因评估的 FALLS 流程,休克诊治的 GDE 方案以及创伤评估的 BEAT,腹腔出血评估的 FAST,呼吸困难的 BLUE 方案等,同时重症超声流程是重症超声各个方面有机整合的集中表现,如 FATE 方案,FALLS 方案均是心肺超声整合的典范,乃至 ICU-SOUND 达到全身超声整合的极致。因此,重症超声流程使重症超声全方位应用更便捷,也是未来发展会继续推进的方向。

(七) 重症问题的床旁现场的快速解决

Point of care 是重症超声不可或缺的特点,在重症发生现场或床旁,重症问题复杂多样,第一时间获得快速而准确的判断,及时获得相应的救治是重症病人救治成功的关键,重症超声与其他诊治工具相比具有不可比拟的优势,做到了快速性和准确性的完美结合,几乎是同步的、现场的诊断与治疗,最终达到重症超声指导的重症问题床旁现场的快速解决。

第二节　重症超声常用参数与测量方法

一、心脏超声基础

心脏超声能够在床旁提供实时有关心脏结构和功能信息,多普勒心脏超声技术可以更加详细的评估血流动力学改变,因而更有助于快速明确循环衰竭的机制与原因。由于心脏超声具有即时、动态、无创、可重复性好等优势,可以在很短的几分钟内准确评估血流动力学状态,因此对于重症病人逐渐成为理想的适合的评估手段之一。由于一些超声参数准确的评估了机械通气的感染性休克病人的心功能和容量反应性,而这些参数丰富了时刻存在的心功能和容量反应性评估指标。作为进行血流动力学监测的工具,心脏超声正在发挥着越来越大的作用。

重症病人进行床旁超声存在其特殊性。在紧急的情况下,检查者无论在病人左侧还是右侧,无论是用左手还是右手,都能够准确获得图像。重症病人的特殊性,平卧位可能为最常使用的体位。目前任何单位都不太可能每个床单位配备一台超声检查仪器,因此,从感染控制角度,在给病人检查前后应当消毒探头及连线,检查时,检查者应当穿着隔离服,配戴手套,检查完毕后丢弃或更换。床旁经胸心脏超声检查选用 3.5MHz 矩阵超声探头。

(一) 经胸心脏超声

二维重症心脏超声探查可因探头的位置和声束扫查的方向不同,而获得众多显示心脏和大血管结构的不同断面图像。对于常规检查推荐使用标准切面。

1. 胸骨旁左室长轴切面　探头放于胸骨左缘 3、4 肋间,探测方位右胸锁关节至左乳头连线相平行。图 3-8-1 可清晰显示右室、左室、左房、室间隔、主动脉、主动脉瓣及二尖瓣等结构。

2. 胸骨旁心底短轴切面　探头置于胸骨左缘二三肋间心底大血管的正前方、扫描平面与左室长轴相垂直,图 3-8-2 可显示主动脉根部及其瓣叶,左房、右房、三尖瓣、右室及其流出道,肺动脉瓣、肺动脉近端、冠状动脉主干等,如探头稍向上倾斜则可见肺动脉干及其左右分支。

3. 胸骨旁左室短轴切面　探头置于胸骨左缘第三四肋间,方向与胸骨旁心底短轴切面相似。图 3-8-3 可以显示左右心室、室间隔、二尖瓣、腱索、乳头肌等结构。

4. 心尖切面　探头置于心尖搏动处,指向右侧胸锁关节。二尖瓣口及三尖瓣口均可显示,并将左右心室左右心房划为四个腔室,是为心尖四腔心切面(图 3-8-4),还可以显示肺静脉。逆时针方向

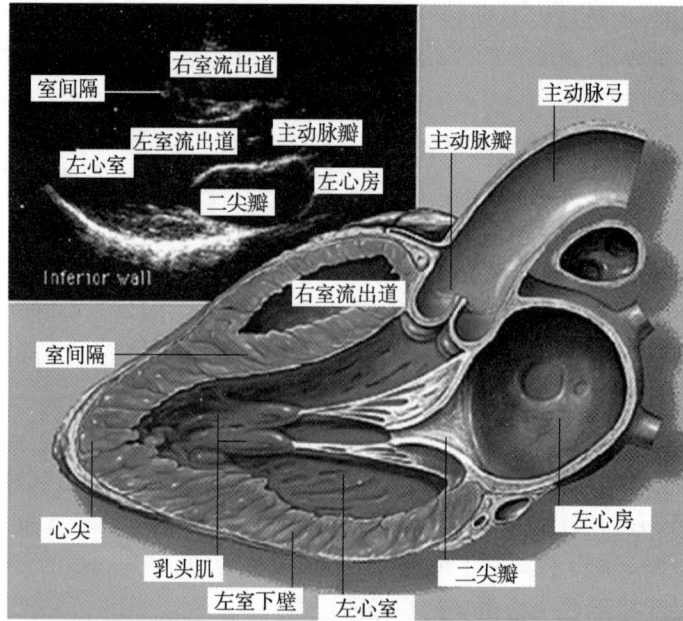

图 3-8-1　胸骨旁左室长轴切面

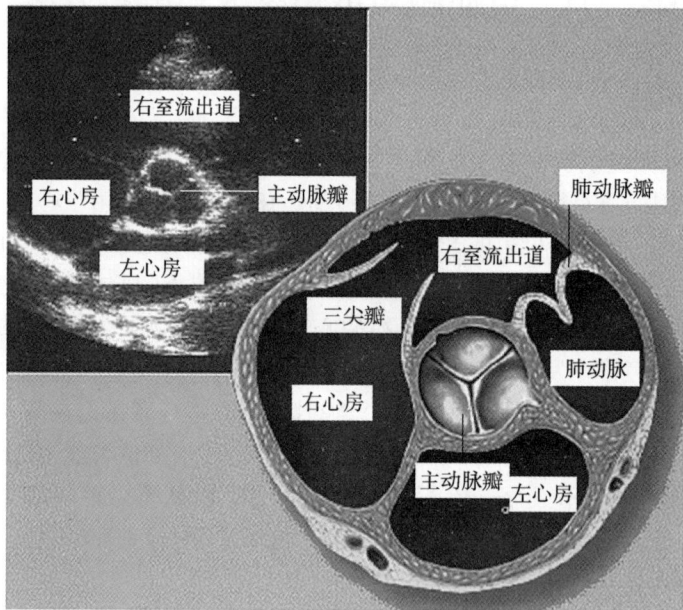

图 3-8-2　胸骨旁心底短轴切面

旋转探头 90° 可显示左心房、左心室及二尖瓣等结构,是为心尖两腔心切面(图 3-8-5),再逆时针方向稍旋转探头,可获得心尖长轴切面,其显示的结构与胸骨旁左室长轴切面相同,在显示心尖方面优于胸骨旁左室长轴切面。在获得心尖四腔心切面的基础上稍倾斜探头可以显示左室流出道、主动脉瓣以及升主动脉根部,是为心尖五腔心切面。

5. 剑突下切面　探头放置剑下,声束向上倾斜,取冠状面的扫描图像可获剑突下四腔心切面(图 3-8-6)。声束向左侧略倾斜,取矢状位扫查可以显示下腔静脉(图 3-8-7)。

6. 胸骨上窝切面　探头置于胸骨上窝,指向心脏,探测平面通过主动脉弓长轴,可显示主动脉弓及其主要分支和右肺动脉等。儿童常用,在成人往往不能获得理想图像。

7. M 型超声　M 型超声是一种定点探测的超声技术,是指探头固定于某点,声束方向不变,观察心脏某一径线上各界面活动的规律。此法多在测量腔室大小、心室壁厚度及活动速度时应用。M 型

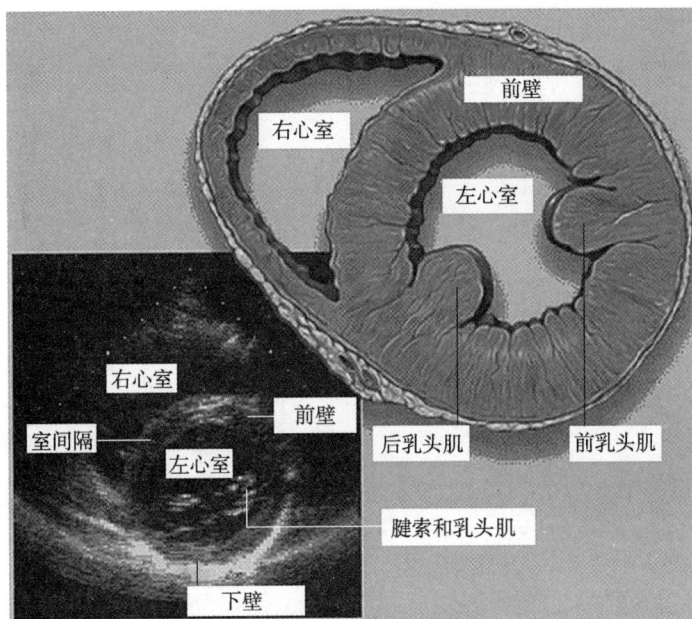

图 3-8-3　胸骨旁左室短轴切面

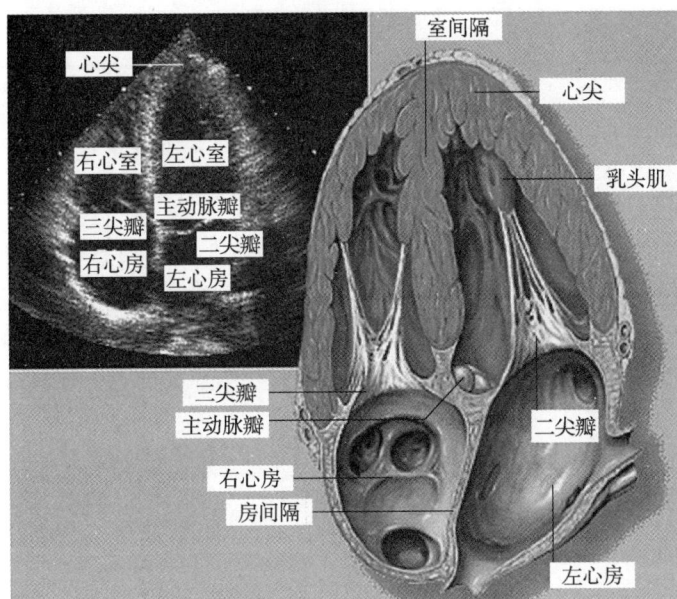

图 3-8-4　心尖四腔切面

超声的优势在于时间分辨能力,便于观察所显示的结构在同一时间的运动状况。

8. 多普勒超声技术　多普勒超声技术是利用多普勒效应对目标的运动速度进行分析的一种技术。可分为脉冲式多普勒、连续式多普勒、彩色多普勒血流显像、组织多普勒显像等,脉冲式多普勒是一种无创伤性能检查出心内分流和反流的技术。应用最广是在二维重症心脏超声定位情况下,利用多普勒原理,实时显示心脏或大血管内某一点一定容积(SV)血流的频谱图。连续式多普勒可连续发射冲波,因此具有测量高速血流的能力,对于定量分析心血管系统中的狭窄、反流和分流性病变。组织多普勒重症心脏超声是一种无创性分析室壁运动的技术。该技术根据多普勒原理将多普勒取样容积置于心脏组织内探查其运动方向和速度。在传统的多普勒仪器的基础上,改变多普勒滤波系统,滤掉心腔内高速、低振幅的血流频移信号,保留心脏组织运动产生的低速、高振幅的频移信号,通过自相关信号处理技术,以彩色编码方法和频谱显示方法,将心肌室壁运动的信号实时

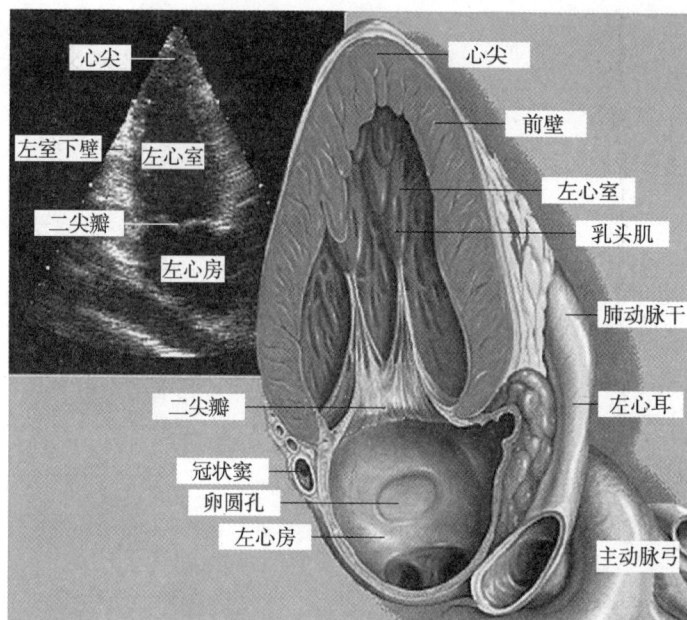

图 3-8-5　心尖两腔切面

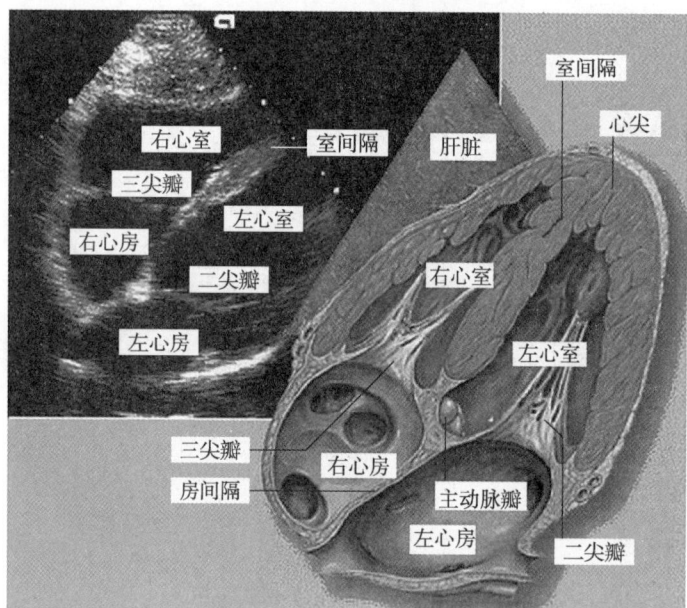

图 3-8-6　剑突下四腔心切面

展现在显示屏上。主要应用有定量评价心肌运动、检测和判断梗死部位、观察心内膜和心外膜不同的运动速度、判断梗死的程度、观察心肌厚度的变化、评价早期的舒张功能等。目前，以组织多普勒手段评价舒张功能已经广泛应用于临床。由于组织多普勒可以显示心肌运动速度，可以早于心排血量下降或 EF 值下降而发现心脏收缩功能的异常，因此在评估心脏收缩功能方面逐渐发挥着越来越大的作用。

（二）经食管心脏超声（TEE）

1. 定义和原理　经食管超声是使用特殊的多平面经食管超声探头，从心脏的"后方"进行观察的一种超声检查方法，对于观察瓣膜情况、心耳血栓等和经胸超声相比具有明显的优势。与经胸超声切面不同，由于探头位于心脏的后方，声束由后向前传播，在切面图像上心房位于图像的近场，右室壁及右室流出道位于图像的远场。

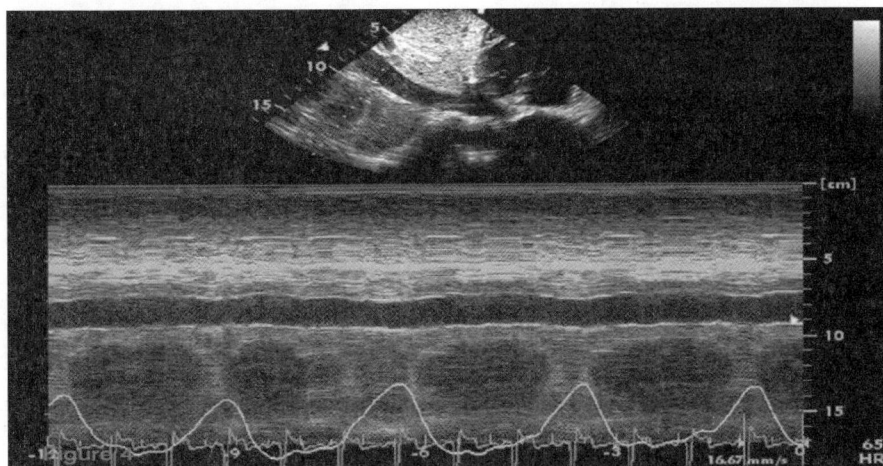

图 3-8-7 下腔静脉

2. 双平面经食管超声的切面图像包括

（1）心脏心底系列切面（探头距门齿距离 25~30cm）

1）水平切面：①主动脉根部短轴切面,近似胸主动脉根部短轴切面,主要显示主动脉瓣,主动脉窦,右室流出道,房间隔等结构；②冠状动脉长轴切面,主要显示左冠状动脉及左前降支近段,左旋支近段和右冠状动脉近段；③左心耳切面,显示左心耳,左房,左上肺静脉等结构；④升主动脉和上腔静脉短轴切面,显示升主动脉和上腔静脉的管壁及管腔；⑤肺静脉切面,显示左上、左下肺静脉；⑥主肺动脉切面。

2）纵切面：①左室流入道和左上肺静脉切面,显示二尖瓣和左上肺静脉；②右室流出道和主肺动脉长轴切面；③升主动脉长轴切面；④上腔静脉和房间隔长轴切面,显示上腔静脉入右房段和房间隔；⑤右上肺静脉长轴切面。

（2）食管中段系列切面（探头距门齿约 30cm）

1）水平切面：①四腔切面,显示左室,左房,右室,右房,二尖瓣、三尖瓣及房室间隔；②五腔切面,在四腔切面基础上同时显示主动脉；③右室流入道及冠状静脉窦切面。

2）纵切面：①左室二腔切面,显示左房,左室,二尖瓣及左室前壁、下壁；②左室二腔、左心耳切面。

（3）经胃系列切面（探头距门齿距离 35~40cm）

1）水平切面：①左室短轴二尖瓣口水平切面。②左室短轴乳头肌水平切面。

2）纵切面：①经胃左室二腔切面,显示左室、左房和二尖瓣；②经胃左室长轴切面,显示左室、左房和主动脉。

（4）主动脉弓和升主动脉

1）水平切面：①胸主动脉短轴切面,显示胸主动脉横断面结构；②主动脉弓长轴切面,显示主动脉弓纵切面结构。

2）纵切面：①胸主动脉长轴切面,显示胸主动脉纵切面结构；②主动脉弓短轴切面。

（三）三维超声

重症心脏超声早期的三维重症心脏超声采用立体几何构成法或表达轮廓提取法。主要是重建左室心外膜和心内膜,均有其局限性。体元模型法（voxel）是一种新技术,它可对组织结构及血流信息进行重组,是目前最具临床应用价值的方法之一。

心脏三维重建需要四个基本步骤：

1. 图像采集。

2. 图像后处理。

173

3. 三维重建、再现。

4. 功能计算。

图像采集是最关键的一步目前用于心脏重建主要是采集组织灰阶图像信息用于组织结构的重建;静态的三维重建已经能采集血流的彩色多普勒显像或多普勒能量图信息用于血管结构及血流的三维重建。探测部位有胸骨旁探查和心尖部探查。图像后处理是用计算机对一系列分立的二维图像进行数据重组,样条插值等处理,并对相邻切面之间的空隙进行像素插补,弥合使之平滑,形成一个三维立体的数据库。

三维重建是根据已建立的数据库把有限个平行轴切面依次进行排列,围绕边界采取若干个点,再把点用直线连接,然后在计算机显示器上再现三维立体图形。可对立体图像进行任意高度和方向的显示,还可以旋转动态显示。早期是用轮廓显示,包括网格化成像和薄壳型成像法,后者以灰阶图形式显示。自体元模型三维重建技术出现以来即采用总体显示法,可显示组织结构的所有灰阶信息。

临床用途:

1. 网格化和薄壳型显示　主要用于显示左室或其他心脏的立体几何形变化,显示某心腔是否扩大、室壁瘤形成与否、室壁运动是否协调。而体元模型法则除此之外,还可显示心腔内的变化。三维超声在保留二维图像所有信息同时,能提供形象直观的立体图像,更有利于疾病的定性,定位。

2. 计算心功能　三维超声能准确地测定心功能(包括左室容量及其他参数)已被公认。许多国内外学者都做了这方面的研究,且与左室造影过对比。它无须假设心腔的立体形态,而是根据真实的心腔形态进行重建后测定的。

目前三维重症心脏超声仍存在着一些不完善之处以致影响其临床普及。

(四) 经胸壁重症心脏超声(TTE)、经食管重症心脏超声(TEE)和手持设备的作用

经食管重症心脏超声(TEE)经常被认为比经胸壁重症心脏超声(TTE)更有优势,因为后者常常由于下列原因得到的图像质量欠佳:比如术后病人由于机械通气(PEEP>15cmH$_2$O)无法摆体位、缺乏合作的耐心、胸壁水肿以及由于伤口敷料、胸腔引流管、胸腹壁开放而使视野阻断。手持式可移动设备轻巧、简单而且方便,它们能提供定性评估。手持式设备在经超声引导下胸穿以及中心静脉置管等操作中作用明显。新一代的电池供电的检查设备也已出现,这些设备地位和应用在进一步加强。

目前的指南上有 TEE 和 TTE 检查的标准图像,以确保所有结构都是从多角度去查看的,而单个结构能被完整而准确地评估并且根据需要被记录下来。标准切面能保证任何结构不被遗漏,还能为从业人员的相互交流提供有效的媒介。

(五) 重症病人的心脏超声检查操作要点

1. 超声是一种无创的检查手段,但是在为不能配合的病人或比较躁动的病人检查时仍需要适当加深镇静。尤其是需要测量与呼吸周期相关的指标时,病人呼吸做功过大会影响结果的判读。

2. 由于重症病人的特殊性,有时难以获得准确而质量良好的标准切面图像,需要综合判断超声的结果,不要仅仅基于一个切面的图像就下结论,至少需要两个以上切面来进一步确认。有可能的话,需要两个或以上超声医师共同作出结论。特殊情况下,检查者的经验和目测反而会更加可靠。

3. 由于有时难以获得经胸的满意切面,剑下观察十分重要。经剑突下可以显示很多切面,包括四腔心、左室长轴、短轴等,可以获得对于心脏结构及功能的直观认识。

4. 紧急情况下不需把所有切面均观察完毕,获得足够的信息能够对病人的循环状况进行判断即可,但是至少应当包括心脏各腔室大小的测量、心脏收缩及舒张功能的评估、容量状态的评估、明显解剖异常的排除或确定等。连接心电图对于检查是必要的。

5. 经食管超声可以获得更好的图像,虽然绝大多情况下是安全的,但是毕竟是有创操作,实施需慎重。对于判断瓣膜状况、心内血栓、异常血流等,在经胸超声无法获得明确的结论时,要考虑实施经食管超声。

6. 经胸心脏超声有时会发现心脏之外的病变,比如胸腔积液、肺实变、气胸、纵隔气肿等,需要进行其他检查以明确。发现难以鉴别的解剖异常时,需要请心脏专科医师共同行超声检查。

二、超声评价血流动力学技术与指标

在重症病人中,血流动力学不稳定(急性或慢性)是很常见的问题。长期低血压可能导致器官缺血、功能紊乱及不良后果。相反,快速的诊断和早期干预可以避免血流动力学的进一步恶化,改善结局。对于不常见的临床问题,临床疑诊是建立鉴别诊断和灵活应用技术来作出诊疗决策的关键。重症心脏超声就是一种能够在不同疾病的快速诊断中发挥作用的技术。重症心脏超声血流动力学的评估主要包括前负荷、后负荷和心肌收缩力的评估,而这些指标都能够依赖重症心脏超声的参与而获得。应用重症心脏超声来评估重症病人,能快速而可靠地排查像肺栓塞和心脏压塞等能引起病人血流动力学不稳定的主要病因。

(一) 超声在容量及容量反应性监测时的作用

血管内容量和心脏前负荷的最佳化调节是提高心排血量和改善组织灌注的重要环节,通常是血流动力学支持最早期的临床行为。在此调节过程中,评估病人的容量状态极为重要。目前对容量治疗有反应定义为给予容量治疗后,心排血量指数(CI)或每搏输出量指数(SVI)较前增加(≥15%)。心脏对容量治疗有反应的生理机制是基于 Frank-Starling 机制,当处于心功能曲线上升支时,增加前负荷;则可以显著增加心排血量,改善血流动力学,提高氧输送,从而改善组织灌注;而处于平台期时,前负荷潜能有限,扩容则难以进一步增加心排血量,反而可能带来肺水肿等容量过多的危害。

容量反应性概念提出近二十年来,研究力图寻找到简单可靠并且敏感快捷的指标或方法来预测,并指导容量治疗。目前预测容量治疗反应的指标或方法,主要包括传统的静态前负荷参数(前负荷压力指标及前负荷容积指标)的监测,容量负荷试验,以及经心肺相互作用的动态前负荷参数(SPV,PPV,SVV 等)和被动腿抬高试验(PLRT)等。

一般情况下,经胸心脏超声可以提供足够可用的信息。心脏超声对容量状态和容量反应性的评估一般包括前负荷静态指标和容量反应指标,静态指标即单一的测量心脏内径,面积及容积大小和流量的快慢;容量反应性指标,广义包括流量和内径大小对于动态手段的变化(自主或机械通气时呼吸负荷的变化;PLRT;容量负荷试验等),狭义即指心肺相互关系引导的容量反应性指标。

(二) 左心室收缩功能的重症心脏超声评估

心室收缩与舒张功能以及其随时间变化的评价在重症病人中非常重要。由于重症心脏超声是以二维(2D)图像来展示三维(3D)的结构,所以在诊断或者治疗之前,每个结构至少要得到相互垂直的两个切面的图像。全心室收缩功能评估十分重要。

心室收缩功能依赖于前负荷和后负荷,所以必须在不同负荷状态下评估收缩功能才能确保得到真实结果。要重申连续评估的重要性,不能仅仅依赖某一次评估的结果。压力 - 容积关系是不依赖于容量状态的左心室心肌收缩力的评估方法。重症心脏超声中用来评估整个左心室收缩功能的定性和半定量测量指标有射血分数(EF)、缩短分数(FS)、面积变化分数(FAC)、左心室功能评估的 Simpson法、二尖瓣环运动、用二尖瓣反流束计算 dP/dt、使用标准 17- 节段模型和应变率来评估局部室壁运动异常。最常用的方法是射血分数(EF)。

1. 左心室收缩功能的定性评估的首要问题　为了说明左心室的收缩功能,首先要解决下面的问题:①心室充盈如何? ②心肌有足够的收缩力吗? ③在冠脉分布的范围内心肌收缩统一吗?

2. 左心室标准的 17- 节段分法进行视觉评估左室功能　左心室功能评估的形式多种多样,如心脏 MRI、重症心脏超声、核素扫描、血管造影等,为了能统一术语,美国心脏学会达成共识,将左心室分成 17 个不同的节段。沿心脏长轴左心室分为基底段、中段和心尖段。基底段和中段又各自进一步分为六个节段,尖段分为四个节段,再加上第 17 节段的心尖帽部。

相应的冠脉分布为:左前降支提供心脏的前壁和前间壁前三分之二的血供;左回旋支提供左心室侧壁的血供;右冠状动脉提供室间隔后三分之一和左心室下壁的血供。室壁运动评分和指数可以用来做半定量评估。左心室收缩力依赖心脏从基底部到心尖部的运动、室壁的厚度和左心室螺旋挤压和旋转运动。心室壁的切面厚度以及左心室局部心内膜运动幅度对心室壁运动的评估十分重要。室壁运动评分描述如下：

（1）正常（>30% 心内膜运动幅度，>50% 室壁厚度）。

（2）轻度运动功能减退（10%~30% 心内膜运动幅度，30%~50% 室壁厚度）。

（3）严重运动功能减退（<20% 心内膜运动幅度，<30% 室壁厚度）。

（4）运动不能（心内膜运动幅度为零，<10% 室壁厚度）。

（5）运动障碍（收缩期反常运动）。

室壁运动评分指数是指局部的室壁运动分数/数字，它是一种主观评估方法，分数之间没有真正意义的线性关系。缺乏血流灌注的心肌将表现为异常的室壁运动。只有多个切面的图像才能真正反映左心室受损情况和相应冠脉分布情况。仅仅是心内膜运动幅度的改变可能是心肌栓塞造成的，而室壁厚度改变是缺血的确切指征。经过多次室壁厚度的测量可以得出以下结论：①沿长轴平面很难获得连续的室壁厚度数据；②多角度多平面测量可以减小误差；③确定边界、方位和角度值。

3. 射血分数　每搏输出量等于舒张末容积与收缩末容积之差。射血分数等于每搏输出量除以舒张末容积。可以在 TTE 的左室长轴和短轴不同平面测量，重症心脏超声使用修改后的 Simpson 法来计算两个平面的射血分数然后取平均值。可以通过 TEE 的经中段食管切面、四腔切面、二腔切面来得到射血分数。这种方法有一定的局限性。因为测量时要求心内膜边界能清晰地呈现出来，而二尖瓣环的钙化通常会干扰边界的探查。使用造影剂能提高边界成像的清晰度。一般情况下，有经验的重症心脏超声熟练者不需要正规测量就能估计射血分数，而估计的结果与正规测量结果具有很好的相关性。

4. 左心室收缩功能的重症心脏超声定量评估

（1）心排血量的计算

$$心排血量 = 心率 \times 每搏输出量$$

左右心室的心排血量都可以通过重症心脏超声来测量。左心室心排血量测量的可重复性和准确性更高。

$$左心室流出道面积 = 左心室流出道半径^2 \times 3.14$$

心率可以通过心电图测量，或者从一个速度-时间积分到另一个速度-时间积分。心率能够自动储存在超声机当中。每搏输出量等于左心室流出道面积乘以左心室主动脉瓣收缩期射血的速度-时间积分。当血液从左心室射进圆柱体形的主动脉，每搏输出量就可以通过圆柱体血液的高度来计算，而这个高度就是速度-时间积分。圆柱体形的底是左心室流出道，而流出道面积能够很容易计算。圆柱体的高，也就是速度-时间积分，是通过 TTE 时的心尖五腔切面和 TEE 时经胃主动脉瓣切面或者经胃主动脉瓣长轴切面运用脉冲多普勒测量通过左心室流出道的血流得出。

（2）半定量测量方法

1）缩短分数：缩短分数是一种评价左心室整体收缩功能的一维测量方法。经左心室乳头肌短轴的 M 型超声能测量出该参数的值。M 型超声的定格分析用来计算缩短分数。测定心室内尺寸是从前缘到感兴趣部位的前缘。缩短分数 =（左心室舒张期内径-左心室收缩期内径）/左心室舒张期内径 ×100（正常值 >25%）

这个方法的优点是快捷而且可重复性相当高。M 型超声可以节约很多时间，而且心内膜边界显示非常清晰。这是一种基本的粗糙的左心室整体收缩功能的评估方法，正常值在 25%~45% 之间。在测量过程中一定要注意：如果局部心室壁有异常运动存在的话，容易产生误差；一维平面的斜切可能导致长度测量的误差。因此，在这个半定量测量中加入另外维度的测量可以增加整体功能评估的准确性。

2）面积变化分数（FAC）：面积变化分数是一个测量左心室收缩功能的二维参数。得到这个测量值的先决条件是足够清晰的心内膜边界。面积变化分数可以定量评估射血分数。面积变化分数 =（左心室舒张末面积 - 左心室收缩末面积）/ 左心室舒张末面积 ×100%（正常值 >50%~75%）。面积变化分数高度依赖后负荷,也一定程度依赖前负荷。

（3）等容收缩压力增加速率（dP/dt）：等容收缩压力增加速率（dP/dt）用来反映收缩力的变化是敏感的,同时对后负荷改变和异常室壁运动不敏感,前负荷的变化对其影响也较小,对左室心肌收缩力的评估更为准确。

测量方法如下：连续波超声多普勒（CW）测定二尖瓣反流的速度,通过测量从 1m/s 增加到 3m/s 所需时间。根据简化的伯努利方程（压力 =4× 速度^2）,等容收缩压力增加速率可以表示为：dP/dt=32/Δt；即运用简化的伯努利方程,速度为 3m/s 时,压力为 4×3^2=36mmHg；速度为 1m/s 时,压力为 4×1^2=4mmHg,压力差为 32mmHg。用压力差除以速度从 1m/s 增加到 3m/s 所需的时间 Δt,dP/dt 即可计算出来。正常值大于 1200mmHg/s,小于 1000mmHg/s 则为异常,左心室功能良好的状态下这个时间可以大大缩短。条件需保证两方面：须存在二尖瓣反流且无法评估左心室中等收缩状态。

（4）组织多普勒成像评估心室功能：组织多普勒成像是一个可以量化测量左心室整体和局部功能的参数。组织多普勒显示的二尖瓣环下行速度可以评估左心室的收缩功能。心肌组织速率一般在二尖瓣环的室间隔、侧壁、下壁、前壁、后壁和前间隔部位测量。从上述部位得到的二尖瓣环下行平均峰速度可以衍生出一个方程：

$$左心室射血分数 =8.2\times 二尖瓣环平均峰速 +3\%$$

这个方程可以评估心内膜边界显示欠佳病例的整体左心室功能。心肌速率成像的缺点在于不能鉴别真正的心肌运动与心肌被动牵拉运动或者心室的整体位移运动。

（三）左心舒张功能评估

左心室的舒张功能是指在低压力情况下的充盈能力,它能防止肺静脉淤血和肺水肿,舒张功能与收缩功能同等重要。跨二尖瓣充盈、肺静脉血流模式和二尖瓣环侧壁心肌速度联合应用来发现和评估舒张功能障碍的程度。

1. 跨二尖瓣左心室充盈评估左心舒张功能　将脉冲多普勒取样窗放置在二尖瓣瓣叶尖端可以获得舒张早期最大流速 E 和心房收缩期最大流速 A。在正常左心室,E 峰一般大于 A 峰。在左心室肥厚病人或者老年患者,E/A 比值小于 1,则反映出舒张功能受损。E 峰加速度与左心房压力除以 τ 的比值成正比,其中 τ 是等容期左心室压力下降的指数时间常数。为了保证每搏输出量,在有进行性舒张功能障碍的病人中存在进行性左心房压力增高的代偿,以将受损的舒张形态逆转到假性正常化。当左心室功能严重受损,在很短的充盈时间内出现左房压的极度上升,表现为经典的减速时间减少和高 E/A 比值。

2. 左心室充盈压评估　左心室舒张末压的预测可以通过评估早期左心室的被动跨二尖瓣充盈（E 峰）和与之相对应的侧面二尖瓣环移位（E' 峰）关系及比值获得。E' 峰的降低值相对于顺应性降低的心室 E 峰更大。如果这个比值大于 15,表示左心室舒张末压大于 15mmHg。如果这个比值小于 8,表示左心室舒张末压小于 15mmHg。而中间数值很难解释。E' 速度小于 5cm/s 是心室顺应性低的表现。

二尖瓣环（E'）的组织多普勒成像与二尖瓣口 E 波血流模式相结合可以预测左心室平均舒张压。E/E' 比值小于 8 表示心室顺应性良好,大于 15 表示左心室平均充盈压高,顺应性低。中间值的评估还要有其他参数,比如肺静脉流入和二尖瓣流入减速时间。

（四）右心功能的评估

1. 右室收缩功能　右室形态大小与功能缺乏定量的数据。右心功能的评估分定性和定量评估。肉眼评估右室收缩功能仅能初步定性评估右室收缩功能。对于右室扩张程度的判断以及室间隔左向偏移及运动情况的判断是右室功能评估的基本要求。在定量评估右心收缩功能方面,有以下几个简单可重复的应该整合到整个常规心脏超声评估的范畴中。它们包括：FAC,TAPSE,组织多普勒三尖瓣环心肌收缩速度和心肌做功指数（myocardial performance index,MPI）。

2. 右室舒张功能　在怀疑右室功能损害,作为早期或轻微右室功能不全的标记时,或在以右室损害作为预后不良的标记时,测量右室的舒张功能应该被考虑。三尖瓣 E/A 比,E/E′ 比,右房大小,已被推荐。右室舒张功能的分级如下:三尖瓣 E/A 比 <0.8 提示松弛不良,三尖瓣 E/A 比 0.8 到 2.1 同时 E/E′比 >6 或肝静脉舒张期流量显著提示假性充盈;三尖瓣 E/A 比 >2.1 结合减速时间 <120ms 提示限制性充盈。

三、肺部超声的应用

超声应用临床已经数十年,然而肺部超声用于重症病人始自于 20 世纪 90 年代末。肺部超声不仅在重症医学、急诊医学和创伤外科广泛应用,也已开始应用于呼吸科和其他内科领域。

(一)肺部超声特点

传统意义上的肺部超声检查不被用于普通病人,因为超声波理论上不能穿透空气,而肺部是主要的含气器官。而重症病人的情况却大不一样,因为重症病人经常合并肺部感染、ARDS、胸腔积液、肺间质病变、肺实变等。而这些病变在超声下存在特殊的征象,根据这些征象给临床医师做出及时、准确的诊断。

肺部超声具有明确的优点:低花费、省时、安全、无辐射。

(二)肺部超声能够检查内容及超声征象

超声检查的基本原理是胸膜与肺之间气体和液体的比例不同超声会产生不同的征象,超声的不同征象帮助我们做出不同的诊断。

1. 胸腔积液　主要是两层胸膜之间充满液体,超声表现为四边形征,M 超表现为正弦波征,同时在胸腔积液中的肺叶在其中飘动表现为水母征。

2. 肺泡综合征　主要原理是肺泡腔中被渗出液、漏出液、血液、盐水等充填,超声表现为组织样征(图 3-8-8)、碎片征(图 3-8-9)。

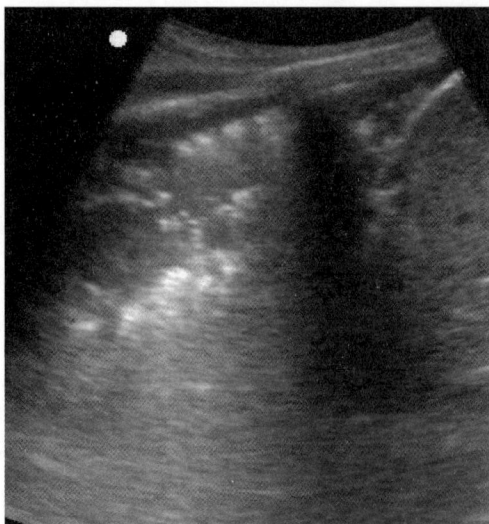

图 3-8-8　组织样征

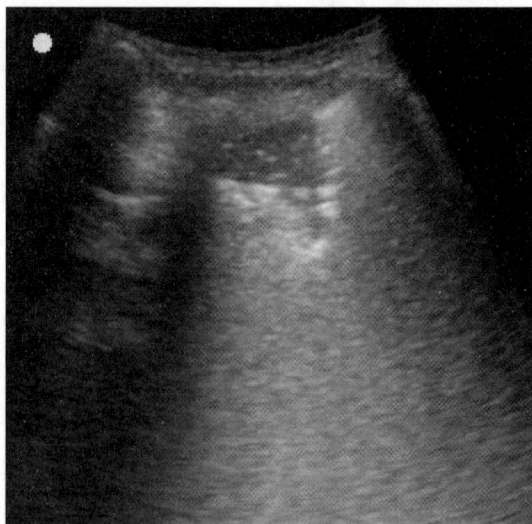

图 3-8-9　碎片征

3. 肺间质病变　一些急性的情况:如急性肺水肿,包括血流动力性或是渗出性的,血流动力性导致的包括液体过负荷、心源性肺水肿。渗出性的原因包括 ARDS 及任何炎症反应(细菌或病毒等),少数情况包括:特发性肺间质纤维化。超声在诊断肺间质综合征的主要征象是彗尾征(B 线:彗尾征的一种、源自胸膜线、易识别激光样、高回声、长的到达屏幕底部无衰减、不与 A 线同时存在随胸膜滑动而运动),小叶间隔增厚表现为 B7(B 线间隔在 7mm,图 3-8-10),毛玻璃病变 B3(相邻 B 线之间间隔在 3mm,图 3-8-11)。

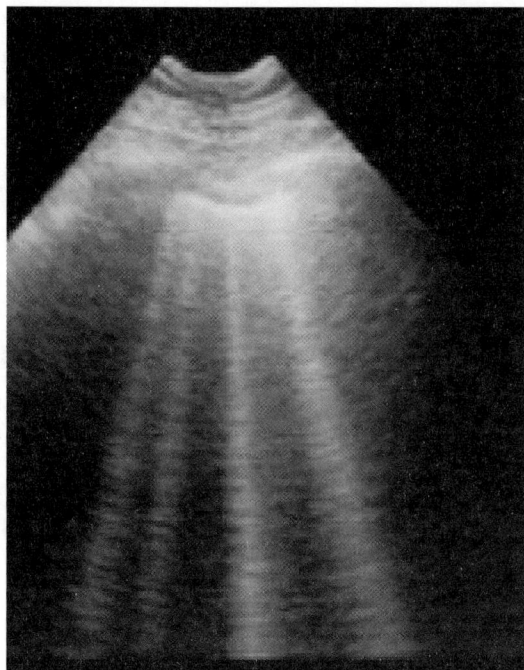

图 3-8-10　B7 线

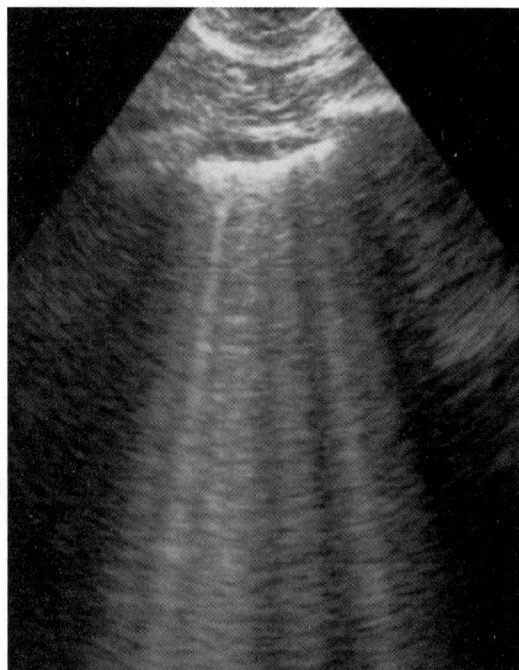

图 3-8-11　B3 线

4. 气胸　主要病变是胸膜之间存在气体,超声表现为胸膜滑动征消失 +A 线,M 超声表现为平行气流征,动态征象出现肺点(指气胸时在胸壁检查时随着呼吸运动时胸膜滑动产生和消失的点)出现这种征象可以诊断气胸。

以上是肺部超声在不同病变的典型表现,根据不同征象做出不同诊断。

第三节　重症超声临床应用

一、重症超声在评估血流动力学与休克治疗中的作用

重症心脏超声是目前能够在床旁提供实时有关心脏结构和功能信息的唯一的影像工具。多普勒心脏超声技术可以更加详细的评估血流动力学改变,因而更有助于快速明确循环衰竭的机制与原因。由于可以在很短的时间内准确评估血流动力学状态,心脏超声对于休克或存在循环衰竭的重症病人,无论早期识别与评估还是整个诊疗过程中都有理由成为适合的理想的工具。心脏超声在重症病人的应用,可以促使病人的治疗产生有益的改变。同时,肺部超声、肾脏超声在重症的快速发展进一步丰富了超声在休克和循环功能监测及支持中的应用。

(一)心脏超声应用的发展与特点

心脏超声以往大多由被广泛资质认证的心脏专科医师来做,主要目的是帮助诊断心血管疾病。对心脏超声的潜力和作用缺乏全面的认识。推荐在感染性休克和 ARDS 的病人,可以应用心脏超声替代右心漂浮导管进行血流动力学评估,并且率先开始自己进行心脏超声检查,尤其是可以 24 小时随时进行和重复检查和评估,并且指导治疗。

心脏漂浮导管研究的大量阴性甚至负面结果的出现,与传统有创血流动力学评估手段相比,心脏超声在指导治疗上的作用明显增加;推荐 TEE 作为急性循环衰竭的一线评估手段。

(二)超声在评估前负荷及容量反应性方面的作用

管理血流动力学不稳定的病人时,最常见的临床行为就是以提高心排血量和组织灌注为目的的血管内容量和心脏前负荷的最佳化调节。评估病人的容量状态非常重要,因为无论是让病人处于容

量不足还是容量过负荷状态均会有严重的后果,所以在有指征给病人输液时,有必要进行容量反应性的评估,心脏超声能够评估病人的容量状态,是传统有创血流动力学监测评估的有益补充。一般情况下,经胸心脏超声已经可以提供足够可用的信息。心脏超声对容量状态的评估一般给予前负荷静态指标和容量反应性指标,静态指标即单一的测量心脏内径大小和流量快慢;容量反应性指标用来判断液体反应性,包括流量和内径大小对于动态手段的变化(自主或机械通气时呼吸负荷的变化;被动抬腿试验(PLR);容量负荷试验等)。

1. 严重容量不足或输液有明显限制时液体反应性的评估　在有进行容量状态和液体反应性评估指征时,首先可以快速判断是否存在严重容量不足或输液有明显限制及容量过负荷,此时大多指标为静态指标;严重低血容量时,即预测液体反应性阳性可能非常大,超声评估的指标包括:功能增强但容积很小的左室,LVEDA<5.5cm^2/m^{2}BSA;在自主呼吸时下腔静脉内径小且吸气塌陷非常明显;在机械通气病人呼气末下腔静脉内径非常小,常见小于9毫米,并且容易随呼吸变化。

容量过负荷或输液限制明显时,即预测液体反应性阴性可能很大时的超声评估指标包括:在无心脏压塞时上下腔静脉有明显充盈的表现(扩张或固定);严重右室功能不全及过负荷(右室大于左室的超声证据);心脏超声估测有很高的左室充盈压时,如很高的E/E′值。

静态指标在对于评估容量明显缺乏和明显过负荷时,却较为可靠,即尽管不敏感,但特异性很强。

2. 既不是严重容量不足,也不是容量过负荷时液体反应性的评估　当病人既不是严重容量不足,也不是容量过负荷时,即液体反应性判断比较困难时,此时包括完全机械通气和自主呼吸两种不同的情况,选择的指标和方法有:

(1)完全机械通气液体反应性的评估:完全机械通气的无心律失常的病人,选择心肺相互作用相关的容量反应性指标可以预测容量反应性,如主动脉流速和左室每搏射血的呼吸变化率以及上腔静脉塌陷率,下腔静脉扩张指数等。

机械通气的病人左室每搏输出量的呼吸变化率可以作为液体反应性的指标,一些左室每搏输出量呼吸变化率的替代指标被应用和研究,包括动脉监测的脉压呼吸变化率和脉搏轮廓推导的每搏输出量变化率。一些超声可以获得的左室每搏输出量呼吸变化率的替代指标被认识和研究应用。

另外,外周的动脉血管,包括桡动脉,肱动脉和股动脉等,其中肱动脉峰值血流速的呼吸变化率预测液体反应性是敏感度和特异度都达到了90%以上,不次于PPV等容量反应性指标,尤其优于一些静态指标。对于外周动脉,仅仅需要关注局部肌肉收缩对测量的影响。另外,尤其注意这些指标需要应用于没有自主呼吸机械通气和无心律失常的病人。

将腔静脉变异度作为容量反应性指标用于指导液体复苏,如下腔静脉呼吸扩张率和上腔静脉呼吸塌陷率。在感染性休克病人下腔静脉扩张率为18%时,预测液体反应性的敏感性和特异度均在90%以上,而上腔静脉呼吸塌陷率的预测值为36%,预测液体反应性的敏感性和特异度也均在90%以上,但要关注影响腔静脉的因素除了容量外还有右心功能和静脉顺应性。

(2)自主呼吸或存在心律失常时液体反应性评估:当病人存在自主呼吸或心律失常时,此时不能合理应用容量反应性指标,可选择应用PLR相关的超声指标,相当于内源性的容量负荷试验,约300~450ml血浆快速输入。应用超声观察SV的替代指标如PLR前后左室射血流速和流速积分变化可以来预测容量反应性;而在具有心内膜自动描记功能的超声诊断仪时,可以用左室每搏射血面积在PLR前后变化情况来预测液体反应性。

当然,在完全机械通气时和任何心律情况下,无论此时能不能合理应用容量反应性指标,皆可选择应用PLR相关的超声指标。

(3)超声容量反应性评估时的注意事项:当以上的方法依然不能合理预测液体反应性时,最终在谨慎考虑输液限制情况下,还可以选择容量负荷试验:此时,选择超声测量SV、CO和LVEDA变化以及多普勒测量左室充盈压变化判断容量负荷试验。

在评估液体反应性时,一定要认真考虑以下因素:首先液体反应性的评估需要多个参数的测量,因为没有任何一个指标是绝对的,临床上应该结合临床情况联合应用;其次心脏超声获得心肺相互作用评估液体反应性的容量反应性指标易于协助发现部分非超声获得容量反应性指标的假阳性(尤其严重右心衰)。

总之,心脏超声在评估前负荷及液体反应性方面可用、有效,且极具前景。

(三) 心脏超声在评估心功能时的作用

心功能衰竭或抑制时心室收缩、舒张功能的定量分析对于病情监测、指导治疗和判断预后具有十分重要的临床意义。心功能测定包括左(右)心室功能包括:收缩功能和舒张功能,左心室的功能临床上最为重要。

射血分数(EF)是目前研究最多,且最为临床所接受的心脏功能指标,具有容易获得、可重复性好以及能够较早评价全心收缩功能等优点(包括不同于 VCF,在有节段异常时,也经常能有改变);EF 还是目前发现与预后最相关的心功能指标。

有关心脏超声多普勒技术领域,评估左室心脏收缩指标的进展集中在两个方向,一是发展一些对负荷依赖程度低的指标;二是那些研究心肌本身的指标。

(四) 心脏超声对外周阻力的评估

心脏超声多普勒技术可以直接测量外周血管阻力,但不易方便和简单使用,因此在临床工作当中,经常根据临床的和心脏超声的检查结果进行除外诊断,如在心脏足够负荷同时左右心脏收缩功能均满意的情况仍然存在的低血压提示了低外周血管阻力。

(五) 肺部超声的作用

肺部超声是一项发现与评估不同肺部与胸腔病变的有力技术。

常见表现与特点有:①肺正常通气时表现为胸膜线下平行排列的 A 线;②肺间质 - 肺泡综合征:超声在诊断肺泡 - 间质综合征的主要征象是彗星尾征,根据 B 线的间隔不同分为 B7 线(B 线间隔大约 7mm,主要是肺小叶间隔增厚)和 B3 线(B 线间隔 3mm);③肺实变征:组织样征、碎片征、支气管气象;④胸腔积液:超声诊断征象有静态征象 - 四边形征,动态的征象:水母征、正弦波征;⑤气胸:超声诊断气胸的优势是快速、直接。以上都是重症病人常见肺部病变的超声表现,而血流动力学性肺水肿病人,肺水含量的评估非常重要,肺部超声获得 B 线可以早期发现在血气分析改变之前的肺水肿,而超声具有简单、无创、无放射性和实时性等特点,血流动力学性肺水肿时的部分典型表现就是随着双肺水肿的增加,由肺间质水肿到肺泡水肿,而肺部超声的 B 线是肺间质肺泡综合征的表现,包括 B3 线和 B7 线,与肺部含水量相关,也是由肺间质水肿到肺泡水肿。难点在于急性心源性(血流动力学性)肺水肿与 ARDS 肺水肿的鉴别,超声监测导向诊断通过对比 ARDS 与急性心源性(血流动力学性)肺水肿的超声征象的不同来发现有助于鉴别诊断的征象,其中七个征象被研究:肺泡 - 间质综合征、胸膜线异常征象、胸膜滑动征消失、存在未受损伤的区域、肺部实变、胸腔积液和肺搏动征。在心源性肺水肿时,超声肺彗星尾征的绝对数量与血管外肺水明确相关,甚至肺部表现随着含水量的不同从黑肺到黑白肺直至白肺发展;在 ARDS 时,尤其早期 CT 能发现的所有特点包括肺部及胸腔改变均可由肺部超声发现:不均匀的含有未受损伤区域的肺部间质综合征、胸膜线异常改变及常见肺实变和胸腔积液等。因此肺部超声有助于床旁即时鉴别诊断 ARDS 肺水肿与急性心源性(静水压增高性)肺水肿。在循环支持的过程中,有研究表明,肺脏超声的 A- 优势型表现提示 PAOP 小于 13mmHg 的可能性大,而在 B- 优势型时,提示 PAOP 大于 18 可能性大。

(六) 肾脏超声在循环监测及休克支持中的作用

肾脏是休克时最容易受损或最早受损的器官之一,即急性肾损伤发现和评估甚至预测急性肾损伤非常重要,重症肾脏超声能够床旁及时无创的监测肾脏改变,而又能够同时关注监测肾脏大循环与微循环情况,为休克循环监测支持提供了新的重要思路。

应用超声监测多普勒技术为基础的肾脏阻力指数(RI)近年来成为评估肾脏灌注的重要工具,在过去的研究中,RI 建议用于监测肾脏移植后功能不全、尿路梗阻等,RI 与疾病的进展明确相关,由于其无创、简单、可重复性强成为首选的监测 AKI 发生发展的指标,尤其有益于调整休克的血流动力学策略。另外,由于超声造影技术的进展,使床旁定量实时监测大血管与微血管血流成为可能,尤其对于休克时肾脏灌注的变化,包括对于治疗干预的变化均有监测价值。

二、超声在感染性休克循环支持中的作用

(一)感染性休克的特点

血流动力学衰竭是感染性休克的显著特点,因此重症心脏超声可以在床旁管理中得到应用。感染性休克的病理生理学特点包括低血容量、左室收缩期和舒张期功能障碍、右室收缩期功能障碍及外周血管麻痹。重症心脏超声使医师能识别这些过程,监控其发展,并采取相应的治疗性干预。

(二)感染性休克的容量特点

绝对低血容量是指总循环血量的减少。绝对血管内低血容量常为感染性休克的最初表现,要立即纠正。根据潜在的疾病过程有如下几个原因:

1. 非显性丢失(如皮肤和呼吸)由于发热、出汗和过度通气而增加。

2. 经胃肠道丢失(如腹泻和呕吐)。

3. 经第三间隙丢失(如胰腺炎、烧伤、软组织损伤、血管渗漏、低胶体渗透压、腹水、胸水)。

4. 液体摄入过少(如精神状态改变、身体虚弱、医院内液体复苏不足)。

相对低血容量由血液在外周和中心腔室内异常分布引起。相对血容量不足在感染性休克中常见,并可在初步液体复苏后持续存在。总血容量可能正常,但血容量分布在中心腔室以外。血管扩张是由于外周血管收缩机制障碍和血管扩张机制的异常激活。

显著的中心低血容量将导致静脉回心血量、前负荷、每搏输出量(SV)、平均动脉压和心排血量的减少。液体复苏通过增加静脉回流、前负荷、SV、心排血量和动脉压(收缩压、平均压和脉压)以及组织氧输送来改善感染性休克。识别并纠正低血容量是感染性休克治疗的一个主要目标。

(三)重症心脏超声在感染性休克的管理中的临床应用流程

低血容量和低血压是感染性休克的最主要特点。除了立即使用广谱抗生素控制局部感染,最初的管理应包括足量的容量复苏和使用血管活性药物确保灌注。重症医师做出初步的复苏处理,进一步制定管理治疗计划。早期使用重症心脏超声可以达到 2 个目的:

1. 排除其他或并存的导致休克的原因,如未发现的心脏压塞、严重瓣膜缺陷、室间隔异常,需要考虑缺血性心肌病或肺栓塞。

2. 帮助重症医师回答与感染性休克继续血流动力学管理有关的几个关键问题。

(1)患者能否从进一步容量复苏中获益:重症心脏超声仅仅通过模式识别就可以回答这个问题:IVC 直径小或高动力的左室,收缩末室腔消失,提示需要进一步容量复苏。如果患者应用呼吸机辅助呼吸且没有自主呼吸,显著的 IVC 直径呼吸变异的出现提示需要继续容量复苏,而未出现说明不需要。对有自主呼吸的患者,拥有高级重症心脏超声技能的医师可以通过进行 PLR 测量回答该问题。此外,如果机械通气患者无自主呼吸且为窦性心律,显著的 SV 呼吸变异(通过重症心脏超声测量)提示需要继续液体复苏,而不出现说明不需要。

(2)患者是否需要多巴胺和肾上腺素等进行肌力支持:重症心脏超声可以帮助评价左心功能。初级重症心脏超声技能的医师可以识别但不能量化 EF 的下降,而拥有高级重症心脏超声技能的医师可以准确评估 EF 或进行量化。左室收缩功能下降在感染性休克中常见,但并不说明一定要使用肌力药物。直接测量 SV 和心排血量对此有帮助。如果 SV 和心排血量在正常范围,没有必要使用强心支持。达到超常的供氧水平不是感染性休克的治疗目标。从另一方面讲,如果 SV 和心排血量很低以至于供氧减少,就有使用正性肌力药物的指征。

(3)有没有 PAOP 升高和肺水肿的迹象:拥有高级重症心脏超声技能的医师可以识别患者有无PAOP 升高。如果出现了该情况,针对该问题的治疗可以改善伴随 ALI/ARDS 的患者的肺功能。

（4）有无急性肺心病：识别右室扩张和室间隔运动障碍，二者对急性肺心病有诊断意义。急性肺心病可以是多因素的。脓毒症对可对右室功能产生直接影响，但继发因素，如给伴随 ALI/ARDS 的患者上呼吸机，也可能导致急性肺心病。识别急性肺心病使重症医师能及时采取措施减少右室后负荷。

三、重症心脏超声与重症相关心肌梗死

无论是在围术期还是严重创伤病人，缺血性心脏病非常常见，局部心肌的缺血导致局部心肌的运动异常。局部心肌缺血的评估最常用到的方法是对二维超声显像室壁运动和室壁增厚率进行目测。与心肌节段的室壁增厚率相比较，二维超声应变成像对心肌缺血的变化更加敏感。

急性心肌梗死后可出现多种舒张期充盈异常即左心室舒张功能异常，表现为二尖瓣血流频谱 E 峰峰值速度减低，A 峰峰值速度增高，E/A 比值小于 1，E 峰减速时间 DT 延长，IRT 延长，肺静脉血流频谱 S/D 峰值比值增加等。急性心肌梗死后左室舒张功能被深入认识，心脏超声可作为左心室舒张功能的一种重要的评估方式。

心肌应变测量的是心肌各节段的变形，在定量评价心肌各节段的收缩和舒张功能时，心肌应变与心肌的收缩和舒张功能密切相关，因此能准确评估心肌收缩和舒张功能。

四、重症心脏超声与急性肺动脉栓塞

急性肺血栓栓塞（PTE）是临床上一种严重的心肺疾病，心脏超声对其病变程度、治疗效果及评估预后有重要作用，已经普遍应用于临床。超声检查 PTE 一般包括心脏超声检查及下肢深静脉检查。心脏超声可以从直接征象及间接征象为诊断 PTE 提供依据。

直接征象包括：主肺动脉和左右肺动脉主干内血栓；右心内血栓伴有右心扩大、肺动脉高压；血栓到达肺动脉以前，可以被腔静脉入右房处的 Eustachil 瓣、三尖瓣、右心耳阻截，如果同时伴有右心室扩大或肺动脉高压，则可以直接诊断肺栓塞。经心脏超声发现直接征象的概率较低，主要原因为：当肺栓塞栓子位于肺动脉外周血管时，难以检出；新鲜的血栓回声多较低，超声不易识别；而机化的血栓与血管壁融合，也不易区分。间接征象包括：肺动脉高压及肺源性心脏病征象。具体表现在以下几方面：右心系统扩大，栓子栓塞肺动脉，受机械、神经反射和体液因素的综合影响，肺血管阻力升高，右心负荷增大，右心系统扩大；右室壁运动幅度减低；室间隔与左室后壁运动不协调，在左室短轴切面，室间隔向左心室膨出，左心室呈"D"形改变；三尖瓣反流，肺动脉高压，由于右心扩大，三尖瓣瓣环扩大，可引起不同程度三尖瓣反流，频谱 Doppler 可以测得三尖瓣反流压差，并据此可估测肺动脉压力；此外，还可见 Doppler 改变、肺动脉血流流速曲线发生特征性改变，主要表现为加速、减速时间缩短及频谱形态发生改变，如果伴有肺动脉高压，则血流频谱表现为收缩早期突然加速，加速支陡直，峰值流速前移至收缩早期，而后提前减速，呈直角三角形改变，有时可于收缩晚期血流再次加速，出现第二个较低的峰。

心脏超声可通过上述的直接征象来直接诊断 PTE，而间接征象可以提示诊断，更重要的是对具有胸痛、呼吸困难、心悸、气短等症状的患者可以与急性心肌梗死、冠心病、主动脉夹层、心包积液等疾病进行鉴别。对于确诊的 PTE 患者，超声探测到中度、重度右室功能障碍者，其近期及长期病死率明显升高，而不伴有右室负荷过重的患者，近期预后良好，因此，超声能够根据右室功能状态进行危险度分层及预后判断。心脏超声可以动态、无创、重复估测肺动脉压力，因此可以判断治疗效果，可以作为随访追踪的一种快速、简便的检查手段。

五、重症超声在 ARDS——典型呼吸衰竭诊治中的应用

ARDS 是重症病人呼吸衰竭最常见的原因，是影响重症病人预后的主要因素之一。重症超声的快速发展为 ARDS 病人的管理，包括在诊断和治疗的各个方面都提供了新的理念和进步。

（一）超声监测导向的 ARDS 诊断

ARDS 病人的肺部病变是复杂的，包括有弥漫，双侧和局灶等分布不同，又有渗出，实变，不张等

病变形式——肺部失气化的不同,当然还有胸腔积液和气胸等特殊病变。CT 是目前诊断的参考标准,也是目前定量测量肺部气化的常用方法,但有许多缺点,包括有放射风险、费用高、不能快速可用、尤其需要承担重症病人的转运风险,以及肺部气化测量的相对复杂性。

肺部超声能够发现与评估不同肺部与胸腔病变的常见表现与特点有:

1. 肺正常通气时表现为胸膜线下平行排列的 A 线。

2. 肺间质 - 肺泡综合征　超声在诊断肺泡 - 间质综合征的主要征象是彗星尾征,根据 B 线的间隔不同分为 B7 线(B 线间隔大约 7mm,主要是肺小叶间隔增厚)和 B3 线(B 线间隔 3mm)。

3. 肺实变征

(1)组织样征。

(2)碎片征。

(3)支气管气象。

4. 胸腔积液　超声诊断征象有静态征象 - 四边形征,动态的征象:

(1)水母征。

(2)正弦波征。

5. 气胸　肺滑动征消失与肺点等。

需要强调是在 ARDS 病人,肺水含量的评估极其重要,肺部超声获得 B 线可以早期发现在血气分析改变之前的肺损伤,肺部超声的 B 线是肺间质肺泡综合征的表现,包括 B3 线和 B7 线,与肺部含水量相关,也是由肺间质水肿到肺泡水肿。临床中 ARDS 的病变只有一部分是弥漫的双肺损伤表现,而大部分是局灶或双肺不均匀改变,所以不能应用单一 B 线的数量来评价所有 ARDS 的血管外肺水情况。

对比 ARDS 与急性心源性(血流动力学性)肺水肿的七个征象被研究:肺泡 - 间质综合征、胸膜线异常征象、胸膜滑动征消失、存在未受损伤的区域、肺部实变、胸腔积液和肺搏动征,研究结果表明:由于两者病理生理机制的不同,肺部超声表现不同。在心源性肺水肿时,超声肺彗星尾征的绝对数量与血管外肺水明确相关,甚至肺部表现随着含水量的不同从黑肺到黑白肺直至白肺发展;在 ARDS 时,早期 CT 能发现的所有特点包括肺部及胸腔改变均可由肺部超声发现:不均匀的含有未受损伤区域的肺部间质综合征、胸膜线异常改变及常见肺实变和胸腔积液等。因此肺部超声有助于床旁即时鉴别诊断 ARDS 肺水肿与急性心源性(血流动力学性)肺水肿。

如下的超声征象提示了 ARDS 的诊断:前壁的胸膜下实变;肺滑动征减弱或消失;存在正常的肺实质(病变未侵及部位);胸膜线异常征象(不规则的胸膜线节段增厚);非匀齐的 B 线分布。

(二)超声监测导向的 ARDS 治疗——肺复张与 PEEP 选择

ARDS 病人根据肺部失气化的初始分布不同经典的分为:局灶的肺组织失气化,此时病变多位于重力依赖的肺区域;弥漫的肺组织失气化,在所有肺组织相同分布失气化。既往 CT 研究表明在符合 ARDS 诊断标准的病人,70% 是局灶的肺组织失气化,仅有 25% 的病人为弥漫的肺组织失气化。而肺部超声床旁评估肺的形态学改变,在弥漫的肺组织失气化病人,超声表现为双肺多发 B3 线,同时发现肺实变可以存在于肺的前侧后(背)部等所有区域;而局灶的肺组织失气化病人,前上区域和侧肺区域具有正常的肺滑动征和水平 A 线,低位背部和侧部区域存在实变和多条垂直 B 线。因此超声技术在 ARDS 发挥越来越重要的作用。肺脏超声表现分为四类:

1. 正常通气(N)　可见 A 线,偶见 B 线。

2. 肺部通气减少(B1 型征象)　可见大量清晰的 B 线。

3. 肺部通气严重减少(B2 型征象)　大量融合的 B 线。

4. 肺实变(C)　可见动态支气管充气影。

在此基础上形成肺部再气化评分。肺脏超声可以用以评估 PEEP 诱导的肺复张,优点在于:

1. 易于重复,且不要求患者深度镇静和肌松。

2. 用于依赖或不依赖区域的肺复张局部的复张效应的评价。

研究不足之处：

1. PV 曲线法评估肺复张为静态评价，而用 LUS 评价时，肺部处于动态活动中。故与 PV 曲线法比较，肺脏超声可能低估肺复张的状况。

2. 患者相关因素可能影响到肺脏超声的准确评估。比如患者胸壁皮下脂肪的厚度，胸壁皮下气肿等。

3. 检查医师的技术也是决定因素。

4. 肺脏超声不能区分正常通气或过度通气，因而不能作为肺复张评价的唯一方法。

（三）超声引导的右心保护策略与 ARDS 机械通气调节

急性肺心病（ACP）经常发生在右室过负荷，常见原因有：ARDS，激进的机械通气治疗，大块的肺栓塞。

心脏超声对 ACP 的诊断与评估具有不可替代的重要作用，因此在超声指导下实施右心保护策略即：积极调整机械通气设置如：降低平台压，限制 PEEP 和高碳酸血症，以达到减低右室负荷，机械通气适应右心功能的目的。目前，在 ARDS 病人机械通气时，推荐在前三天每日至少一次超声检查评估右心功能以适应机械通气，减少 ACP 的发生率，以期减低 ARDS 死亡率。

（四）超声监测导向的 ARDS 治疗——超声指导脱机

在重症医学科，脱机始终是一个被关注并且较为棘手的一个问题。在常见脱机失败的原因中，包括心源性因素，肺源性因素，和其他因素如膈肌功能不全等，随着重症超声的发展，超声能够发挥越来越大的作用。

1. 心源性因素 脱机时，由于没有正压 PEEP 和压力支持对吸气做功的支持，左心的前后负荷同时增加。在有左心疾病基础或 COPD 病人，脱机失败的关键原因或合并原因主要是左心功能不全，导致不能适合脱机做功增加的要求，甚至导致左心房压力增加和肺水肿。心脏超声可以在脱机试验的过程中发现脱机困难的心脏原因。常见评估指标包括：代表左心房压力改变的多普勒指数改变；新发的或原有的节段室壁运动异常；左心室整体功能下降；新出现或恶化的二尖瓣反流。在开始脱机试验前应用心脏超声进行心脏的基础评估，以便前后进行比较，获得准确的预测脱机失败风险结果。经胸心脏超声有助于医师辨别具有高危脱机失败风险的病人，表现为：抑制的 LVEF，缩短的 DTE 和增加的 E/E′。

尽管在脱机前需要常规进行 TTE 检查以预测困难脱机；但超声在 SBT 过程中还不能准确发现和监测血流动力学改变指导心衰的滴定治疗，因此，在明确心源性因素引起的脱机失败的病人，在第二次 SBT 时或许有必要进行肺动脉导管的严密监测。

2. 肺源性因素 重症病人脱机过程出现突发低氧血症为常见的突出表现，而突发低氧血症的主要原因有：肺水肿加重、肺部感染加重、COPD 急性加重、气胸及肺栓塞、大量胸腔积液等，临床快速诊断要求极高，诊断以前主要靠胸片、CT 诊断等，胸片缺乏敏感性与特异性；CT 不够便携，缺乏连续监测评估的可行性，而肺部病变均有肺部超声的特殊征象，通过分析可以在床旁迅速得出诊断，同时及时进行相应治疗与抢救。最大优点在于床旁即时（point of care）进行随时评估与监测指导治疗与抢救；结合重症心脏超声进一步促进了重症患者突发低氧血症的早期诊断与早期处理，有助于提高脱机失败原因的诊断率和脱机的成功率。

3. 其他如膈肌功能不全 作为主要呼吸肌的膈肌对各种有害的损伤因素敏感，存在很多可能导致膈肌功能障碍的因素，包括低氧血症、严重感染等，且机械通气本身就容易导致膈肌功能障碍，故困难脱机的患者可能有膈肌功能障碍参与的因素。目前监测膈肌功能的检查方法（X 线透视法和膈神经传导法），使用不方便或不能准确反映膈肌功能状态，超声监测膈肌功能状态更有优势，能及早发现膈肌功能障碍，指导临床脱机。超声测量的体位是仰卧位，体表位置是双侧较低肋间隙的腋前线。如果膈肌移动度 <10mm 或没有移动，就诊断为膈肌功能障碍。超声可用于发现膈肌功能障碍的患者，

可作为鉴别可能存在困难脱机或需长期机械通气患者的手段,但需结合其他脱机参数。

(五)超声监测导向的 ARDS 治疗——超声诊断机械通气治疗并发症气胸

气胸可能自主发生或是创伤的结果。气胸快速进展为重症表现具有显著的致残和病死率。漏诊的气胸在正压通气或者在高原转运时会明显加重,导致病情急剧恶化。气胸的诊断的参考标准为CT,但是费用,可用性和放射性暴露经常限制了其使用。而床旁 X 线胸片检查的敏感性和特异性均受到质疑。

第四节 重症超声的整合应用与流程化管理

重症超声的流程化是近年来除了重症超声技术本身发展外的重要发展的方向之一,重症超声流程是重症超声与重症有机整合的集中表现。重症超声流程化可以帮助临床问题的快速准确判断和早期解决,重症超声流程使重症超声在重症病人管理中的全方位应用更便捷,同时流程化有助于重症超声的培训与推广,因此重症超声流程化管理成为未来重症超声发展继续推进的重要方向之一。

一、重症超声流程化的起步代表是 FAST

目标导向的超声评估创伤方案(focused assessment with sonography for trauma,FAST)是一种设计用于检测腹腔出血(HP)的非侵入性超声流程。HP 存在提示可能存在潜在的腹腔内损伤,而且可以提示需要进一步治疗干预的可能。FAST 可作为有用工具来快速管理失血性休克(HS)患者,在腹部闭合性损伤患者的失血性休克,广泛共识是 FAST 阳性结果保证能够进行早期的出血控制。明确诊断腹部钝性伤较困难,其是腹腔内出血的一个主要原因。

FAST 方案不仅对创伤后腹腔出血诊断有帮助,而且对活动性出血的判断与早期手术干预的提示均有意义。FAST 作为具有前景的筛查诊断工具,可以防止不必要的辐射暴露,并将外伤者医疗费用显著降低并保持在低水平。

二、重症超声流程发展历史的关键点是 FATE BLUE 与 FEEL/FEER

在 FAST 之后,随着重症超声的快速发展与临床推广,提出众多的重症超声流程。目标导向重症心脏超声(focus assessed transthoracic echocardiography,FATE)方案产生于 20 世纪 90 年代,由 Dr.Erik Sloth 在 2004 年发表,是重症病人循环管理推荐的目标导向超声评估理想方案之一。FATE 方案能够早期发现循环中心脏结构与功能明显异常,包括胸肺的明显异常,支持做出关键治疗干预决策。FATE 方案容易快速实施及学习掌握。在此基础上扩展快速的下腔静脉超声检查,增加和完善了容量状态和液体反应性的评估,使 FATE 方案更加完善,即为扩展的 FATE 方案(eFATE 方案)。我们在前期研究中发现应用 eFATE 方案对感染性休克进行诊断和治疗时,有助于提高感染性休克病人 24 小时液体复苏的达标率;有助于减少 6 小时、24 小时和一周治疗液体入量,有助于发现感染性休克病人的心肌抑制及滴定处理;但随后的临床应用中,发现 eFATE 方案更加侧重于循环功能的评估,对于以呼吸困难为主要表现的重症患者诊断和治疗价值具有一定局限性。

呼吸困难与低氧血症是重症病人常见的首发表现,BLUE(bedside lung ultrasound in emergency)方案是重症患者呼吸困难管理推荐的目标导向超声评估方案,对于重症病人常见的呼吸衰竭原因可以做到 90% 以上的诊断准确率,但由于肺实变和肺不张主要集中在重力依赖区,所以将后蓝点即肩胛线区肺部超声加入 BLUE 方案,形成较为全面的附加 BLUE 方案(BLUE-plus 方案)。在我们前期的研究中也证实 BLUE-plus 方案明显提高了对肺实变和肺不张的诊断率及敏感性和特异性。

在重症病人可能需要心肺复苏或已经在心肺复苏的病人,时间相关的异常情况出现在复苏前期、心肺复苏过程和复苏后治疗当中。重症超声能够早期发现心肌供血不足所致的急性全心、左或右心衰竭,心脏压塞和明显血容量不足。而这些诊断不能通过标准体格检查或心电图得到。此外,重症心脏超声可以清晰进行无脉性电活动的鉴别诊断。因此,制定了复苏管理中进行重症心脏超声评价流程(focused echocardiographic evaluation in resuscitation management,FEER),这是在高级生命支持基础上运用经胸重症心脏超声结构化的流程来进行床旁指导复苏的流程。临床医师必须经过培训才能在高级生命支持的短暂中断之内使用重症心脏超声。在心肺复苏时考虑进行重症心脏超声评价整个心肺复苏过程、效果以及帮助临床医师判断当时的特殊病理情况。由于在心肺复苏过程中鉴别和治疗可逆病因的诊断压力,有必要使用心脏超声快速流程。简单的 FEER 流程必须用经过严格培训的双眼在心肺复苏内几秒停顿中评估心室壁运动能力。FEER 流程可以鉴别无脉电活动和心包积液而不会导致无血流时间的明显延长。

三、重症超声流程是重症超声与重症有机整合的集中表现

重症病人的特点包括病情发展迅速的同时,器官损伤具有非系统特色,有多系统多器官交叉的特点,相互影响,又各有特色,其中血流动力学改变是核心影响之一,经常扮演着损伤网络交叉中心的角色,同时呼吸困难是涵盖多系统损伤的共同临床表现,因此,血流动力学的评估与呼吸困难的评估监测成为重症监测的核心内容,之后损伤的核心原因的评估,及器官功能及器官灌注的评估也尤为重要,包括微血管及微循环的精细化评估,在此,重症超声以独特的整合可视的结构评估和功能监测评估为一体,定性与定量相结合的,无创与动态评估相呼应的多角度渗透到重症的各个角落。而重症超声流程就是这种特性的高度体现,包括 FATE 等均是心肺超声整合的典范,乃至 ICU-SOUND 达到全身超声整合的极致。

四、重症流程化发展可以帮助临床问题的快速准确判断和早期解决

众多的重症超声流程,如心肺复苏的 FEEL 方案,休克循环评估的 RUSH 方案(rapid ultrasound in shock),休克原因评估的 FALLS(fluid administration limited by lung sonography)流程,休克诊治的 GDE(goal-directed echocardiography)方案以及创伤评估的 BEAT(bedside echocardiographic assessment in trauma/critical care),腹腔出血评估的 FAST,呼吸困难的 BLUE 方案等,均是临床问题导向的重症超声流程,可以帮助临床问题的快速准确判断和早期解决。目前各项流程的临床影响均需要设计更加严格合理的研究进一步证实。

五、重症超声流程的简易化与全面化、精细化共同发展

重症超声流程的简易化与全面化、精细化共同发展,首先强调的是如何在适当的时刻选择适当的流程。

心肺整合简易超声方案(cardiopulmonary limited ultrasound examination,CLUE)理论体系源于心脏超声和肺脏超声的精华内容融合成一项简单实用、以实际应用为导向的临床重症超声简易化流程。左室收缩功能不全、左房扩张、肺水肿、CVP升高等信息对于临床上重症患者心肺功能管理有重要意义;怀疑心肺功能受损时有充分的理由进行重症超声评估,信息仅仅通过超声的 4 个切面就可以迅速筛查:心脏超声中的胸骨旁长轴切面观察左心室、2 个胸前切面观察肺尖、剑下长轴切面观察下腔静脉,即 CLUE 方案。

CLUE 方案第一步:标准心脏超声的胸骨旁长轴评估是否存在左室收缩功能障碍和左心房扩张。左心室功能障碍定义为通过快速浏览发现二尖瓣前叶在心室舒张期没有陷入左室流出道,并且接近室间隔在 1cm 以内。左房扩张定义为如果左心房前后直径比在上叠加的心耳处升主动脉直径增宽,并且贯穿整个心脏周期。

CLUE 方案的第二步:标准心脏超声的剑突下长轴切面测量临近肝静脉汇入右房的下腔静脉的直径是否扩张(IVC+)。主要表现为下腔静脉增宽和扩张、静脉壁固定、下腔静脉直径随呼吸的变异度＜50%,无"吸鼻征"。

CLUE 方案第三、四步:在患者双侧锁骨中线第二肋间位置观察每一侧肺尖是否有胸膜线,由 2 根肋骨阴影组成的范围里是否出现"彗尾征 ULC":也就是≥3 个垂直胸膜的 B 线从胸膜线处发出,并且随呼吸运动。出现在任何一侧肺即为"单侧 ULC+",2 侧肺为"双侧 ULC+"。

应用重症超声系统检查及时准确诊断和治疗,防止重症病人恶化或死亡,拟定了"ICU sound"方案,这是一种联合临床资料的实时超声进行的快速全面评估,即进行头部到脚的超声评价。方案由以下超声检查组成:

(一) 视神经

在视乳头后 3 毫米测量视神经鞘直径。应该在昏睡或深度镇静病人进行测量。

(二) 胸部

每侧胸部六个超声波区域,分上下半部分,进行前、侧、后检查。探头移动沿胸前到背部进行纵向和轴向检查。

(三) 心脏

需要进行目标导向的经胸心脏超声检查,根据需求选择基本的心脏超声切面:胸骨旁长轴与短轴切面、心尖的五腔与四腔切面及两腔切面、剑下切面如,剑下四腔。经食管超声心动图重症心脏超声。

(四) 腹部

调查在 6 个腹部区域进行。上腹部:纵向切面;右季肋部:轴向、纵向和冠状切面;脐部:轴向和纵向切面;左季肋部:冠状;下腹部:纵向;右髂窝:轴向视图。

(五) 静脉系统

下肢(右和左股静脉、腘静脉),上肢(右和左贵要静脉,头和腋静脉)、颈部血管(右和左颈静脉),轻度血管压臂试验。

(六) 探头管理

在每次检查完成后,超声探头均需用杀菌洗涤剂清洗。

重症超声已成为重症病人管理不可或缺的工具,从全面到全身逐渐成为重症病人管理的必须,应用全身超声理念能够提供重症病人心脏功能的实时信息,协助腹部和肺部病变的诊断,使神经科急症的早期识别成为可能。此外,它可以检测到感染部位,并使治疗性侵入操作更为方便以及更为简单。重症超声精细化表现尤为突出,因此,重症超声流程管理的精细化发展也是重症病人滴定化管理的需求。

六、重症超声流程管理面临的困难

重症超声的临床实施的难点在于,重症超声临床应用需要流程,但也会在众多的流程选择时导致无所适从,所以如何临床发展流程的同时增加其依从性、操作简单而易于推广更加重要。也是未来重症超声流程本身的发展的要求。

总之,重症超声的发展因为重症医学的专业特质与重症病人的重症特点而离不开重症超声流程。重症超声流程不仅有利于重症病人的管理同时更有利于重症超声的自身发展。重症超声流程的培训是重症超声培训的重要组成部分。重症超声将在自身的发展与相关的专业化培训中快速发展。

(刘大为)

第四篇

营养支持与治疗

▶ ## 第一章
重症患者的营养与代谢评估

一、应激后代谢与营养改变

机体遭受打击后,生理状态下分解与合成代谢间的动态平衡被破坏,在内分泌激素、神经递质、细胞因子共同参与调控下出现一系列的代谢改变。分解代谢增强、能量和蛋白质消耗与需求明显增加是应激代谢的特点。临床上出现伴有外周胰岛素抵抗的高血糖以及水钠潴留;脂肪动员与分解加速成为此时主要的能量来源;蛋白质裂解与转换速率增加,急性相蛋白合成速率增加,但骨骼肌蛋白合成速率降低。体内蛋白质分解释出的氨基酸通过糖异生作用提供能量,伴随的是无脂组织(lean body mass,LBM)的严重消耗,骨骼肌占 LBM 总量的 35%,是应激状态下提供机体储存氨基酸的主要来源。因此蛋白质对于生理功能与肌肉功能的维持是重要的,如呼吸肌、心肌和胃肠道等,严重消耗可导致呼吸衰竭、心力衰竭,以及存活率下降。

二、营养与营养支持效果评估

(一)人体测量

1. 体重与体重指数　体重是临床判断营养状态改变和营养支持时最常用的参考指标,是确定能量与营养供给的基础。重症患者复苏后常导致液体正平衡,组织水肿、体腔积液,使体重增加,使其真实体重难以判断,并影响到估算营养供给量的准确性。故临床上常根据预计体重(predicted body weight,PBW)或理想体重(ideal body weight,IBW)来确定能量与营养的供给。对于过低体重或过高(肥胖症,BMI>30)的患者,应首先计算 PBW 或 IBW,并参考实际体重与 PBW/IBW 之间的差值,对其做适当调整,即校正体重(adjusted body weight,ABW),当实际体重高于 IBW 25% 以上,应计算 ABW,并以此作为营养供给量的参考。此外还应考虑到个体与疾病的特点。

(1)常用体重计算公式:理想体重(IBW):

男性 $=50\text{kg}+\left[2.3\text{kg}\times(\text{身高 cm}-152)\right]/2.54$

女性 $=45.5\text{kg}+\left[2.3\text{kg}\times(\text{身高 cm}-152)\right]/2.54$

预计体重（PBW）：

男性：$50+0.91(\text{身高 cm}-152.4)$

女性：$45.5+0.91(\text{身高 cm}-152.4)$

校正体重（Adjusted body weight，ABW）：

$$ABW=IBW+0.4(\text{实际体重}-IBW)(\text{kg})$$

（2）体重指数（body mass index，BMI）：与单纯体重测定值比，BMI 是一个较可靠的评价指标，较客观分析体重在不同身高的人所带来的影响，在此基础上建立统一的评价标准。BMI 与患者营养状况的关系见表 4-1-1。

$$BMI=\text{体重}(\text{kg})/\text{身高}^2(\text{m}^2)$$

表 4-1-1　BMI 与营养状况的关系

BMI	营养状况
<18	营养不良；老年患者 <22
18~20	潜在营养不良
20~25	正常
25~30	超重
>30	肥胖

2. 肱三头肌皮肤折褶厚度（triceps skin fold thickness，TSF）　反映机体脂肪储存的指标，可应用卡尺或千分卡尺测量。测量部位选择肩胛骨喙突和尺骨鹰嘴突终点处，左右臂均可，上肢自然放松下垂，检测者用拇指和示指捏起皮肤和皮下组织，以卡尺进行测量。正常参考值男性为 8.3mm，女性为 15.3mm。达到 90% 以上为正常，80%~90% 为轻度降低，60%~80% 中度降低，<60% 为重度降低。然而，对于存在水肿的重症患者来说，其体内脂肪贮存量的判断则非常困难。

3. 上臂中点肌肉周径（midarm circumference，AMC）　反映骨骼肌储存的情况，上臂中点肌肉周径指肩峰和尺骨鹰嘴中点的臂围，测量简单。与 TSF 结合，可对机体肌肉和脂肪的比例进行初步分析。其计算公式为：

$$AMC=\text{上臂中点周径 AC}(\text{cm})-0.34TSF(\text{cm})$$

正常参考值男性为 24.8cm，女性为 21.0cm，达到 90% 以上为正常，80%~90% 为轻度降低，60%~80% 中度降低，<60% 为重度降低。

以上测量均应测量 3 次，取其平均值以减少测量误差。

4. 肌酐 / 身高指数（creatinine height index，CHI）　肌酐是肌酸代谢后的产物，在肌肉中形成后由尿排出，研究表明成人 24 小时尿肌酐排泄量大致与 LBM 含量成正比。通过收集 24 小时尿液可测定尿液中肌酐值，再除以身高相应的理想肌酐值而求出 CHI，大于理想的 90% 为正常。

$$CHI=\frac{24\text{ 小时尿液中肌酐值}}{\text{身高相应的理想肌酐值}}(\%)$$

CHI 随年龄增大而减少。判断标准见表 4-1-2。

表 4-1-2　CHI 的临床意义

标准	正常	LBM 轻度缺乏	LBM 中度缺乏	LBM 重度缺乏
CHI	>90%	80%~90%	60%~80%	<60%

CHI 与 LBM 及 BW 相关,受尿肌酐排泄的影响,如肾功能状态、肉食摄入量、运动、发热、感染、创伤等。

(二)能量代谢评估

能量消耗主要分为:①基础能量消耗,占总能量消耗的 2/3;②体力活动导致的能量消耗,约占总能量消耗 1/4;③产热所消耗的能量。不同个体、不同疾病状态下这三个部分会产生较大差异。应激反应程度及能量消耗的变化也与年龄相关,同样的应激,年龄越大,能量消耗增加越少。不同时期能量消耗也有差异,一般在应激后第二周达到较高水平。

1. 能量消耗计算　重症患者没有绝对的静息状态,但也很少运动,测得的静态能量消耗(resting energy expenditure,REE)相当于代谢能量消耗(metabolic energy expenditure,MEE)。REE 与 LBM 直接相关,应用间接能量测定仪或代谢车测量氧耗率及 CO_2 产生率,得到实际能量消耗量。REE 增加是重症患者的能量代谢特点,除了上述三部分能量消耗外,损伤以及治疗均对能量消耗产生影响,如:儿茶酚胺增加能量消耗,机械通气、肌松镇静剂等可降低能量消耗。近年来研究显示,运用代谢车测量重症患者的 REE 来指导能量供给已越来越多的用于临床实践,以避免补充过多 / 不足。并可根据呼吸商(RQ),了解能量代谢状况,碳水化合物 RQ 值为 1.0,脂肪 RQ 值为 0.7,蛋白质 RQ 值为 0.8,RQ 正常范围为 0.7~1.0。RQ 的价值在于反映营养物质的利用比率或混合的能量氧化,非蛋白质 RQ=1.0 表示纯碳水化合物氧化,非蛋白质 RQ=0.85 表示葡萄糖与脂肪各占 50% 氧化,RQ>1.0 表示脂肪储存,<0.7 表示纯脂肪氧化。

REE 估算公式:

男性(kcal/24h):11.51× 体重 +5.48× 身高 –3.47× 年龄 –189

女性(kcal/24h):8.73× 体重 +2.95× 身高 –1.94× 年龄 +252

2. 基础代谢率计算 Harris-Benedict 公式(HB 公式)　基础代谢率(basal metabolic rate,BMR)基础能量消耗(basal energy expenditure,BEE)是指在自然温度环境中,人体在非活动的状态下,处于消化状态(肠胃充满食物,合成作用大于分解作用),维持生命所需消耗的最低能量。

基础代谢率的测量需要在严格的条件下进行,受测人必须处于清醒且完全静止状态,同时其交感神经系统需要保持非激活状态。可以用 HB 公式来估测。

$$男性 BEE(kcal/24h)=66.5+13.8×W+5×H–6.8×A$$

$$女性 BEE(kcal/24h)=665+9.6×W+1.9×H–4.7×A$$

其中,W 是以 kg 为单位的体重,H 是以 cm 为单位的身高,A 是患者的年龄(岁)。

应用 HB 公式计算的基础能量消耗通常高于实际值 10% 左右,并没有考虑病情与治疗带来的影响,如体温升高、呼吸做功(MV)等与能量消耗相关的功能性参数,因此,用此公式计算时需做适当调整。近年来有研究采用改良 Penn State 公式计算能量消耗,非肥胖症患者的准确性可达到 73%。

(三)蛋白质代谢评估

1. 内脏蛋白含量

(1)白蛋白(ALB):半衰期较长,21 天,主要代表体内较恒定的蛋白质量,血浆白蛋白水平是判断营养状态和营养不良类型的基本指标,但重症疾病时血浆白蛋白受许多非营养因素影响,如体水含量、体液异常丢失等。因此,对于急性重症患者,白蛋白不能用于评估营养状态与营养支持的效果。

(2)C 反应蛋白(C-reactive protein,CRP):为急性相蛋白,应激反应时合成增加,其浓度变化与应激状态密切相关而与血浆阴性蛋白(视黄醇蛋白等)及氮平衡无明显相关。

(3)快速转换蛋白:包括前白蛋白、转铁蛋白、纤维连接蛋白、视黄醇结合蛋白、铜蓝蛋白等。由于半衰期短,在评价蛋白质合成上具有一定价值,但应结合 CRP 与 IL6 等炎症反应标志物水平对代谢与营养状态综合判断。

血浆蛋白半衰期、浓度及其与营养状态的关系见表 4-1-3、表 4-1-4。

表 4-1-3　血浆蛋白半衰期及血浆浓度

蛋白质种类	生物半衰期	血清正常范围（g/L）
RBP（视黄醇蛋白）	12h	0.37 ± 0.007
FN（纤维连接蛋白）	15~20h	1.82 ± 0.16
PA（前白蛋白、转甲状腺素蛋白）	1.9d	0.28~0.36
FIB（纤维蛋白原）	2.5d	2~4
TFN（转铁蛋白）	8d	2.6~4.3
ALB（白蛋白）	21d	35~50

表 4-1-4　血浆蛋白半衰期及血浆浓度

蛋白质	正常	轻度营养不良	中度营养不良	重度营养不良
白蛋白（g/L）	35~50	28~35	21~27	<21
转铁蛋白（g/L）	2~4	1.5~2	1~1.5	<1
前白蛋白（mg/L）	200~400	100~200	50~100	<50

2. 氮平衡计算

（1）24 小时尿氮丢失量测定：鉴于机体代谢产生氮的大部分（85%~90%，主要为尿素氮）由尿排出，故可通过完整收集 24 小时尿液进行尿氮排量测定。虽然尿素氮排泄量变化较大，但仍是反映机体蛋白质分解代谢有意义指标。除尿素氮（UUN）外，尿中其他含氮物约 2g/d，此外，测得总排氮量基础上还需加上每天通过粪便及表皮排出的氮量，约为 2g/d。如此，24 小时氮的排出量可根据 UUN 测定值，经下列公式简单估算：

氮排出量（g/d）=24 小时 UUN（g）+2（g）*+2（g）**

式中，* 尿中其他尿氮含量；** 系粪、汗中氮含量，此系数为 1.5~2。

（2）氮平衡（nitrogen balance）：指每日入氮与排氮量之差。动态测定有助于了解机体代谢状态与蛋白质分解量、调整蛋白质与营养补充。肾功能与蛋白质输注影响测定结果。临床上严格氮排泄与氮平衡测定较难实现。

氮平衡 NB= 氮摄入（IN）−［氮排出（UN）+RNL（持续氮消耗）］

摄入氮量（g/d）=24 小时静脉输入氨基酸液的总含氮量 + 肠道摄入氮量；蛋白质（g）= 氮（g）× 6.25

每日蛋白质丢失 g（Pro.）=24h 氮丢失总量 g×6.25g

持续氮消耗约 3.1g/d

氮平衡测定三种结果：

总平衡：摄入与排出氮量基本相等，表示体内蛋白质分解与合成代谢处于动态平衡状态。

正氮平衡：氮摄入（IN）> 氮排出（UN），表明摄入氮或蛋白质除补偿组织的消耗外，尚有部分构成新的组织而被保留。

负氮平衡：氮摄入（IN）< 氮排出（UN），表明体内蛋白质分解 > 合成，创伤、感染等严重应激或营养供给不足时，呈现负氮平衡，氮丢失可高达 20~30g/d。

（四）营养支持中的监测

1. 电解质与酸碱平衡　营养支持早期应每天检测钾、钠、氯、钙、镁、磷，稳；定后每周 1~2 次；既往营养不良患者营养支持前注意电解质（尤其是磷、钾）检查。

2. 血糖　营养支持期间应注意血糖的监测，控制血糖水平≤9.99mmol/L（180mg/dl）。

3. 血浆蛋白监测　白蛋白、转铁蛋白、前白蛋白等，以及 CRP，综合评价蛋白质代谢状态。

4. 肝功能监测　包括肝酶、胆红素、血脂,每周 1~2 次;长期接受 TPN 的患者易发生淤胆。

5. 肾功能监测　Cr 与 BUN 升高的患者注意肾功能评价及调整蛋白质入量,每周 1 次。

6. 血气分析　初期每日监测,以后 1~2 次 / 周。

（许　媛）

第二章
肠内、肠外营养支持

一、概述

（一）营养支持的定义

营养支持是指为治疗或缓解疾病，增强治疗的临床效果，而根据营养学原理采取的膳食营养措施，又称治疗营养。营养支持是维持与改善器官、组织、细胞的功能与代谢，防止多器官功能衰竭发生的重要措施。

理想的营养支持基于针对不同重症病个体选择恰当的营养供给方式与时机，提供所需的宏量营养素与微量营养素，既保证营养充分供给又要避免过度喂养对代谢及器官功能的损害。在这一基础上，实现重症患者营养支持治疗之目的——供给维持细胞正常代谢所需基本能量与营养底物、纠正代谢紊乱、维护肠黏膜屏障与功能、并参与调理免疫与炎症反应及抗氧化损伤。

（二）营养支持指征

任何收住于 ICU 合并有营养不良的患者、任何在留住 ICU 期间有营养不良风险的患者、近期内不能经口摄食的患者，均需及早给予任何形式的营养支持。见于：

1. 既往营养状况良好，此次打击严重，预计留住 ICU 较长时间及营养不良高风险的重症患者，如严重创伤、脓毒症、MODS 等。

2. 胃肠道因损伤或疾病预计近期内（5~7 天）不能恢复正常饮食或进食不能满足机体需要者。

3. 此次病前即因本病或其他原因而发生营养不良，如肝硬化食管静脉曲张破裂出血、慢性阻塞性肺部疾病并发严重感染或其他急性病症（AECOPD）等，这些患者原已有营养不良，疾病打击使其更为严重和突出。

4. 接受机械通气治疗，尤合并呼衰患者（ARDS、COPD），如营养状态不能得到改善或维持，将导致感染难以控制，呼吸肌萎缩、撤机困难。

5. 胃肠解剖功能异常导致不能进食或食量不能满足目标量的 60% 并持续将超过 1 周者，尽管无明显的营养不良，围术期仍应给予营养支持。

（三）营养供给时机

营养摄入不足及蛋白质、能量负平衡与营养不良及感染发生显著相关，并延长住 ICU 时间与住院时间。早有研究证实随着血清白蛋白下降（<22g/L），死亡率将呈倍数增加。而及早给予营养支持将可降低感染发生与病死率。国际上多个相关指南均推荐：经过早期有效复苏使血流动力学稳定、不再需要积极的容量与血管活性药物来维持组织灌注和稳定循环，即非单独使用大剂量儿茶酚胺和（或）需要联合大剂量液体或血制品输注；无严重高血糖与酸碱失衡；一般在有效的复苏与初期治疗 24~48 小时后可考虑开始营养支持，重要的原则是保证组织灌注充分为前提。

（四）营养支持途径

根据营养液输入途径将营养支持方式分为（胃）肠内营养（enteral nutrition，EN）与（胃）肠外营养（parental nutrition，PN）两种方式。鉴于对胃肠道在重症发生发展中重要作用的认识，以及肠功能支持对重症病程及预后产生的影响,肠内营养被公认为最理想的营养供给方式,国际上多个指南均强烈推荐肠内营养是重症患者首先选择的营养支持途径。

二、能量与营养素需要量

(一)能量需要量

测定重症实际 REE 指导能量供给日益受到重视,接近目标供给是重要的,因为负平衡将导致营养不良并增加死亡率等不良预后。重症患者早期处于高分解代谢的状态,REE 一般在第二周左右达到高峰,研究表明,早期女性 REE 约 25~30kcal/(kg·d),男性约 30~35kcal/(kg·d)。需要明确的是不同个体、不同时期其能量需要是变化的,折衷的办法是早期给予 20~25kcal/(kg·d)。但肥胖重症患者(BMI>30)例外,后者应掌握"允许性的低热卡"的原则,如 BMI 30~40 者,给予 11~14kcal/(kgABW·d);如 BMI>40 者,22~25kcal/(kgIBW·d),所有营养物质均应计算热量。

(二)蛋白质需要量

重症患者急性期蛋白质需要量增加,需要足够的补充量,目标是使得蛋白质合成达到最大化从而满足机体需求或与分解代谢相匹配。氮平衡维持是重要的,但早期欲达到正氮平衡和增加 LBM 的想法脱离实际。氮的补充量多在 0.2~0.25g/(kg·d),相当于蛋白质 1.2~1.5g/(kg·d)。严重创伤、腹泻与消化液额外丢失者,应增加蛋白质补充,达到 2g/(kg·d)或更高。BMI 在 30~40 的肥胖重症患者蛋白质补充应达到 2g/(理想 kg·d),BMI>40 补充应达到 2.5g/(理想 kg·d)。

(三)碳水化合物

体内主要的碳水化合物是葡萄糖,是非蛋白质热量(non-protein calorie,NPC)的主要来源之一。不论是否合并有糖尿病,重症病人常合并应激性高血糖,应降低碳水化合物(葡萄糖)补充量,一般 3~4g/(kg·d),占 NPC 的 60% 左右,单位时间葡萄糖的输注速度不应超过 3mg/(kg·min),葡萄糖:脂肪比在(60~70):(40~30)左右。

(四)脂肪与脂肪乳剂

脂肪与脂肪乳剂是 NPC 的另一来源,提供机体代谢所需的能量以及生物膜和生物活性物质代谢所需的多不饱和脂肪酸与必需脂肪酸,供给量一般为 0.8~1.2g/(kg·d)。根据脂肪酸碳链的长短分为长链甘油三酯脂肪酸(long chain triglyceride,LCT)和中链甘油三酯脂肪酸(medium chain triglyceride,MCT),LCT 的优势在于其有良好的耐受性,能为机体提供两种必需脂肪酸(亚油酸和亚麻酸),缺点是供能较慢,多不饱和脂肪酸含量较高,大量使用影响肝脏、免疫系统和肺功能。MCT 进入线粒体代谢对肉毒碱依赖小,水解氧化迅速,更有助于改善应激状态下的蛋白质合成,对免疫系统和肺功能影响小,但水解过快易致发热。根据脂肪酸碳链第 1 个双键的位置又分有 ω-3、ω-6 和 ω-9 不饱和脂肪酸,传统脂肪乳剂均属于 ω-6 不饱和脂肪酸。

(五)微量营养素

维生素与微量元素的体内含量低、需要量少,故又称为微量营养素,但同样有重要的抗氧化、调节免疫等生理功能。如维生素 C、E、β-胡萝卜素与微量元素硒、锌、铜等的抗氧化特性以及维生素 D 的免疫调节作用日益受到重视。无论是肠外还是肠内营养,应常规补充需要量的微量营养素。

三、药理营养素

某些营养素通过特定方式能够刺激免疫细胞应答,通过影响细胞因子的产生和释放调控免疫与炎症反应。主要包括:谷氨酰胺,精氨酸,ω-3 多不饱和脂肪酸和抗氧化剂。这类营养素的应用在于强调其对疾病状态与进程产生的影响,并非在于营养补充,故称之为药理营养,由此也突出了营养支持在重症治疗中的作用。

(一)谷氨酰胺(glutamine,Gln)

谷氨酰胺是条件必需氨基酸,是肠黏膜、肾脏及免疫细胞等的重要能源物质,具有维护肠黏膜屏障、改善免疫功能、对抗氧化杀伤、调节糖代谢等作用,对于重症病人严重应激状态下内环境稳定具有一定影响。

补充 Gln 二肽 0.3~0.5g/(kg·d)被认为是其有效的药理剂量。接受 TPN 的重症患者推荐及早添加药理剂量的 Gln。多中心 RCT 研究显示 Gln 强化 TPN 使获得性肺炎与感染发生率明显降低,并可降低外源性胰岛素的需要量和有益于血糖控制。除烧伤与创伤患者外,迄今尚无没有足够的临床研究支持肠内途径补充 Gln 能使其他重症患者更大获益。

(二)ω-3 多不饱和脂肪酸(ω-3PUFA)

ω-3PUFA 碳链上第一个双位置在第 3、4 两个碳原子之间故由此得名,鱼油中富含。不同的脂肪酸(ω-6、ω-3 与 ω-9PUFA)对重症免疫与炎性反应的影响有所不同,来源于 ω-3 PUFA 代谢产生的白细胞三烯 5 系列(LTB5)和血栓烷 A3(TXA3)系列代谢产物,对中性粒细胞的趋化与聚集、溶菌酶释放及血小板凝聚、血管收缩的作用较 ω-6PUFA 代谢生成的白细胞三烯 4 系列(LTB4)、血栓烷 A2(TXA2)对上述生理影响明显减弱(仅约 10%)。因此,以 ω-3PUFA 替代部分 ω-6PUFA,作为特定的免疫营养素,改变代谢中产生的脂类介质类型,进而影响细胞因子的释放、激活白细胞活性和内皮细胞活化,发挥调控重症疾病状态下机体的过度炎性效应。有研究给予外科创伤与感染患者、重症胰腺炎与合并 ALI/ARDS 患者肠内或肠内途径补充药理剂量的 ω-3 脂肪酸[0.1~0.2g/(kg·d)],获得改善氧合,缩短了机械辅助通气时间及住 ICU 时间,减少了抗生素的使用和新发器官衰竭的发生率。但是,近年来有关 ARDS 等重症患者 EN 时添加鱼油及抗氧化微量营养素的多中心研究以及 meta 分析研究,并未证实其在改善预后方面的特殊有益影响。因此其在重症患者应用价值还有待进一步探讨。

四、肠内营养

(一)肠内营养的定义与意义

肠内营养(enteral nutrition,EN)系指经口或喂养管提供维持人体正常代谢所需的营养素的一种方法。由于绝大多数重症患者无法经口进食,肠内营养常指经喂养管方式的营养支持。

除了营养供给外,肠内营养在保护肠黏膜屏障结构与功能完整、调节应激与炎症反应、支持肠道免疫系统以及维护肠道原籍菌方面具有独特作用。食物对黏膜上皮的直接营养作用是保证消化道黏膜营养及功能的重要手段,除此外还具有促进胃肠动力与肠源性内分泌激素和肽类释放的特殊作用,这均是肠外营养所难以实现的作用。临床研究与荟萃分析显示,在降低感染发生及病死率方面,EN 显示出更大的优势。特别是早期有效的肠道喂养(EN48 小时内开始)更有助于实现上述目标,在营养供给量及预后影响方面获得更好的临床结果。

(二)肠内营养选择(适应证与禁忌证)

任何重症患者,只要胃肠道有功能或有部分功能,应首先、及早尝试肠内营养。临床循证研究结果使"早期给予肠内营养"的原则写入各国营养支持指南,作为最理想的喂养途径。

重症病人胃肠动力功能障碍的发生率较高,特别是胃动力低下尤为突出,由此使肠内营养不耐受的发生率明显增加,并进一步导致营养摄入不足、营养不良与低蛋白血症,也与肠功能状态和感染发生有关。如果实际喂养量低于 25% 的预计目标量,则无法显示出肠内营养带来的上述优势,且血源性感染的发生率明显增加。多种因素可导致胃动力障碍,包括高血糖、电解质紊乱、颅内压增高、脓毒症和高渗配方制剂。对于合并胃肠功能障碍,特别是合并胃肠道出血、肠梗阻、可疑消化道穿孔、腹部手术后、腹腔间隔室综合征(ACS)以及未解决的腹腔问题(出血、感染)等情况,应属于肠内营养禁忌,此时肠外营养应为主要的营养供给方式,以保证必需的营养与能量供给。

(三)肠内营养途径

临床上,常用的肠内途径建立路径大致可分为三种:

1. 经口/鼻途径 包括鼻-胃管、经口-胃管及鼻-肠管。

2. 经皮造口途径 内镜引导下经皮穿刺造口置管,包括经皮内镜引导下胃/肠造口置管(percu-

taneous endoscopic gastrostomy,PEG)和经皮穿刺小肠造口(percutaneous endoscopic jejunostomy,PEJ),前者较多应用,并可经胃造口管内置入空肠营养管(J管)进行小肠喂养(PEG/J)。

3. 术中胃造口或肠造口置管　经手术或腹部手术同时行胃/肠造口置管。

经胃喂养因简单、费用低、更符合生理及可减少医源性损害而被经常采用,适合于胃动力较好的重症患者;对于胃动力下降、排空障碍的患者,小肠喂养有助于提高肠内营养的耐受性和喂养量,更有助于实现目标营养量和降低反流、误吸的风险,对于胰腺炎患者可减少营养液对胰腺分泌的刺激。

预计 EN<4 周的患者可使用鼻胃或鼻肠置管方式,而对于 EN>4 周的患者,应考虑使用胃造口或空肠造口的方式。

(四)肠内营养时机

研究表明,EN 开始的时间是影响重症患者预后的重要因素,早期肠内营养(入 ICU24~48 小时)有助于提高 EN 的耐受性和提高喂养量,降低感染的发生率,提高生存率,缩短住 ICU 与住院时间,改善患者的预后。国际上多个营养支持指南均推荐经过有效复苏、血流动力学与内环境稳定后应及早(入 ICU 24~48 小时)尝试任何形式的肠内营养。

(五)肠内营养管理与评估

1. 确保组织灌注充分的前提下开始肠内营养,MAP 正常范围且血 Lac 应 <2mmol/L。

2. 肠内营养期间上胸应抬高 40°~45° 以减少反流误吸。

3. 重症患者推荐采取持续输注的方式实现肠内营养,利于提高喂养的耐受性和减少反流误吸,小剂量(20~30ml/h)开始,耐受良好可逐渐增加,每 4~6 小时增加 20ml,争取 48~72 小时达到目标量的 60% 以上。

4. 定期评价肠内营养的耐受性,至今胃残余量(GRV)测定仍然被广泛采用来评价肠内营养的耐受性,此外还应动态观察肠鸣音与评价腹胀、腹泻情况等。高 GRV 标准限制在 4~6 小时内总量超过 200ml,肠内营养期间动态测量其变化对于耐受性评价意义更大。

5. GRV 增高的首先处理是尝试促动力药物及调整喂养速度与方式,经小肠喂养有助于较早达到目标量及降低反流、误吸发生率,提高肠道喂养的耐受性。重症胰腺炎患者应采取小肠喂养方式且将喂养管尖端至于屈氏韧带下 10cm 以远的空肠,既实现肠道喂养,又保证了早期胰腺的"静止"休息。对体位限制的重症患者,如不稳定骨盆骨折、脊柱损伤等,亦应选择小肠喂养方式。

6. 监测血糖水平≤10mmol/L,必要时应用胰岛素控制。

7. 选择恰当的 EN 配方。

(六)肠内营养配方选择

1. 标准配方　包括整蛋白制剂、氨基酸氮源制剂及短肽氮源制剂,大多数患者可选择整蛋白型标准肠内营养配方。重症胰腺炎患者肠内营养宜选择短肽或氨基酸型肠内营养制剂。研究表明特殊配方制剂对大多数患者预后无显著改善。

2. 药理营养素配方　如含鱼油、谷氨酰胺、抗氧化维生素与微量元素等,与标准配方相比,药理营养素能够改善某些患者的预后。如谷氨酰胺对肠屏障结构及免疫功能的支持作用,富含 ω-3 脂肪酸的鱼油对炎症反应的下调作用等。

3. 疾病特殊配方　如糖尿病专用配方,高蛋白、高脂配方以及肝病、肾病专用配方,适合于不同疾病患者选择。

不同配方 EN 制剂的选择原则基于:①患者的消化吸收功能;②是否合并代谢与器官功能障碍;③是否需限制液体摄入量;④是否需增加能量与营养。

五、肠外营养(parental nutrition,PN)

(一)PN 的定义和选择原则

肠外营养系指通过静脉途径(肠道外途径)提供人体代谢所需的营养素.代谢所需的营养素均经

静脉途径提供时,称之为全胃肠外营养(TPN)。

只有当无法应用肠内营养时才选择肠外途径供给营养,当肠内营养的喂养量不足目标量的 50%时,应考虑添加肠外营养。有关 ICU 患者营养途径的循证研究显示,约 10% 重症患者胃肠道无法使用,是全胃肠道外营养(TPN)的绝对适应证,另外 10% 左右肠道喂养不足,需要添加 PN 来达到足够的能量与营养供给。

(二)营养素与能量供给原则

1. 氮源 参照血浆氨基酸谱制成的含有必需与非必需氨基酸的制剂为平衡型氨基酸液,主要用于提供给机体合成蛋白质与其他生物活性物质的氮源底物。不同氨基酸液的含氮量有所不同,根据计算的氮需要量进行选择。重症患者氮的补充量推荐 0.2~0.25g/(kg·d)。如果没有特殊代谢限制,应用含有氨基酸种类完整的平衡氨基酸溶液以补充必需氨基酸与非必需氨基酸。支链氨基酸(BCAA)是在肝外代谢的氨基酸,应用于肝功能障碍的重症患者将有助于减轻肝脏代谢负担和调整血清氨基酸谱,对于防治肝性脑病有一定作用。研究表明,强化支链氨基酸的复方氨基酸液在改善创伤后蛋白质代谢及影响预后方面的作用与平衡氨基酸比较并无明显优势。

2. 谷氨酰胺 如前所述,完全肠外营养或 EN 喂养不足的重症患者,应考虑补充药理剂量的谷氨酰胺二肽[0.3~0.5g/(kg·d)]。

3. 葡萄糖 葡萄糖是非蛋白质热量的主要来源,应注意许多重症患者常合并应激性高血糖,血糖水平过高时应首先控制血糖(<10mmol/L),PN 时可导致血糖升高,应注意输注速度与单位时间输注量,重症患者每日葡萄糖的补充一般不超过 250g/d,并以糖脂双能源提供非蛋白质热量。

4. 脂肪乳剂 构成非蛋白质热量的另一部分,每克脂肪提供 9 大卡热量。脂肪乳剂是等渗的,可经外周和中心静脉输入。脂肪乳剂静脉输注速度,美国 CDC 指南推荐:含脂肪的全营养混合液(total nutrients admixture,TNA)应于 24 小时内匀速输注;单瓶输注脂肪乳剂时,输注时间应 >12 小时。研究表明,脂肪乳剂输注速度 >0.12g/(kg·h)时,将导致前列腺素($PGF_2\alpha$,TXA_2)水平增加,影响血管舒缩状态。过快及过大量的输注也将导致脂肪微粒代谢不完全,如果在内膜内存积,可能会受到巨噬细胞产生的自由基的攻击及过氧化损害。

5. 热氮比与糖脂比 恰当的热氮比很重要,一般推荐重症患者的热氮比在 100~150kcal:1gN (418.4~627.6kJ:1g N)为宜。非蛋白质热卡中糖脂比一般为 70:30~60:40,糖代谢障碍的重症患者可将糖脂比提高到 50:50。

6. 水、电解质与微量营养素 维持机体水、电解质平衡为第一需要,营养液的容量应根据病情及每个病人具体需要,综合考虑每日液体平衡与前负荷状态确定,并根据需要予以调整。补充生理剂量的电解质、维生素及微量元素,每日常规所需要的电解质主要包括钾、钠、氯、钙、镁、磷。

7. 如需要胰岛素控制血糖,则应该采用胰岛素单独泵注的方式,而不应加入至 TNA 营养液中。

(许 媛)

第三章
特定疾病状态下的营养支持特点

一、重症胰腺炎营养支持特点

重症胰腺炎患者往往处于高能量消耗与高分解代谢状态,氮丢失量大且高血糖、高血脂的发生率较高。胰腺与腹腔的病变使病程持续较长时间并常有反复,早期多合并不同程度的腹压增高以及 ACS(腹腔间隔室综合征)。这些疾病特点导致重症胰腺炎患者需要较长时间的营养支持。

肠内营养仍然是重症胰腺炎患者首先需要考虑的营养供给方式,腹腔高压加之胰腺需要休息,早期应避免经胃喂养而采取空肠上段小肠营养的方式,营养管要求放至屈氏韧带下 10cm 以远空肠。肠内营养不耐受或不能达到目标量 50% 者,应及早给予 TPN 或添加 PN。

蛋白质/氨基酸供给量 1.2~1.5g/(kg·d),采用中长链混合脂肪乳剂(MCT/LCT),0.8~1.2g/(kg·d),当血甘油三酯 >12mmol/L 时,应暂停脂肪乳剂的应用。葡萄糖补充量应 <4mg/(kg·min),应用胰岛素控制血糖 <10mmol/L。有研究显示,胰腺炎早期应用 ω-3 脂肪酸 0.1~0.2g/(kg·d)有助于减轻全身炎症反应程度。接受 TPN 患者应添加药理剂量的 Gln。

二、AKI/ARF 与 CRRT 患者的营养支持特点

AKI/ARF 患者代谢改变特点为:代谢率升高,底物利用障碍,能量消耗增加,胰岛素抵抗与高血糖,酸中毒促进分解代谢和氨基酸氧化等。由于肾脏清除功能障碍导致营养的补充受到一定限制。另一方面,在 CRRT 期间,糖、氨基酸、电解质与微量营养素丢失增加,置换液丢失氨基酸 0.2g/dl(10%~15%),糖的丢失量大约 40~80g/d,需要增加补充。总之,合并 AKI/ARF 需要行 CRRT 的重症患者,推荐能量补充 25~30kcal/(kg·d),蛋白质 1.5~2.0g/(kg·d),最高可达 2.5g/(kg·d)。

三、急性呼吸衰竭患者营养支持特点

急性呼吸衰竭患者常合并以分解代谢为突出特点的代谢改变,能量消耗增加,蛋白质分解代谢加重,迅速出现低蛋白血症,呼吸肌萎缩无力,可进一步导致脱机困难。因此,及时有效的营养支持是必要和重要的。

肠内营养是理想的营养支持方式,调查显示,约 50% 的机械通气患者不能耐受完全肠内营养,反流误吸增加。对此,幽门下经小肠的肠道喂养将有助于实现 TEN。

碳水化合物的呼吸商较高,增加 CO_2 产生将加重呼吸负担,不利于进入脱机阶段的呼衰患者。通过调整非蛋白质热卡的分配——减少碳水化合物摄入和适当增加脂肪的供给,将有助于降低 CO_2 的产生,还要注意蛋白质的充分补充。

总之,合并急性呼吸衰竭、特别是接受机械通气的重症患者,营养支持应尽早开始,提供充分的热量与营养需求,减少呼吸肌的进行性消耗,营养供给应注意适当减少碳水化合物摄入以避免 CO_2 过量产生增加呼吸做功,这在脱机过程中的患者尤为重要。

(许　媛)

第五篇

器官与损伤

▶ 第一章
全身炎症反应综合征

全身炎症反应综合征(systemic inflammatory response syndrome,SIRS)是指机体对多种损害因素(包括感染和非感染因素)产生的一种全身性病理生理反应,其主要病理生理变化是全身高代谢状态和多种炎症介质失控性释放,是多器官功能障碍综合征(MODS)的重要病理生理发生发展的过程,是创伤、感染、休克进展到 MODS 的共同通路。

一、SIRS 概念

对 SIRS 的认识经历了一个不断更新和发展过程。1991 年 8 月美国胸内科医师学会(ACCP)与重症医学会(SCCM)在芝加哥召开会议推荐提出 SIRS 具有以下 4 个特征:①体温 >38℃或 <36℃;②心率 >90 次 / 分;③呼吸频率 >20 次 / 分或动脉血二氧化碳分压(PaCO$_2$<32mmHg);④外周血白细胞 >12 × 10^9/L,或 <4 × 10^9/L,或未成熟粒细胞 >10%。凡具备上述 4 种临床表现两种以上者,即可确诊为 SIRS。

有学者提出,炎症介质溢出到血浆并在远隔部位引起全身性炎症才是真正意义上的 SIRS,其诊断应有更为严格的标准,血浆中炎症介质的阳性发现,诊断方可成立。Bone 针对创伤或感染时引起免疫功能降低和易感性增加的内源性抗炎反应,提出了"代偿性抗炎反应综合征"(compensatory anti-inflammatory response syndrome,CARS)的概念,并提出了 CARS 的临床诊断标准。即外周血单核细胞人白细胞 DR 抗原(HLA-DR)表达量低于正常参考值 30%,且伴有炎症介质释放减少。无论是 SIRS 还是 CARS,均反映了机体炎症反应失控,内环境稳定破坏,可能是诱发 MODS 的根本原因之一。

二、SIRS 和炎症介质

炎症介质和炎症细胞、靶细胞形成一个复杂的网络。炎症介质之间可以相互作用,炎症介质还可以激活炎症细胞,同时炎症细胞可以产生新的、更多的炎症介质。这样恶性循环,使炎症反应逐渐扩大,最终损伤靶器官和靶细胞,造成 MODS。

炎症介质种类繁多,根据作用不同,细胞因子分为两类,即促炎因子(如 TNF-α、IL-1、IL-6、IL-8、PAF 等)和抗炎因子(IL-2、IL-4、IL-10、IL-13、CSF、TGF-β 等)。

在促炎介质中,TNF-α 具有核心作用,是导致炎性介质级联反应的始发因子。它能作用于多种细胞,激发一系列级联反应或"瀑布效应",诱导 IL-1、IL-6 等多种炎性因子,导致 MODS。

IL-6 是炎症反应的主要诱导者,它能促进 T、B 淋巴细胞分化,可催化和放大炎症性反应和毒性作用,造成组织细胞的损害,虽无疾病的特异性,但能直接反映各种类型损害的严重程度,高水平常常提示预后不良,有协助判断预后的价值。

在抗炎介质中,PGE$_2$ 起核心作用,抑制促炎性介质 TNF-α、IL-1 的释放,并诱导其他抗炎介质 IL-4、IL-10 释放,而 IL-4、IL-10 对 TNF-α、IL-6 有抑制作用。

当促炎反应占优势,则出现 SIRS,表现为全身炎性瀑布、细胞凋亡,而抗炎反应占优势则表现为代偿性抗炎反应综合征(CARS),则可发生免疫系统抑制。

近年来,随着医学生物技术的发展,一些新型的炎症介质逐渐受到重视。

(一)降钙素原(PCT)

1992 年被发现,是一种蛋白质。作为 SIRS 的早期辅助诊断指标,可协助鉴别感染性与非感染性 SIRS,目前在临床上已经被临床医生认识和接受。同时 PCT 还是一个重要的炎症介质,至今各种研究观察均未能阐明 SIRS 时引发 PCT 升高的确切机制及其在全身炎症反应综合征时所扮演的角色。PCT 不仅是反映全身性感染及其严重程度的指标,而且可能作为重要的炎症介质参与了疾病的发病过程。

(二)一氧化氮(NO)

作为炎症介质的作用日益受到重视,高浓度的 NO 作为重要的炎症介质,可引起细胞毒性作用,抑制 NO 产生可能会减轻对器官的损伤。大量的研究表明,TNF-α、IL-6 等炎症介质可以激活血管内皮细胞和心肌细胞、成纤维细胞、神经胶质细胞,加强 NOS 表达,引起 NO 的大量释放;NO 的大量释放又可以进一步诱导 TNF-α、IL-6 等炎症介质的产生,形成恶性循环,产生炎症反应的级联效应。

(三)高迁移率族蛋白 B1(HMGB1)

曾经作为一种转录因子和促生长因子而被广泛研究,新近研究发现 HMGB1 可分泌到胞浆乃至胞外,并可与 IL-1、IL-6、TNF-α 等重要炎症因子相互诱生。重组 HMGB1 对小鼠具有致死毒性,而应用抗 HMGB1 抗体可降低内毒素血症小鼠的晚期死亡率,还有研究者观察到严重脓毒症患者血清中 HMGB1 水平升高,因此 HMGB1 可能是 SIRS、MODS 发展过程中一种十分重要的潜在炎症介质。HMGB1 的基因表达现在已经成为研究热点,有可能成为炎症反应基因治疗的靶点。

(四)活化蛋白 C(APC)

是最近发现的一种重要的抗炎症介质,是炎性瀑布反应中重要调节介质,具有抗血栓和促纤溶特性,并通过抗炎、抗凋亡机制阻断细胞受损,保护血管和器官功能。作为 APC 能与单核巨噬细胞上特异受体结合,抑制巨噬细胞生成 TNF-α、IL-6、IL-8 和降低内皮细胞上 E 选择素、细胞间黏附分子 -1 的表达。另外,APC 还可直接抑制 NF-κB 活化及核易位。

(五)激活素 A(ACTA)

属于 TGF-β 超家族成员,可由多种细胞产生。激活素最早是在性腺中被发现的糖蛋白,它作为一种新发现的炎症介质,已逐渐得到人们的认识。具有抗炎活性,能抑制 LPS 活化巨噬细胞分泌 IL-1 及 NO,在组织损伤和炎症修复中具有重要作用。随着对 ACTA 基因的研究深入,它可能成为控制炎症反应的治疗靶点。

三、SIRS 和细胞信号通路

20 世纪 90 年代,在 SIRS 研究领域中,炎症介质是个热点。21 世纪初开始,细胞信号通路在 SIRS 发生、发展中的地位,越来越受大家重视。

细胞通过位于细胞膜或者细胞内的受体感受细胞外信息分子的刺激,经过复杂的细胞内信号转导系统的转换来影响细胞的生物学功能,这个生物学过程叫细胞信号通路。主要包括 G 蛋白、各种蛋白激酶家族、JAK 激酶 / 信号转导子和转录激活子(JAK/STAT)和核因子 -κB(NF-κB)等信号转导通路。

近来的研究结果显示,当机体的炎性细胞,如中性粒细胞、单核巨噬细胞、淋巴细胞及血管内皮细胞等受到外界的刺激时,可通过相应的受体启动细胞内信号转导过程,激活多种核转录因子,进一步导致炎症介质基因的复制与转录,最终引起多种炎症介质的超量释放。其中 NF-κB、MAPK、Toll 样受体(TLR)、髓系细胞触发受体 -1(TREM-1)、巨噬细胞移动抑制因子(MIF)等为研究的热点。

(一) NF-κB

作为一种普遍存在的转录因子,是多种信号转导途径的汇聚点,不仅参与介导了免疫应答、病毒复制、细胞凋亡和增殖的多种基因的表达调控,而且在调节炎症反应的基因中起关键作用。当细胞处于静息状态时,NF-κB 主要与抑制蛋白 IκBs 结合,以无活性方式存在于细胞质中。当细胞受到多种外界信号刺激进而启动细胞第二信使系统时,IκBs 在 IκB 激酶,的作用下发生磷酸化并降解。NF-κB 失去 IκBs 的严格控制而被激活,并移位进入细胞核内,与靶基因特定部位结合,启动相关基因转录。

已证实,NF-κB 可高效诱导多种细胞因子,粒细胞巨噬细胞集落刺激因子、黏附分子、趋化因子和急性期反应蛋白的基因表达,同时对参与炎症反应放大与延续(即级联瀑布效应)的多种酶的基因表达也具有重要的调控作用。

(二) 丝裂原活化蛋白激酶(MAPK)

信号转导通路是生物体内重要的信号转导系统之一,参与了介导生长、发育、分裂、分化、死亡以及细胞间的功能同步等多种细胞过程。近年研究发现,MAPK 在炎症的发生、发展中起重要的调控作用。MAPK 家族目前已经发现 ERK、JNK/SPAK、p38 和 ERK5/BMK1 四个亚族。

Han J 等实验证明,脂多糖刺激细胞能够激活 ERK、JNK 和 p38,然后作用于各自的底物,影响多种转录因子的活性,从而调节 TNF、IL-1、IL-6、IL8 等多种细胞因子在内的基因表达。

在非感染性疾病的炎症反应中,MAPK,也同样起到重要作用。Hongshan Liu 等发现,MAPK 在急性胰腺炎引起的炎症反应中扮演主要角色,p38 通路的激活,能够促进 TNF-α 和 IL-6 的释放。MAPK 各亚族间有协同作用,通过激活一条 MAPK 通路使某种转录因子表达增加,从而为另外一条通路 MAPK 磷酸化提供底物,以促进炎症反应基因表达。

(三) Toll 样受体(TLR)

在炎症反应相关的细胞信号通路中占有重要地位。目前发现的 TLR 家族有 10 个(TLR1~TLR10),不同 TLR 在一定程度上能识别不同类型病原体,相关信号通路也不完全相同,各自有不同的生物学功能。其中 TLR2 和 TLR4 在 SIRS 发生发展中具有重要作用。研究发现,TLR4 基因突变与机体对 G⁻ 菌感染、脓毒性休克的易感性密切相关。

(四) 髓系细胞触发受体 -1(TREM-1)

是近年来发现的一种新型炎症激发受体,是表达于髓样细胞上的免疫球蛋白超家族成员,在炎症反应的触发和放大过程中起着重要的作用。TREM-1 有促进炎症因子分泌的作用,能诱导中性粒细胞和单核细胞分泌肿瘤坏死因子(TNF-α)、白细胞介素 -1B(IL-1B)、干扰素 1(IFN1)等促炎性细胞因子,中性粒细胞趋化因子白细胞介素 -8(IL-8),单核细胞趋化因子(MCP)-1 和 MCP-3,活化单核细胞表面的 CIMO、CD86 和 CD54 等共刺激分子,还能诱导中性粒细胞释放髓过氧化酶。TREM-1 确切的信号传导机制尚不明确,是目前细胞信号通路研究的一个热点。

(五) 巨噬细胞移动抑制因子(MIF)

是一种由垂体前叶和免疫细胞(主要是 Th2 细胞)分泌的细胞因子,被认为在 SIRS 相关炎症通路中起重要作用。MIF 控制神经激素反应和获得性免疫系统,刺激多种 SIRS 相关致炎因子,如 IL-1B(6,8)、IFN-γ、TNF-α 等的表达和分泌,同时刺激 Th1 细胞免疫活化,放大巨噬细胞功能。鉴于 MIF 的重要作用,MIF 已成为 SIRS 治疗问题的新靶点。

四、SIRS 和内皮细胞

血管内皮细胞（endothelial cell，EC）是位于血液和组织分界内表面的人体最大的内分泌器官。它作为血管内壁的一道机械屏障，同时还具有高度的活性。它在炎症反应、免疫调节方面均起着重要作用。血管内皮细胞通过其屏障和分泌功能，影响 SIRS 的发生、发展。随着人们对器官功能保护的重视程度的增加，血管内皮细胞的活化和保护成为炎症研究的热点。

众所周知，微循环功能障碍是发生多器官功能障碍甚至死亡的主要因素。目前认为，微循环功能障碍和内皮细胞活化和损伤关系密切。内皮细胞对环境刺激发生的细胞表现型或功能的变化称内皮细胞活化。内皮细胞活化后，结构和功能发生了一系列的改变。内皮细胞常见的结构改变包括细胞核空泡化和细胞质肿胀、断裂和脱离，其功能改变包括出凝血系统平衡的改变、细胞黏附性及白细胞转运增强、血管舒缩张力改变、屏障功能丧失和细胞凋亡。

SIRS 过程中内皮细胞既是靶细胞，同时也是效应细胞。EC 能够表达黏附分子作用于白细胞，合成调节凝血、纤溶的物质以及一氧化氮、IL-6 等多种细胞因子，在炎性反应中起着重要作用。EC 属于抗原呈递细胞，可以通过表达主要组织相容性复合体 II 分子及改变 T 细胞的共刺激能力等途径激活 T 细胞和 B 细胞。EC 还能通过表达多种炎性介质和凝血因子，参与炎性反应及凝血系统过度激活。

越来越多的证据表明白细胞和内皮细胞相互作用在炎症导致内皮细胞损伤中发挥重要作用。SIRS 发生时，肿瘤坏死因子（TNF）、白细胞介素-1（IL-1）及凝血酶启动 E-选择素的合成和表达，或导致 P-选择素在内皮细胞上快速表达，促进白细胞与活化内皮细胞间的黏附。黏附后的中性粒细胞分泌髓过氧化物酶、组织蛋白酶 G、弹力蛋白酶等，并产生活性氧家族，以引起内皮细胞活化或损伤。内皮细胞活化后，血栓调节蛋白（TM）和内皮细胞蛋白 C 受体（EPCR）下调，纤溶酶原激活物抑制剂-1（PAI-1）或血管性血友病因子（vWF）表达增多，且内皮损伤导致血液接触到内皮下的胶原、vWF 和纤维连接蛋白等促凝成分，从而促进凝血。

内皮细胞的凋亡在炎症反应中起重要作用，既是炎症反应的后果，也是炎症反应的中间环节。动物实验表明，在感染相关的 SIRS 中，小鼠肺微血管中检测到凋亡的血管 EC 的数量显著增加。内皮细胞凋亡，导致细胞骨架的改变，使微血管通透性增高，一方面使大量液体渗入组织间隙，增加毛细血管与细胞间的距离，另一方面还使炎性细胞过多聚集于局部组织，通过释放蛋白酶及氧自由基等，直接造成组织细胞及器官功能的损伤。

通过血管内皮细胞的保护能够有效地抑制血管内皮细胞的活化和损伤，减少黏附分子和细胞因子的表达和分泌，抑制中性粒细胞的组织浸润减轻组织损伤。所以，血管内皮细胞的保护可能是控制 SIRS 反应、阻止 MODS 发生的一个重要途径。

五、SIRS 和基因多态性

在 MODS 研究中发现，遭受相似程度损伤后，有的患者容易发生 MODS，有的则不易发生，有的经治疗后器官功能不全较快的逆转，有的则持续恶化。目前的研究认为，这种不同和 SIRS 基因多态性有关。

基因多态性是指在同一群体中，染色体同一基因位点上，有两种或者两种以上的基因型。基因多态性是决定人体对疾病易感性、临床表现多样性及治疗反应差异性的重要因素。在基因多态性研究中常涉及两类 DNA 标志物，即单核苷酸多态性（SNP）和微卫星。单核苷酸多态性主要是指由单个核苷酸的变异所引起的 DNA 序列多态性。微卫星即大量的前后重复结构。单核苷酸多态性是人类基因多态性最常见的形式，占基因组 DNA 变异的 90% 以上。

失控性全身炎症反应是导致 MODS 甚至死亡的基本病理生理过程，涉及炎症反应的基因大多存在多态性。这里以 TNF-α、IL-10 和 TLR 的基因多态性为例进行阐述。

SIRS 反应中，TNF-α 主要由单核/巨噬细胞分泌，是重要的促炎性细胞因子。它的基因多态性主要位于启动子上游的一些区域，其中 -308 位点发现最早、研究较为深入。对 TNF-α 的 -308 基因研究发现,当患者基因型含有 A 时,具有较高的 TNF-α 启动子活性和 TNF-α 产量。Reid CL 等研究发现,患者 TNF-α 的 -308 基因为 A 等位基因,TNF-α 基因表达明显增加,MODS 发生率高。

IL-10 是目前发现的最重要的抗炎细胞因子。最近的研究提示,在体外刺激外周血白细胞产生 IL-10 的量与遗传因素有关,家庭成员中有高 IL-10 的患者出现严重后果的可能性比一般人群高 20 倍。

Schaaf 等认为携带 IL-10 的 -1082 等位基因 G(A 被 G 置换)的肺炎球菌肺炎感染的 SIRS 患者具有较高的发展成为感染性休克的危险,通过诱导患者免疫抑制和减弱机体对细菌的清除能力,从而影响肺炎球菌肺炎患者的预后。

TLR 是一类跨膜的模式识别受体,它和配体结合后通过后续复杂的信号转导通路,诱导多种细胞因子和黏附分子的表达,与 SIRS、MODS 的发生、发展密切相关。Chen 等报道,在中国汉族人群中 TLR4 启动子上游 -2242T/C 多态性是一个有功能的 SNPs,-2242T/C 创伤患者 TLR4 的表达明显增加,更易发展到 MODS。

SIRS 基因多态性的深入理解有助于改进 SIRS 干预的相关策略,根据基因扫描显示出的基因异质性,便于早期制定出针对携带 SIRS、MODS 易感基因患者的防治方案,阻断 SIRS 发展到 MODS。我们相信基因技术的飞速发展与应用,人们必将加深 SIRS 的发生、发展和临床转归的内在机制的认识,并为早期诊断和临床干预提供有效的个体化靶向治疗的手段。

六、SIRS 的治疗

SIRS 是创伤、感染、休克发展到 MODS 的共同通路。多年来,医学工作者希望针对 SIRS 的治疗,阻断其发展为 MODS。

国内外学者就拮抗炎症介质做了大量动物和临床试验,企图寻找能逆转炎症瀑布反应物质。

针对炎症介质抗炎手段,如 TNF 抗体,可溶性 TNF 受体,NO 合成酶拮抗剂、ET 拮抗剂等。诸多方法在动物模型中取得一定成果,但在临床大规模试验中没有一项能通过三期临床试验,原因可能是参与 SIRS 和 MODS 发病的炎症介质繁多,相互作用形成复杂网络系统,使得针对单一(或少量)炎症介质的逐一对抗措施显得力不从心。

基因治疗技术是目前 SIRS 研究领域的热点,研究最多的是 NF-κB。NF-κB 作为一种普遍存在的转录因子,是多种信号转导途径汇聚点,在调节炎症反应的基因中起关键作用,NF-κB 是极具潜力的新型抗炎靶点。

血液净化技术也是目前能有效清除炎症介质的一种方法,它减轻炎性反应和阻断 SIRS 继续发展到 MODS。但是,各种炎症介质有不同的蛋白结合率、带电荷量、筛选系数均不同,具有不同清除率,无法指令定量清除某种介质。此外,血液滤过起止时间、流量、滤膜面积和孔径都有待进一步研究。

SIRS 不是一个疾病,它是一个病理生理过程,是伴随着基础疾病而发生的。没有基础疾病,就没有 SIRS 和 MODS。SIRS 很重要,它是损害因素和 MODS 之间的一个桥梁,在 MODS 发生中起到重要作用;SIRS 是一个损害因素作用于机体的伴随产物,我们还应注意到 SIRS 根本的问题在病因。针对 SIRS 的治疗都是“对症治疗”,及早地发现病因、控制病因至关重要。

SIRS 概念的提出,在重症医学领域,尤其是重症感染领域,具有里程碑意义,它让临床医生认识到炎症反应是一个连续的、动态的过程,及早发现 SIRS,有助于早期对病情进行评估,早期干预,防止进入 MODS。目前我们已经认识到炎症本身不是一种疾病,是机体和损害因素相抗争的“病理生理过程”。它具有两面性,对机体的可能是一种“保护”,但也可能带来“损伤”。“保护”强调的是在炎症反应过程中,机体动员内在因素,使损害因素局限或者减轻,机体免遭致病因素的进一步损害;“损伤”强调的是在炎症过程中,产生各种有害物质直接损伤组织。但目前 SIRS 的认识还是不全面的,许多问题亟待解决。对于 SIRS 发病机制的研究和相应治疗的探索依然是当前医学领域共同瞩目的重要问题。

（方　强）

▶ 第二章
多器官功能障碍综合征

多器官功能障碍综合征（multiple organ dysfunction syndrome，MODS）是 1991 年在美国芝加哥由胸科 ACCP 和重症医学会（SCCM）发起的重症医学共识会议（critical care medicine consensus conference）上提出的与脓毒症有关的术语。

第一节 概 述

一、MODS 背景和意义

1967 年 Tilney 报告一组腹主动脉瘤手术病例，在恢复期因相继出现一系列严重器官并发症，最终导致大部分死亡而提出了"序贯性器官衰竭"的诊断术语。自此以后直到 20 世纪末和 21 世纪初，这种高危的并发症曾被赋予过许多不同的名称。其中，最通用的是"多器官衰竭"（multiple organs failure，MOF）。但由于对"衰竭"认识不同，出现了许多不同的诊断标准。更重要的是，在对脓毒症研究过程中人们认识到，器官衰竭不是"全"或"无"的现象，而是在脓毒症发展过程中逐渐形成的，是脓毒症病程中的一个阶段。基于早期诊断和治疗的需要，疾病名 MOF 及其诊断方法已经不适用，于是 1991 年在芝加哥召开的"脓毒症和器官衰竭共识会议"上，专家们提出了 MODS 这个新术语。

二、MODS 定义及临床应用

MODS 的定义是："急性病患者出现器官功能改变，并需要治疗干预方可维持内环境稳定（presence of altered organ function in an acutely ill patient such that homeostasis cannot be maintained without intervention）"。按照该定义，MODS 囊括了所有原因导致的器官功能障碍，不限于原 MOF 的患者。

芝加哥共识会议上还提出另外一个新术语——"严重脓毒症"（severe sepsis），被定义为"伴有器官功能障碍、低灌注、低血压的脓毒症"（sepsis associated with organ dysfunction，hypoperfusion or hypotension）。严重脓毒症专属于脓毒症，与原 MOF 更贴近，但与 MODS 有重叠，所以在实际应用中，两者经常被混用。这种局面本该在 2001 年结束，因为这一年在华盛顿召开的"脓毒症定义共识会议"上，脓毒症合并器官功能障碍被明确归属于"严重脓毒症"。此后，SSC（拯救脓毒症战役）的一系列的正式文件（包括巴塞罗那宣言和三个版本的严重脓毒症治疗指南）均未再见有 MODS 出现，出现在文献中的 MODS 频率也急剧减少，意味着 MODS 实际已被从脓毒症领域剥离。但由于 2001 共识会议文件及此后任何正式文件均未对此作说明，故目前在业界仍有少数国外学者和许多中国学者仍继续习惯性地使用 MODS 这个术语描述脓毒症导致的器官损害，这种情况使本章对 MODS 的阐述有很多内容不可避免地会与"严重脓毒症"重叠。

三、MODS 的诊断方法

除了定义，MODS 与此 MOF 最显著的区别是在诊断方法上。对 MOF 诊断不采用静态标准，而是动态的,即对受累器官的数目和受损程度采用评分的方法来评估病情的严重性。与该诊断方法相匹配的是 1995 年 Marshall 等推出的 MODS 评分系统(表 5-2-1)和 1996 年 Vincent 等推出的 SOFA (sepsis-related organ failure assessment)评分系统(表 5-2-2),这两个评分系统同时被后来的 2001 年芝加哥共识会议推荐为严重脓毒症诊断方法。

表 5-2-1　MODS 评分系统

器官或系统	0	1	2	3	4
肺(PaO₂/FiO₂)	>300	226~300	151~225	76~150	≤75
肾(Cr μmol/L)	≤100	101~200	201~350	351~500	>500
肝(Br μmol/L)	≤20	21~60	61~120	121~240	>240
心(PAR mmHg)	≤10	10.1~15	15.1~20	20.1~30	>30
血(PC/L)	>120	81~120	51~80	21~50	≤20
脑(GCS)	15	13~14	10~12	7~9	≤6

PAR(pressure-adjusted heart rate):压力校正心率 =HR × RAP/mABP

GCS:如使用镇静剂或肌松剂,除非存在内在神经障碍证据,否则应正常记分

表 5-2-2　SOFA 评分系统

系统	检测项目	0	1	2	3	4	得分
呼吸	PaO₂/FiO₂(kPa)	>53.33	40~53.33	26.67~40	13.33~26.37 且	<13.33 且	
	呼吸支持(是/否)				是	是	
凝血	血小板(10⁹/L)	>150	101~150	51~100	21~50	<21	
肝	胆红素(μmol/L)	<20	20~32	33~101	102~204	>204	
	平均动脉压(mmHg)	≥70	<70				
循环	多巴胺剂量[μg/(kg·min)]			≤5 或	>5 或	>15 或	
	肾上腺素剂量[μg/(kg·min)]				≤0.1 或	>0.1 或	
	去甲肾腺素剂量[μg/(kg·min)]				≤0.1	>0.1	
	多巴酚丁胺(是/否)			是			
神经	GCS 评分	15	13~14	10~12	6~9	<6	
肾脏	肌酐(μmol/L)	<110	110~170	171~299	300~440	>440	
	24 小时尿量(ml/24h)				201~500	<200	

除了能够动态反映器官损伤的变化外,评分系统还具有以下益处:①可对器官损伤作出较早诊断;②不对"衰竭"标准设限,回避了不同学者对该问题的歧见;③可综合反映器官损伤数目及单器官损害严重性对整体病情的影响,即病情的严重性不仅与受损器官的数目有关,也与单器官受损的严重程度有关,与预后有密切关系的是总评分,这是既往使用 MOF 诊断方法无法体现的。研究资料显示,SOFA 评分 =9 预测病死率为 33%;>11 分预测病死率约 95% 左右;如果 24~48 小时内评分增加,则病死率可在原基础上增加 50%~95%。应该提及,MODS 和 SOFA 评分系统均是以脓毒症病例为基础研发的,所以对于 MODS 而言,它们对预后的评估可能更适于所谓的"继发性 MODS",而非"原发性 MODS"。

四、MODS 分类

芝加哥会议文件有如下描述:"MODS may be understood to represent the more severe end of the spectrum of severity of illness that characterizes SIRS/sepsis.Thus,secondary MODS usually evolves after a latent period following the inciting injury or event, and is most commonly seen to complicate severe infection"。MODS 被分作两类:原发性 MODS(primary MODS)和继发性 MODS(secondary MODS)。所谓原发性 MODS 是指器官损害是由病损打击直接造成的,如创伤导致的肺挫伤、脑挫伤、肾挫伤和中毒等。所谓的继发性 MODS 是指器官损害有全身炎症反应因素加入,它既可以伴发于原发 MODS 或是 MODS 的延续,也可以仅从全身炎症反应发展而来。如果在此病程中有感染性的因素介入,那么这种 MODS 就成为了严重脓毒症。

(林洪远)

第二节 多器官功能障碍综合征发病机制

对于病损打击(如多发伤或中毒)直接造成器官损害的机制不难理解,这里不作阐述。但原发性 MODS 在后续病程中,或某些病损打击虽然没有直接造成器官损伤,但全身炎症反应是如何被燃起,以及它是如何导致继发性 MODS 的机制却十分复杂。

一、炎症反应的启动机制

经典的病理生理学告诉人们,炎症反应是机体应对所有病损打击的最基本和最普遍的反应,但对机体的影响则视炎症反应的强度和持续时间不同而不同,并取决于病损打击的烈度、机体反应的强度、早期处理的有效性,以及后续病程是否有其他因素参与等。

目前认为,病损打击可通过两个途径触发炎症反应,一个被称作"病原相关分子模式"(pathogen associated molecular patterns,PAMPs)途径,触发物质是微生物及其产物,如脂多糖、鞭毛蛋白等,简言之就是感染,由机体外部侵入;另一个被称作"危险相关分子模式"(danger associated molecular patterns,DAMPs)途径,触发物质是组织和细胞释放产物,如热休克蛋白、类肝素、透明质酸、高迁移率族蛋白 B-1、氧自由基、核酸等,均来自机体自身。这些配体藉由与细胞膜的相应受体,即"模式识别受体"(pattern recognition receptors,PRRs)结合而启动细胞内一系列复杂的转导过程,促使细胞转录、合成和释放多种促炎物质。

就此需要进一步说明:①固有免疫系统处在反应的一线,是最主要的炎症启动者,但同时也受神经 - 内分泌、补体和获得性免疫系统的影响和调节;② PRRs 分布十分广泛,不仅存在于免疫细胞,也存在于许多其他细胞,如内皮细胞、上皮细胞、纤维母细胞、肥大细胞等,它们也都是炎症反应的启动或参与者,而不仅免疫细胞;③迄今发现有三种 PRRs:Toll 样受体(TLRs)、NOD-LRRs 和 RLHs。它们对配体选择的特异性不强,即同一受体可以与来自不同途径中的多种配体结合。了解上述情况有助于理解:为什么感染与创伤这两种性质完全不同的病损打击可以使机体产生相同的反应;为什么即使免疫细胞功能发生了很大变化(如免疫麻痹),炎症反应仍有持续发展的可能。

炎症反应能够在机体造成许多适应性变化,如增强固有免疫系统免疫细胞的趋化、吞噬和杀灭能力,可更有效地清除入侵的微生物和坏死组织,促进受损组织修复和愈合;增加血管通透性可有助于免疫细胞到达病损侵袭部位;激活凝血并形成血栓可有助于阻止微生物扩散等,故从本质上看炎症反应能够增强机体抗病损打击和组织修复能力,具有积极意义。

二、全身炎症反应及病理学影响

炎症反应的积极意义是有条件约束的,即它被局限在受损部位。如果炎症反应扩大形成"全身炎症反应",则炎症带来的变化就有造成机体"自残"的风险。推动全身炎症反应发生的主要原因有:局部感染或损伤未在早期被有效控制,例如早期局部感染控制不力、坏死组织清除不彻底,或早期复苏不完全等;后续病程有新的损伤因素介入,如开放性伤口合并外源性感染,或肠道黏膜屏障损害导致细菌/毒素移位等,它们通常被称作"二次打击"。如果初始的病损打击十分剧烈,机体的炎症可以在开始就以全身性反应为启端,例如休克、菌血症、病毒血症等。全身炎症反应从生物学角度看是机体进一步提高抗病能力的需要,却同时也使机体陷入严重的内环境紊乱,可造成一系列病理学损害。

(一)内皮细胞损害

全身炎症反应能导致内皮细胞严重损害,最明显的是造成血管通透性增加,并因此导致血容量丢失和组织、细胞水肿。不同部位的组织水肿的后果不同,发生在肺脏可以造成 ARDS;发生在胃肠道可以造成腹胀和肠道动力减弱。组织水肿还可降低单位体积中毛细血管的密度,造成氧和其他代谢物质弥散和交换障碍。全身炎症反应使内皮细胞表型由抗凝优势转变为促凝优势,成为引发凝血病(DIC)的重要原因。特别要指出的是,内皮细胞系统不只是炎症反应的敏感的"靶器官",还是炎症反应积极的参与和推动者,其被激活或损伤后可以释放多种大量促炎反应物质。鉴于内皮细胞系统巨大的面积并与血液和器官紧密接触,可以认为在全身炎症反应状态下内皮细胞变化是导致全身器官和系统损害最重要的环节。

(二)血流分布紊乱

外周血流由神经、内分泌和局部微环境进行调控,正常情况下与局部代谢需要相匹配。但全身炎症反应可以导致这种调控功能紊乱,即部分区域得不到足够血供或血流淤滞,而部分区域却因短路血管或毛细血管增加开放形成过度灌注。结果造成一部分组织低灌注和缺氧,而被过度灌注的组织也不会受益,因为流经血液中的氧未经充分卸载便返回了静脉。于是出现外周细胞缺氧,而中心静脉或混合静脉血氧饱和度异常增加的现象。导致这血流分布紊乱的确切原因还不十分清楚,至少可归咎于:神经内分泌失调、内皮细胞水肿、红细胞变形性降低、毛细血管内微血栓阻塞等。

(三)凝血紊乱

多种促炎细胞素具有激活和损伤内皮细胞、促使凝血因子活化、诱导单核细胞释放组织因子和纤溶酶原活化抑制因子-1(PAI-1)等作用。此外,血液中由凋亡细胞形成的微粒也是大量组织因子的来源,而细胞损伤所暴露的膜磷脂也具有强烈的促凝作用。在上述多种因素作用下,血液处于高凝状态。高凝使凝血物质被严重消耗,造成血液低凝和出血倾向;另一方面,由于纤溶抑制使高凝形成的大量纤维蛋白得不到有效清除而被大量沉积在微血管床,并阻塞受累区域的血供,这就是消耗性凝血病也称 DIC。目前还认识到,炎症反应与凝血激活是"双行道",即炎症反应导致高凝,而高凝又藉被激活的凝血因子与多种细胞的 PARs(蛋白活化受体)结合,促使更多的炎性介质合成和释放而进一步加剧炎症反应,此被称之为炎症与凝血的"交叉对话"(cross talk)。

(四)细胞自噬(autophagy)、凋亡(apoptosis)或坏死(necrosis)

依据炎症反应造成损伤程度不同,细胞可以出现不同形式的损害。较轻的是"自噬",即细胞内部的细胞器出现被自身细胞吞噬的现象,被认为是在缺乏能量的情况下细胞"自救"的表现。较严重一些的是凋亡,它本是细胞新陈代谢正常的生理过程,但在全身炎症反应状态下,细胞可被 TNF-α、FasL、颗粒酶、糖皮质激素和细胞色素等,分别经"膜途径"和"线粒体途径"加速凋亡而成为一种病理过程。凋亡细胞的特点是没有胞膜破坏,能够形成形态完整的内含固缩和断裂的染色体的凋亡小体,以吞噬的方式被吞噬细胞清除,此过程不会引发甚至会抑制炎症反应。细胞加速凋亡可以累及所有器官,但以胸腺、脾脏和肠道最严重,免疫抑制、肠道黏膜屏障功能损害等都有细胞凋亡参与。坏死是细胞损伤最严重的形式,其特征是细胞崩解,形态完全被破坏,大量细胞内容物外溢能够引发剧烈的炎症反应,是促使炎症反应持续和发展的重要因素。

(五)细胞病性缺氧

与氧供、氧弥散和组织氧分压无关,而是发生在细胞线粒体的功能障碍。导致线粒体功能障碍的原因十分复杂,目前认为主要与氧自由基,尤其与过氧化硝酸盐有关:①自由基损伤造成线粒体膜通道孔(MPTP)开放,导致线粒体膜去极化、膜电位消失和氧化-还原反应受阻;②自由基造成 DNA 断裂,进而激活多聚 ADP 核糖聚合酶(PARP),PARP 促使 NAD^+ 裂解和消耗,进而干扰三羧酸循环、氧化-

磷酸化和氢离子传递等一系列反应；③ NO 和 O_2^- 结合生成具有超强氧化和亚硝酸化的超氧亚硝酸盐 $ONOO^-$，后者通过抑制 F0F1 ATP 酶、辅酶Ⅰ和Ⅱ、顺乌头酸酶等途径干扰细胞氧代谢和利用；④ NO 与 O_2 竞争与细胞呼吸链的细胞色素 aa 结合而干扰代谢物的脱氢氧化；⑤ PDH 被抑制，导致丙酮酸难以氧化为乙酰辅酶 A 而进入三羧酸循环等。细胞病性缺氧致使细胞氧摄取、氧利用和 ATP 生成减少，造成实际氧耗低于实际代谢需要和能量危机，是外周组织细胞缺氧的重要原因。

(六) 高代谢

TNF-α 等多种促炎细胞素具有强烈的促蛋白分解作用，并使得全身炎症反应的代谢具有与健康人和饥饿状态不同的特点：代谢率超出机体实际的能量需要；代谢途径异常，对外源性营养底物利用差，特别是对糖利用受限，主要通过分解蛋白尤其消耗自身蛋白获取能量，因此也被称作"自噬性代谢"。高代谢令患者迅速陷入严重的负氮平衡和低蛋白性营养不良，是器官功能损害的重要原因之一。

(七) 免疫抑制和麻痹

免疫抑制或麻痹是被炎症反应诱导和引发的。从生物学角度看这实际也是机体自适应的防御反应，目的是对炎症进行抑制和反调，形成免疫耐受以保护机体自身免受炎症反应损害，但后果却可能有悖初衷。

近年研究表明，免疫抑制首先从获得性免疫开始，并主要涉及反应性免疫细胞 CD4+、CD20+（B 淋巴细胞）和树突状细胞加速凋亡。树突状细胞虽然不属获得性免疫细胞，但它是固有免疫与获得性免疫的桥梁，起着向 T 淋巴细胞提呈抗原使后者定向分化、增值的作用，故对获得性免疫功能有重要影响。与此同时，调节性 T 细胞（Treg），一种非反应性或称抑制性的淋巴细胞却扩大增殖；CD8+ 也是非反应性或称抑制性的淋巴细胞，变化不大甚至可能增加。所以，炎症反应能够破坏反应与非反应淋巴细胞亚群的平衡，促使抗炎和免疫功能向免疫抑制方向倾斜，此被称作淋巴细胞"亚群漂移"，而且全身炎症反应越强烈，这种态势越明显。由于获得性免疫对固有免疫有调节作用，故获得性免疫抑制终究也会导致固有免疫功能抑制，表现为吞噬细胞趋化、吞噬和呼吸爆发能力，以及抗原提呈细胞提呈抗原能力下降，呈所谓的"失活"状态。可见，严重的全身炎症反应可使机体陷入获得性与固有免疫功能全面麻痹的状态。

免疫抑制和麻痹将增加机体对微生物的易感性，使那些定植于正常机体的所谓"条件致病菌"，如真菌、不动杆菌、铜绿假单胞菌等能够轻易地入侵机体形成感染，并很难被控制。除了抗生素不敏感外，更重要的原因是机体已丧失阻止它们入侵和将其有效清除的能力。

基于炎症反应与免疫功能的密切关系，似乎可以推测，免疫抑制或麻痹会使全身炎症反应得到缓解和遏制，但实际情况未必如此。严重感染致使机体陷入更严重的内环境紊乱，休克、缺血/再灌注损伤、氧应激、细胞坏死外溢的细胞内容物等，都会成为推动炎症反应持续发展的来源。从临床来看，那些以炎症反应为背景的病理学损害，如 DIC、细胞病性缺氧、渗漏综合征、高代谢、细胞凋亡等，在免疫麻痹及严重感染后通常不是缓解和消退，而是呈加剧的趋势。所以，不能简单地臆想免疫抑制和麻痹就一定会遏制炎症反应发展。换一个角度思考，严重免疫麻痹可被看做对难以缓解的炎症反应更深度的反调。事实上，炎症反应与免疫功能的关系既可以是正性的，如在局部炎症反应；也可以是负性的，即在全身炎症反应，尤其在感染介入后的脓毒症。

MODS（包括严重脓毒症）从初始的病损打击到局部炎症反应或全身炎症反应，再到器官损害是非常复杂的病理过程，目前还有许多环节尚未被梳理清楚或存在争议，是个正在探讨的领域。

（林洪远）

第三节　多器官功能障碍综合征治疗

无论"原发性 MODS"还是"继发性 MODS"都需要对受损器官进行"支持治疗"。对"原发性

MODS"要预防引发全身炎症反应。而对全身炎症反应和"继发性 MODS",除了支持治疗以外,纠正免疫炎症反应紊乱的"免疫调理治疗"是更艰巨的任务。

一、MODS 支持治疗

(一)循环支持

原发严重的病损打击和直接或继发的全身炎症反应都可以导致循环紊乱,循环功能的衰竭同样也会诱发或加重 MODS,在临床上各种类型的休克最后均可发展为 MODS,循环支持在 MODS 的治疗中起到非常重要的作用,是 MODS 治疗的根本。目前循环支持主要以组织灌注为导向进行复苏。无论对于那一类型的休克,循环支持的终点是一致,纠正组织缺氧,恢复组织灌注。循环支持主要通过评价和调整容量状态、心排血量、外周血管阻力三个要素进行,临床可通过血流动力学监测进行进一步精确化的调整。在液体、血管活性药物、输血等保守的支持下,如循环仍维持困难,可以进一步行机械的循环支持手段,例如左心机械辅助、ECMO、IABP 等。

目前常用休克早期复苏的目标:CVP8~12mmHg,如正在实施正压机械通气,可以适当增加 CVP 目标值;MAP≥65mmHg;尿量≥0.5ml/(kg·h);ScvO$_2$ 达到 70% 和血乳酸恢复正常。这样的复苏目标和方法主要来自 Rivers 的"早期目标导向的治疗",要求在早期 6 小时内完成。在感染性休克治疗指南则以"bundles"的形式规定了对完成各项内容的时相要求,旨在督促用最快的速度和最短的时间纠正低容量血症、低氧输送和低灌注。如果循环支持不到位,组织缺血缺氧持续存在,MODS 会持续加重。循环的恢复是 MODS 恢复的前提。

我们还应注意到在休克复苏过程不可避免地产生缺血/再灌注损伤和氧应激,并造成炎症反应和器官及细胞损害,其程度和后果取决于缺血的严重性、持续时间、复苏力度和机体抗氧化的防御能力。中度缺血或延迟复苏可使炎症反应延续,并有扩展为全身炎症反应的风险;严重缺血的复苏会导致爆发性的和剧烈的全身炎症反应,是继发性 MODS 的主要成因。

(二)呼吸支持

机械通气的作用是纠正呼衰导致的血气异常,首要目的是纠正低氧血症,提高氧输送,纠正组织和器官的缺氧,是 MODS 的主要支持手段之一。但我们应注意机械通气对肺损伤的风险,如较高的气道压力或较高的潮气量通气可造成气道和肺泡上皮的气压伤或容量伤;高浓度吸氧可造成气道和肺泡上皮氧中毒;患者自主咳痰能力受限可造成呼吸机相关肺炎(VAP)等。

(三)血液净化

MODS 常常合并肝肾衰竭,大量毒素聚集,严重水电解质酸碱紊乱,进行 CVVH 或人工肝等血液净化治疗,不仅可能稳定内环境,还可以起到清除炎症介质作用,是 MODS 器官功能支持的重要部分。目前在最为常用的是 CVVH 支持血液净化治疗,除了作为单纯肾衰竭的支持替代手段,在 MODS 的早期,近来还有学者还建议进行高容量 CVVH 进行清除炎症介质,减轻炎症反应,可能也会起到防治MODS 的作用。

(四)纠正出凝血功能

凝血系统的衰竭也是 MODS 的一部分,MODS 常常合并严重的凝血功能障碍和 DIC,目前补充凝血因子仍是支持的主要方法。为补充耗竭的凝血物质,输注血制品是重要的。对血小板减少的患者,并不主张将输注血小板作为预防出血的治疗。如果已经出现出血或有潜在出血风险(如手术后或准备进行有创操作),要求血小板计数≥50×10^9/L。对输注新鲜冰冻血浆(FFP)的考量与输注血小板一样,也要把 PT 与 APTT 延长与临床病况和需要结合考虑。在液体超负荷而不能输注 FFD 的情况下,可以输注凝血酶原复合物、纤维蛋白原、冷沉淀等浓缩的凝血因子制剂,但这些制剂成分有限,达不到全面补充凝血因子的目的。

对 DIC 进行抗凝治疗至少在理论上是得到支持的,但临床实践却存在较大的争议,主要发生在已经出现出血的病例。主张抗凝者认为,如果不阻断凝血酶活化,输入的所有凝血物质都会被继续消耗,不但出血倾向不能纠正,而且形成更多的纤维蛋白阻塞微循环。而反对者认为,抗凝会进一步加剧出血,造成对患者更严重的威胁。目前这没有确切证据支持哪一种更好,在很大程度上取决于患者的状态、临床医生的经验和患者对治疗的反应。而对于没有出血征象,但有栓塞征象,如皮肤坏死紫癜、肢端缺血、皮肤灶性坏死等,则无争议地主张进行抗凝治疗,而且对尚无出血征象者,进行预防性的抗凝治疗也是被推荐的。抗凝药物主要采用肝素制剂,虽然目前有尝试使用低分子肝素,但普通肝素有可逆和可控的优点,仍是经典的选择。DIC 中往往出现“纤溶亢进”的征象,但与大量产生的纤维蛋白相比,纤溶及对纤维蛋白的清除能力其实不足,所以通常并不主张使用抗纤溶治疗。这种治疗主要用于原发性纤溶,主要见于前列腺肿瘤和早幼粒细胞白血病(promyelocytic leukaemia)。

二、MODS 预防治疗

对于 MODS,预防性治疗的目的是防止原发性 MODS 的局部炎症扩大为全身炎症反应,进而发展为继发性 MODS。为此,在“支持治疗”中所阐述的病损打击后早期快速和完全的复苏、原发受损器官的有效支持都是预防性治疗的组成部分。其中病因治疗是 MODS 预防治疗的基础,去除病因是根本。除了器官功能的支持治疗外,我们还应关注在 MODS 的常用预防治疗措施:

(一)病灶处理

要尽快通过外科手段清除坏死组织、修复或切除受损器官、引流感染病灶或积液。近年对于创伤复苏提出“损伤控制性复苏”的理念,并将“损伤控制性手术”纳入到休克复苏的范围内,说明积极的病灶处理对成功复苏的重要。虽然“损伤控制性手术”源于创伤失血性休克的治疗,对其他病患的处理未尝不是如此,如化脓性胆管炎、胃肠破裂或穿孔等,唯有进行紧急处理才可遏制后续病程发展。实施损伤控制性手术的患者往往重症,难以耐受复杂和长时间的操作,故以救命为宗旨,只限做最简单和最关键的操作。但对 MODS 患者,只要安全,更完善的手术应该被鼓励,甚至可进行经典手术。充分地清除坏死组织和充分地引流感染病灶能促进局部损害修复、防止或遏制全身炎症反应,对 MODS 治疗的意义重大。突出的例外是急性胰腺炎,目前已不主张在早期对其进行外科干预。

(二)抗感染治疗

对感染性疾病,要借助影像学等手段寻找和明确感染灶,除了要尽快清除或引流外,还要求在 1 小时内即开始抗生素治疗。使用抗生素前,应先留取感染部位和血液标本做细菌学培养。最初使用的抗生素是尝试性的,通常根据感染部位、患者来源(院内或社区)或本病房的优势菌种经验性地选择。抗菌谱应广一些,力度应大一些,即所谓“重锤猛击”,并且每天评估疗效。在经验性治疗进行 3~5 天后,根据患者对经验性治疗的反应及所获的细菌学结果进行调整,并尽可能使用单一抗生素,即所谓降阶梯治疗,但假单胞菌和白细胞减少患者感染可联合使用抗生素。抗生素疗程一般为 7~10 天,必要时可以适当延长。一旦排除感染,应停止使用抗生素,不主张用抗生素作预防性治疗。但要提醒,不应简单地以初始病损打击的性质决定是否使用抗生素,尽管初始的打击是非感染性的,但后续病程随时都有可能被微生物侵袭,而且可能很隐蔽。对此,密切的临床观察、频繁的血象、PCT 检查和细菌性培养,乃至免疫学监测都有助于识别是否有感染因素介入,进而决定是否应该使用抗生素。

(三)免疫调理治疗

针对全身炎症反应以及所导致的免疫炎症反应紊乱的治疗被称作“免疫调理”治疗。成功的免疫调理治疗有赖于对全身炎症反应和免疫炎症反应紊乱发生机制正确和深入的了解,以及能够取得临床治疗的着力点,遗憾的是这两方面在目前还都欠成熟。这种局面既促使对免疫调理治疗的探讨成为当前重症医学研究的热点,也造成了迄今缺乏成熟治疗方法的局面。从研究的历史轨迹看,那些专为免疫调理治疗研制的,以拮抗免疫炎症反应上游某些“关键”细胞素或环节为靶向的高度特异的治疗及一般性拮抗免疫炎症反应的非特异性治疗,研究结果尚不确定,需进一步研究证实。

(林洪远)

第三章
循环系统功能损伤

第一节　循环系统功能评价

血液循环人类最基本的生命活动。循环评估主要是评价血液在人体内运动和代谢的周而复始过程。临床上循环功能的评价一般包括:①宏观循环:主要包括前负荷(血管容量状态)、心功能、后负荷(血管张力);②微观循环:主要包括微循环功能形态,以及组织氧代谢。

一、宏观循环

宏观循环的评估,主要指从宏观的角度评估血液循环流动,即临床常说的血流动力学评估。血流动力学是血液在循环系统中运动的物理学,通过对作用力、流量和容积三方面因素的分析,观察并研究血液在循环系统中的运动情况。血流动力学监测是指依据物理学的定律,结合生理和病理生理学概念,对循环系统中血液运动的规律性进行定量地、动态地、连续地测量和分析,并将这些数据反馈性应用于临床治疗的指导。

面对一个休克循环不稳定的患者,是循环那个环节出了问题,这是循环评估需要回答的。例如:怀疑容量不足时,则提示前负荷的问题;在感染性休克,多是外周血管阻力下降所致,是后负荷的问题;在大面积心梗所致心源性休克,则是心脏泵功能衰竭所致。

(一)前负荷的评估

1. 病史的评估　明确病人最近的液体出入量情况,有无体液大量丧失的病史:有无失血、腹泻、多尿、大汗;有无严重的摄入不足等;基础心脏、肾脏功能情况;虽然既往病史可以为目前容量状态的判断提供一定的参考价值,但应注意既往的出入量情况仅能提供参考,并不能真实地反映患者目前的容量状态。对于重症患者更多强调的是通过心脏前负荷监测来连续动态评估容量状态。

2. 临床表现的评估　前负荷过低,在临床上表现为容量不足,如:低血容量性休克;而前负荷过高,在右心系统表现为体循环淤血,颈静脉怒张、肝大、水肿等;在左心系统表现为肺循环淤血,不能平卧、呼吸困难、咳粉红色泡沫痰。但在重症患者中,这些临床表现相对不典型,敏感性和特异性较差,往往还受到其他因素的影响。例如:在毛细血管渗漏综合征时,全身水肿明显,但循环血容量是不足的,此时前负荷是低的;在 ARDS 时,肺毛细血管通透性增加,也会出现呼吸困难、不能平卧等,但前负荷可能也是相对不足的。

3. 血流动力学评估　重症患者前负荷的评估要求更精确、能实时反馈指导临床的治疗。心脏前负荷严格定义是指心脏舒张末期心肌纤维的初始长度。目前临床最常用的是通过监测心脏舒张末的压力或容积来作为心脏前负荷评价的指标,也称为"静态心脏前负荷",包括压力负荷与容积负荷。应用前负荷来判断容量状态并指导液体管理一直以来是临床上最为常用的方法。一般认为前负荷数值越低,容量反应性就越好,根据 Starling 定律,扩容增加心排血量的可能性就大;反之,前负荷数值越高,容量反应性越差。但因为心功能曲线的个体差异性较大,针对单一数值前负荷,难以预测心脏的容量反应性。例如:在心功能正常的患者,CVP 18mmHg 时,仍存在容量反应性;而在心功能差的患者,

CVP 10mmHg 时,却无容量反应性。

（1）前负荷压力指标:CVP 反映右心室舒张末压,PAOP 则反映左心室的舒张末压,都是反映前负荷的压力指标。一般认为 CVP8~12mmHg、PAOP12~15mmHg,作为严重感染和感染性休克的治疗目标。另外压力指标可作为补液治疗的控制性指标之一。前负荷压力过高,提示容量增加水肿的弊端增加,CVP 过高容易出现体循环淤血;PAOP 过高提示容易出现肺循环淤血。

（2）前负荷容积指标:近来监测技术的进步,心脏前负荷容积监测在床旁也得到广泛的应用。目前常用的容积负荷指标包括:经容积测量改良肺动脉导管可测量到右心室舒张末容积指数（RVEDVI）,RVEDVI 参考范围:90~140ml/m^2;经肺热稀释法可测量到全心舒张末容积指数（GEDVI）,GEDVI 参考范围:600~800ml/m^2。此外,应用心脏超声技术还可测量到左心室舒张末容积。一般认为容积指标受机械通气等其他因素影响更小。

（3）容量反应性:经过扩容后,心脏前负荷增加,如果心排血量（CO）或每搏输出量（SV）相应地增加≥12%~15%,则提示存在容量反应性。容量反应性反映的是心脏前负荷的储备能力。在循环功能评价中,存在容量反应性是扩容治疗的提前;但如果循环状态稳定,即使存在容量反应性,也不需要扩容治疗。临床上在判断是否存在容量反应性时,还可通过心肺相互作用机制相关指标、容量负荷试验、被动抬腿试验等来进行评估。需要强调的是,前负荷不等于容量反应性。在血流动力学监测中,前负荷指标应用强调的连续动态的应用,观察其对治疗的反应。循环衰竭时,我们主要评价心脏前负荷的储备能力,前负荷是否存在相对或绝对的不足。即扩容提高心脏前负荷,能否增加心排血量,进而改善循环。

（二）后负荷的评估

1. 病史的评估　判断是否存在影响后负荷的因素,感染、镇静、降压药、缺血缺氧等因素均可能导致外周血管张力下降,后负荷降低;后负荷升高一般都是神经调节反射性以及医源性因素所致。例如:心源性休克,外周血管强烈收缩,后负荷升高。

2. 临床表现的评估　外周血管阻力低、后负荷下降可表现为心率快、血压低等休克的表现,并无特异性。在一般情况下舒张压的高低可近似反映外周阻力的大小,后负荷的高低。外周阻力增加,后负荷升高时,血液从大动脉向外周流动的速度减慢,舒张压升高,脉压减少。反之,外周阻力下降时,舒张压和收缩压都减少,脉压加大。

3. 血流动力学的评估　在血流动力学监测时,根据体循环阻力指数或肺循环阻力指数分别对左心或右心的后负荷进行调整。血管外周阻力是影响动脉血压的重要因素。外周阻力代表心脏后负荷的主要部分,因此外周血管阻力与心排血量呈负相关。但并不是阻力指数升高就一定需要使用扩张血管药物。循环容量不足时可出现体循环阻力增加,一方面交感神经兴奋,另一方面心排血量减少。补充容量后,体循环阻力可以得到相应的下降。在分布性因素为主的循环衰竭中,如感染性休克,单纯补充容量是难以纠正低血压的,则应该使用血管收缩药物,维持血管张力,稳定循环。在评价动脉系统功能时,外周血管阻力是反映心脏后负荷的主要指标之一。在血流动力学评估中,后负荷是影响心排血量的重要因素,但同从某个角度而言时也是维持血压的重要因素。

（三）心功能的评估

1. 病史的评估　基础的心脏疾患病史,活动耐量等有助于心功能的判断。

2. 临床表现的评估　根据临床表现以及活动耐量按 NYHA 分级,心功能可分为四级:Ⅰ级体力活动不受限;Ⅱ级体力活动轻度受限;Ⅲ体力活动明显受限;Ⅳ不能从事任何体力活动。还可通过六分钟步行试验评价心脏的储备功能和心衰治疗的效果。但对于重症患者而言,Killip 法可用于评价心功能:Ⅰ级无心衰;Ⅱ级有心衰,两肺中下部有湿啰音,占肺野 1/2,可及奔马律,X 线胸片有肺淤血;Ⅲ级严重心衰,有肺水肿,细湿啰音遍布两肺（超过肺野 1/2）;Ⅳ级心源性休克、低血压（SBP<90mmHg）、少尿、发绀。Killip 法适用急性心肌梗死的患者。

3. 血流动力学的评估　评价心功能的常用的监测指标如下:心排血量（CO）,心排血量指数（CI）,心搏输出量（SV）,心搏量指数（SVI）,左心舒张末压力,左心舒张末容积,左室每搏做功（LVSW）,左室每搏做功指数(LVSWI),右室每搏做功指数(RVSWI)等。在心脏监护室、重症监护室及有血流动力学监测条件下多应用 Forrester 法进行评估。Forrester 法:Ⅰ级既无肺淤血又无周围灌注不足,心脏功能处于代偿期,无泵衰竭的临床症状和特征,CI>2.2L/(min·m²),PAOP≤18mmHg;Ⅱ级有肺淤血,临床有气促、肺部啰音、X 线肺淤血等影像学变化,无外周灌注不足症状,为常见的临床类型,CI>2.2L/(min·m²),PAOP>18mmHg;Ⅲ级有外周灌注不足,临床表现为低血压、脉速、发绀、皮肤湿冷、尿少,多见于右室梗死,或相对的容量不足 CI≤2.2L/(min·m²),PAOP≤18mmHg;Ⅳ级有肺淤血和外周灌注不足,CI≤2.2L/(min·m²),PAOP≥18mmHg。

严格意义上讲,心脏功能的评估可为收缩功能和舒张功能两方面。心脏收缩功能一般主要由以下 4 个因素决定:前负荷,后负荷,心肌收缩力,心率。心率及心肌收缩力主要为心脏本身的因素;而前负荷,后负荷取决于心脏和血管的双重因素。心排血量(CO,cardiac output)则是反映心脏泵功能的综合指标,是循环功能和氧输送决定性因素,是循环功能支持中的重要目标之一。心排血量取决于心率和搏出量,机体通过对心率和搏出量两方面的调节来调节心排血量。其中心肌的等长调节和异长调节决定搏出量大小。循环功能障碍对于心排血量不足时,选择调整正性肌力药物还是扩容增加心脏前负荷,则应根据血流动力学的"ABC"理论,同时强调的是滴定式治疗。心脏每搏输出量不足可能是由于前负荷不合适造成的,调整心脏前负荷是首要治疗手段。只有在心脏前负荷处于合适的情况下,应用正性肌力药物才能取得最佳的疗效,并能减少药物的不良反应。

在循环衰竭的重症患者血流动力学监测中,对于心排血量不足导致循环功能障碍,应鉴别其病因,是心脏泵功能本身的衰竭?还是其他原因导致的心功能不全,如前负荷、后负荷、流出道等?根据病因进行针对性的治疗,而不是盲目地使用正性肌力药物。在循环评估过程,宏观循环参数的正常化并不是复苏的终点,应强调以组织灌注以及器官功能为导向的循环功能评估。调整前负荷、调整后负荷、调整心功能的目标是为了纠正组织缺血缺氧,恢复组织灌注。

二、微观循环

微观循环评估主要指评价微循环功能形态,以及组织氧代谢的功能。纠正组织缺血缺氧是休克复苏的核心,在经过治疗干预后的心率、血压、心排血量等宏观循环指标的可达正常,但仍可存在组织灌注不足;同样在休克早期,在心率、血压仍正常时,也出现了组织灌注不足,也就是我们常说的隐匿性休克。因此,监测和评估组织氧代谢灌注指标(血乳酸、SvO_2 或 $ScvO_2$、胃黏膜 pH 测定或消化道黏膜 PCO_2 测定等)和微循环功能形态等微观循环的评估,不仅有利于早期发现循环功能衰竭,而且能够指导休克复苏,是休克复苏终点重要的参考指标。

一般临床上,组织灌注的评估经常通过评价外周灌注和器官功能来实现,如皮肤的湿冷、花斑、尿量减少、血尿素氮和肌酐的升高、神志异常(淡漠或烦躁)、心肌缺血及血清转氨酶、乳酸脱氢酶、胆红素的升高和凝血酶原时间的延长等表现和异常,都提示患者处于循环不稳定状态,需要休克复苏治疗,但敏感性和特异性较低,容易受其他因素的影响,在定量、实时、动态地反馈指导治疗方面存在一定局限性。

(一) SvO_2 和 $ScvO_2$

SvO_2 是指混合静脉血氧饱和度,通过右心漂浮导管抽取肺动脉血测量血气获得,反映全身组织器官摄取氧的状态。$ScvO_2$ 指中心静脉血氧饱和度,通过抽取锁骨下静脉或颈内静脉血测量血气获得,反映的是上半身的氧代谢状态。$ScvO_2$ 在临床上更具可操作性,目前推荐作为 SvO_2 的替代指标。

在正常情况下,$ScvO_2$ 略低于 SvO_2,但在重症患者中常常是 $ScvO_2$ 略高。$ScvO_2$ 和 SvO_2 存在一定的相关性,它们所代表的趋势是相同的,临床上中心静脉氧饱和度($ScvO_2$)常作为混合静脉血氧饱和度(SvO_2)的替代。当全身氧输送降低或全身氧需求超过氧输送时,SvO_2 降低,提示机体无氧代谢增加。当组织器官氧利用障碍或微血管分流增加时,可导致 SvO_2 升高,尽管此时组织的氧需求量仍可能增加。在严重感染和感染性休克早期,全身组织的灌注已经发生改变,即使血压、心率、尿量和中心静脉压仍处于正常范围,此时可能已出现 SvO_2 降低,提示 SvO_2 能较早地发现病情的变化。一般情况下,SvO_2 的范围约 60%~80%。在低血流状态或贫血时 SvO_2 通常是下降的,但在分布性休克中则往往正常或者增高。

(二)血乳酸

乳酸是反映无氧代谢的指标之一。严重感染与感染性休克时组织缺氧使乳酸生成增加。在常规血流动力学监测指标改变之前,组织低灌注与缺氧已经存在,乳酸水平已经升高。乳酸是反应隐匿性休克的敏感指标。感染性休克病人如血乳酸 >4mmol/L,病死率达 80%,在创伤和急性心梗的患者中,高乳酸,乳酸清除速率慢,提示预后不良,因此乳酸可作为评价疾病严重程度及预后的指标之一。

此外,在解读乳酸作为反应细胞无氧代谢指标时,还应注意到,其他影响动脉乳酸的因素。乳酸的升高需要区分是否与组织灌注相关。在肝功能不全时,乳酸可能会显著升高。另外,在应激条件下,例如:剧烈运动、紧张等,交感神经兴奋,β- 受体激动,也可引起动脉乳酸升高,此时并非因为灌注不足所致。感染性休克时,中性粒细胞活化,炎症瀑布反应,氧化应激也会导致动脉乳酸的升高,而与灌注无关。据报道,在重症哮喘患者雾化吸入 β- 受体激动剂后,可能会引起血乳酸水平升高;另外应用斯沃抗感染治疗,也有可能导致乳酸的升高。因此,当我们面对乳酸升高时,也应结合其他反映组织灌注、氧代谢的指标进行综合的判断。有学者提出乳酸结合丙酮酸进行分析,能更好地鉴别乳酸的升高是否因为细胞无氧代谢所致。

(三)中心静脉动脉 CO_2 差($P_{v-a}CO_2$)

在早期研究发现混合静脉 – 动脉 CO_2 gap,在心排血量低的范围内,其和心排血量呈显著线性负相关,近来应用中心静脉 – 动脉 CO_2 gap 来替代混合静脉 – 动脉 CO_2 gap,更具有临床使用价值,其可作为心输量的粗略替代指标。正常范围小于 6~8mmHg。中心静脉 – 动脉 CO_2 gap 显著增加,应警惕可能出现了严重的低心排。理论上中心静脉 – 动脉 CO_2gap 主要反映机体清除 CO_2 的能力,和全身循环血流量相关、代谢率、酸碱程度等相关。在存在组织灌注不足时,如合并 $P_{v-a}CO_2$>6mmHg,则提示机体 CO_2 生成过多,机体清除能力下降,有必要提高心输量。

(四)消化道黏膜 pH 值

胃肠道血流低灌注导致黏膜细胞缺血缺氧,H^+ 释放增加与 CO_2 积聚,消化道黏膜 pH 值(pHi)是主要反映组织细胞氧合状况的指标,而 $PtCO_2$ 的监测较 pHi 更为直接、精确。休克病人组织灌注减少,CO_2 积蓄与清除障碍,消化道 CO_2 张力测定与胃黏膜 pH 值监测是临床评估消化道灌注的方法之一。

(五)舌下二氧化碳图法测定组织 PCO_2($PtCO_2$)

因其无创、应用简单且与胃张力计获得数据具有密切相关性而引起人们关注,也是反映局部氧代谢和评价重症病人预后的良好指标。

(六)正交偏振光显微成像(OPS)/ 旁流暗场成像(SDF)微循环评估

OPS 和 SDF 技术出现使得微循环的监测真正从试验室走到了临床,使得医生可以在床旁直接观察病人的舌下黏膜微循环情况以及对治疗的反应。近来 OPS 技术主要利用红细胞对偏正光入射绿光产生的消偏正光散射成像,可对皮下 0.5mm 深度组织产生高清晰血管图像。2006 年荷兰 Elbers 和 Ince 根据舌下黏膜的毛细血管 OPS 成像特点,建立了微循环的分类系统,其将感染性休克的微循环障碍分为五类。①淤滞型:毛细血管处于淤滞状态,小静脉的血流正常或者血流缓慢。②无灌注 / 连续型微循环的某一区域毛细血管没有血流灌注,与其邻近的另一部分毛细血管则灌注较好。③淤滞 / 连续型微循环的某一区域毛细血管血流淤滞,与其邻近的另一部分毛细血管灌注正常。④淤滞 / 高动力型微循环的某一区域毛细血管灌注呈高动力状态,与其邻近的另一部分毛细血管血流淤滞,一些微小静脉也呈现高动力状态。⑤高动力型:微循环的各级血管均处于高动力的血流动力学状态。该分型对微循环监测的可起到半定量的评价作用,能够让临床医生直观地看到微循环的功能状态,可以结合细胞代谢的情况进行判断,并能反馈于治疗。

(刘大为)

第二节 休 克 总 论

休克是指存在氧输送不足和(或)细胞氧利用障碍的急性循环衰竭。组织低灌注是休克的血流动力学特征,组织细胞缺氧是休克的本质。因此,早期发现组织低灌注状态,准确判断病因,及时纠正组织细胞缺氧、保持正常的细胞功能是治疗休克的关键环节。

一、休克的病理生理特点

休克是机体以代谢及循环功能紊乱为主的一种综合征,是多种致病因素都有可能引发的一种病理生理演变过程。当可以引起休克的致病因素作用于机体后,机体就已经具备了发生休克的风险,或者说休克的病理生理过程已经开始。但临床上并不马上表现出血压下降或出现其他可反映休克的临床指标。休克的病理生理过程是一个进行性发展的过程。虽然曾经为了易于理解而将休克分为代偿期、失代偿期和不可逆期,但是,休克的发展过程实际上是渐进的、连续的、无法绝对分割的。

当损伤因素作用于机体并启动休克的过程后,体内会发生一系列的改变。循环系统的较早变化是由于心排血量的减少或外周阻力的下降而出现的血压下降。但在一般情况下,这种血压下降可能不出现或是非常短暂的,通常不易引起临床上的注意。这是由于这种早期改变的本身马上启动机体的代偿系统,引起机体出现多种的自身反应。这些反应中包括了大量的血管收缩因素。交感 - 肾上腺髓质系统强烈兴奋,使儿茶酚胺大量释放,引起小血管收缩或痉挛;肾素 - 血管紧张素 - 醛固酮系统的活动增强,导致血管收缩和水钠潴留;左心房容量感受器对下丘脑合成和释放加压素的反射性抑制作用减弱,神经垂体加压素的分泌释放增加,导致外周及内脏血管收缩;血小板产生的血栓素 A_2 生成也增多。这些因素的共同作用的结果导致了血管的收缩性反应。在微循环中,微动脉和毛细血管前括约肌比微静脉对儿茶酚胺更为敏感,所以,微动脉和毛细血管前括约肌的收缩比微静脉的收缩更为强烈,从而,微循环的改变主要是毛细血管前的阻力增加,微循环动脉血液的灌注更为减少,开放的真毛细血管数目急剧减少。同时,微循环中的动 - 静脉短路开放,导致组织缺氧更为严重。各个器官对血管收缩物质的反应有所不同,内脏血管和皮肤小血管可强烈收缩,但脑血管和冠状动脉的收缩并不明显,可基本保持原有血流量。从整体上讲,可维持血压的正常,维持组织灌注的正常,至少是要维持所谓"重要器官"的组织灌注在正常范围。这时的血流动力学改变,在临床上要仔细观察才可能发现。如血压可以很快恢复正常或略有下降,心率轻度增加,有早期周围血管收缩的表现。如果能开始针对休克进行治疗,多能收到良好的效果。

如果休克的过程继续发展,组织器官的灌注将不能维持,细胞的缺血缺氧则持续加重。组织中酸性代谢产物大量堆积。在微循环中,微动脉和毛细血管前括约肌对酸的耐受性较差,而逐渐对血液中儿茶酚胺收缩血管的反应性降低。而微静脉和小静脉对酸的耐受性较强,持续保持收缩状态。由此,毛线血管网处于流入多而流出少的状态,毛细血管大量开放,血管内容量明显增加,毛细血管网内出现大量的血液淤积。终于,毛细血管内压力升高,同时由于酸性代谢产物、毒素及细胞因子的作用血管的通透性增加,而使液体从血管中大量进入组织间隙,导致循环容量的进一步下降。这些改变导致器官功能的受损,可出现诸如意识障碍、尿量减少、心肌缺血等一系列表现。此时的临床表现可谓是休克典型的表现,出现血压下降、心率加快、呼吸急促、皮肤黏膜湿冷、苍白、发绀、周身皮肤花斑等。这时的临床处理应是紧急的循环功能支持,迅速恢复组织灌注和维持器官功能。如果治疗及时有效,患者有恢复的可能。

如果病情恶化,微循环功能没有得到改善,则休克进一步加重。淤滞在微循环中的血液浓缩,血液流动更加缓慢,血小板红细胞聚积,出现弥散性血管内凝血。血管内皮损伤,组织细胞的损伤进一步加重,释放出大量的细胞因子。器官组织不仅功能性损伤加剧,而且出现组织结构性改变。细胞膜功能改变,组织细胞发生变性坏死。临床上表现为多器官功能不全综合征(MODS),导致更为严重的代谢紊乱及血流动力学的异常。这种紊乱和异常又导致组织器官功能及结构的损害进一步加剧。由此形成休克的恶性循环,使休克走向不可逆。

针对在休克时所出现的这些循环、代谢及组织器官功能的改变的原因,多年来一直受到人们的重视并进行了多方面的研究。休克的始动因子(initiator)已经被临床学者所熟悉,如出血、创伤、感染、缺氧、内毒素等都可成分导致休克的病因。近年来对于休克介导因子(mediator)的探讨又有所突破,细胞因子、心肌抑制因子(MDS)、一氧化氮、氧自由基均是休克恶化的原因。另外,应激状态下环氧化酶对花生四烯酸的作用异常,血栓素与前列腺素系统的产生失衡。血栓素引起血小板和中性粒细胞的聚积,血管通透性增加,肺脏、冠状动脉、内脏的血管床收缩,支气管痉挛等,导致器官功能的进一步损伤,休克的进行性加重。其他,诸如血小板激活因子,补体系统的异常,细胞溶酶体的破坏等多种因素,都在休克的发生发展中起重要作用。

二、休克的分类

对休克进行分类主要是出于临床治疗的要求,反映了人们对休克发生发展的认识程度和对威胁患者生命的主要原因的理解程度。多年来临床上一直沿用以基础疾病或病因诊断对休克进行分类的方法。这种分类方法体现了当时对休克的认识和治疗是以诊断基础疾病和纠正休克病因为主。

休克的血流动力学变化可以表现为不同的特征。为了区分这些特征,可以把循环系统中主要影响血流动力学的因素分为五个部分:①阻力血管,包括动脉和小动脉;②毛细血管;③容量血管;④血容量;⑤心脏。几乎所有类型的休克都是通过对这五个部分的不同影响而导致的循环功能紊乱。可以由于动脉系统的阻力改变,血液的重新分布,毛细血管的开放充盈程度,动静脉分流的改变,静脉容量血管的扩张,血容量的变化和心功能的改变而决定了休克的不同特性。这些特征在很大程度上影响了治疗方法的实施。

基于血流动力学特征,休克可被分为,低容量性(hypovolemic)、心源性(cardiogenic)、分布性(distributive)和梗阻性(obstructive)休克四类。

(一)低容量性休克

低容量性休克的基本机制为循环容量丢失。循环容量的丢失包括外源性丢失和内源性丢失。外源性丢失是指循环容量丢失至体外,包括失血、烧伤或感染所致的血容量丢失,呕吐、腹泻、脱水、利尿等原因所致的水和电解质的丢失。内源性容量丢失是指循环容量丢失到循环系统之外,但仍然在体内,其原因主要为血管通透性增高,循环容量的血管外渗出或循环容量进入体腔内,可由过敏、虫或蛇毒素和一些内分泌功能紊乱引起。

低血容量性休克时的氧输送下降,其基本原因是循环容量不足,心脏前负荷不足,导致心排血量下降,组织灌注减少。肺循环灌注减少使肺脏气体交换发生障碍,氧合功能受损,导致氧输送的进一步下降。在低容量性休克的早期,机体可通过代偿性心率加快和体循环阻力增高维持心排血量和循环灌注压力。进行血流动力学监测时可发现,中心静脉压下降,肺动脉嵌顿压下降,每搏输出量减少,心率加快和体循环阻力增高等参数的改变。如果容量丢失的原因可以及时被去除,容量得以及时补充,低容量性休克可以很快得到纠正。如果休克持续存在,组织缺氧不能缓解,休克的特点可能发生变化。近些年来对内皮细胞功能及细胞因子的研究已经初步揭示了由于机体的自身反应导致组织细胞进一步损伤的可能性。临床上也会因为机体自身反应程度的不同及并发症的不同而表现出不同的血流动力学特点。

(二)心源性休克

心源性休克的基本机制为泵功能衰竭,其原因主要为心肌梗死,心力衰竭和严重心律失常等。由于心脏泵功能衰竭而导致心排血量下降,引起的循环灌注不良,组织细胞缺血缺氧。所以,心排血量下降是氧输送减少的基本原因。血流动力学监测时可发现中心静脉压升高,肺动脉嵌顿压升高,心排血量下降,体循环阻力升高等参数的改变。

心排血量下降是心源性休克的基本原因,但是心脏的多种疾病都可能导致心排血量下降,所以,心源性休克时可能会出现不同的血流动力学表现,尤其应该注意的是某些血流动力学参数会表现出明显的局限性。不同心室的功能衰竭也会有不同的血流动力学改变和不同的治疗要求。当右心室功能衰竭时中心静脉压力升高,体循环淤血,右心室的前负荷增加,但由于右心室的输出量减少,而不能为左心室提供足够的前负荷,这时左心室与右心室的前负荷可能处于不同状态。所以,在监测时应注意血流动力学参数的系统性和不同参数的不同意义。

另外,因为心内梗阻性的原因,如心瓣膜的狭窄、心室流出道的梗阻等原因导致的心排血量下降,由于其本质上并不是泵功能的衰竭,治疗上也与泵功能衰竭有明显的不同,所以,这一类型的休克已经不再被认为是心源性休克,而应该属于梗阻性休克。

(三)分布性休克

分布性休克的基本机制为血管收缩舒张调节功能异常。这类休克中,一部分表现为体循环阻力正常或增高,主要由于容量血管扩张、循环血量相对不足所致。常见的原因为神经节阻断、脊髓休克等神经性损伤或麻醉药物过量等。另一部分是以体循环阻力降低为主要表现,导致血液重新分布,主要由感染性因素所致,也就是临床上称之为的感染性休克(septic shock)。

感染性休克的血流动力学特点为:体循环阻力下降、心排血量增高、肺循环阻力增加和心率的改变。感染性休克时的血压下降主要是继发于阻力血管的扩张。导致组织灌注不良的基本原因是血流分布异常。

(四)梗阻性休克

梗阻性休克的基本机制为血流的主要通道受阻。如腔静脉梗阻、心包缩窄或填塞、心瓣膜狭窄、肺动脉栓塞及主动脉夹层动脉瘤等。梗阻性休克的血流动力学特点根据梗阻部位的不同而不同,但大都是由于血流的通道受阻导致心排血量减少,氧输送下降,而引起循环灌注不良,组织缺血缺氧。近年来又有人根据梗阻的部位将梗阻性休克分为心内梗阻性和心外梗阻性休克。梗阻性休克往往会出现非常急剧的血流动力学改变,血流动力学参数变化的幅度较大。由此,血流动力学参数除了具有功能性监测意义之外,对明确梗阻的部位也有较强的诊断价值。对梗阻性休克的根本治疗是梗阻的解除。如暂时无法解除梗阻,则应在血流动力学监测下通过手术或非手术治疗减少梗阻两端的压力差。

从根据病因对休克进行分类到按照血流动力学改变特点对休克进行分类标志着对休克理解的深入和对休克治疗的进步。在积极控制病因的基础上,将休克治疗的重点转移到循环功能支持方面是这种分类的主要临床意义。

三、休克的诊断

休克是从组织灌注不良开始,诊断也应该针对组织灌注的改变进行。对休克的诊断与监测应该强调对生命体征稳定下组织缺氧的发现。多年来,临床上诊断休克多包括四个方面的内容:导致休克的病因、一定程度的血压下降、组织灌注不良及组织缺氧的表现、器官功能的改变。

休克的诊断标准包括:出现低血压,表现为收缩压低于 90mmHg 或较原基础值下降的幅度超过 40mmHg,至少 1 小时,或血压依赖输液或药物维持;有组织低灌注的表现:肾脏[少尿 <0.5ml/(kg·h)(超过 1 小时)],或神经系统(精神改变,典型的包括思维迟钝、定向障碍、意识错乱),或皮肤(皮肤湿冷、血管收缩、发绀,在低血流状态下最为显著)。

这样的诊断包括具体、量化的指标,有利于临床的日常工作。但随着时间的发展,其局限性更加明显地表现出来。从这种诊断标准来说,血压下降似乎已经成为临床上表达休克的同义语。虽然几乎每个临床医师都可以讲出休克的诊断不能完全依赖血压的改变,但由于血压在临床上非常容易测量以及缺少其他的评价组织灌注的参数,故临床仍然使用血压下降来诊断休克,但对组织灌注来讲,血压下降是非常不敏感的指标。血压决定于心排血量和外周循环阻力。当其中一个因素首先发生改变时,机体调动一切可以调节的因素保持血压的稳定,甚至不惜牺牲一部分器官或组织的灌注,如消化道。这种现象曾被称为机体的"代偿"。血压变化之前已经有众多因素发生了改变,而血压的改变是这些因素的共同结果。机体自身的所谓"代偿"作用使得血压的变化出现较晚。应当看到,这些"代偿机制"的出现仍然是机体受损的结果和进一步损伤的原因。所以,可以说休克时血压如发生改变,那么休克的过程不仅开始,而且已经走过了相当的路程。这些被牺牲的器官可以是之后发生MDOS的启动因素。有报道发现,仅有33%左右的重度失血患者出现血压下降。如果用静脉氧饱和度或血乳酸评价组织灌注,则有45%左右的患者在组织灌注减少时血压保持在正常范围。如果等待患者的临床表现满足休克的诊断标准,则已经失去了重要的治疗时机。目前ICU的监测和治疗手段已经可以在血压变化之前更早地发现这些因素,使对休克治疗开始的更早,更为及时。

当氧输送的概念提出后,休克被定义为氧输送的减少不足以满足组织代谢的需求,包括了氧的运输障碍和组织利用障碍。从循环功能不全到细胞功能障碍,休克表现为一个连续的过程。休克在临床上所表现出的是一个由启动因子触发,介导因子促进的循序渐进的过程。虽然在强大的启动因子作用下,休克的发生发展过程可以异常迅猛,但休克的临床过程仍然表现出自始至终的连续性。如果将这个过程看做是一条线,那么,休克的诊断标准只是这条线上的一个点。这个点固然有自己定位价值、对比观察的价值等。但是,对于临床治疗来说,在这个点到来之前就确定这条线的存在,认识到可能向休克发展的变化趋势,则更具有实际意义。

诊断休克的重要性是确定休克的过程是否已经开始,同时还应该了解休克已经发展到这个过程的哪个阶段及休克的血流动力学改变属于什么类型。临床治疗首先应当强调"早"。不仅发现要早,干预也要早。其次,要注重干预的整体性和连续性。目前的一些临床和基础研究工作,已经发现一些生物学指标可能在较早的阶段提示组织灌注不良的存在。如:①混合静脉血氧饱和度(SvO_2)或上腔静脉血氧饱和度($ScvO_2$)在氧输送恒定的情况下可以反映组织对氧的摄取量。②血乳酸是临床上已经应用多年的指标,近年来越来越多的工作发现,如果动态监测血乳酸浓度的改变,计算血乳酸的清除率,与组织代谢的改变有明确的相关性,是反映休克早期的隐匿性指标之一,还可作为指导休克复苏的重要指标;同时我们还应注意非灌注相关的乳酸,乳酸的升高需要区分是否与组织灌注相关。在肝功能不全时,乳酸可能会显著升高。另外,在应激条件下,例如:剧烈运动、紧张等,交感神经兴奋,β-受体激动,也可引起动脉乳酸升高,此时并非因为灌注不足所致。感染性休克时,中性粒细胞活化,炎症瀑布反应,氧化应激也会导致动脉乳酸的升高,而与灌注无关。③黏膜pH值或二氧化碳分压可以直接反映组织本身的代谢情况。尤其是选择微循环易损的区域(如消化道黏膜等)进行监测对临床治疗的目标有更强的指导意义。这些部位通常被认为在休克发生时较早受到损伤,而在休克被纠正后灌注较晚得到恢复。④其他指标(如动脉血pH值、碱剩余、OPS等)与组织灌注改变的相关性和作为监测指标在方法学上的发展也正在受到越来越多的重视。

可以看出,将组织灌注改变作为休克的诊断内容已经成为目前临床可行的方法。休克的诊断应包括:对诱发因素的判断、临床表现的观察、生物学指标的评价和血流动力学的监测。

四、休克的治疗

休克治疗的基本原则为,减少进一步的细胞损伤,维持最佳的组织灌注,纠正缺氧。要实现这个原则,提高氧输送是首先要完成的基本措施。虽然休克的治疗方法可分为病因性治疗和支持性治疗两个方面,但病因治疗和循环功能支持在休克的治疗过程中是密切相关,相互影响,不可截然分开。

(一)早期紧急判断

当患者出现组织灌注不良的表现,无论血压是否正常,首先应该依次回答三个方面的问题。

1. 心排血量是否满足组织灌注　心排血量是维持循环功能和组织灌注的基本因素,也是影响血压的更早期指标。可通过临床表现和病史对心排血量做出初步评估。如果有容量明显丢失的病史(如失血、肠梗阻等)、脉压减小、心率加快、颈静脉无怒张、肢体湿冷,则提示心排血量减少因为可能循环容量不足,需要进行容量复苏。容量补充的速度要快,但总量应当控制,因为此时心脏泵功能的改变可能是起始原因或作为潜在因素隐藏其中。尤其是当心脏检查有异常发现、双肺可闻湿啰音,结合心脏病史,强烈提示心脏本身问题,则需要对容量状态做进一步的评估。

2. 容量是否足够　无论心脏功能如何,对容量负荷的判断都是至关重要的。甚至在心脏功能不全是也应当回答这个问题。因为当心室收缩功能不全时,舒张末容量的增加是首先的调节机制。临床上可以观察到一系列与容量负荷相关的症状或体征,包括肺底湿啰音、胸部 X 线改变、颈静脉怒张、组织水肿、心电图改变等。如果心源性休克诊断成立,仍然应该对容量负荷进行调整。对回答第一个问题时已经开始容量补充的患者,此时的容量评价可以再次调整补液的速度,避免容量的过量补充。如果判断容量负荷已经足够,则应针对心脏泵功能衰竭选用正性肌力药物,或针对周围血管扩张应用血管活性药物。

3. 治疗的程度是否合适　无论对前两个问题是否有明确的回答,是否有足够的证据支持已经采取的治疗措施,此时都应该回答这个问题。严重感染和感染性休克时心脏同样是受害器官,通常会合并心脏功能改变;低容量性休克时的心肌灌注不足可导致心肌梗死的发生;心源性休克可以合并循环容量不足或严重感染。这些情况是临床上常见的问题。患者可出现肢体水肿,甚至出现肺水肿,并不一定循环容量过多。体液在机体不同腔隙中的异常分布,严重影响对循环功能的临床判断。此时可根据需要,选用有创的导管或心脏超声检查等方式,获得更多的血流动力学参数,指导更进一步的治疗。

(二) 早期复苏

休克的早期复苏是通过提高氧输送,尽快恢复组织灌注,减少组织缺氧导致的器官功能损伤。在之前的紧急判断中,通过对三个问题的回答,已经获得初步参数和对治疗的反应。在这个阶段,可以根据这些资料以及根据进一步的血流动力学监测指标,对治疗进行调整。

1. 气道管理与机械通气　气道与呼吸功能是氧进入机体的门户,大多数休克的患者都有不同程度的呼吸困难或呼吸功能不全,或有这样或那样的原因需要建立人工气道。这时,应积极进行气管插管,建立人工气道,应用机械通气。这样不但可以保证气道通畅,维持肺脏的气体交换功能,而且,可以纠正呼吸做功的增加。休克时无论是呼吸系统、循环系统或是其他系统或器官的因素都可能导致呼吸的急促和呼吸肌肉做功的增加。严重时呼吸肌肉的所需要的氧可以占全身氧耗量的大部分。减少呼吸肌肉的氧耗量,而将这部分氧送至机体的其他部分,在休克组织缺氧时有着非常重要的意义。另外,建立人工气道为进一步的操作提供了必要的保证。如患者的转运、深静脉导管的安置等。因为在这些操作的过程中,气道的管理和呼吸功能的维持常受到不同程度的限制。

气管插管和机械通气都可能由于胸腔内压的升高而影响静脉回心血量,使心排血量下降。气管插管前应建立可靠的静脉通路,尽可能补足循环容量。谨慎选择插管时麻醉诱导所需药物的种类和计量。呼吸机可以低潮气量、低气道压力、高吸入氧浓度为初始设置,待适应后再作调整。

2. 循环容量的调整　当早期的紧急判断建立之后,容量复苏已经开始,这时,应该在尽可能短的时间内(如 1 小时内)将心脏的容量负荷恢复到最佳水平。适当的前负荷水平是维持心脏功能和静脉回流的基础。如果临床判断有困难,可以选用进一步的监测指标,如中心静脉压(CVP)等。这些反映心脏前负荷的指标应与其他血流动力学指标结合应用,如评价 CVP 与心排血量的相关性等。但这并不是说所有的患者都需要进行心排血量的监测,可以选择心排血量的替代指标。如对心率、血压和甲床的再充盈时间进行综合判断可提示心排血量的改变。最好不要单纯应用血压作为替代指标,由于血压的影响因素较多,容易对治疗产生误导。如果病情复杂,对循环状态的判断仍有困难,可以应用肺动脉漂浮导管、PiCCO 等方法,进行更为系统的血流动力学监测。

容量负荷试验是临床上经常选用的方法。可以在连续进行监测的基础上,在短时间内快速输入一定量的液体,观察心排血量或替代指标的改变,以发现继续进行扩容治疗的潜力。容量负荷试验的输液量和时间在不同患者有极大的区别。通常在怀疑心源性休克时,可采用生理盐水 250ml 在 15~20

分钟内静脉输入的方式,也可应用下肢被动抬高的方法增加回心血量。但在低容量性休克或感染性休克的早期进行容量补充,则需要更大剂量、更快的速度才可能观察到循环功能的改善。在容量负荷试验中观察可能导致的副作用也有重要的意义,如肺部啰音增多、CVP 明显升高、心率加快、肺部弥散功能下降等。

血红蛋白是保证氧输送的三个因素之一。在循环容量调整的同时,应注意血液中血红蛋白的含量。必要时应补充红细胞,保持血红蛋白比容不低于 30%。无论是胶体液和晶体液都可以用于休克的容量复苏。容量调整后如果循环功能趋于稳定,应尽可能在循环功能稳定的前提下保持容量负荷的最低状态,以最大可能的减少由于输液导致的副作用。如果循环功能仍然不稳定,应积极选用正性肌力药物或血管活性药物。

3. 正性肌力药物和血管活性药物　如果容量补充仍然不能将心排血量维持在足够水平,则提示心脏功能障碍,有指征应用正性肌力药物,如多巴酚丁胺等。应用正性肌力药物应注意药物增加心肌耗氧量的作用。单纯增加心肌的耗氧量对于在休克状态下,组织灌注不足的心脏是十分危险的。关键的问题在于对心肌氧的供需平衡的影响。正性肌力药物增加心脏做功,增加心肌的耗氧量。在心源性休克时,心肌的灌注不足主要由于心排血量的减少,正性肌力药物由于增加心排血量,在增加心肌耗氧的同时也增加了冠状动脉的血流量,改善了心肌的氧输送,使心肌的氧供需平衡向良好的方向改变。如果应用正性肌力药物后心排血量没有明显增加,而心率明显加快,则难以起到治疗效果。

血管收缩药物由于可以升高血压,可能在临床上被过度应用。在容量负荷不足的情况下应用血管收缩药物可导致外周血管进一步收缩,组织灌注更加减少。同时由于心脏后负荷的增加而使心排血量下降。仅有可能的有利因素是静脉系统的收缩可增加回心血流量,增加心脏前负荷。

组织的灌注主要依赖于血流量。心排血量是血流量的决定因素。任何影响心排血量的因素都可能减少组织灌注量。循环系统对压力的自身调节功能使血压在一个相当大的范围内波动并不影响组织灌注的血流量。只有当血压低于这个范围,组织灌注才表现为压力依赖性。如在严重感染性休克时,尽管在足够的液体复苏的条件下,心排血量明显增加,但血压下降,导致患者出现无尿,动脉乳酸水平逐渐升高。应用去甲肾上腺素可以明确升高血压,虽然使心排血量有一定程度的减少,提高灌注压也是改善组织灌注的可尝试方法。维持不同器官的灌注血流,可需要不同的灌注压,存在个体差异性。如果组织灌注的指标得以改善,并能够维持,包括:尿量正常、神志好转、血乳酸保持在正常水平,尽管血压的具体数字还没有达到某个指定的标准,也没有必要继续增加血管收缩压药物的剂量,以获得更高的压力。

4. 复苏的目标　休克早期复苏的目标应该是在最短的时间内改善组织灌注,纠正组织细胞缺氧,恢复器官的正常功能。提高氧输送是实现这些目标的基本方法。血流动力学监测指标为复苏的过程提供反馈性指导,保证具体方法在时间上和程度上的准确实施。应当注意的是,不要将诸如血压、心排血量、中心静脉压等血流动力学指标作为复苏的最终目标。这些指标作为复苏过程中的阶段性目标可以保证整个复苏过程以最合理及最快的方式进行,复苏的最终目标一定要尽可能地与组织灌注相关,如混合静脉或上腔静脉血氧饱和度、乳酸清除率、黏膜 pH 值或其他反映器官功能的指标。中心静脉压低,甚至容量负荷试验阳性提示此时输液仍然有提高心排血量、改善组织灌注的潜力,但不意味着患者一定要进行扩容治疗。

(三)病因治疗

休克的病因治疗是指对导致休克发生发展原因的去除。低容量性休克时纠正造成循环容量减少的原因,如进行彻底的止血等;心源性休克是对心脏本身基本的治疗,如治疗心肌梗死、纠正心律失常等;分布性休克时去除导致血管收缩舒张功能异常的原因,如彻底控制感染、稳定机体自身炎症反应、去除过敏原因等;梗阻性休克时疏通循环血流通路,如狭窄瓣膜的扩张、心脏压塞的引流等,这些治疗都属于对休克病因治疗的范围。休克的病因治疗往往需要一定的时间过程(如控制感染)或在另一方面对机体造成新的损伤(如手术打击),使得患者没有机会等待病因治疗的完成或无法耐受病因治疗的实施。这种矛盾已经成为导致休克的死亡率难以进一步下降的主要原因。所以,在治疗休克时,病因治疗一定要与支持性治疗有机的结合才有可能提高休克的治愈率。

休克的支持性治疗近些年有了很大的发展。由于氧输送的理论的形成及对组织缺氧的进一步理解,血流动力学监测可以应用于临床,使得支持性治疗在休克的治疗中占有越来越重要的地位,甚至引起了对休克治疗重点的转移。休克的支持性治疗已经成为当今影响休克治愈率的关键所在。

(四) 延续性支持治疗

紧接在早期复苏达到目标之后,在医疗措施的干预下,机体组织灌注一般得以改善,循环稳定后就进入到延续性支持治疗。延续支持治疗的主要组成部分包括:继续维持组织灌注、纠正机体内环境的紊乱、纠正早期休克复苏治疗所致的再损伤。

维持组织灌注可在保证组织灌注的前提下,可逐渐降低支持的力度,减少血管活性药物剂量,进入降阶梯治疗的阶段。

纠正机体内环境紊乱是延续性支持治疗的重要内容。机体内环境在休克的过程中受到破坏,虽然经过早期的复苏,组织灌注可基本维持,但并不是内环境紊乱被纠正。这时,导致休克的原因可能还没有被完全去除,休克导致的组织细胞损害仍然存在,治疗措施对机体的影响尚未结束。此时应积极地对导致休克的原因及其产生的后果进行治疗,以减少对机体的进一步损害。

我们还应该看到,医疗干预措施通常带有明显的非生理性。早期复苏的必要措施所导致的一些后果,需要在后期的治疗中进行一定的调整,纠正早期休克复苏治疗所致的再损伤是延续治疗的重要部分,是休克后期治疗方向的转折。早期的容量复苏使大量的液体进入体内。这些液体在早期复苏阶段是非常必要的或者说是生命攸关的,随着血管收缩舒张功能的恢复及毛细血管通透性的改善,这些已经输入体内的液体可能导致循环系统的容量负荷增高,加重肺水肿及其他器官组织水肿的形成。所以,采用脱水、利尿的方法,积极地降低循环的容量负荷可能成为此时的重要治疗措施。应根据患者的具体情况,在血流动力学监测指标的反馈指导下,对循环功能状态进行积极的调整。

(刘大为)

第三节 低血容量休克

一、概念

低血容量休克是指各种原因引起的循环容量丢失而导致的休克。常见的失血原因有手术和创伤,一些内科疾病如门脉高压导致的食管胃底静脉曲张出血,消化道肿瘤导致的慢性失血也是低血容量休克的重要原因。体液丢失可以是显性丢失,如大量呕吐、腹泻等,也可以是不显性体液丢失,如体表不显性蒸发、创伤等导致的局部水肿等。

二、病因和发病机制

低血容量休克的原因包括循环容量的显性丢失和不显性丢失。显性丢失比较容易被发现,如创伤、手术导致的失血,消化道溃疡出血、食管静脉曲张破裂出血等。显性容量丢失还包括大量呕吐、腹泻、脱水等。

非显性容量丢失主要是血管通透性升高,血管内有效容量外渗至组织间隙或第三间隙。临床上容易忽视,应高度注意。

另外,长时间的不显性体表丢失而不能得到充分补充,如在沙漠中、厌食状态下等,虽然短时间丢失量不大,但由于不能得到补充,累计丢失也可导致低血容量休克。

三、病理生理机制

（一）在出现有效血容量下降的同时，机体的代偿机制即开始启动

通过一系列病理生理反应保障来补充丢失的有效血容量：交感神经-肾上腺轴兴奋，释放儿茶酚胺类激素选择性收缩皮肌肉和内脏血管。毛细血管前括约肌收缩导致毛细血管内静水压降低，从而促进组织间液回流。静脉系统收缩，促使更多血液进行有效循环。

儿茶酚胺类激素使心肌收缩力增加，心率增快，代偿心脏前负荷下降对心排血量的影响。

低血容量兴奋肾素-血管紧张素-醛固酮系统使醛固酮分泌增加，垂体后叶素分泌抗利尿激素导致肾小管对钠和水的重吸收增加，维持有效循环容量。

组织提高摄氧率，表现为混合静脉血氧饱和度或中心静脉氧饱和度下降。

（二）组织氧输送与氧耗的关系

低血容量性休克时，由于有效循环容量下降，导致心排血量下降，从而氧输送下降。由于氧输送总量由心排血量和血红蛋白共同决定，所以氧输送的下降取决于两者的综合结果。当氧输送维持在一定阈值以上时，组织通过提高氧摄取率来满足组织氧代谢需要。当低血容量状态进一步加重，低于此阈值时，组织的代偿能力达到极限，组织开始出现缺氧，无氧酵解增加。此时机体将出现一系列失代偿表现，包括乳酸升高，代谢性酸中毒等。

虽然代偿机制在一定时间内可以使循环状态相对稳定，早期可维持血压不下降，但代偿机制是以牺牲部分器官灌注为代价的，同时增加了心脏的负担。如果长时间持续将导致器官功能损害，并导致一系列瀑布样反应，最终导致多器官功能不全。

持续缺血可以导致相应器官的功能性和病理性改变。如肾脏缺血可以导致急性肾损伤，胃肠道黏膜缺血可导致胃肠道屏障功能受损，进而出现肠道菌群易位，毒素入血。

低血容量休克的最终结局取决于组织灌注不足的时间和程度。因此，提高其救治成功率的关键在于尽早去除休克病因的同时，尽快恢复有效的组织灌注，以改善组织细胞的氧供，重建氧的供需平衡和恢复正常的细胞功能。

四、临床表现及诊断标准

临床症状、体征及化验指标

（一）全身表现

精神症状改变、心率增快、呼吸加快、皮肤湿冷、苍白，早期血压可不下降或轻度升高，后期表现为血压下降。

血流动力学征象：早期可为低排高阻，后期则呈现低排低阻。作为代偿，可出现心率增快。

组织灌注改变：表现为组织灌注不良，如尿量减少，四肢湿冷。

化验检查：代偿期可完全正常或表现为中心静脉血气中氧饱和度下降。在失代偿期可表现为代谢性酸中毒表现，血 pH 值下降，BE 下降、乳酸升高。如果以失血为主，可表现为血色素进行性下降，如果以失液为主，血色素可不下降甚至因为受浓缩的影响而升高。

（二）临床诊断标准

传统的诊断主要依据为病史、症状、体征，包括精神状态改变、皮肤湿冷、收缩压下降（<90mmHg 或较基础血压下降 >40mmHg，1mmHg=0.133kPa）或脉压减少（<20mmHg）、尿量 <30ml/h、心率 >100 次/分。但上述表现并非特异性很强。临床其他情况也可以导致类似症状出现，在临床工作中需注意鉴别诊断。

早期诊断对于改善预后至关重要。并不是所有指标都达到诊断标准才能明确诊断并进行治疗。在出现相应改变趋势时就应该高度注意，及时进行相应的治疗干预。

五、监测

(一)一般临床监测

迄今为止,休克的监测及复苏评估指标——血压、脉率、脉压和尿量仍是判断休克和指导复苏的常用指标。一般临床监测指标还包括皮温和色泽、心率、血压、尿量和精神状态等。

心率加快通常是休克的早期诊断指标之一,其出现常先于血压下降。但心率增快程度不能反映血容量丢失多少和休克严重程度。休克初期由于代偿性血管收缩,血压可能保持或接近正常。尿量是反映肾脏灌注的较好指标,但只能间接反映循环状态。综上所述,对于低血容量休克的早期诊断,上述指标既缺乏特异性,又缺乏敏感性。

(二)血流动力学监测

1. 有创动脉压 一般来讲,有创动脉血压较无创动脉血压高 5~20mmHg。低血容量休克时,无创血压误差增加,有创血压监测可以准确、连续监测血压。所以在低血容量休克时,建议进行有创血压监测。

2. 中心静脉压和肺动脉嵌顿压 中心静脉压(CVP)是胸腔内大静脉压力,反映右心前负荷及右心功能。可用于监测容量状态和指导补液。影响 CVP 的因素很多,如气胸、胸腔积液及正压通气等均可使 CVP 升高。

3. 心排血量和每搏输出量 低血容量休克时,心排血量(CO)和每搏输出量(SV)不同程度降低。连续监测 CO 和 SV 有助于动态判断容量复苏的临床效果和心功能状态。

(三)氧代谢监测

休克氧代谢障碍概念的提出是近年来对休克认识的重大进展。氧代谢监测的发展改变了休克的评估方式,同时使休克的治疗从以往狭义的调整血流动力学指标转向调控氧代谢状态。传统临床监测指标往往对组织灌注及氧合状态的改变反应不敏感。此外,治疗干预后的心率及血压等临床指标的变化也可在组织灌注和氧合未改善前趋于稳定。因此,应同时监测和评估一些全身灌注指标[氧供(DO_2)、氧耗(VO_2)、血乳酸、混合静脉血氧饱和度(SvO_2)或中心静脉血氧饱和度($ScvO_2$)等]以及局部组织灌注指标[如胃黏膜内 pH 值(pHi)和胃黏膜内 CO_2 分压($PgCO_2$)等]。

1. 脉搏氧饱和度(SpO_2) 主要反映氧合状态,可在一定程度上反映组织灌注状态。低血容量休克患者常存在低血压、四肢远端灌注不足、氧输送能力下降或使用血管活性药物的情况,误差较大。

2. DO_2 和 SVO_2 可作为评估低血容量休克早期复苏效果的良好指标,动态监测有较大意义。大量研究证实,SVO_2 是指导严重感染和感染性休克液体复苏的良好指标。并且感染性休克液体复苏的终点要维持 $SVO_2>70\%$。但 DO_2 和 SVO_2 对低血容量休克液体复苏的指导价值尚缺乏有力的循证证据。

3. 动脉血乳酸 动脉血乳酸浓度是反映组织缺氧高度敏感的指标之一,动脉血乳酸增高常先于其他休克征象。动脉血乳酸持续动态监测对早期诊断休克,判定组织缺氧情况,指导液体复苏及评估预后有重要意义。血乳酸正常值为 1~2mmol/L。以乳酸清除率正常化作为复苏终点比传统的血压、尿量、心脏指数及 DO_2 更有优势。有研究显示,血乳酸水平与低血容量休克患者的预后密切相关,持续高水平的血乳酸(>4mmol/L)预示患者预后不佳,血乳酸清除率比单纯血乳酸值能更好地反映患者预后。

4. pHi 和 $PgCO_2$ 能够反映肠道组织的血流灌注情况和病理损害,同时能够反映全身组织的氧合状态,对评价胃肠道黏膜内代谢情况,评估复苏效果有一定价值。

六、低血容量休克的治疗

积极纠正低血容量休克的病因是治疗的基本措施。对于出血部位明确、存在活动性失血的休克患者,应尽快手术或介入止血。对于出血部位不明确、存在活动性失血的患者,应迅速利用包括超声和 CT 在内的各种必要手段来查找病因。

在纠正病因的同时必须进行液体复苏,可以选择晶体溶液(如生理盐水和等张平衡盐溶液)和胶体溶液(如白蛋白)。目前,尚无足够证据表明晶体溶液与胶体溶液用于低血容量休克液体复苏的疗效和安全性有明显差异。由于 5% 葡萄糖溶液会很快分布到细胞内间隙,因此不推荐用于液体复苏治疗。

为保证组织氧供,血红蛋白降至 70g/L 时应考虑输血。对于有活动性出血的患者、老年人以及有心肌梗死风险者,血红蛋白保持在较高水平更为合理。大量失血时应注意补充凝血因子。

低血容量休克患者一般不常规使用血管活性药,研究证实,这些药物会进一步加重器官灌注不足和缺氧。临床上,通常仅对在足够的液体复苏后仍存在低血压或者尚未开始输液的严重低血压患者,才考虑应用血管活性药和正性肌力药。

近来提出的"未控制出血的失血性休克"是低血容量休克的一种特殊状态和类型。对出血未控制的失血性休克患者,应早期采用控制性复苏,收缩压维持在 80~90mmHg,以保证重要脏器的基本灌注,并尽快止血。出血控制后再进行积极容量复苏。但对于合并颅脑损伤的多发伤患者、老年患者及高血压患者应避免控制性复苏。

(刘大为)

第四节 分布性休克

分布性休克是指血管收缩舒张调节功能异常导致的休克。在分布性休克中,一部分由容量血管扩张、循环血量相对不足所致,而体循环阻力正常或增高,如神经源性休克、麻醉药物过量等;另一部分则由体循环阻力降低、血液重新分布所致,如感染性休克。

一、病因

导致分布性休克的原因很多,如:①严重感染,可导致感染性休克;②重症胰腺炎早期、严重烧伤早期及创伤等导致全身炎症反应综合征(SIRS);③脑干延髓损伤、颅内高压等,可引起中枢性休克;④脊髓休克、神经节阻断或麻醉药物过量,可引起脊髓和外周神经性休克;⑤药物过敏和蚊虫叮咬等,可引起过敏性休克;⑥肾上腺皮质功能不全或衰竭,可引起内分泌性休克。

二、临床分型

根据心脏前负荷的不同,分布性休克分为低前负荷型和正常前负荷型,表现为明显不同的血流动力学状态。低前负荷型主要是由于血管扩张、未及时容量复苏,导致心脏前负荷不足,表现为体循环阻力升高、心排血量正常或降低,即低排高阻(低动力型休克);正常前负荷型也存在强烈的血管扩张,但心脏前负荷正常,或经积极的液体复苏后心脏前负荷恢复正常,表现为体循环阻力明显降低、心排血量明显升高,即高排低阻(高动力型休克)。

当然,也有少数分布性休克患者,特别是感染性休克患者,经积极容量复苏,心脏前负荷恢复后,血流动力学未表现为正常前负荷型的高排低阻,而仍然表现为低排高阻。主要原因包括:①分布性休克伴有心肌梗死或严重心肌缺血,导致心脏功能严重抑制,前负荷恢复后仍然不能代偿性增加心排血量;②分布性休克如心室顺应性明显降低,则由于心脏舒张功能障碍,导致患者前负荷恢复后仍然不能代偿性增加心排血量,出现低排高阻。

虽然分布性休克首先表现为低前负荷状态,但与低血容量性休克具有明显不同的特征。低血容量性休克以血管内容量明显减少为特征,而分布性休克的循环容量减少是相对的,容量减少并不是丢失到循环系统之外,而是仍然保留在血管内,只是因为血管收缩与舒张调节功能的异常使容量分布在异常的部位。所以,单纯的补充容量往往可以纠正低血容量性休克,但常不能纠正分布性休克。血流分布异常是导致感染性休克低容量状态的根本原因,所以不应将感染性休克早期的低容量状态与低容量性休克混为一谈。

三、感染性休克

感染性休克是分布性休克的典型类型,也是 ICU 内最常见的死亡原因之一。

(一)发病机制

机体遭受各种感染时,细菌、真菌、病毒、寄生虫及毒素激活机体免疫系统,释放白细胞介素(IL)-1、肿瘤坏死因子(TNF)-α 等炎性介质,形成瀑布样连锁反应,导致全身炎症反应,引起组织细胞的全身性破坏,最终发生感染性休克。感染是感染性休克的始动因子,而感染性休克是机体炎症反应失控的结果。从本质上来看,感染性休克是全身炎症反应综合征导致自身损害的结果。

大量释放的炎性细胞因子通过激活机体免疫反应,引起广泛、强烈的血管舒张效应和毛细血管通透性增加,使有效循环容量明显减少,构成感染性休克体循环阻力明显降低和血流分布异常的基础。其具体机制包括:①一氧化氮(NO)暴发性释放:TNF 等炎性细胞因子刺激巨噬细胞、中性粒细胞、肝细胞等,激活诱导型一氧化氮合酶,导致一氧化氮暴发性释放,血管强烈扩张,严重时可出现对 α 受体激动剂无反应的"血管麻痹"状态;②血管内皮损伤和毛细血管通透性增加:TNF 等炎性细胞因子直接或间接损害血管内皮细胞,导致血管通透性明显增加,同时破坏骨骼肌细胞膜,使液体进入细胞外;同时,炎性细胞因子激活补体系统,引起毛细血管扩张和通透性明显增加;另外,微生物的各种抗原成分与凝血因子Ⅻ激活凝血、纤溶、激肽及缓激肽系统,导致强大的扩血管效应。总之,感染致病微生物和毒素。

(二)病理生理

感染性休克的血流动力学特点为:体循环阻力降低、心排血量增加、肺循环阻力增加和心率的改变。感染性休克时的血压下降主要是外周血管扩张、体循环阻力明显降低的结果,而导致组织灌注不良的根本原因是血流分布异常。

1. 体循环阻力降低　体循环阻力降低是感染性休克的主要血流动力学改变。NO 和 TNF、IL-1、前列腺素等炎性介质暴发性释放,导致血管扩张、毛细血管通透性增加是体循环阻力降低的病理生理基础。虽然血中儿茶酚胺水平增加,但 α 受体的兴奋性明显下降,血管的自身调节功能受损。

2. 心排血量增加　虽然感染和感染性休克引起心肌收缩力下降,但在早期、前负荷充足时,心排血量往往代偿性增加。在感染性休克早期,在感染性休克时,高热、容量血管扩张、毛细血管通透性增加等因素造成有效血容量减少,表现为体循环阻力下降、血压下降,但血儿茶酚胺水平和代谢状态增高,心排血量增加以代偿并维持血压。因此,感染早期,心排血量增加,血压基本能维持,临床上表现为脉搏洪大的高动力学状态,特别是在扩容后,心排血量可进一步增加。但当心排血量增加不足以代偿体循环阻力下降时,表现为明显低血压。

心排血量的正常或增高并不等于感染性休克时心脏功能不受到损害,特别是由于休克早期的心排血量代偿性增加,而掩盖了感染导致的心功能抑制。感染性休克时虽然冠状动脉的血流量并不减少,但心肌氧摄取能力下降,存在着氧供需的失衡状态,同时 TNF、IL-1、IL-2、IL-6、NO 等炎性介质影响心肌细胞的代谢和血管反应性,直接或间接地抑制心肌收缩力。此外,炎性介质和毒素可以影响心脏传导系统,加之 β 受体的数量减少及亲和力下降,可以导致心律失常,进一步影响心排血量。在休克后期,心脏抑制逐渐明显,心排血量可能降低至正常水平以下,导致顽固性低血压,进一步引起 MODS,最后可导致患者死亡。

在感染性休克早期、前负荷充足的情况下,仍然有少数患者因心脏顺应性降低,不能对外周血管扩张进行有效的代偿,结果心排血量明显降低。这类患者组织灌注和缺氧更为严重,病死率极高。

3. 肺循环阻力增加　感染性休克时常伴有肺动脉压力的增高,多表现为轻度至中度的肺动脉高压。其原因包括感染性休克时肺循环与体循环的血管反应性不同,以及感染引起肺损伤。肺循环阻力升高造成右心后负荷增加,影响右心室功能,可以存在中心静脉压(CVP)与肺动脉嵌顿压(PAOP)的不一致性。

4. 组织灌注障碍和组织缺氧 感染性休克时存在循环高流量状态,心排血量和氧输送明显增加,但仍会出现组织灌注障碍和组织缺氧。造成能量代谢障碍和氧利用障碍的原因包括:①血流分布异常:阻力血管舒缩调节功能的损害是造成血流分布异常的基础。因此,虽然心排血量增高,但一些器官仍然得不到足够的血流灌注,甚至在同一器官的内部也可以出现一部分区域组织的血流灌注过多、而另一部分灌注不足。②动 - 静脉短路开放、毛细血管分流增加:这是在感染时容易出现和造成心排血量增高、同时伴有组织灌注减少的重要原因。③线粒体功能不全:细菌毒素和炎性介质对细胞的影响是造成线粒体功能不全的主要原因,以致在正常灌注或高灌注条件下的细胞缺氧。因此,感染性休克时的高氧输送尚不能满足组织代谢的需要。由于组织血流减少,导致有氧代谢障碍,血乳酸及丙酮酸增加,而丙酮酸和乳酸的比例失调是无氧代谢的结果,高心排血量和高氧输送伴器官组织的低灌注和组织缺氧成为感染性休克的特征。

(三)诊断

1. 临床诊断 2016 年美国重症医学会联合欧洲重症医学会发布了脓毒症 3.0 的定义和诊断标准。脓毒症(sepsis)是指机体对感染的失调反应导致的危及生命的器官功能不全。感染性休克是指严重感染的一个亚型,存在循环和细胞代谢异常,死亡率显著增加。

在临床上诊断感染性休克需要符合以下标准:①明确 / 可疑的感染灶;② SOFA 评分≥2 分;③经积极液体复苏(20~40ml/kg)仍需血管活性药物维持 MAP≥65mmHg;④伴有组织或器官的低灌注,乳酸≥2.0mmol/L。

明确导致感染性休克的感染灶及其致病菌,是确诊感染性休克病因的关键。结合病史、体检及实验室检查,常可明确感染部位。中枢神经系统感染、肺部感染、腹腔感染或泌尿系感染、皮肤或软组织感染、菌血症等均是感染性休克的常见原因。

感染性休克病死率很高,早期诊断极为重要。有明确感染灶的患者出现寒战、发热、白细胞总数及中性粒细胞增多等征象,应警惕休克的发生。但当临床表现不典型时,特别是对于年老体弱和免疫功能低下的患者,容易误诊或漏诊。此外,感染性休克患者存在心功能不全及容量不足时,同样表现为皮肤湿冷及脉搏细速,与心源性休克及低血容量性休克不易鉴别。

2. 血流动力学诊断 当患者的容量状态不明或血流动力学不稳定时,或需要了解患者对补液及血管活性药物治疗的反应时,需要放置肺动脉漂浮导管或中心静脉导管。血流动力学监测是指导休克复苏时的重要手段,也有利于了解患者对治疗的反应,确定进一步的治疗方案。

感染性休克的血流动力学特点是体循环阻力下降、心排血量正常或增高、肺循环阻力增加。经过积极液体复苏后,心排血量正常或高于正常,而动脉血压仍低,体循环阻力明显降低。感染性休克的血压下降是继发于阻力血管的扩张。导致组织灌注不良的原因是血流分布异常。心排血量正常或升高与组织低灌注并存是感染性休克的特征。

(1)体循环阻力下降:病理性动脉系统扩张是感染性休克的主要血流动力学特点。阻力血管的扩张导致体循环阻力的下降,是感染性休克时发生血压下降的主要原因。

(2)心排血量正常或增高:感染性休克早期常常存在低血容量状态,血流动力学表现为低排高阻,与心源性休克相似。但在前负荷正常时或积极液体复苏后,心排血量往往增高,这主要与外周血管阻力降低和心室扩张、顺应性增加有关。对于逐渐恢复的感染性休克患者,心室容积逐渐缩小,顺应性恢复,心排血量也逐步恢复正常。

(3)肺动脉压力升高:可能与肺循环和体循环的血管反应性不同,也可能与感染引起的肺损伤有关。

但需要注意,并非所有感染性休克患者均表现典型的血流动力学特点,如合并心功能衰竭的感染性休克患者,体循环阻力可能不低,心排血量并不升高,甚至降低。进行血流动力学监测时,还需要鉴别感染性休克与非感染因素引起的低体循环阻力,如严重肝病、食物及药物过敏、扩血管药物过量、原发性及继发性肾上腺功能不全和动静脉瘘等。

3. 实验室检查和监测　实验室检查有助于诊断感染性休克,了解病情严重程度和并发症情况。监测项目包括血气分析、全血细胞计数、出凝血时间及血电解质、血糖、肝酶、血清胆红素和血肌酐等。动脉血乳酸浓度是反映休克程度和组织灌注障碍的重要指标,对于动脉血乳酸浓度升高的患者,应2~4小时监测一次,直到恢复正常。动脉血气分析应早期进行,以保证合适氧合,明确是否有呼衰或代酸。实验室指标的监测频率决定于患者病情,多数患者至少1天检测两次全血及电解质,病情稳定后可减少频率。

白细胞计数增加伴核左移或白细胞计数减少的患者伴杆状核内细胞明显增加,均提示患者存在严重感染。即使临床上无过度通气的表现,血气分析可提示呼吸性碱中毒,有时伴有轻度的低氧血症,而且常伴有乳酸浓度升高的代谢性酸中毒改变。

感染性休克患者必须进行血及尿的细菌培养,若无法完全排除肺部感染,则还须行呼吸道分泌物的革兰染色和培养。可疑部位的细菌培养包括胸腔积液、腹水、脓肿或窦道的引流液、关节腔积液等细菌性检查有助于感染的病原学诊断,对有颈项强直、头痛及意识障碍的患者应进行腰穿及脑积液培养。感染部位的革兰染色是选择抗生素的唯一、快速的根据,也是诊断病原菌的依据。经验性的抗生素治疗的同时,应及时送检有关感染部位的标本,等待培养结果。

对于感染性休克患者,需要进行心电图和胸片检查,并且保留尿管监测每小时尿量。动脉血压监测应每5~15分钟一次,血压不稳定者应留置动脉导管,连续监测动脉血压。

(四) 治疗

感染性休克的治疗包括去除感染灶、积极抗感染和器官功能支持治疗。早期目标性血流动力学支持治疗是严重感染及感染性休克治疗的关键内容。

1. 早期液体复苏　一旦临床诊断严重感染或感染性休克,应尽快使用天然/人工胶体或晶体液进行积极的液体复苏,6小时内达到复苏目标:①中心静脉压(CVP)8~12mmHg,机械通气患者需要达到12mmHg;②平均动脉压≥65mmHg;③尿量>0.5ml/(kg·h);④中心静脉血氧饱和度(ScvO₂)或混合静脉血氧饱和度(SvO₂)≥70%。若液体复苏后CVP达到8~12mmHg,而ScvO₂或SvO₂仍未达到70%,需输注浓缩红细胞使血细胞比容达到30%以上,或输注多巴酚丁胺以争取达到复苏目标。

2. 及时合适的抗生素治疗　有效循环血量减少是严重感染和感染性休克突出的病理生理改变,尽管恢复有效循环血量是治疗的关键,液体复苏的初期目标是保证足够的组织灌注。一旦明确诊断严重感染和感染性休克,应立即留取病原学标本,在1小时内开始广谱的抗生素治疗。在应用抗生素之前留取合适的标本,但不能为留取标本而延误抗生素的使用。经验性使用抗生素是否合适、是否有效覆盖可能的病原菌,是影响预后的关键因素。早期经验性抗生素的选择不仅要考虑患者的病史、基础疾病状态、临床症状体征和可能的感染部位,而且要充分考虑患者所在社区、医院或病房的微生物和药敏的流行病学情况,尽可能选择广谱的强有效的抗菌药物,覆盖可能的致病菌。在48~72小时后,根据微生物培养结果和临床的疗效,选择目标性强的窄谱抗生素,以减少耐药菌的发生。

3. 评估并去除感染源　虽然积极的抗生素治疗及其他支持治疗可能使部分患者的病情稳定,但积极而有效的外科处理是抗感染的关键措施。控制手段包括引流脓肿或局部感染灶、感染后坏死组织清创、摘除可引起感染的医疗器具、或对仍存在微生物感染的源头控制。

4. 血清乳酸水平测定　严重感染和感染性休克的本质是组织缺氧,尽早纠正组织缺氧是改善预后的关键。严重感染和感染性休克的早期已经发生了组织器官的缺氧、乳酸生成增加,但重要脏器功能和基本生命体征尚处在正常范围内。因此,在常规血流动力学监测指标改变之前,组织低灌注与缺氧已经存在,乳酸水平已经升高。动态监测血乳酸水平和乳酸清除率,有助于筛选出早期患者,有利于严重感染和感染性休克的及早治疗。

5. 血管活性药物的使用 常用的药物包括去甲肾上腺素、多巴胺、血管加压素和多巴酚丁胺。

近期的一项随机对照双盲的临床研究显示作为一线血管活性药物，多巴胺并不比去甲肾上腺素更有优势，此外对心源性休克患者应用多巴胺还易诱发心律失常，且与更高的 28 天病死率相关。在感染性休克中，使用多巴胺也较去甲肾上腺素的患者死亡率更高。因此目前对于感染休克首选推荐使用去甲肾上腺素。去甲肾上腺素的常用剂量为 0.03~2μg/（kg·min），超过 1.0μg/（kg·min）时可由于对 β 受体的兴奋加强而增加心肌做功与氧耗。多巴胺在不同的剂量下表现出不同的受体效应，<5μg/（kg·min）时主要作用于多巴胺受体，具有轻度的血管扩张作用，可以发挥利尿作用，但并未显示出肾脏保护作用；5~10μg/（kg·min）时以 β_1 受体兴奋为主，可以增加心肌收缩力及心率，从而增加心肌的做功与氧耗；10~20μg/（kg·min）时则以 α_1 受体兴奋为主，出现显著的血管收缩。多巴酚丁胺的常用剂量为常用剂量为 2~20μg/（kg·min），它既可以增加氧输送，同时也增加氧耗，因此在感染性休克治疗中一般用于经过充分液体复苏后心脏功能仍未见改善的患者；对于合并低血压者，宜联合应用血管收缩药物。肾上腺素目前不推荐作为感染中毒性休克的一线治疗药物，仅在其他治疗手段无效时才可考虑尝试应用。

6. 糖皮质激素 因此，对于经足够液体复苏治疗仍需升压药来维持血压的感染性休克患者，推荐静脉使用糖皮质激素。一般选择氢化可的松，在 24 小时内静脉给予 200~300mg/d，分 3~4 次或持续给药，持续 7 天。

7. 积极控制血糖 感染性休克患者经常出现应激性高血糖，而血糖升高是影响患者预后的独立因素。因此，对于严重感染和感染性休克患者，应积极控制血糖，同时也应警惕低血糖的风险。

8. 机械通气患者采用保护性通气策略 气道平台压力反映肺泡内压，机械通气期间肺泡内压过高是产生呼吸机相关肺损伤的重要原因之一。机械通气患者限制气道平台压力不超过 30cmH_2O，以避免呼吸机相关肺损伤和肺外器官损伤，防止产生 MODS，最终降低患者病死率。

9. 其他治疗 主要包括控制体温、稳定内环境、器官功能支持、营养支持、预防应激性溃疡、预防深静脉血栓形成等。

四、过敏性休克

过敏性休克是另一种常见类型的分布性休克。引起过敏性休克的原因很多，包括蚊虫叮咬、药物、生物制品等。大多数过敏性休克属于 Ⅰ 型变态反应。各种变应原进入机体后，刺激淋巴细胞产生特异性 IgE 抗体并吸附于肥大细胞和嗜碱性粒细胞上，机体即对变应原处于致敏状态。当机体再次接触该变应原时，变应原的抗原决定簇迅速与相应抗体结合，使肥大细胞和嗜碱性粒细胞脱颗粒、释放组胺、缓激肽、血小板活化因子等大量炎性介质，导致全身毛细血管扩张、通透性增加、血浆外渗、有效循环血量下降，发生休克。过敏性休克的血流动力学特点与感染性休克相似，包括内脏水肿和血管扩张造成的低血容量、心肌抑制等。患者的心排血量和心室充盈压可以降低，并在液体复苏后恢复正常。

（一）诊断

诊断过敏性休克时，需要存在休克的临床表现和过敏史、过敏原接触史，同时常常伴有皮肤潮红、瘙痒、荨麻疹、喉头水肿、气管痉挛、肺水肿等以及神经、消化系统的症状和体征。

过敏性休克主要应与神经血管源性晕厥和低血糖性晕厥相鉴别。神经血管源性晕厥多见于年轻体弱的女性。发作多有明显的诱因。晕厥前有头晕、恶心、上腹不适、面色苍白、出冷汗、肢体发软、焦虑等前驱症状，常于直立位或坐位时发生，血压下降时心率减慢，可较快自然恢复，且无明显后遗症状。低血糖性晕厥常见于饥饿或糖尿病患者服用降糖药时，表现为冷汗、虚脱、面色苍白、四肢发凉，服糖水或静脉注射葡萄糖后可很快缓解。

（二）治疗

过敏性休克属于临床急诊，必须立即抢救。

1. 一般处理 立即脱离或停止进入可疑的过敏物质，在注射或昆虫叮咬部位以上的肢体进行结扎。患者取平卧位,松解领、裤等扣带,保持呼吸道通畅,吸氧,可喷雾使用 0.5% 沙丁胺醇 0.5ml 缓解支气管痉挛,必要时可气管插管。

2. 药物治疗　首选肾上腺素,立即给予 0.1% 肾上腺素 0.3~0.5ml,可以 15~20 分钟的间隔再注射2~3 次。多数患者经过注射 1~2 次肾上腺素,可在半小时内逐渐恢复。

若休克持续不见好转,应及早使用糖皮质激素,阻止迟发型超敏反应的发生。静脉滴注地塞米松10~20mg、琥珀酸氢化可的松 200~400mg 或甲泼尼龙 120~240mg。

应及时补充血容量,恢复有效循环。一般先静脉快速补液 500ml,然后酌情再给其他溶液,但应注意避免发生肺水肿。

对于顽固性低血压,可以酌情使用升压药物,常用间羟胺、去甲肾上腺素等。

3. 其他紧急处理　如心搏骤停者,立即行胸外按压;严重喉头水肿者,可行气管切开术;对无法缓解的气管痉挛,可行气管插管和辅助人工呼吸等。

4. 防治并发症　过敏性休克可并发肺水肿、脑水肿、心搏骤停或代谢性酸中毒等,应予积极防治。

（刘大为）

第五节　梗阻性休克

梗阻性休克(obstructive shock)的基本机制为血流的主要通道受阻,如腔静脉梗阻、心包缩窄或心脏压塞、心瓣膜狭窄、肺动脉栓塞及主动脉夹层动脉瘤等。梗阻性休克的血流动力学特点根据梗阻部位的不同而不同,但大都是由于血流的通道受阻导致心排血量减少,氧输送下降,而引起循环灌注不良,组织缺血缺氧。

一、病因

梗阻性休克的病因根据梗阻部位不同而分为心内梗阻性因素和心外梗阻性因素。心内梗阻性因素常见于瓣膜和结构异常、左心房黏液瘤或血栓、乳头肌功能不全或断裂和室间隔穿孔等;心外梗阻性因素包括主干内肺栓塞、心包缩窄或心脏压塞、静脉回流障碍、气胸、血胸、右心室后负荷明显增加和左心室后负荷明显增加等。在各种致病因素中,以肺栓塞、心脏压塞、张力性气胸最为常见。

二、病理生理

梗阻性休克的基本机制为血流的主要通道受阻,导致心排血量减少、氧输送下降而引起循环灌注不良、组织缺血缺氧。梗阻部位不同,影响心排血量的机制也不同。心包缩窄或心脏压塞直接阻碍右室充盈,张力性气胸和胸腔内肿瘤通过阻塞静脉回流而间接影响右室充盈。肺动脉栓塞、急性肺动脉高压、主动脉夹层动脉瘤等则通过增加后负荷而降低心排血量。

梗阻性休克往往会出现非常急剧的血流动力学改变,血流动力学参数变化的幅度较大。由此,血流动力学参数除了具有功能性监测意义之外,对明确梗阻的部位也有较强的诊断价值。梗阻性休克的主要血流动力学特点与其他低心排血量休克基本相似。心脏指数、每搏输出量和每搏做功指数通常降低,组织灌注减少造成 SvO_2 降低、动静脉氧含量差增加、血乳酸升高。梗阻的部位也决定了一些血流动力学表现。张力性气胸和纵隔肿瘤可以阻塞胸腔内大静脉,在出现颈静脉和外周静脉扩张的同时,具有与低血容量休克相似的血流动力学表现(心脏指数降低、外周血管阻力升高)。心脏压塞通常造成心室舒张压、肺动脉舒张压、中心静脉压和肺嵌顿压升高。缩窄性心包炎也可以造成心室舒张压升高,但一般升高 5mmHg 以内。大块肺栓塞可造成肺动脉压和右房压升高,但肺嵌顿压保持正常。继发于主动脉夹层的主动脉梗阻可以引起外周血压降低、肺嵌顿压升高。

三、临床表现

有梗阻性病因和相应的临床表现,符合休克的诊断标准即可诊断为梗阻性休克。在临床上,可根据患者的表现对其致病原因作出初步判断。如心包缩窄或心脏压塞者多由慢性疾病进行性恶化或胸壁穿透伤所致;张力性气胸者可有胸闷、呼吸困难,胸部叩诊可发现鼓音,听诊患侧呼吸音消失,纵隔向健侧移位,气管移位伴颈静脉怒张等;腔静脉梗阻可见水肿;肺动脉栓塞可有胸痛、咳嗽、呼吸急促、低氧血症等;心瓣膜狭窄可以在心脏瓣膜听诊区听到相应的杂音。

四、治疗

对梗阻性休克的根本治疗是梗阻的解除。因此,需要迅速判定病因,并针对病因采取积极的救治措施。如暂时无法解除梗阻,则应在血流动力学监测下通过手术或非手术治疗减少梗阻两端的压力差。在病因治疗的同时,特别强调休克治疗的时间性。梗阻性休克治疗强调争分夺秒地尽快恢复组织细胞的供氧。

五、导致梗阻性休克的常见病

(一)急性肺栓塞

肺栓塞是指各种栓塞物嵌塞在肺动脉及其分支,阻碍组织血液供应所引起的疾病。肺栓塞包括肺血栓栓塞、脂肪栓塞、羊水栓塞、空气栓塞等,其中以肺血栓栓塞最为常见。

1. 病因和发病机制　下肢深静脉血栓形成是肺栓塞的重要病因。深静脉血栓形成的发病机制包括三个因素:血管内皮损伤、血液高凝状态及静脉血流淤滞。易发生深静脉血栓形成的危险因素包括原发性和继发性两类,原发性危险因素由遗传变异引起,包括 V 因子突变、蛋白 C 缺乏、蛋白 S 缺乏和抗凝血酶缺乏等;继发性危险因素包括骨折、创伤、手术、长期卧床、恶性肿瘤、妊娠和分娩等。此外,还有脂肪栓塞、羊水栓塞、空气栓塞、寄生虫栓塞、肿瘤栓塞等。

2. 病理生理　肺栓塞的病理生理改变取决于栓子的性质、受累血管的大小和肺血管床阻塞的范围;栓子嵌塞肺血管后释放的 5- 羟色胺、组胺等介质引起的反应;患者的基础心肺功能状态。

栓子阻塞肺动脉及其分支达一定程度后,通过机械阻塞作用、低氧和神经体液因素引起肺动脉收缩、肺动脉高压、右室后负荷增加、右心功能不全,进而损害左室功能,导致心排血量下降、梗阻性休克。

栓塞部位肺血流减少、无效腔量增加,肺栓塞附近区域出现肺水肿和肺不张,影响弥散功能并降低通气血流比例,从而降低 PaO_2。栓塞部位肺泡表面活性物质分泌减少、毛细血管通透性增高、肺泡萎陷、肺顺应性下降等因素进一步加重低氧血症。患者可以出现反射性呼吸浅快,导致 $PaCO_2$ 正常或降低。

3. 临床表现　肺栓塞的临床症状多样且缺乏特异性。常见的症状包括:呼吸困难及气促,活动加剧;胸痛,多数为胸膜性疼痛,少数为心绞痛样发作;晕厥;烦躁不安、惊恐甚至濒死感;咯血;咳嗽;心悸等。无症状者可占 6.9%,而出现典型肺梗死三联症(呼吸困难、胸痛及咯血)的患者不足 30%。

肺栓塞常见的体征包括呼吸急促;心动过速;血压变化;发绀;发热;颈静脉充盈或搏动;肺部可闻及哮鸣音和(或)细湿啰音,偶可闻及血管杂音;胸腔积液的相应体征;肺动脉瓣区第二音亢进或分裂,P2>A2;三尖瓣区收缩期杂音。

在考虑肺栓塞时,要注意是否存在深静脉血栓,特别是下肢深静脉血栓形成。其主要表现为患肢肿胀、周径增粗、疼痛或压痛、浅静脉扩张、皮肤色素沉着、行走后患肢易疲劳或肿胀加重等。

4. 诊断　早期发现肺栓塞十分重要,可提高抢救成功率。存在肺栓塞的临床症状和体征时,结合心电图、X 线胸片、动脉血气分析、D- 二聚体检测等检查,可以初步疑诊或排除肺栓塞。对于疑诊患者,可进行核素肺通气/灌注扫描检查、螺旋CT/电子束CT或MRI、肺动脉造影等检查,以明确诊断。在诊断肺栓塞的同时,还要积极寻找其病因和危险因素,并采取相应的预防或治疗措施。

5. 治疗　肺栓塞的治疗分为对症治疗和特异性治疗。对症治疗包括严密监护、绝对卧床、保持大便通畅、适当镇静镇痛、改善低氧血症、纠正休克和心力衰竭等。特异性治疗包括溶栓、抗凝、手术和预防再栓塞等。

(1)溶栓治疗:溶栓治疗主要适用于大面积肺栓塞的患者,即出现休克和(或)低血压的患者。对于次大面积肺栓塞,即血压正常但超声心动图显示右室运动功能减退或临床上出现右心功能不全表现的患者,若无禁忌证也可以进行溶栓治疗。对于血压和右室运动均正常的患者,不推荐进行溶栓治疗。

溶栓治疗宜高度个体化,其最佳时间为肺栓塞后14天内,可选用尿激酶、链激酶或重组组织型纤溶酶原激活剂。

溶栓治疗的主要并发症为出血。用药前应充分评估出血的危险性,必要时应配血、做好输血准备。溶栓治疗的绝对禁忌证有活动性内出血、近期自发性颅内出血。但由于大面积肺栓塞对生命的威胁极大,上述绝对禁忌证亦应被视为相对禁忌证。溶栓治疗结束后,应每2~4小时测定1次凝血酶原时间或活化部分凝血激酶时间,当其水平低于正常值的2倍,即应重新开始规范的肝素治疗。

(2)抗凝治疗为肺栓塞的基本治疗方法,可以有效地防止血栓再形成和复发,同时机体自身纤溶机制溶解已形成的血栓。临床疑诊肺栓塞时,即可安排使用肝素或低分子肝素进行有效的抗凝治疗,但应测定基础凝血酶原时间、活化部分凝血激酶时间以及血常规,注意是否存在抗凝的禁忌证。目前临床上应用的抗凝药物主要有普通肝素、低分子肝素和华法林。

(3)手术治疗包括肺动脉血栓摘除术、经静脉导管碎解和抽吸血栓、放置静脉滤器等。

(4)预防再栓塞:主要包括机械预防措施,如加压弹力袜、间歇序贯充气泵和下腔静脉滤器等;药物预防措施,如小剂量肝素皮下注射、低分子肝素和华法林等。

(二)急性心脏压塞

急性心脏压塞是由于感染、出血、肿瘤等原因引起心包腔内液体积聚增多、压力骤然升高,显著阻碍心脏舒张期的血液充盈和心脏搏动、降低心肌顺应性,从而引起急性循环衰竭。

1. 病因　多种疾病可引起急性心脏压塞,如急性心肌梗死、心包炎、外伤、急性主动脉夹层等。

2. 病理生理　正常心包腔内有15~30ml淡黄色液体润滑心脏表面。由于心包的弹力有限,如积聚较多液体时,心包腔内压力升高并阻碍心室舒张、减少心脏的血液充盈、降低心肌顺应性,减少心排血量。为维持足够的心功能,出现代偿性心动过速,收缩压因心排血量减少而下降,而舒张压无明显变化、脉压变小。同时,心包腔内压力增加使静脉回心血量减少、静脉压升高。

3. 临床表现　患者表现为胸闷、烦躁不安、面色苍白、皮肤湿冷、呼吸困难甚至意识丧失,心包积液量极大时可有压迫气管及食管的症状,如干咳、声音嘶哑、吞咽困难等。查体可见呼吸急促、颈静脉怒张,心尖搏动减弱或消失,心音遥远,血压下降、脉压变小,中心静脉压增高,脉搏细弱,可有奇脉,严重时可发生梗阻性休克。

对于胸部外伤患者,当出现低血压休克时应考虑到心脏血管损伤合并心脏压塞的可能。这时,心脏压塞具有两面性:一方面,它能阻止血液流出心包,避免继续失血,使患者能有机会接受治疗;另一方面,它又使心腔受压,影响回心血量和心排血量,危及生命。

4. 诊断　患者存在急性心脏压塞的症状和体征,胸部X线检查透视下心脏搏动减弱,胸片显示心脏阴影正常或稍大。当心包腔积液增加到250ml以上时,心脏可出现水瓶样改变。

超声心动图检查是确定心包积液的简便、可靠方法,能够观察心包积液量的变化,还可同时了解心脏结构有无异常。病情稳定者可行磁共振检查,明确心包腔内积血情况。

心包穿刺既可以明确诊断,又可以立即缓解心脏压塞症状。若临床高度怀疑有心脏压塞,但心包穿刺又不能证实时,可行局限性心包探查术。

5. 治疗　急性心脏压塞诊断确立后,应尽快解除心脏受压状态,并根据原发病及病情轻重采取相应的急救措施。心脏压塞可同时合并大量失血,开放性胸部外伤患者可能开始表现为失血性休克,但后来形成纵隔血肿时转变为心脏压塞;同样,如果原本堵塞心壁和心包破口的血块脱落引起心脏突然再次大出血,就会由心脏压塞转变为失血性休克。

虽然心包穿刺抽液能够迅速缓解症状,但可能无法解除根本问题,例如对于心脏破裂的患者。这时,开胸探查、直接修复伤处是最有效的确切性治疗,既可解除心脏压塞、控制出血,又能及时处理原发伤。争取手术时间极为重要,不能因为心包穿刺而延误手术。术前准备力求简便,气管插管、建立静脉通路与剖胸手术同时进行,对无菌条件及手术器械不必苛求。术前听诊应注意是否有心脏杂音,术中要探查心脏表面是否有震颤以除外室间隔及心脏瓣膜损伤,以免术中漏治,术后出现心力衰竭。

(三) 张力性气胸

气胸为气体进入胸膜腔,造成积气状态,肺组织受压萎陷并从而产生一系列临床表现。根据胸膜破裂情况及胸腔压力变化将气胸分为闭合性气胸(单纯性气胸)、开放性气胸(交通性气胸)和张力性气胸。张力性气胸可以在短时间内造成肺脏大面积受压、纵隔移动,产生严重的循环障碍,引发梗阻性休克。

1. 病因　胸部创伤或医疗操作损伤脏层胸膜引起气胸,常为血气胸。呼吸机控制呼吸治疗过程中,参数调节不当也可导致创伤性气胸。在无外伤或人为因素的情况下,肺组织和脏层胸膜也可由于基础病变或缺陷而突然发生破裂,引起胸膜腔积气。诱发气胸的因素为剧烈运动、咳嗽、提重物或上臂高举、举重运动、用力排便等。

2. 病理生理　气胸对呼吸功能的影响取决胸部基础疾病和肺功能状态、气胸发生的速度以及胸膜腔内积气量及其压力。张力性气胸损伤肺部组织,形成单面活瓣,吸气时空气进入胸膜腔,而呼气时活瓣关闭、气体不能排出,造成胸腔内压力不断升高。肺组织不断被压缩并将纵隔推向健侧,又使健侧肺组织压缩,呼吸通气面积不断减少,形成萎陷肺的肺内分流、通气/血流比例降低,出现进行性低氧血症。同时,胸腔负压消失甚至呈产生正压压迫血管和心脏,回心血量减少、心排血量降低,可引起心率加快、血压降低,甚至发生梗阻性休克。张力性气胸还可引起纵隔移位或摆动,导致心律失常、休克,或突然窒息死亡。

3. 临床表现　张力性气胸的临床表现取决于气胸发生的速度、肺部受压程度及肺部原有病变的情况。气胸发生越慢,症状越轻微;肺受压体积越大,症状越重;肺部原有病变严重时,即使小量气胸也会出现严重表现,如慢性支气管炎、肺气肿的患者,即使肺压缩20%,就可能出现呼吸困难明显加重状况,甚至导致呼吸衰竭。

张力性气胸常见突发胸痛、呼吸困难和刺激性咳嗽。由于患侧肺组织完全萎陷,纵隔移位又把健侧肺压缩,通气量严重不足,患者出现颈、胸呼吸肌都参与的剧烈呼吸活动。由于极度呼吸困难,患者出现躁动不安、大汗、四肢厥冷、血压降低甚至梗阻性休克。患者气管、心脏向健侧移位,颈、胸部皮下气肿,胸廓呼吸运动明显减低,伤侧叩诊呈鼓音,呼吸音消失。硬币叩击征阳性,左侧气胸或纵隔气肿时,心前区可听到与心跳一致的吡啪音,Hamman 征阳性。

4. 诊断　通过极度呼吸困难、循环功能障碍等表现,以及适当的辅助检查,可迅速确诊张力性气胸。X线检查为诊断气胸最可靠的方法,还可了解肺萎陷的程度。胸片上患侧外带透光度增强,肺纹理消失。内侧见肺压缩影,两者间可见发线状阴影,即气胸线;有积液者可见液平面。张力性气胸可发现伤侧胸腔大量积气,肺压缩呈团状,气胸压缩线呈弧形或分叶状,纵隔明显向健侧移位。胸部 CT 可清楚显示胸膜腔积气的位置,尤其在纵隔面的胸膜腔可与纵隔气肿区别,并且能显示肺内炎症、空洞或肿瘤。必要时可行高分辨 CT(HRCT)。

当急性气胸肺萎陷 >20% 时,在气胸发生的最初几小时,由于萎陷肺不能进行气体交换,通气/血流比值下降,导致肺内右向左分流增加,血气分析可显示 PaO_2 降低,$PaCO_2$ 多正常或因呼吸快而降低,但随后由于萎陷肺血流的减少,分流不再存在,$PaCO_2$ 很快恢复正常。

紧急情况下可用 20ml 注射器于前胸 2~3 肋间穿刺,当穿刺针的针芯被空气顶出时,即可诊断为张力性气胸。

根据胸膜腔积气量及肺萎陷程度可分为小量、中量和大量。小量气胸指肺萎陷在 30% 以下,患者可无明显呼吸与循环功能紊乱;中量气胸肺萎陷在 30%~50%,大量气胸肺萎陷在 50% 以上,均可出现胸闷、气短等低氧血症的表现。

5. 治疗　张力性气胸的处理原则是迅速排出胸腔内积气。一旦确诊为张力性气胸,应马上紧急处理。可于患侧前胸壁锁骨中线第 2 或 3 肋间刺入一粗针头至胸膜腔,即刻排气减压。针头固定于胸壁并连接一消毒胶管,其远端接闭式引流。若张力性气胸系胸腔壁上较小的穿透性伤口引起,应立即予以封闭、包扎及固定。

若气胸仍未能消除,应在局麻下经锁骨中线第 2 或第 3 肋间隙插入口径 0.5~1.0cm 的胶管做闭式引流,然后行 X 线检查。若肺已充分复张,可于漏气停止后 24~48 小时拔除胸引管。若肺不能充分复张,应追查原因并进行相应处理,必要时手术治疗。

对于负压引流 1 周后肺仍无复张者,需进行持续负压排气法。将闭式引流管连接于负压排气装置,压力调节以插入水中的高度来调节,初为 5cmH$_2$O,以后用 8~12cmH$_2$O。治疗 1 周左右,无气体从引流瓶中溢出则可夹闭引流管,再观察 24 小时,如胸腔内仍无气体,可考虑拔管。

(刘大为)

第六节　重症患者心血管急症的诊断和处理

心血管急症是指原发性或继发于其他原因的、以心脏或大血管病变急性发作为主要临床特征的一类急症,此类疾患发病急、进展快、诊断或处理不及时常危及生命,特别是在继发于重症基础上由于患者病情复杂、临床表现容易重叠极易导致漏诊或误诊,促使病情急转直下,不但造成医生难于处理,甚至会加速患者的死亡。另外针对重症患者心血管急症的治疗,可能与基础疾患的治疗存在冲突,例如消化道出血、大手术合并急性心肌梗死,需要权衡抗凝和抗凝、抗血小板的利弊,治疗上是棘手和矛盾的。医护人员对重症患者心血管急症的诊断和处理的能力,不仅体现在发现和诊治心血管急症,还体现在抓住诊治过程中的主要矛盾,权衡利弊。

一、重症患者常见心律失常

急性心律失常是指各种原因所致的突发性心律失常或在原稳定性心律失常基础上的突发性加重,多由于心脏冲动的起源部位、频率、节律、传导速度及激动次序异常所导致。急性心律失常是重症急救中较常见的临床急症或重症之一,大部分急性心律失常对血流动力学可能会产生严重影响或潜在性影响,特别是与某些心脏病或重症同时伴发,可能会对患者生命构成威胁,因此,需要及时辨认及紧急处理。

(一)诱因或病因

重症患者常见心律失常绝大部分有明确的病因与诱因,由于心律失常类型的不同,病因与诱因也就各异,仔细分析心律失常的病因与诱因是临床处理的重要环节和前提。常见的病因与诱因如下:

1. 基础的各种器质性心脏病是引发重症患者心律失常的最常见原因,任何可以导致心肌缺血、缺氧、急性炎症反应以及损伤、坏死的因素均可能引发心肌细胞的电生理异常,并在临床上发生心律失常。需要注意是缺血性心脏病、心力衰竭和心源性休克等更易引发严重的心律失常,导致严重的血流动力学障碍,甚至猝死。

2. 非心源性疾患重症患者机体处于严重应激或衰竭状态,在没有基础心脏疾患的基础上,也容易导致心功能损伤以及心律失常。例如:急性坏死性胰腺炎、急性脑血管意外、妊娠高血压综合征、慢性阻塞性肺病、感染性休克等其他非心源性疾病也是 ICU 病房引发心律失常不可忽视的原因。

3. 电解质紊乱和酸碱平衡失调 电解质紊乱和酸碱平衡失调是各种重症患者常见诱因,如低钾血症、高钾血症、低镁血症、低钙血症等电解质紊乱和酸碱平衡失调均可引发心肌细胞自律性、兴奋性、传导性异常,从而导致心律失常。

4. 重症患者治疗药物繁多复杂,当其出现不明原因的心律失常还应注意对药物因素的排查。对于应用肾上腺素、去甲肾上腺素、间羟胺、多巴胺、阿托品等作用于心血管受体药物、洋地黄与非洋地黄类强心药以及某些快速脱水药物、具有致心律失常作用的患者要高度警惕药物的致心律失常作用。特别是抗心律失常药物的致心律失常作用,更是不可忽视的一种特殊因素。

5. 各种医源性刺激因素 在镇静镇痛处理不合适时,重症患者容易出现躁动、谵妄,容易诱发心律失常。此外,对实施气管插管、动静脉置管操作、有创血流动力学监测、主动脉球囊反搏、体外循环支持、使用临时起搏器等也是引起心律失常重要原因。

(二) 诊断

1. 心电图 床旁心电监测是 ICU 医生或护士发现、诊断重症或抢救患者心律失常的重要方法和处置依据。但常规心电图检查对临床诊断起着决定性的作用,是决定临床抢救、治疗用药的基本依据。

2. 动脉血气、中心静脉血气监测 血气监测可以快速明确酸碱平衡、电解质、氧代谢的情况,对判断心律失常的病因或诱因有重要的意义。

3. 心肌酶谱 协助病因诊断和评估心律失常对心脏的影响。

4. 床旁超声心动图 对明确部分心律失常的病因有一定意义。

(三) 心电图分析鉴别诊断

心电图是心律失常诊断与鉴别诊断的重要手段,无论是查体发现还是监护显示出现心律失常,为了正确的判定诊断一般应作全导心电图描记。对于心律失常波形较少或有异议不易鉴别时可做较长的心电图描记,然后再进行分析。

(四) 治疗原则

1. 对血流动力学有明显影响的急性心律失常的处理 处理原则:

(1) 对血流动力学有明显影响的急性心律失常无论何种类型都可能在短时间内致命,因此,快速的心电图判定是治疗的关键,同时,对急性致命性心律失常应给予果断迅速的处理。

(2) 尽快使用有效的抗心律失常药物;药物治疗无效可采取紧急直流电复律或人工心脏临时起搏术。

(3) 尽快查找病因并采取针对性治疗。

2. 对血流动力学有潜在影响的急性心律失常的处理 处理原则包括:

(1) 此类急性心律失常由于对血流动力学有潜在性影响,有时甚至可引起致命性心律失常的发生,因此在急救中应采取针对病因治疗。

(2) 对某些可控性好的突发性快速型心律失常可采用药物治疗措施,及时消除或控制心律失常向恶性类型发展。

二、急性冠状动脉综合征

重症患者中,冠脉事件的发生率是高的,患者往往缺少主诉或不能主诉,临床诊断存在一定困难,是临床的一大挑战。对于存在冠心病危险因素重症患者,应加强监测和评估。根据胸痛时的心电图表现,将急性冠脉综合征(ACS)分为 ST 段抬高型心肌梗死(STEMI)和非 ST 段抬高急性冠脉综合征(NSTE-ACS)。虽然两者的病理机制都包括冠脉粥样硬化斑块破裂、血栓形成,但 STEMI 时,冠脉常急性完全阻塞,因此需直接行冠脉介入治疗(PCI)或静脉溶栓,以早期、充分和持续开通犯罪血管,使心肌充分再灌注。而 NSTE-ACS 时,冠脉虽严重狭窄但存在不完全阻塞。患者常有一过性或短暂 ST 段压低或 T 波倒置、低平或"伪正常化",也可无心电图改变。

(一)病因与发病机制

ACS 的主要病理机制都包括冠脉粥样硬化斑块破裂、血栓形成。动脉粥样硬化是指动脉内膜的脂质、复合碳水化合物、血液成分的沉积,平滑肌细胞及胶原纤维增生,伴有坏死及钙化等不同程度的病变。ACS 时,主要为冠脉严重狭窄和(或)易损斑块破裂或糜烂所致的急性血栓形成,伴或不伴血管收缩、微血管栓塞,引起冠脉血流减低和心肌缺血。与稳定斑块相比,易损斑块纤维帽较薄、脂核大、富含炎症细胞和组织因子。斑块破裂的主要机制包括单核巨噬细胞或肥大细胞分泌的蛋白酶(例如胶原酶、凝胶酶、基质溶解酶等)消化纤维帽;斑块内 T 淋巴细胞通过 γ 干扰素抑制平滑肌细胞分泌间质胶原,使斑块变薄;动脉壁压力、斑块位臵和大小、血流对斑块表面的冲击;冠脉内压力升高、血管痉挛、心动过速时心室过度收缩和扩张所产生的剪切力以及斑块滋养血管破裂,诱发与正常管壁交界处的斑块破裂。

(二)发病诱因

急性冠状动脉综合征在发生前大多有引发的诱因,但部分患者也可能诱因不清,重症患者多处于应激状态,是发生 ACS 的高位人群,较常见的诱因见于:①循环波动,组织低灌注;②呼吸衰竭、低氧血症;③创伤或剧烈疼痛;④严重水电解质酸碱平衡;⑤严重感染;⑥手术创伤或麻醉打击。

(三)临床诊断

对临床怀疑 ACS 患者,应根据病史(症状)、体格检查、心电图(反复或连续监护 ST 段变化)和血清生物标志物测定,进行诊断和鉴别诊断。

1. 临床症状

(1)胸痛:急性冠状动脉综合征最常见的首发症状为胸痛,此种胸痛具有一定的特征性,常表现为胸骨后中上段、手掌大小范围、短时间的压榨性或窒息性疼痛。此种疼痛常可由于使用扩冠药物而缓解。

(2)胸闷、气短:阵发性的、范围叙述不详的胸闷,伴有明显气短症状可能是急性冠状动脉综合征仅次于胸痛的一种主诉。

(3)呼吸困难:阵发性或持续性呼吸困难也是急性冠状动脉综合征常有的主诉之一。

临床症状是诊断 ACS 的重要依据之一,但需要强调的是,由于 ICU 患者多处于镇静镇痛的状态,临床主诉可能不明显或不能言语,因此患者基础冠脉情况、危险因素的评估非常重要,对于高危患者应加强 ECG 和心肌酶的评估,需要提高警惕。

2. 常规辅助检查和监测项目主要包括

(1)心电图:为诊断的基础,应强调全导的心电图,可根据 ECG 的变化来确定 ACS 的类型和梗死的部位。

(2)胸部 X 线检查:可显示肺淤血的程度和肺水肿,如出现肺门血管影模糊、蝶形肺门,甚至弥漫性肺内大片阴影等,可以评价 ACS 导致肺水肿的情况,以及作为鉴别诊断。

(3)心肺超声:可以直观地评价心功能情况,评估急性心肌梗死的机械并发症以及室壁运动失调,可以和心电图相结合明确犯罪血管和所累的心肌区域。

(4)血气分析:是判断氧代谢和内环境的重要监测方法。在急性左心衰竭常伴低氧血症,肺淤血明显者可影响肺泡氧气交换。血气除了应监测动脉氧分压(PaO_2)、二氧化碳分压($PaCO_2$)和氧饱和度,以评价氧含量(氧合)和肺通气功能外,在判断组织灌注指标方面应结合动脉血乳酸水平、碱剩余、$ScvO_2$ 或 SvO_2、PCO_2 V-Agap 等进行滴定式治疗,用于作为血流动力学调整的反馈式指标和终点,在急性心功能衰竭的复苏中一般要求 $ScvO_2>60\%$,有别于感染性休克的复苏终点。

(5)B 型利钠肽(BNP)及其 N 末端 B 型利钠肽原(NT-proBNP):可作为继发于 ASC 心衰诊断和鉴别诊断:如 BNP<100ng/L 或 NT-proBNP<400ng/L,心衰可能性很小,其阴性预测值为 90%;如 BNP>400ng/L 或 NT-proBNP>1500ng/L,心衰可能性很大,其阳性预测值为 90%。急诊就医的明显气急患者,如 BNP/NT-proBNP 水平正常或偏低,几乎可以除外急性心衰的可能性。

(6)心肌坏死标志物:旨在评价是否存在心肌损伤或坏死及其严重程度,是明确 ACS 诊断的重要指标。①心肌肌钙蛋白 T 或 I(CTnT 或 CTnI):其检测心肌受损的特异性和敏感性均较高。急性心肌梗死时可升高 3~5 倍以上,不稳定心绞痛和急性心肌梗死时显著升高;慢性心衰可出现低水平升高;重症有症状心衰存在心肌细胞坏死、肌原纤维不断崩解,血清中 cTnI 水平可持续升高。②肌酸磷酸激酶同工酶(CK-MB):一般在发病后 3~8 小时升高,9~30 小时达高峰,48~72 小时恢复正常;其动态升高可列为急性心肌梗死的确诊指标之一,高峰出现时间与预后有关,出现早者预后较好。③肌红蛋白:其分子质量小,心肌损伤后即释出,故在急性心肌梗死后 0.5~2 小时便明显升高,5~12 小时达高峰,18~30 小时恢复,作为早期诊断的指标优于 CK-MB,但特异性较差。伴急性或慢性肾功能损伤者肌红蛋白可持续升高,此时血肌酐水平也会明显增高。

(7) 血流动力学监测:当存在循环不稳定时,出现心源性休克时,可考虑进行 S-G 导管或 PiCCO 血流动力学监测,能够进行精细的和滴定式治疗,结合前负荷的静态指标、容量反应性指标、液体反应性、寻找合适的血流动力学目标,包括心排血量、前负荷、后负荷。

(8) 冠脉造影:是诊断和治疗的重要手段。

(四) 鉴别诊断

在 ACS 的鉴别诊断时,应强调对包括胸痛特点、危险因素、家族史在内的病史询问,全面考虑心源性和非心源性胸痛。

1. 主动脉夹层 超声心动图、CT 或 MRI 检查均有助于鉴别。应注意,当主动脉夹层累及冠脉时可能伴发 ACS,并使病情恶化。

2. 急性肺动脉栓塞 表现为突发呼吸困难、胸痛、心动图改变、cTn 升高。血气分析、D-二聚体、超声心动图和肺动脉 CTA 是首选检查方法,肺动脉 MRI、肺灌注扫描也可作为选择性检查手段。

3. 各种病因所致的休克、MODS、心肌炎和(或)心包炎可出现类似 NSTE-ACS 的心绞痛症状、心肌损伤标物升高和心功能的抑制,这是由于全身情况多心脏的损害。

4. 应激性心肌病 多见于妇女,经历重大感情打击后,心功能严重抑制,可表现为心源性休克,超声典型的征象为"墨鱼篓"征,可出现 ECG 的改变,心肌酶谱指标的上升,但缺少冠脉的病变。

(五) 治疗

总的原则是减少氧耗,改善氧供,保护心功能,扩张冠脉,及时恢复再灌注,促进冠脉再通。

1. ST 段抬高性急性心肌梗死再灌注治疗 急性心肌梗死后,应尽早、尽快地恢复闭塞的冠状动脉血流,使梗死相关血管达到 TIMI3 级的完全再灌注,才有可能实现挽救大部分濒死缺血心肌,减少梗死范围,保存心功能和降低死亡率的治疗目的。目前,对于 ST 抬高性急性心肌梗死再灌注治疗包括直接 PCI、静脉溶栓、溶栓后补救性 PCI 和 CABG。

2. NST-ACS 以抗血小板、抗凝、扩冠、降脂、控制心率、血压等治疗为主。

3. ACS 正性肌力药物应用指征 此类药物适用于 ACS 所致低心排血量综合征。

(1) 在应用强心剂之前,应充分地评价心脏的前负荷、后负荷是否合适,应参照血流动力学的"ABC"理论。

(2) 强心药意味增加心脏前做功,应注意组织灌注和保护心脏的平衡。

(3) 强心药可能导致心律失常、血压下降等副作用,应评价强心药的利弊。

(4) 对强心药无反应不佳,或副作用难以接受时,不能一味地寄希望在强心药上面,应尽快考虑其他心脏的机械辅助装置入 IABP、ECMO 等。

4. 一般的抢救措施 在呼吸循环支持方面和休克复苏的原则是一致,以恢复组织灌注和器官功能为导向,需要强调的是重症患者是滴定式治疗,而不能简单地将心源性休克的治疗理解为利尿、强心、扩血管。另外对于 ST 段抬高性急性心肌梗死所致心源性休克,必须强调开放犯罪血管,呼吸循环支持只是为恢复心脏灌注争取时间。

(刘大为)

第七节　高血压急症

高血压急症是指在高血压的病程中,由于血压骤然升高,而引发的靶器官功能急性功能障碍或衰竭。高血压急症是重症患者急救时经常遇到的一组急危症,鉴于引发靶器官功能障碍不同,临床表现也就不尽一样,但无论何种原因或哪个器官受累,其临床的共同特点是血压明显升高,同时伴发受累器官引起的相应临床改变。

通常将高血压的重症合称为高血压危象(hypertensive crises)。有关高血压危象的定义不完全一致,有学者将高血压危象定义为急性血压升高,舒张压大于 120mmHg。高血压危象又按靶器官的功能状况分为高血压急症(hypertensive emergencies)和高血压次急症(hypertensive urgencies)。如果急性严重血压升高的同时伴有急性或者进行性终末器官损害(end-organ damage)称为高血压急症;如不存在急性靶器官损害,则称为高血压次急症,包括较高的Ⅲ期高血压、高血压伴有视盘水肿、进行性的靶器官并发症和严重的围术期高血压。

高血压危象的主要临床类型包括:急进 - 恶化性高血压,高血压脑病、脑血栓栓塞和颅内出血,急性主动脉夹层,急性左心衰竭,不稳定性心绞痛、急性心肌梗死、子痫、先兆子痫,嗜铬细胞瘤危象等。

(一)常见病因

高血压急症的病因主要有:原发性高血压或原发性高血压急剧加重、各种原因诱发的恶性或急进性高血压、急性肾动脉血栓形成或栓塞、先兆性子痫或子痫;也可见于急性肾炎或慢性肾炎加重、急性肾动脉血栓形成、各种原因引起的急性肾缺血;内分泌性相关疾患:Cushing 综合征、嗜铬细胞瘤、甲亢、类癌等。

(二)临床表现和鉴别诊断

高血压急症的临床表现除血压增高外常因受累靶器官的不同而异,在重症患者中,出现了高血压急症,除了关注在高血压本身外,高血压背后原因的诊断和鉴别诊断也是非常重要。

1. 高血压危象　主要临床表现为

(1)血压急剧升高,尤以收缩压变化明显,常超过 200mmHg,甚至可达 260mmHg 以上。

(2)多伴有烦躁不安,面色苍白,多汗,手足颤抖,心动过速等自主神经功能失调的症状或体征。

(3)全身各主要靶器官常同时受累,同一患者易合并多个器官急性功能不全的改变。

2. 高血压脑病　高血压急症中最常见的类型之一,临床主要表现为:

(1)以急性颅内高压及脑水肿。

(2)首发症状多为剧烈头痛,烦躁不安,眼花耳鸣,常伴有恶心、呕吐。

(3)可发生短暂性偏瘫、失语、症状性癫痫、意识障碍等。

(4)舒张压升高较收缩压更明显。头颅 CT 可协助诊治。

3. 高血压伴急性左心功能不全　血压升高明显,患者可出现突发性呼吸困难,不能平卧;咳粉红色泡沫样痰;心率增快,两肺可闻及干、湿性啰音。

4. 高血压伴冠脉血管急症　冠心病者伴高血压时,可由于血压急剧升高而诱发心绞痛急性发作,发生急性冠脉综合征或急性心肌梗死;患者除有心前区疼痛外,常伴有心电图 ST~T 的压低和心肌酶谱的升高。

5. 急性主动脉夹层　常伴突发性、难以忍受的剧烈疼痛,以胸部最为多见;常出现与血压不相平行的休克表现,表现为大汗淋漓、颜面苍白、皮肤湿冷以及脉搏快速的同时血压常明显偏高;四肢血压相差过大;血管增强 CT 可明确。

6. 高血压伴脑血管意外　伴有脑动脉粥样硬化、血脂过高、凝血功能障碍者则易发生急性缺血性脑卒中,常出现明显神经系统定位体征,头颅 CT 可鉴别。

7. 先兆性子痫或子痫　见于妊高征,在孕期中出现血压升高、蛋白尿、四肢水肿、视盘水肿、视网膜病变等。

8. 嗜铬细胞瘤危象　阵发性"头痛、多汗、心悸"为典型临床表现,发作严重时大量儿茶酚胺进入血液致高血压危象、低血压休克及严重心律失常等"嗜铬细胞瘤危象"。发作时查血、尿中的儿茶酚胺浓度可明显升高。

(三) 辅助检查

1. 实验室常规项目　尿常规、血常规、肾功能、心肌酶谱、血气分析。

2. 影像学检查

(1) 头部 CT:对有肢体运动异常或昏迷者应做头部 CT 检查以排除脑血管意外。

(2) 彩超检查:肾脏形态大小,明确有无慢性肾病的基础;肾上腺有无占位,筛查嗜铬细胞瘤;腹主动脉形态,筛查有无夹层;心脏超声,明确基础心脏情况。

(3) 胸片或胸透:急性心衰或急性肺水肿可伴有肺部 X 线改变,出现肺纹理增强紊乱,呈现片状云雾形或肺门阴影增大呈蝶形及 Kerley A 或 B 线。

(4) 增强 CT:对疑为急性主动脉夹层者普通胸片常缺乏特异性诊断,可行疑似部位的增强 CT。

(四) 治疗

1. 救治原则　尽快适当降压,及时控制抽搐。迅速纠正组织缺血缺氧,改善器官功能衰竭。在对症治疗的同时,寻找病因,积极处理原发病,去除病因。例如为妊高征所致高血压危象,则应考虑终止妊娠。

2. 常用救治措施

(1) 快速降压药物:硝普钠、酚妥拉明、乌拉地尔、硫酸镁(主要应用在妊高征患者),高血压急症在快速降压的过程中,应密切监测血压,尽量降至基础血压为宜,同时评价组织灌注和器官功能。

(2) 快速脱水剂:呋塞米在循环稳定时,存在在明显容量过负荷,急性左心衰竭时,可考虑应用。甘露醇怀疑出现脑水肿、颅高压时应用。

(3) 抗癫痫:针对癫痫的发作可对症处理,予镇静等治疗,另外还应预防咬伤和误吸,加强气道的管理,必要时进行气管插管保护气道。

(刘大为)

第四章
呼吸功能损伤

第一节　呼吸系统功能评价

呼吸系统功能的评价主要是对通气功能和换气功能两个方面进行评价。

一、通气功能

（一）动脉血二氧化碳分压（$PaCO_2$）

$PaCO_2$ 指血液中物理溶解的 CO_2 所产生的压力。是判断呼吸性酸、碱中毒的指标,反映肺泡的通气功能。$PaCO_2$ 正常值为 35~45mmHg。可直接抽取动脉血行血气分析测得,亦可通过置于气管插管口的 CO_2 分析仪直接显示吸入二氧化碳分压（$PACO_2$）,由于 CO_2 极易通过肺泡膜,所以 $PACO_2$ 与 $PaCO_2$ 几乎相等。静脉血二氧化碳分压（$PvCO_2$）略高于 $PaCO_2$,正常值 45~55mmHg（5.30~7.30kPa）。

$PaCO_2$ 增高的临床意义:呼吸性酸中毒时,肺通气不足,致二氧化碳潴留;代谢性碱中毒代偿期,由于体内碱性物质过多,使机体代偿性肺通气减慢,二氧化碳潴留。$PaCO_2$ 降低的临床意义:呼吸性碱中毒时,肺通气过度,致二氧化碳排出过多;代谢性酸中毒代偿期,由于体内酸性物质过多,使机体代偿性肺通气加快,二氧化碳排出过多。

（二）无效腔／潮气量比值（Vd/Vt）

Vd/Vt 为每次潮气量呼吸时,无效通气所占的比例,反映了通气功能。每次吸入的气体,一部分留在从上呼吸道至呼吸性细支气管以前的呼吸道内,这一部分气体不参与肺泡与血液之间的气体交换,称为解剖无效腔或死腔。其容积约为 150ml。进入肺泡内的气体,也可因血流在肺内分布不均使部分气体不能与血液进行交换,这一部分肺泡容量称为肺泡无效腔。肺泡无效腔与解剖无效腔一起合称生理无效腔。健康人平卧时的生理无效腔等于或接近于解剖无效腔。

可用下列近似计算法:Vd/Vt=（Vem/Vee）×0.33×（$PaCO_2$/40）,其中 Vem 为实测的每分通气量,Vee 为预计的每分通气量。正常人生理无效腔（Vd/Vt）正常值为 25%~33%。

Vd/Vt 的临床意义:有助于了解无效腔通气量,协助肺血管疾病诊断和评价。如急性呼吸窘迫综合征、肺栓塞、休克、肺气肿等。

Vd/Vt 增大可见于肺泡无效腔增加的疾病,如各种原因引起的肺血管床减少如肺气肿,肺血流量减少和肺动脉栓塞。Vd/Vt 增大也见于机械通气时呼吸管路过长,气管插管过长等医源性解剖无效腔增加。

二、换气功能

（一）动脉血氧分压（PaO_2）

动脉血氧分压（PaO_2）指动脉血中物理溶解的氧分子所产生的压力,动脉血氧分压（PaO_2）正常约为 13.3kPa（100mmHg）,取决于吸入气体的氧分压和肺的呼吸功能。静脉血氧分压（PvO_2）正常约为 5.32kPa（40mmHg）。PaO_2 随年龄增长而下降,老年人 PaO_2 明显下降;大气压低时、高山缺氧和长期吸

烟者 PaO_2 明显下降;剧烈运动健康人 PaO_2 略上升。地域差异性大,不同地区正常值范围不同,目前国内大部分地区常用正常值范围 80~100mmHg,高原地区较低,一般为 60~80mmHg。

病理性的 PaO_2 下降主要见于各种疾病所致的低氧血症,一般 PaO_2 小于 60mmHg。可见以下情况:①呼吸中枢功能减退,如特发性肺泡通气不足综合征、脑炎、肺出血、脑外伤、甲状旁腺功能减退、CO_2 麻醉或镇静药过量或中毒等;②神经肌肉疾患,如颈椎损伤、多发性硬化症、重症肌无力、肌萎缩等;③胸廓及横膈疾患、肋骨骨折、脊柱严重弯曲、横膈麻痹。④肺部疾患:ARDS、慢性气管炎、肺气肿、支气管哮喘、肺梗死、心衰等也可造成低氧血症。

(二)肺泡 - 动脉血氧分压差[$(A-a)DO_2$]

肺泡 - 动脉血氧分压差[$(A-a)DO_2$]为肺泡氧分压和动脉血氧分压之间的差值。$(A-a)DO_2$ 是判断氧从肺泡进入血流难易的标志,可作为临床判断肺换气功能的指标。$(A-a)DO_2=PAO_2-PaO_2$。PAO_2(肺泡氧分压)$=[(PB-PH_2O)\times FiO_2]-(PaCO_2/R)$,式中 PB 为大气压(海平面为 760mmHg)、PH_2O 为水蒸气分压(37℃时为 47mmHg)、FiO_2 为吸入氧浓度、$PaCO_2$ 为动脉血 CO_2 分压、R 为呼吸商(成人常数为 0.877),所以上述公式可简化为 $PAO_2=(713\times FiO_2)-(PaCO_2/0.877)$,即 $(A-a)DO_2=(713\times FiO_2)-(PaCO_2/0.8777)-PaO_2$。

$(A-a)DO_2$ 的正常值:吸空气时 <20mmHg;吸纯氧时 <70mmHg;儿童为 5mmHg;正常青年人平均为 8mmHg;60~80 岁可达 24mmHg;一般不超过 30mmHg。

$(A-a)DO_2$ 还可判断肺内分流量:当吸入纯氧时,每 16mmHg $(A-a)DO_2$ 约相当于 1% 的肺内分流,当 $(A-a)DO_2>400mmHg$ 时,肺内分流高达 72%,提示有严重的呼吸衰竭。

(三)通气 / 血流比值(V/Q)

通气 / 血流比值,每分钟肺泡通气量与每分钟肺血流量的比值。正常成人安静状态为 0.84。无论比值增大还是减小,都妨碍了有效的气体交换,可导致血液缺氧和 CO_2 潴留,但主要是氧分压降低。其原因为①动静脉血液之间 O_2 分压差远远大于 CO_2 分压差,所以动静脉短路时,动脉血 PO_2 下降的程度大于 PO_2 升高的程度;② CO_2 的扩散系数是 O_2 的 20 倍,所以 CO_2 扩散较 O_2 为快,不易潴留;③动脉血 PO_2 下降和 PCO_2 升高时,可以刺激呼吸,增加肺泡通气量有助于 CO_2 的排出,却几乎无助于 O_2 的摄取。V/Q 的正常值约为 0.8。计算公式为 $VA/QC=8.63\times(C_VCO_2-CaCO_2)/PACO_2$

(C_VCO_2 为混合静脉血 CO_2 含量,$CaCO_2$ 为动脉血 CO_2 含量,$PACO_2=PaCO_2$,8.63 为转换值)。

通气 / 血流(V/Q)异常,无论升高或降低无疑均是导致动脉血氧分压下降的主要原因,V/Q 小于 0.8 表明通气量显著减少,见于慢性气管炎,阻塞性肺气肿,肺水肿等病,V/Q 大于 0.8 表明肺血流量明显减少,见于肺动脉栓塞,右心衰竭。

1. V/Q<0.8 时　肺泡通气量 < 肺毛细血管血流量,提示部分血液未经氧合即进入左心,可导致 PaO_2 下降,而 $PaCO_2$ 则无明显变化。V/Q 明显降低会呈现通气功能障碍,不但造成低氧血症,还出现二氧化碳潴留,引起高碳酸血症。常见于肺不张、慢性阻塞性肺病、气胸和神经肌肉病损等。

2. V/Q>0.8 时　可能由于肺泡通气量加大,亦可能由于血流灌注减少,若单纯因通气过度所致,PaO_2 可无明显改变,仅导致 $PaCO_2$ 下降,调节通气即可。当通气过度合并肺血流减少或仅因肺血流减少所致时,则由于肺泡通气量相对不足,可使 $PaCO_2$ 升高而 PaO_2 下降。

3. V/Q 比值为零　见于肺不张,肺泡通气完全停止,毛细血管血液未能接触氧,仍为静脉性血液即注入左心,混进体循环中,实为静脉血掺杂,造成低氧血症,混入动脉系统的静脉性血液占心搏出量的百分比,称为分流量(Qs/Qt)。

4. 肺内分流量(Qs/Qt)　肺内分流是指由于不同的原因使肺内血流未经氧合便直接与已氧合的、动脉化的血相混合,使血氧下降,其性质类似先天性心脏病病人的"右向左分流",但发生在肺内,故为肺内分流,也称为静脉血掺杂。正常支气管静脉和心最小静脉的血不经气体交换,直接进入右心,形成肺内分流,但其量占心排血量的 2% 以下。

计算方法:先吸入纯氧 15 分钟,然后分别从体循环动脉及肺动脉导管中抽取血标本行血气分析,

测出 PaO_2、CaO_2、$PaCO_2$ 及 C_VO_2 并计算出 PAO_2，根据以下公式计算 $Qs/Qt=[(PAO_2-PaO_2) \times 0.0031]/[PAO_2-PaO_2 \times 0.0031(CaO_2-C_VO_2)]$。

肺内分流量越大，意味着混合静脉血流经肺泡毛细血管，没有进行充分氧合而直接进入左心的血量就越大，低氧血症亦就越明显。若通气少于血流量，即可引起不同程度的静脉血掺杂，或肺内分流样改变；若通气完全停止，而血流继续，则形成病理性肺内分流，这是换气障碍中最严重的一种。

Qs/Qt 正常人不超过 5%，该值越大，低氧血症越明显，慢性呼吸系统疾病可达 25%~30%。重症 ARDS 时可高达 40%~60%；由肺内分流所引起的低氧血症，难以用高浓度氧纠正。肺内分流增加不包括先心病所致的心脏水平的分流，常见于动静脉瘘、肺不张、肺水肿及 ARDS 等。

（邱海波）

第二节　呼吸衰竭

呼吸衰竭（respiratory failure）是由各种原因引起的肺通气和（或）换气功能严重障碍，以致在静息状态下亦不能维持足够的气体交换，导致动脉血氧分压（PaO_2）低于 60mmHg 伴／不伴二氧化碳分压（$PaCO_2$）高于 50mmHg，从而引起一系列生理功能和代谢紊乱的综合征。

呼吸衰竭的诊断主要是根据动脉血气分析结果，在海平面静息状态和呼吸空气的条件下，PaO_2 低于 60mmHg，不伴 $PaCO_2$ 高于 50mmHg 者为 I 型呼吸衰竭；伴有 $PaCO_2$ 高于 50mmHg 时为 II 型呼吸衰竭，并排除心内解剖分流和原发于心排血量降低等所致的低氧因素。当吸入氧浓度不是 21% 时，可用氧合指数（PaO_2/FiO_2）作为诊断呼吸衰竭的指标，$PaO_2/FiO_2 \leq 300mmHg$ 可诊断为呼吸衰竭。

一、呼吸衰竭的病因

呼吸衰竭的病因多种多样，但归根结底均因呼吸系统功能损害所致。呼吸系统由两部分组成，一是气体交换的器官，即是肺脏；二是呼吸泵，包括胸壁、呼吸肌、呼吸中枢、及呼吸肌和呼吸中枢之间的神经传导系统，因此呼吸衰竭的病因也据此可分为这两类。基于病因分类的两分法，气体交换器官功能衰竭时大多引起 I 型呼吸衰竭，以低氧血症为特征，一般不伴二氧化碳潴留；而呼吸泵（通气功能）的衰竭则引起 II 型呼吸衰竭，其特点是二氧化碳潴留。

（一）I 型呼吸衰竭的病因

主要是肺脏功能的损害，常见原因见表 5-4-1。

表 5-4-1　I 型呼吸衰竭的病因分类

种类	常见疾病
弥漫性双侧肺损害	心源性／肺静脉压增高性肺水肿
	渗透性肺水肿：急性肺损伤／急性呼吸窘迫综合征
	不明原因或混合性肺水肿：如复张性、神经性、中毒性等
	弥漫性肺泡出血
	弥漫性渗透性肺疾病
累及整肺的单侧性肺损害	胃内容物反流误吸
	单侧肺不张
	单侧复张性肺水肿
	气胸

续表

种类	常见疾病
局灶性或多发性 肺损害	肺炎
	肺梗死
	肺叶或段不张
	肺挫伤
	隐匿性肺炎
无明显影像学异常 的疾病	肺栓塞
	肺动 - 静脉瘘
	严重肺动脉高压
	肝 - 肺综合征
	神经源性呼吸窘迫综合征、支气管哮喘、阻塞性肺疾病

（二）Ⅱ型呼吸衰竭的病因

主要是呼吸泵功能衰竭所致,而导致呼吸泵衰竭常见机制主要是呼吸动力学机制的改变(如通气受限、过度通气、弹性或阻力负荷增加等)、胸壁缺陷、各种原因导致呼吸肌功能障碍或呼吸肌疲劳、呼吸中枢驱动异常等。常见病因见表 5-4-2。

表 5-4-2　Ⅱ型呼吸衰竭的病因分类

种类	常见疾病
呼吸中枢 损害性疾病	脑干损害:脑卒中、蛛网膜下腔出血、肿瘤 / 外伤性损害
	中毒性脑病(一氧化碳、药物等)
	中枢神经系统感染
	非痉挛性癫痫发作
	中枢黏液性水肿
	药物中毒(如阿片类、苯二氮䓬类、巴比妥类、酒精等)
	睡眠呼吸紊乱、肥胖性低通气综合征
	原发性低通气综合征
神经肌肉 疾病	颈髓损伤
	横断性脊髓炎
	药物中毒性损害(如肌松药、黏菌素、氨基苷类抗生素、激素性肌病等)
	有机磷中毒
	感染性疾病(如破伤风、小儿麻痹症等)
	脊髓灰质炎后遗症、壁虱性麻痹
	Guillain-Barre 综合征、Eaton-Lambert 综合征
	肌萎缩性(脊髓)侧索硬化、多发性硬化、双侧膈神经麻痹
	肌强直性萎缩、肌肉萎缩症
	代谢性疾病:如低磷、低镁、低钙血症、代谢性碱中毒
	周期性麻痹、肌炎、重症肌无力

续表

种类	常见疾病
胸廓畸形/胸壁弹性负荷增加	脊柱后侧凸、胸廓成形术后
	肥胖、大量腹水
	胸廓硬化症（如恶性胸膜间皮瘤）
	胸廓完整性丧失、多发性肋骨骨折
引起弹性/阻力负荷增加的疾病	支气管哮喘、COPD 急性加重
	任何增加死腔的肺部疾病
	上气道阻塞
	充血性心力衰竭（典型者引起 I 型呼吸衰竭）

Ⅰ型与Ⅱ型呼吸衰竭之间的病因分类并不是绝对的,严重的肺部病变可因呼吸肌疲劳而合并呼吸泵衰竭,从而导致二氧化碳潴留,如晚期的急性呼吸窘迫综合征(ARDS)或肺间质疾病;而Ⅱ型者也可因合并严重肺实质病变(如肺炎等)致严重低氧血症,呼吸泵衰竭所致的低通气和通气/血流比例失调也是引起低氧血症的主要因素之一。

二、呼吸衰竭的病理生理特点

呼吸衰竭是肺通气或(和)肺换气功能严重障碍的结果。肺通气是指肺泡气与外界气体交换的过程,肺换气是指肺泡气与血液之间的气体交换过程。

(一)通气不足

可因呼吸泵功能损害而致的通气功能损害,或因肺部病变致死腔增大而引起的有效肺泡通气量下降。总肺泡通气量约为4L/min时,才能维持正常的肺泡氧分压和二氧化碳分压。肺泡通气量减少时,则肺泡氧分压下降,二氧化碳分压上升,从而影响气体交换。通气不足包括限制性通气功能障碍和阻塞性通气功能障碍。

(二)通气/血流(V/Q)比例失调

正常情况下肺部总体 V/Q 值为 0.8,由于肺部疾病引起的肺组织通气(肺不张或实变等)或血液灌注(肺栓塞等)异常,均可导致 V/Q 失调。若 V/Q>0.8,提示生理无效腔增加,为无效通气;若 V/Q<0.8,使肺动脉的混合静脉血未经充分氧合进入肺静脉,则形成肺内分流。

(三)肺内分流增加

肺血管异常通路的大量开放或肺动静脉瘘可使血液未经气体交换而回到左心房,形成右向左分流。此外,肺部病变如支气管扩张、ARDS、肺水肿和肺炎实变时,肺内动静脉短路开放,静脉血可能没有接触肺泡进行气体交换而直接回流,引起肺动静脉样分流增加,此时,即使提高吸氧浓度也不能有效提高动脉血氧分压,分流量越大,吸氧后提高动脉血氧分压的效果就越差。

(四)弥散功能障碍

肺部气体交换是混合静脉血通过肺毛细血管网与肺泡气体进行交换的弥散过程,即摄入氧和排出二氧化碳的过程。引起弥散功能损害的机制包括气体交换距离增加、肺泡与混合静脉血的氧浓度梯度降低、血液通过肺部时间过短(小于 0.2 秒)以及肺毛细血管床减少等。因为二氧化碳的弥散能力是氧的 20 倍,故弥散障碍时,一般仅引起单纯低氧血症。

三、呼吸衰竭的分类

(一)呼吸衰竭的分型

如前文所述,根据病理生理学改变和动脉血气分析结果,呼吸衰竭分为Ⅰ型与Ⅱ型。Ⅰ型的特点就是氧交换功能障碍所致的低氧血症,不伴有二氧化碳潴留。Ⅱ型呼吸衰竭则表现为低氧血症合并二氧化碳潴留,以呼吸泵衰竭为特征。

COPD 是Ⅱ型呼吸衰竭最常见的病因,肺泡通气量不足、呼吸功增加是其发生低氧合并二氧化碳潴留的主要原因。急性呼吸窘迫综合征(ARDS)是最常见的Ⅰ型呼吸衰竭,多表现为单纯的低氧血症,通气/血流比例失调、肺内分流是其主要的发病机制。

(二)呼吸衰竭的分类

呼吸衰竭的分类可根据不同的方式有不同的分类,根据发生的进程可分为急性呼吸衰竭和慢性呼吸衰竭。急性呼吸衰竭是由于某些突发的致病因素,如严重肺疾病、创伤、休克、电击、急性气道阻塞等,使肺通气和(或)换气功能产生障碍,在短时间内引起呼吸衰竭,一般在几分钟或几小时内发生、发展,常伴有意识状态的改变,可即时危及生命。急性呼吸衰竭常见于急剧的生理紊乱,如术后肺不张、心跳呼吸骤停等。慢性呼吸衰竭则发展较为缓慢,可以是几天、甚至更长;常见于一些慢性疾病,如慢性阻塞性肺疾病(COPD)、神经肌肉疾病、肺囊性纤维化等。慢性呼吸衰竭发展较慢,故可得到肾脏的充分代偿,对机体内环境的影响较轻;这类患者大多存在红细胞增多症或肺源性心脏病。慢性呼吸衰竭在一些情况下(如合并感染等)病情可急剧恶化,称为急性加重,此时可出现意识状态等改变。

此外,呼吸衰竭可根据发病机制的差异分为通气性呼吸衰竭和换气性呼吸衰竭;按照发病的部位分为中枢性呼吸衰竭和外周性呼吸衰竭,以代偿的程度为据可分为代偿性与失代偿性呼吸衰竭等。

四、呼吸衰竭的临床表现

呼吸衰竭的主要病理生理改变是低氧和二氧化碳潴留,因此临床表现也以这两方面为主。

(一)低氧血症的临床表现

轻度缺氧可无明显临床表现,随着程度加重可出现呼吸中枢驱动增加的表现,如呼吸增快或呼吸困难;同时可有交感兴奋的表现,如焦虑、不安或出汗等。低氧血症可引起外周动脉血管舒张、静脉收缩,出现心率增快,甚至严重心律失常。低氧时肺动脉表现为收缩,致使右心后负荷增加,导致肺源性心脏病,可出现颈静脉充盈、重力依赖性(如下肢)水肿。严重缺氧时可致心肌受损,随后可发生心搏骤停。缺氧可损害中枢神经系统功能,表现为头痛、判断力失常、谵妄、癫痫样抽搐发作,严重者可致昏迷。慢性缺氧时机体的耐受力较强,一般表现为昏睡、注意力不集中、疲劳、反应迟钝等。

(二)二氧化碳潴留的临床表现

二氧化碳潴留的效应变异较大,与体内二氧化碳水平相关性较差,主要取决于其发生的速度。其临床表现主要是因影响了心肌收缩力、呼吸肌收缩能力、颅内血流增加等所致。轻至中度者可刺激呼吸中枢引起呼吸加快、短促,但严重者(一般认为 90~100mmHg)可抑制呼吸中枢。在心血管系统方面表现为心率增快、多汗、球结膜水肿等。神经系统方面可表现为头痛、反应迟钝、嗜睡,甚至神志不清、昏迷;扑翼样震颤是二氧化碳潴留的特征性体征。

除此之外,呼吸衰竭所合并的基础病多种多样,临床上亦有其相关症状和体征。因呼吸衰竭而致机体内环境紊乱(如酸碱平衡紊乱等)也可引起一系列的临床表现。

(三)呼吸衰竭的临床评估

在明确呼吸衰竭的诊断和分型后,仍应对患者的临床表现进行评估,以确定病情的严重程度,及指导治疗计划的制定。评估的内容应包括:①意识状态,意识状态改变常常是病情严重的重要临床指征;②心率和呼吸频率,呼吸困难是判断病情严重程度的主要指标之一。排除了病情改善的原因,当呼吸频率出现由快转慢时,则预示有可能发生呼吸停止或死亡;③呼吸形式,浅快呼吸、呼吸辅助肌参与呼吸运动等均是呼吸负荷加重的表现,而胸腹矛盾运动则为膈肌疲劳的先兆;④皮肤、唇、舌、甲床的检查,判断发绀的程度,以反映缺氧的严重程度;⑤心肺听诊检查、心电图等,可判断呼吸衰竭对心脏等功能的影响;⑥肺源性心脏病的体征,如下肢水肿、颈静脉充盈、肝-颈静脉征等,反映了呼吸衰竭对心脏的影响及心脏的代偿情况。

五、呼吸衰竭的治疗原则

呼吸衰竭的治疗重点是针对急性呼吸衰竭,治疗目的有几个方面:①治疗引起病情加重的诱发因素,如感染、电解质紊乱等;②逆转引起病情加重的病理生理学机制,如弹性负荷或气道阻力负荷、肺不张等;③氧疗,改善低氧血症,维持动脉血氧饱和度(SaO_2)于 90% 以上,这是治疗急性呼吸衰竭最基本的目标;④降低氧需求,消除引起氧耗量增加的因素,如发热、过度进食、呼吸过快、脓毒症(sepsis)等;⑤避免医源性并发症,如过度通气、呼吸机相关肺损伤(VALI)、氧中毒等。

(一)保持气道的通畅

根据患者的病情,选择支气管扩张剂缓解气道痉挛,加强祛痰等,以保持气道通畅,减轻气道阻力。有些患者由于分泌物较多或上气道组织塌陷,除加强痰液引流外,必要时可短暂留置鼻咽管或口咽管,甚至建立气管插管或气管切开等人工气道。

(二)氧疗

纠正缺氧是呼吸衰竭治疗的优先目标,因为相对于二氧化碳潴留,急性缺氧对机体的影响更为严重。根据体内二氧化碳的水平,应采用谨慎的氧疗原则,维持 SaO_2 在 90%~100%。Ⅰ型呼吸衰竭者以纠正缺氧为主,可采用较高浓度的吸氧疗法,如有需要可采用面罩等吸氧。对于Ⅱ型呼吸衰竭者,由于高流量吸氧时,反而降低了低氧对呼吸中枢的刺激,使呼吸中枢驱动减弱,一般选择低流量吸氧。

(三)肺部感染的控制

肺部感染是引起急性呼吸衰竭或慢性呼吸衰竭急性加重最常见的原因,应结合患者肺部感染的类型(社区获得性或院内获得性)而选择适当的抗生素,以求有效、快速控制感染。

(四)机械通气

低氧血症在经过常规氧疗后低氧仍难以纠正,或呼吸困难等症状改善不明显时,可以考虑机械通气。

无创通气(NPPV)是通过面罩或鼻罩与患者连接而进行的人工通气方式。应用 NPPV 可减轻呼吸肌负荷、改善呼吸形式、增加氧合以及促进二氧化碳的排出。大量临床研究表明,NPPV 应用于出现Ⅱ型呼吸衰竭的 COPD 患者,可以减少或避免有创机械通气,避免相关并发症(如呼吸机相关肺炎、呼吸机相关肺损害等)的发生,缩短住院时间、减少死亡率;故目前认为,对于 COPD 患者一旦条件符合应尽快应用,而不应作为备选措施。对心源性肺水肿所致呼吸衰竭和免疫抑制患者急性呼吸衰竭,NPPV 也可以考虑首选。

呼吸衰竭患者经积极治疗后病情仍继续恶化,或无创通气试用 1~2 小时后临床无缓解,如出现意识障碍、呼吸形式异常(包括呼吸频率 >35~40 次 / 分或 <6~8 次 / 分、节律异常、自主呼吸微弱或消失)、$PaO_2 < 50$~$60mmHg$ 经积极氧疗后仍不能纠正、$PaCO_2$ 进行性升高、pH 动态下降,应考虑有创机械通气。

(五)呼吸兴奋剂的应用

患者合并严重二氧化碳潴留时,常常引起呼吸中枢抑制,常见于晚期 COPD 患者,此时若不具备呼吸支持的条件可考虑应用呼吸兴奋剂,以增加通气量,促进二氧化碳排出。应用呼吸兴奋剂时,需注意保持呼吸道的通畅,以及保证氧气供给,否则徒然增加呼吸做功,反而加重呼吸衰竭。临床上可用的呼吸兴奋剂有尼可刹米(coramine)、洛贝林(lobeline)、阿米三嗪(almitrine)等。

总之,呼吸衰竭的治疗应以纠正低氧为首要目标,维持重要器官的氧供给,但应尽量避免氧疗或机械通气等的并发症,而且在改善缺氧的同时,积极治疗原发病和引起病情加重的因素,并应积极改善心、肾等器官功能,纠正内环境紊乱及加强营养支持等综合性治疗。

第三节　急性呼吸窘迫综合征

急性呼吸窘迫综合征(acute respiratory distress syndrome,ARDS)是以低氧血症为特征的急性起病的呼吸衰竭。病理基础是各种原因引起的肺泡 - 毛细血管损伤,肺泡膜通透性增加,肺泡表面活性物质破坏,肺泡萎陷,肺顺应性降低、通气血流比例失调和肺内分流增加是 ARDS 典型的病理生理改变,进行性低氧血症和呼吸窘迫为 ARDS 特征性的临床表现。

多种危险因素可诱发 ALI/ARDS,主要包括:①直接肺损伤因素:严重肺部感染,胃内容物吸入,肺挫伤,吸入有毒气体,淹溺、氧中毒等;②间接肺损伤因素:严重感染,严重的非胸部创伤,急性重症胰腺炎,大量输血,体外循环,弥散性血管内凝血等。

一、发病机制

目前研究发现肺损伤发病的机制较为复杂,一般认为通过直接与间接两条途径损伤肺组织。如肺挫伤、误吸、溺水、毒物吸入、弥漫性肺部感染等因素可对肺泡上皮细胞产生直接损伤作用;而全身性感染、急性重症胰腺炎、肺部以外的严重损伤、休克等急性全身炎症反应可直接损伤肺毛细血管内皮细胞及间接损伤肺组织。在直接或间接途径的打击下机体中性粒细胞、单核巨噬细胞等被激活,引起多种细胞因子、脂类介质、氧自由基、蛋白酶、补体等大量释放,导致细胞损伤或死亡。

另外,ARDS 往往是多元性和序贯性损伤的结果,而不是单一打击的结果。将创伤、感染、烧伤、休克等早期直接损伤作为第一次打击,第一次打击所造成的肺组织损伤部分是轻微的,不足以引起明显的临床症状;当第一打击强度足够大时,可直接强烈激活机体炎症反应,导致 ARDS。当病情进展恶化或继发感染、休克、大量输液时,就导致第二次甚至第三次打击。第二次打击使已处于预激活状态的机体免疫系统爆发性激活,大量炎症细胞聚集和活化(多形核白细胞、巨噬细胞、淋巴细胞),炎症介质(花生四烯酸代谢产物、蛋白溶解酶、肿瘤坏死因子、白介素)大量释放、失控,导致肺组织器官的致命性损害。

二、病理学改变

各种原因所致 ARDS 的病理变化基本相同,分为渗出期、增生期和纤维化期,三个阶段相互关联并部分重叠。

病理分期

1. 渗出期 发病后 24~96 小时,主要特点是毛细血管内皮细胞和 I 型肺泡上皮细胞受损。毛细血管内皮细胞肿胀,细胞间隙增宽,胞饮速度增加,基底膜裂解,导致血管内液体漏出,形成肺水肿。I 型肺泡上皮细胞变性肿胀,空泡化,脱离基底膜。II 型上皮细胞空泡化,板层小体减少或消失。上皮细胞破坏明显处有透明膜形成和肺不张,呼吸性细支气管和肺泡管处尤为明显。肺血管内有中性粒细胞扣留和微血栓形成,有时可见脂肪栓子,肺间质内中性粒细胞浸润。

2. 增生期 发病后 3~7 天,显著增生出现于发病后 2~3 周。主要表现为 II 型肺泡上皮细胞大量增生,覆盖脱落的基底膜,肺水肿减轻,肺泡膜因 II 型上皮细胞增生、间质多形核白细胞和成纤维母细胞浸润而增厚,毛细血管数目减少。肺泡囊和肺泡管可见纤维化,肌性小动脉内出现纤维细胞性内膜增生,导致管腔狭窄。

3. 纤维化期 肺组织纤维增生出现于发病后 36 小时,7~10 天后增生显著,若病变迁延不愈超过 3~4 周,肺泡间隔内纤维组织增生致肺泡隔增厚,III 型弹性纤维被 I 型僵硬的胶原纤维替代。

ARDS 肺部病变的不均一性是其特征性、标志的病理变化,这种不均一性导致 ARDS 机械通气治疗策略实施存在困难。不均一性主要包括:病变部位的不均一性、病例过程的不均一性和病理改变的不均一性。

三、病理生理改变

(一)肺容积减少

ARDS 患者早期就有肺容积减少,表现为肺总量、肺活量、潮气量和功能残气量明显低于正常,其中以功能残气量减少最为明显。因此,ARDS 的肺又被称做为"小肺"或"婴儿肺"。

(二)肺顺应性降低

肺顺应性降低是 ARDS 的特征之一。主要与肺泡大量萎陷、肺不张和肺水肿导致的肺容积减少有关。在 ARDS 的纤维化期,肺组织广泛纤维化使肺顺应性进一步降低。

(三)通气／血流比例失调

通气／血流比值失调是导致低氧血症的主要原因。ARDS 由于肺部病变的不均一性,通气／血流比值升高和通气／血流比值降低可能同时存在于不同的肺部病变区域中。

(四)肺循环改变

1. 肺毛细血管通透性明显增加 由于大量炎症介质释放及肺泡内皮细胞、上皮细胞受损,肺毛细血管通透性明显增加。通透性增高性肺水肿是主要的 ARDS 肺循环改变,也是 ARDS 病理生理改变的特征。

2. 肺动脉高压 肺动脉压力升高,但肺动脉嵌顿压正常是 ARDS 肺循环的另一个特点。ARDS 早期,肺动脉高压是可逆的,与低氧血症和缩血管介质(TXA_2、$TNF-\alpha$ 等)引起肺动脉痉挛以及一氧化氮生成减少有关。ARDS 后期的肺动脉高压为不可逆的,主要与肺小动脉平滑肌增生和非肌性动脉演变为肌性动脉等结构性改变有关。

四、临床表现

ARDS 由于病因复杂,部分患者存在严重创伤,包括截肢、巨大创面及骨折等,同时又具有强烈的精神创伤,故临床表现可以隐匿或不典型,主要表现为呼吸困难不典型,临床表现与 X 线胸片明显不一致,临床医生必须高度警惕。

(一)症状

呼吸频速、呼吸窘迫、口唇及指端发绀是 ARDS 的主要临床表现之一。其特点是起病急,呼吸频速、呼吸困难和发绀进行性加重是其临床特点。通常在 ARDS 起病 1~2 天内,发生呼吸频速,呼吸频率 >20 次／分,并进行性加快,可达 30~50 次／分。随着呼吸频率增快,呼吸困难也逐渐明显,重症患者呼吸频率可达 60 次／分以上,呈现呼吸窘迫。

随着呼吸频数和呼吸困难的进展,缺氧症状也愈益明显,患者表现烦躁不安、心率增速、唇及指甲发绀。缺氧症状以鼻导管或面罩吸氧的常规氧疗方法无法缓解。此外,在疾病后期,多伴有肺部感染,表现为发热、畏寒、咳嗽和咳痰等症状。

(二)体征

疾病初期除呼吸频数外,可无明显的呼吸系统体征,随着病情进展,出现唇及指甲发绀,吸气时锁骨上窝及胸骨上窝下陷,有的患者两肺听诊可闻及干湿性啰音、哮鸣音,后期可出现肺实变体征,如呼吸音减低或水泡音等。

五、辅助检查

(一)X 线胸片

X 线胸片是 ARDS 诊断的重要影像学辅助检查手段。常出现肺纹理增多、紊乱、斑片状阴影,后期为大片实变阴影,并可见支气管充气征。

(二)CT 扫描

与 X 线胸片相比,CT 扫描能更准确地反映病变肺区域的大小。通过病变范围可较准确的判定气体交换和肺顺应性病变的程度,可以反映肺泡的塌陷、复张和过度膨胀的程度。另外,CT 扫描可发现气压伤及小灶性的肺部感染。

(三)肺气体交换障碍的监测

动脉血气分析是评价肺气体交换的主要临床手段。ARDS 早期至急性呼吸衰竭期,常表现为呼吸性碱中毒和不同程度的低氧血症,肺泡 - 动脉氧分压差[(A-a)DO₂]升高。

(四)肺力学监测

可通过床边呼吸功能监测仪监测。主要改变包括顺应性降低和气道阻力增加。

(五)肺功能监测

肺容量和肺活量、功能残气量和残气量均减少;呼吸无效腔增加,无效腔量 / 潮气量 >0.5;静 - 动脉分流量增加。

(六)血流动力学监测

血流动力学监测对 ARDS 的诊断和治疗具有重要意义。ARDS 的血流动力学常表现为肺动脉嵌顿压正常或降低。监测肺动脉嵌顿压,有助于与心源性肺水肿的鉴别;同时,可直接指导 ARDS 的液体治疗,避免输液过多或容量不足。

(七)支气管肺泡灌洗

支气管肺泡灌洗及保护性支气管刷片是诊断肺部感染及细菌学调查的重要手段,ARDS 患者肺泡灌洗液的检查常可发现中性粒细胞明显增高(非特异性改变),可高达 80%(正常小于 5%)。

六、诊断

(一)诊断依据

具有脓毒症、休克、重症肺部感染、大量输血、急性胰腺炎等引起 ARDS 的原发病;疾病过程中出现呼吸频速、呼吸窘迫、低氧血症和发绀,常规氧疗难以纠正缺氧;血气分析示肺换气功能进行性下降;胸片示肺纹理增多,边缘模糊的斑片状或片状阴影,排除其他肺部疾病和左心功能衰竭。

(二)诊断标准

2011 年在德国柏林来自全世界的重症医学专家再次修订了 ARDS 诊断标准(表 5-4-3)。

表 5-4-3　2011 年柏林 ARDS 诊断标准

	ARDS		
	轻度	中度	重度
时间	1 周内急性起病		
低氧血症	PaO₂/FiO₂:201~300mmHg,PEEP/CPAP≥5cmH₂O	PaO₂/FiO₂≤200mmHg,PEEP≥5cmH₂O	PaO₂/FiO₂≤100mmHg,PEEP≥5cmH₂O
器官水肿	呼吸衰竭不能完全用心功能衰竭或液体过负荷来解释,排除心功能衰竭需要客观的手段(如超声心动图)		
X 线检查	双肺斑片状浸润影,不能用胸腔积液、结节等来解释		

(三)鉴别诊断

ARDS 突出的临床征象为肺水肿和呼吸困难。在诊断标准上无特异性,因此需要与其他能够引起和 ARDS 症状类似的疾病相鉴别。

1. 心源性肺水肿　见于冠心病、高血压性心脏病、风湿性心脏病等引起的急性左心功能不全。其主要原因是左心功能衰竭,致肺毛细血管静水压升高,液体从肺毛细血管漏出,致肺水肿和肺弥散功能障碍,水肿液中蛋白含量不高。而 ARDS 的肺部改变主要是由于肺泡毛细血管膜损伤,致通透性增高引起的肺间质和肺泡性水肿,水肿液中蛋白含量增高。根据病史、病理基础和临床表现,结合 X 线胸片和血气分析等,可进行鉴别诊断(表 5-4-4)。

表 5-4-4 ARDS 与心源性肺水肿的鉴别诊断

	ARDS	心源性肺水肿
发病机制	肺实质细胞损害、肺毛细血管通透性增加	肺毛细血管静水压升高
起病	较缓	急
病史	感染、创伤、休克等	心血管疾病
痰的性质	非泡沫状稀血样痰	粉红色泡沫痰
痰内蛋白含量	高	低
痰中蛋白/血浆蛋白	>0.7	<0.5
体位	能平卧	端坐呼吸
胸部听诊	早期可无啰音 后期湿啰音广泛分布,不局限于下肺	湿啰音主要分布于双肺底
肺动脉嵌顿压	<18mmHg	>18mmHg
X 线		
心脏大小	正常	常增大
血流分布	正常或对称分布	逆向分布
叶间裂	少见	多见
支气管血管袖	少见	多见
胸膜渗出	少见	多见
支气管气像	多见	少见
水肿液分布	斑片状,周边区多见	肺门周围多见
治疗		
强心利尿	无效	有效
提高吸入氧浓度	难以纠正低氧	低氧血症可改善

2. 其他非心源性肺水肿 ARDS 属于非心源性肺水肿的一种,但其他多种疾病也可导致非心源性非水肿,如肝硬化和肾病综合征等。另外还可见于胸腔抽液、抽气过多、过快,或抽吸负压过大,使胸膜腔负压骤然升高形成的肺复张性肺水肿。其他少见的情况有纵隔肿瘤、肺静脉纤维化等引起的肺静脉受压或闭塞,致肺循环压力升高所致的压力性肺水肿。此类患者的共同特点为有明确的病史,肺水肿的症状、体征及 X 线征象出现较快,治疗后消失也快。低氧血症一般不重,通过吸氧易于纠正。

3. 急性肺栓塞 各种原因导致的急性肺栓塞,患者突然起病,表现为剧烈胸痛、呼吸急促、呼吸困难、烦躁不安、咯血、发绀和休克等症状。动脉血氧分压和二氧化碳分压同时下降,与 ARDS 颇为相似。但急性肺栓塞多有长期卧床、深静脉血栓形成、手术、肿瘤或羊水栓塞等病史,查体可发现气急、心动过速、肺部湿啰音、胸膜摩擦音或胸腔积液、肺动脉第二音亢进伴分裂、右心衰竭和肢体肿胀、疼痛、皮肤色素沉着深静脉血栓体征。X 线胸片检查可见典型的三角形或圆形阴影,还可见肺动脉段突出。典型的心电图可见 I 导联 S 波加深、Ⅲ 导联 Q 波变深和 T 波倒置(即 $S_I Q_{\text{III}} T_{\text{III}}$ 改变)、肺性 P 波、电轴右偏、新出现的不完全或完全性右束支传导阻滞。D-二聚体(+)。选择性肺动脉造影和胸片结合核素扫描可确诊本病。

4. 特发性肺间质纤维化 此病病因不明,临床表现为刺激性干咳、进行性呼吸困难、发绀和持续性低氧血症,逐渐出现呼吸功能衰竭,可与 ARDS 相混淆。但本病起病多属慢性经过,少数呈亚急性;肺部听诊可闻及高调的、爆裂性湿性啰音,声音似乎非常表浅,如同在耳边发生一样,具有特征性;血气分析呈 I 型呼吸衰竭(动脉血氧分压降低,二氧化碳分压降低或不变);X 线胸片可见网状结节影,有时呈蜂窝样改变；免疫学检查示 IgG 和 IgM 常有异常；病理上以广泛间质性肺炎和肺间质纤维化为特点；肺功能检查可见限制性通气功能障碍和弥散功能降低。

七、治疗

ARDS 是 MODS 的一个重要组成部分，对 ARDS 的治疗是防治 MODS 的一部分。其原则为纠正缺氧，提高全身氧输送，维持组织灌注，防止组织进一步损伤，同时尽可能避免并发症。

(一) 病因治疗

1. 控制致病因素　原发病是影响 ARDS 预后和转归的关键，及时去除或控制致病因素是 ARDS 治疗最关键的环节。

2. 调控机体炎症反应　ARDS 作为机体过度炎症反应的后果，调控炎症反应不但是 ARDS 病因治疗的重要手段，而且也可能是控制 ARDS、降低病死率的关键。近年来，国内外学者对炎症调控治疗进行了大量研究：糖皮质激素、环氧化酶抑制剂及前列腺素 E_1 等免疫治疗措施在 ARDS 患者的临床治疗中还需进一步观察。

(二) 呼吸支持治疗

纠正低氧血症是 ARDS 治疗的首要任务，早期有力的呼吸支持是 ARDS 治疗的主要手段，其根本目的是保证全身氧输送，改善组织细胞缺氧。当常规氧疗不能纠正低氧血症和缓解呼吸窘迫时，应早期积极实施机械通气。

1. 小潮气量保护性肺通气　"小肺"或"婴儿肺"是 ARDS 的特征，参与通气的肺容积显著减少，常规或大潮气量通气易导致肺泡过度膨胀。因此 ARDS 患者机械通气时应采用小潮气量（6ml/kg 理想体重）通气，同时限制气道平台压力不超过 $30cmH_2O$，以避免呼吸机相关肺损伤和肺外器官损伤，防止多器官功能障碍综合征。

高碳酸血症是小潮气量通气最常见的并发症，严重的酸血症可能抑制心肌收缩力，降低心脏和血管对儿茶酚胺等药物的反应性。$PaCO_2$ 升高至 80mmHg 以上时，需考虑增加呼吸频率，补充碳酸氢钠等方法处理，若 $PaCO_2$ 仍高时可用体外膜肺氧合清除 CO_2。

2. 肺开放策略　ARDS 广泛肺泡塌陷和肺水肿不但导致顽固的低氧血症，而且导致可复张肺泡反复吸气复张与呼气塌陷产生剪切力，导致呼吸机相关肺损伤。采用肺复张和适当水平的 PEEP（呼气末正压）进行机械通气以使塌陷肺泡复张，并且避免塌陷。目前临床最多用的是在床边逐渐增加 PEEP，使血氧饱和度达到 88%~94% 以上。若重症 ARDS 最好需要滴定 PEEP，目前可选的方法有：氧合法、顺应性法、肺牵张指数法、跨肺压等方法。

肺复张方法（recruitment maneuver，RM）是在可接受的气道峰压范围内，间歇性的给予较高的气道压力或潮气量，以期促使塌陷的肺泡复张进而改善氧合。目前常用的 RM 方式主要包括控制性肺膨胀（sustained inflation，SI）、PEEP 递增法（incremental PEEP，IP）及压力控制法（PCV 法）。目前临床上常用肺复张后氧合指数≥400mmHg 或反复肺复张后氧合指数变化 <5%，来判断是否达到完全复张。也可用 PaO_2+PaCO_2≥400mmHg（吸入氧浓度 100%）评价肺复张的效果。

3. 俯卧位通气　俯卧位通气是 ARDS 肺保护性通气策略的必要补充。ARDS 病变分布不均一，重力依赖区更易发生肺泡塌陷和不张，相应塌陷肺泡的复张较为困难。俯卧位通气降低胸膜腔压力梯度，减少心脏的压迫效应，促进重力依赖区肺泡复张，有利于通气 / 血流失调和氧合的改善，同时还有助于肺内分泌物的引流，利于肺部感染的控制。对于严重 ARDS 患者（氧合指数低于 100mmHg）俯卧位通气不仅可以改善氧合，还可以明显改善患者预后。

4. 高频通气　高频通气（high frequency ventilation，HFV）是一种高通气频率、低潮气量（V_T）的通气方式，其通气频率至少为常规机械通气（CMV）频率 4 倍，而 V_T 近于或小于解剖无效腔。其中高频振荡通气（high frequency oscillatory ventilation，HFOV）在所有高频通气中应用最为广泛，在相对恒定的平均气道压（mPaw）上给予振荡压力，以高的振荡频率传输小的潮气量，维持肺泡开放，改善氧合且

有利于 CO_2 的排除。HFOV 独特的通气机制是重症 ARDS 患者的通气选择。

5. 体外膜肺氧合　部分重症 ARDS 患者即使已经采用最优化的机械通气策略,仍然难以改善氧合,继而出现严重低氧血症和继发性器官功能障碍,此类患者在积极治疗原发病同时,通过体外膜肺氧合(extracorporeal membrane oxygenation,ECMO)改善低氧血症,清除二氧化碳。所以,对充分肺复张、俯卧位通气、高频振荡通气和NO吸入等措施仍然无效,机械通气<7 天的ARDS患者,ECMO应该考虑。

(三) 药物治疗

1. 糖皮质激素　全身和局部炎症反应是 ARDS 发生和发展的重要机制,调控炎症反应是 ARDS 的根本治疗措施。大剂量糖皮质激素不能起到预防 ARDS 发生和发展的作用,反而可能增加感染等并发症。对于早期重症 ARDS 患者,可根据患者个体情况权衡利弊决定小剂量糖皮质激素的应用,而晚期 ARDS 患者不宜应用糖皮质激素治疗。

2. 一氧化氮(NO)　NO 吸入可选择性扩张肺血管,吸入 NO 后分布于肺内通气良好的区域,可扩张该区域的肺血管,降低肺动脉压,减少肺内分流,改善通气血流比例失调。目前,吸入 NO 不作为 ARDS 的常规治疗手段。仅在一般治疗无效的严重低氧血症时考虑应用。

3. 镇静、肌肉阻滞剂　在恰当的镇痛、镇静下使患者能够耐受机械通气,并尽量保持患者的自主呼吸。早期重症 ARDS 患者短期应用肌松剂可提高人机同步性,降低呼吸肌氧耗,减少呼吸机相关肺损伤,改善氧合并可能降低 ARDS 患者病死率。

(四) 液体管理

液体管理是 ARDS 治疗的重要环节。在维持循环稳定,保证器官灌注的前提下,限制性液体管理是积极有利的。对低蛋白血症的 ARDS 患者,有必要输入白蛋白或人工胶体液,有助于提高胶体渗透压,实现液体负平衡,减少肺水生成,甚至改善预后。另外,肺泡上皮细胞和毛细血管内皮细胞受损,导致通透性增加是 ARDS 主要的病理改变,因此改善肺毛细血管通透性是减轻 ARDS 肺水肿的关键,但临床上治疗措施并不多。

(邱海波)

第四节　慢性阻塞性肺疾病急性加重

慢性阻塞性肺疾病(chronic obstructive pulmonary disease,COPD)慢性支气管炎和肺气肿患者病情严重到一定程度,除了慢性咳嗽、咳痰等症状,肺功能检查出现进行性发展的不完全可逆的气流受限。在吸入支气管扩张剂后,第一秒用力呼气容积(FEV_1)占用力肺活量(FVC)之比值(FEV_1/FVC)降低(<70%)是临床确定患者存在气流受限且不能完全逆转的主要依据。在漫长的病程中,反复发作、急性加重,病情逐渐恶化,呼吸功能不断下降,最终导致呼吸衰竭,以致死亡。因此加强对 COPD 急性加重(AECOPD)的判定与治疗是控制 COPD 进展的关键。

一、病因

COPD 急性加重(AECOPD)是指患者以呼吸道症状加重为特征的临床征象,慢阻肺急性加重可由多种原因所致,最常见的有气管、支气管感染,主要为病毒、细菌感染。

二、临床表现

AECOPD 的临床表现包括短期内咳嗽、咳痰、气短和(或)喘息加重,痰量增多,呈脓性或黏脓性,痰的颜色发生改变,可伴发热、白细胞升高等感染征象。亦可出现全身不适、下肢水肿、日常活动受限、嗜睡、乏力、抑郁和精神错乱等症状。当患者出现发热、运动耐力下降时可能为 COPD 加重的征兆,具有下列 3 项中的 2 项即考虑诊断:①气促加重;②痰量增多;③痰变脓性。

三、辅助检查

诊断 AECOPD 须注意除外其他具有类似临床表现的疾病,如肺炎、气胸、胸腔积液、心肌梗死、心力衰竭(肺心病以外的原因所致)、肺栓塞、肺部肿瘤等。因此当 COPD 患者病情突然加重,必须详细询问病史、体格检查,并作相应的实验室及其他检查,如胸部 X 线、肺 CT、肺功能测定、心电图、动脉血气分析、痰液的细菌学检查等。

(一)肺功能测定

急性加重期患者,常难以满意地完成肺功能检查。当 FEV_1<50% 预计值时,提示为严重发作。

(二)动脉血气分析

静息状态下在海平面呼吸空气条件下,PaO_2<60mmHg 和(或)SaO_2<90%,提示呼吸衰竭。如 PaO_2<50mmHg,$PaCO_2$>70mmHg,pH<7.30 提示病情极重,需进行严密监护或入住重症医学科(ICU)行无创或有创机械通气治疗。

(三)胸部 X 线影像、心电图(ECG)

检查胸部 X 线影像有助于 COPD 加重与其他具有类似症状的疾病相鉴别。ECG 对心律失常、心肌缺血及右心室肥厚的诊断有帮助。

(四)血液分析

血红细胞计数及血细胞比容有助了解有无红细胞增多症或出血。部分患者血白细胞计数增高及中性粒细胞核左移可为感染提供佐证。

(五)其他实验室检查

对 COPD 急性加重,有脓性痰者,在给予抗生素治疗的同时应进行痰培养及细菌药物敏感试验,若患者对初始抗生素治疗反应不佳时,可根据痰培养结果和药敏试验,及时换用敏感的抗菌药物。

四、AECOPD 的治疗

COPD 在急性加重期的治疗,需在缓解期治疗的基础上有所加强,如加用抗胆碱药物与 β_2 受体激动剂雾化治疗,以尽快缓解症状,常用药物有异丙托溴铵及沙丁胺醇。对呼吸困难、喘息症状明显者,全身应用糖皮质激素,可使症状缓解,病情改善。感染是 COPD 急性加重的常见原因,尤其是病情较重者,痰量增加及痰的性状改变并为脓性者,合理抗感染治疗对其预后至关重要。

由于 COPD 急性加重反复发作的患者常常应用抗菌药物治疗,加之细菌培养影响因素较多,痰培养阳性率既不高,且难以及时获得结果,初始经验治疗显得尤为重要。因此应根据患者临床情况、痰液性状、当地病原菌感染趋势及细菌耐药情况选用合适的抗菌药物。对伴有呼吸衰竭的患者,早期应用无创正压通气可以改善缺氧,降低动脉血二氧化碳分压,减少有创呼吸机的应用。对于痰液黏稠、气道分泌物多,容易误吸者等不适合进行无创通气者,可根据病情考虑气管插管进行机械通气。

(一)氧疗

氧疗是 AECOPD 住院患者的基础治疗。COPD 患者给予低浓度吸氧,吸入氧浓度一般不超过 30%,吸入氧浓度过高,可能降低低氧对呼吸中枢的刺激,加重 CO_2 潴留。低流量吸氧的前提是患者无缺氧的证据。给氧途径包括鼻导管或 Venturi 面罩,其中 Venturi 面罩能更精确地调节吸入氧浓度。氧疗 30 分钟后应复查动脉血气,以确认氧合是否达标(目标:PaO_2>60mmHg 或 SaO_2>90%),是否引起 CO_2 潴留。

(二)抗感染治疗

COPD 急性加重多由细菌感染诱发,故抗生素治疗在 AECOPD 治疗中具有重要地位。当患者呼吸困难加重,咳嗽伴有痰量增多及脓性痰时,应根据 COPD 严重程度及相应的细菌分布情况,结合当地常见致病菌类型及耐药流行趋势和药物敏感情况尽早选择敏感抗生素。如对初始治疗方案反应欠佳,应及时根据细菌培养及药敏试验结果调整抗生素。AECOPD 患者因长期应用广谱抗生素和糖皮质激素是侵袭性真菌感染的高危人群,应密切关注。

(三) 支气管舒张剂的应用

短效 β$_2$- 受体激动剂较适用于 AECOPD 的治疗,若效果不显著,可加用抗胆碱能药物,如异丙托溴铵、噻托溴铵等。对于较严重的 COPD 急性加重者,可考虑静脉滴注茶碱类药物,由于茶碱类药物血药浓度个体差异较大,建议监测血清茶碱浓度。β$_2$- 受体激动剂、抗胆碱能药物及茶碱类药物由于作用机制不同,药代及药动学特点不同,且分别作用于不同大小的气道,所以联合应用可获得最优的支气管舒张作用,但联合应用 β$_2$- 受体激动剂和茶碱类时,应注意心脏方面的副作用。

(四) 糖皮质激素的应用

AECOPD 住院患者宜在应用支气管舒张剂的基础上,口服或静脉滴注糖皮质激素,激素的剂量要权衡疗效及安全性,建议口服泼尼松 30~40mg/d,连续 7~10 天后逐渐减量停药;也可以静脉给予甲泼尼龙 40mg,每天 1~2 次,3~5 天后改为口服。延长给药时间或加大激素用量不能增加疗效,反而会增加不良反应。

(五) 机械通气治疗

无创通气与有创机械通气通过提供正压通气,都能有效地增加肺泡通气量,排出潴留的 CO_2。在急性加重期慢性阻塞性肺疾病(AECOPD)的早期,患者神志清楚,咳痰能力尚可,痰液引流问题并不十分突出,而呼吸肌疲劳可能是导致呼吸衰竭的主要原因,此时予以 NPPV 早期干预可减少呼吸功耗,缓解呼吸肌疲劳;若痰液引流障碍或有效通气不能保障,则需建立人工气道行有创通气,可以有效地引流痰液和提供较 NPPV 更有效的正压通气;一旦支气管 - 肺部感染或其他诱发急性加重的因素有所控制,自主呼吸功能有所恢复,自主咳痰能力部分恢复后,可撤离有创通气,改用 NPPV,可进一步缓解呼吸肌疲劳。

1. 无创正压通气(NPPV)　AECOPD 患者应用 NPPV 可增加潮气量,提高 PaO_2,降低 $PaCO_2$,减轻呼吸困难,缓解呼吸肌疲劳,从而降低气管插管和有创机械通气的使用,缩短住院天数,降低患者病死率。使用 NPPV 要注意掌握适宜的操作方法,提高患者依从性,避免管路漏气,从低压力开始逐渐增加压力支持水平。

(1) NPPV 的适应证(至少符合其中两项):呼吸困难,伴辅助呼吸肌参与呼吸,或出现胸腹矛盾运动;酸中毒(pH7.30~7.35)和高碳酸血症($PaCO_2$ 45~60mmHg);呼吸频率 >25 次 / 分。

(2) NPPV 的禁忌证(符合下列条件之一):①误吸危险性高及气道保护能力差;②气道分泌物多且排除障碍;③心跳或呼吸停止;④面部、颈部和口咽腔创伤、烧伤、畸形或近期手术;⑤上呼吸道梗阻;⑥血流动力学明显不稳定;⑦危及生命的低氧血症;⑧合并严重的上消化道出血或频繁剧烈呕吐。

(3) NPPV 临床应用要点:①呼吸机的选择:要求能提供双水平正压通气(BiPAP)模式,提供的吸气相气道压力(IPAP)可达 20~30cmH$_2$O,能满足患者吸气需求的高流量气体(>100L/min);②通气模式:持续气道正压通气(CPAP)和 BiPAP 是最常用的两种通气模式,后者最为常用。BiPAP 有两种工作方式:自主呼吸通气模式[S 模式,相当于压力支持通气(PSV)+PEEP]和后备控制通气模式(T 模式,相当于 PCV+PEEP);③参数调节:IPAP、EPAP 均从较低水平开始,患者耐受后再逐渐上调,直至满意的通气和氧合水平。IPAP10~25cmH$_2$O;EPAP3~5cmH$_2$O;吸气时间 0.8~1.2 秒;后备控制通气频率(T 模式)10~20 次 / 分;④无创通气改为有创通气时机:应用 NPPV1~2 小时,动脉血气和病情不能改善应及时转为有创通气。

2. 有创机械通气　在积极药物和 NPPV 治疗后,患者呼吸衰竭仍进行性恶化,出现危及生命的酸碱失衡和(或)神志改变时宜用有创性机械通气治疗。

有创机械通气的应用指征:①严重呼吸困难,辅助呼吸肌参与呼吸,并出现胸腹矛盾运动;②呼吸频率 >35 次 / 分;③危及生命的低氧血症(PaO_2<40mmHg 或 PaO_2/FiO_2<200mmHg);④严重的呼吸性酸中毒(pH<7.25)及高碳酸血症;⑤呼吸抑制或停止;⑥嗜睡、神志障碍;⑦严重心血管系统并发症(低血压、心律失常、心力衰竭);⑧其他并发症,如代谢紊乱、脓毒血症、肺炎、肺血栓栓塞症、气压伤、大量

胸腔积液等;⑨无创通气失败或存在无创通气的禁忌证。

有创机械通气的撤离:①呼吸衰竭的诱发因素得到有效控制;②神志清楚;③自主呼吸能力恢复;④通气及氧合功能良好血流动力学稳定。拔出气管插管后,根据情况可采用无创机械通气进行序贯治疗。

(六)其他治疗措施

在严密监测出入量和血电解质的情况下,适当补充液体和电解质,注意维持液体和电解质平衡;注意补充营养,对不能进食者需经胃肠补充要素饮食或给予静脉高营养;对卧床、红细胞增多症或脱水的患者,无论是否有血栓栓塞性疾病史,均需考虑使用肝素或低分子肝素,预防深静脉血栓形成和肺栓塞;注意痰液引流,采用物理方法排痰和应用化痰排痰药物,积极排痰治疗;识别并治疗冠心病、糖尿病、高血压等伴随疾病和其他合并症,如休克、弥散性血管内凝血、上消化道出血、胃肠功能不全等。

第五节　重症哮喘

支气管哮喘急性发作是临床经常遇到的临床急症,多数轻、中度哮喘发作的处理并不困难,但重症哮喘发作的诊治却是一个难题,抢救不及时或抢救不当,极易造成死亡。重症哮喘发作曾被命名为潜在致死性哮喘、难治性急性重症型哮喘、突发窒息性哮喘、突发致死性哮喘、哮喘持续状态等。目前大多数学者主张用重症哮喘(severe asthma)来取而代之。

哮喘持续状态:过去认为哮喘持续发作 12~24 小时不缓解即哮喘持续状态,哮喘持续状态并不是一个独立的哮喘类型,目前多认为一味强调时间概念,常错失治疗良机,造成不良后果,故目前不强调时间概念。

一、临床表现

(一)症状

卧位休息时仍有严重的喘息、呼吸困难,患者大多呈前弓位端坐呼吸、大汗淋漓、只能说出单个字,干咳、或咳大量白色泡沫痰,随着病情加重则完全不能讲话,在夜间及凌晨发作和加重是特征。精神焦躁不安,甚至是嗜睡或意识模糊。

(二)体征

患者呼吸急促,呼吸频率大于 30 次/分,口唇、甲床发绀,有明显的三凹征或胸腹矛盾呼吸;双肺广泛的哮鸣音,但哮鸣音并非是估计气道阻塞严重程度的可靠体征,如"静胸(silent chest)"型哮喘,实际上是一种病情极严重的哮喘,患者疲惫不堪,小气道被黏液严重栓塞,听诊不仅听不到哮鸣音,而且呼吸音很低;心率大于 120 次/分,或伴严重的心律失常;常有奇脉,吸气与呼气期肱动脉收缩压差大于 25mmHg。

二、辅助检查

(一)动脉血气分析

哮喘发作时,由于气道阻塞和通气/血流比例失调,导致 PaO_2 降低,又因通气量增加,$PaCO_2$ 下降,但随着病情的加重,通气功能进一步下降,CO_2 潴留加重,$PaCO_2$ 增加,$PaCO_2>45mmHg$,pH<7.30。

(二)胸部 X 线影像、心电图(ECG)检查

胸部 X 线影像有助于重症哮喘与其他具有类似症状的疾病相鉴别。ECG 对心律失常、心肌缺血及右心室肥厚的诊断有帮助。血管造影和血浆 D-二聚体检测在诊断重症哮喘患者发生肺栓塞时有重要作用。

(三)血液分析

血红细胞计数及血细胞比容有助于了解有无红细胞增多症或出血。部分患者血白细胞计数增高

及中性粒细胞核左移可为呼吸道感染提供佐证。但通常白细胞计数并无明显改变。

三、诊断

对重症哮喘尚无绝对统一的标准,可根据患者的哮喘病史和临床的症状、体征,结合动脉血气分析及肺功能检查结果作出诊断。目前诊断标准:气短(休息时),体位(端坐呼吸),讲话方式(单字),精神状态(焦虑、烦躁、嗜睡、意识模糊),出汗(大汗淋漓),呼吸频率>30次/分,三凹征,哮鸣音(响亮、弥漫)或无呼吸音(静息肺),脉率>120次/分,$PaO_2<60mmHg$,$PaCO_2>45mmHg$,$SPO_2≤90\%$,pH<7.35。

四、治疗

(一)氧疗

为尽快改善患者的缺氧状态,立即经鼻导管或鼻塞吸入较高浓度的氧气(4~6L/min)。但病情极重,已出现二氧化碳潴留的患者则应按照Ⅱ型呼吸衰竭的氧疗原则给予持续低流量吸氧,一般不采用面罩供氧。哮喘患者气道反应性增高,因此,吸入的氧气应温暖、湿润,以免加重气道痉挛。

(二)补液

重症哮喘发作时患者张口呼吸,过度通气,呼吸道水分蒸发量增多,加上出汗,饮水困难及利尿剂的应用等,机体失水明显,脱水使呼吸道黏膜干燥,痰液黏稠,导致支气管管腔狭窄,甚至形成痰栓堵塞小气道,更增加了通气障碍,影响呼吸功能。因此,积极补液对于纠正脱水,改善循环,湿化气道,促进排痰,增加通气,减轻缺氧有着至关重要的作用。首先在快速补液的同时,要保证激素及支气管扩张药的持续滴入,并注意药物的配伍禁忌。注重抢救初期2小时内快速补液,以达到及时稀释痰液的目的,老年患者及有心肺功能合并症者,输液速度应适当减慢,其次是严密监测补液前后病情变化,如心率、肺底啰音的变化及尿量情况。必要时应进行进一步的血流动力学监测,在动态监测相关压力和容量,或心排血量的基础上补液。

(三)解痉平喘

1. 糖皮质激素 糖皮质激素的使用原则是早期、足量、短程、静脉用药或(和)雾化吸入。目前认为对重症哮喘发作应及早全身应用糖皮质激素与支气管舒张剂作联合治疗。因为糖皮质激素抗炎作用起效较慢,通常需经4~6小时才显效。因此,两者联合使用可以达到即时舒张支气管平滑肌,继而控制气道变应性炎症的作用。全身治疗的建议剂量为琥珀酸氢化可的松400~1000mg/d;甲泼尼龙80~160mg/d,静脉注射或静脉滴注;布地奈德溶液1~2毫升/次,3~4次/日雾化吸入。无糖皮质激素依赖者,可在短期内(3~5天)停药;有糖皮质激素依赖倾向者,应延长给药时间,待症状控制后改为口服给药,并逐渐减少用量。地塞米松虽然抗炎作用较强,但由于在血浆和组织中半衰期长,对脑垂体肾上腺轴的抑制时间长,故应尽量避免使用,或仅短时间使用。

注意事项:既往有消化道溃疡、高血压、肺结核、糖尿病患者激素剂量不可过大;对于以前较长时间应用糖皮质激素或正在应用糖皮质激素者或同时接受利福平、苯巴比妥、苯英钠等药物(可加速糖皮质激素的代谢,降低其血药浓度)治疗者所需剂量较大。

2. β₂受体激动剂 β₂受体激动剂是有效的支气管扩张剂,广泛用于哮喘的临床治疗。1999年,Politiek等按照β₂受体激动剂的起效快慢以及维持时间的短长,制定出一个新的分类方法。1类起效迅速、作用时间长,如吸入型福莫特罗;2类起效缓慢、作用时间长,如吸入型沙美特罗;3类起效缓慢、作用时间短,如口服型沙丁胺醇、特布他林;4类起效迅速、作用时间短,如吸入型沙丁胺醇、特布他林。

短效β₂受体激动剂是目前最常用于迅速改善急性哮喘症状的药物,但长期规律使用可致哮喘患者气道反应性进一步增高,支气管平滑肌β₂受体下调而对药物产生耐受,过度使用会使病情恶化而增加死亡率。建议除每日规则使用抗炎药物外,一日内短效β₂受体激动剂使用不应超过3~4次。长效β₂受体激动剂作用时间大于12小时,需一日两次给药,是控制夜间哮喘发作的首选用药。

3. 茶碱类 茶碱类药物是一类非选择性磷酸二酯酶抑制剂,不仅有扩张支气管的作用,还具有弱的免疫调节和抗炎作用,可减轻持续性哮喘症状的严重程度,减少发作频率。静脉给药:氨茶碱加入葡萄糖溶液中,缓慢静脉注射[注射速度不宜超过 0.25mg/(kg·min)]或静脉滴注,适用于哮喘急性发作且近 24 小时内未用过茶碱类药物的患者,负荷剂量为 4~6mg/kg,维持剂量为 0.6~0.8mg/(kg·h)。由于茶碱代谢存在较大的个体差异,在有条件的情况下应监测其血药浓度,及时调整浓度和滴速。多索茶碱的作用与氨茶碱相同,但不良反应较轻。

注意事项:影响茶碱代谢的因素较多,如发热、妊娠、肝脏疾患、充血性心力衰竭以及合用西咪替丁或喹诺酮类、大环内酯类等药物均可影响茶碱代谢而使其排泄减慢,应酌情调整剂量。

4. 抗胆碱药物　吸入型抗胆碱药物多作为哮喘治疗的辅助用药,对夜间哮喘发作有一定的预防作用。代表产品有异丙托溴铵、噻托溴铵,后者作用时间可维持 24 小时。适用于高龄、哮喘病史较长,合并冠心病、严重高血压、心动过速者,不能耐受 β$_2$ 受体激动剂者。

(四) 纠正酸碱失衡

重度缺氧可引起代谢性酸中毒,使支气管对解痉平喘药物的反应性下降,可用 5% 碳酸氢钠静脉滴注,但应避免形成碱血症,导致氧解离曲线左移。常用的计算公式:所需碳酸氢钠(ml)=[正常 BE(mmol/L)－测得 BE(mmol/L)]× 体重(kg)×0.4,正常 BE 按 –3mmol/L 计算。

(五) 抗生素

重症哮喘发作后由于黏液痰栓的阻塞导致痰液引流不畅,同时大剂量应用糖皮质激素导致机体免疫力下降,加之茶碱等药物对中性粒细胞趋化作用的抑制,患者极易并发感染。早期感染症状不明显又没有细菌学证据时,首选大环内酯类抗生素。据报道,大环内酯类抗生素对哮喘患者具有调控变态反应、抗气道炎症、节约类固醇等作用。以后参考痰培养结果调整使用抗生素。

(六) 呼吸支持

掌握重症哮喘的机械通气适应证十分重要。机械通气连接人 - 机的方式有两种:无创通气和有创通气。

1. 无创通气　正确地使用无创通气技术,可为不需要马上插管或拒绝插管的患者提供一种短期的通气支持,从而减轻呼吸功负荷,缓解呼吸肌疲劳,为平喘药物治疗发挥作用争取时间。一般采用双水平气道正压通气(BiPAP)模式,它具有两种可调节的气道压力水平,在吸气时可使用较高的压力,减少呼吸肌做功;呼气末气道正压可使萎陷的肺泡复张并促进分泌物排出,减轻气道阻力,改善肺泡通气。

2. 有创通气

(1) 通气模式:重症哮喘患者早期机械通气时通气量的调节原则是低通气、慢频率、长呼气。为便于实施控制性低通气,一般应用容量控制(CV)、同步间歇指令通气模式(SIMV)。尽可能缩短吸气时间,增加呼气时间。PEEP 设定应遵循以下原则,所加 PEEP 小于内源性 PEEP;加用 PEEP 时应动态监测肺是否过度充气、呼吸音是否加强和喘鸣音是否减少。

(2) 镇静剂及肌肉松弛剂的使用:镇静剂可以减轻患者痛苦及气管插管带来的气道高反应,减少呼吸做功,保持人机协调,可根据患者对抗程度选用地西泮、咪达唑仑、丙泊酚,通常应该结合短效和中效镇静剂联合应用,每天定期唤醒,评价神志。肌松剂应少用,哮喘患者因应用大剂量激素,若同时应用大剂量肌松剂,易引起肌病导致撤机困难。

(3) 人工气道的管理:掌握指征按需吸痰,避免频繁吸痰对气道的刺激,降低气道感染的机会,根据痰液黏滞度湿化气道。痰液黏滞度分为三度:不沾吸痰管且易于吸出为 I 度;沾吸痰管但易于冲净为 II 度;沾吸痰管且不易冲净为 III 度。注意气道湿化。

(七) 并发症的处理

1. 低血压重症哮喘　机械通气时发生低血压是十分常见的,发生原因大多由于动态过度充气、应用镇静剂、气胸,偶尔也可由于心律失常或其他原因导致。低血容量可加重各种原因引起的低血压,发生低血压的机制也许是胸内压增高妨碍静脉血回流和肺泡过度扩张使肺血管阻力增加。

2. 气胸　在重症哮喘患者中发生气胸,可以由哮喘导致自发性气胸,或由于机械通气引起的过高动态过度充气。一旦确定,立即行胸腔闭式引流。

3. 消化道出血　消化道出血可能与以下因素有关:①应激性反应;②大剂量肾上腺皮质激素的应用;③外周静脉血回流受阻导致胃肠道淤血;④胃管的机械性损伤。治疗可应用 H_2 受体阻断剂、质子泵抑制剂等。

4. 乳酸酸中毒　严重哮喘可导致乳酸酸中毒,哮喘引起乳酸酸中毒的原因认为是缺氧、无氧性肌肉活动,应用 β_2 受体激动剂直接刺激糖酵解途径,引起乳酸升高。

（邱海波）

第六节　其他重症呼吸疾病

一、气胸

(一) 定义及分类

气胸(pneumothorax)是指气体进入胸膜腔,造成积气状态,称为气胸。通常分为三大类:自发性气胸、创伤性气胸和人工气胸。自发性气胸是由于肺部疾病使肺组织和脏层胸膜破裂,由于靠近肺表面的微小泡和肺大疱破裂,肺和支气管内空气进入胸膜腔所致。按照气胸发生前有无合并肺部疾患又可将自发性气胸分为原发性气胸和继发性气胸。原发性气胸发生在无明确的基础肺疾病的健康人,胸膜下肺大疱破裂可能是气胸发生的主要机制。继发性气胸发生在有基础肺疾病的患者。创伤性气胸是由于胸部外伤或医疗诊断和治疗操作过程中引起的气胸。人工气胸是为诊治胸内疾病,人为将气体注入胸膜腔。按气胸与外界空气的关系又可分为:①闭合性气胸,②开放性气胸;③张力性气胸。

张力性气胸是指胸膜裂口呈单向活瓣或活塞作用,吸气时裂口张开,空气进入胸膜腔,呼气时裂口关闭,气体不能排出,导致胸膜腔内空气越积越多,胸内压迅速升高呈正压。这种气胸引起病理生理改变最大,胸腔内压迅速升高,可导致回心血量急剧下降,造成梗阻性休克,如不及时行减压处理,可导致猝死。

(二) 临床表现

1. 症状　起病大多急骤,典型症状为突发胸痛、继而胸闷或呼吸困难,并可有刺激性干咳。也有发病缓慢,甚至无自觉症状。部分病人发病前有用力咳嗽、持重物、屏气或剧烈活动等诱因,也有不少患者在正常活动或安静休息时发病。症状轻重取决于起病急缓、肺萎缩程度、肺原发疾病以及原有心肺功能状况等。许多患者(特别是原发性气胸的患者)在症状出现前几天即已存在气胸,并且,这一阶段的时间越长,越容易发生复张性的肺水肿。一般来讲,继发性气胸患者的症状要比原发性气胸患者严重,并且,患者呼吸困难的程度并非与气胸的程度呈正比。当患者出现血流动力学异常时,应考虑张力性气胸的存在。

2. 体征　气胸体征视积气多少而定。少量气胸可无明显体征,气体量多时患侧胸部饱满,呼吸运动减弱,触觉语颤减弱或消失,叩诊鼓音,听诊呼吸音减弱或消失。肺气肿并发气胸患者虽然两侧呼吸音都减弱,但气胸侧减弱更明显,即使气胸量不多也有此变化,因此叩诊和听诊时应注意左右对比和上下对比。大量气胸时纵隔向健侧移位。右侧大量气胸时肝浊音界下移,左侧气胸或纵隔气肿时在左胸骨缘处听到与心跳一致的咔嗒音或高调金属音(Hamman 征)。当患者出现发绀、大汗、严重气促、心动过速和低血压时应考虑存在张力性气胸。

3. 辅助检查

(1)影像学检查:胸片是最常应用于诊断气胸的检查方法,大多有明确的气胸线,为萎缩肺组织与胸膜腔内气体交界线,呈外凸线条影,气胸线外为无肺纹理的透光区,线内为压缩的肺组织。大量气胸时可见纵隔、心脏向健侧移位。肺部超声也是判断气胸的较好方法。

（2）CT：对于小量气胸、局限性气胸以及肺大疱与气胸的鉴别比 X 线胸片敏感和准确。气胸的基本 CT 表现为胸膜腔内出现极低密度的气体影，伴有肺组织不同程度的压缩萎陷改变。如果需要精确估计气胸的容量，CT 扫描是最好的方法。

（3）血气分析：气胸患者的动脉血气分析可不正常，有超过 75% 的患者 PaO_2 低于 80mmHg。16% 的继发性气胸患者 $PaO_2 < 55mmHg$、$PaCO_2 > 50mmHg$。

（4）胸腔镜检查：可明确胸膜破裂口的部位以及基础病变，同时可以进行治疗。

（三）诊断

突发的一侧胸痛伴有呼吸困难，并有气胸体征，常可做出气胸的初步诊断，胸部 X 线检查或肺部超声检查常可明确气胸的诊断。

（四）鉴别诊断

1. 肺大疱 肺大疱起病缓慢，病程较长；而气胸常常起病急，病史短。X 线检查肺大疱为圆形或椭圆形透光区，位于肺野内，其内仍有细小条状纹理；而气胸为条带状影，位于肺野外胸腔内。肺周边部位的肺大疱易误诊为气胸，胸片上肺大疱线是凹面向侧胸壁；而气胸的凸面常朝向侧胸壁，胸部 CT 有助于鉴别诊断。经较长时间观察，肺大疱大小很少发生变化，而气胸形态则日渐变化，最后消失。

2. 急性心肌梗死 有类似于气胸的临床表现，如急性胸痛、胸闷、呼吸困难、休克等临床表现，但患者常有冠心病、高血压病史，心音性质及节律改变，无气胸体征，心电图或胸部 X 线检查有助于鉴别。

3. 肺栓塞 有栓子来源的基础疾病，无气胸体征，胸部 X 线检查有助于鉴别。

4. 慢性阻塞性肺疾病和支气管哮喘 慢性阻塞性肺疾病呼吸困难是长期缓慢加重的，支气管哮喘有多年哮喘反复发作史。当慢性阻塞性肺疾病和支气管哮喘患者呼吸困难突然加重且有胸痛时，应考虑并发气胸的可能，胸部 X 线检查可助鉴别。

（五）治疗

气胸的治疗目的是促进患侧肺复张、消除病因及减少复发。基本治疗措施包括保守治疗、排气疗法、防止复发措施、手术疗法及防治并发症等。患者出现明显呼吸困难甚至血流动力学不稳定时，提示张力性气胸，这时要尽快进行气胸的引流是治疗的关键。

1. 胸腔闭式引流 胸片提示肺压缩面积较大或不能除外张力性气胸时应尽快进行胸腔闭式引流。胸腔闭式引流管拔出时，应先行夹闭引流管，夹管数小时后应该进行胸部 X 线检查，这样可以发现小量或者间歇的漏气，从而避免再次插管。

2. 单纯抽气 对继发性气胸进行单纯抽气治疗后应该收入院观察 24 小时以上，如果病情无好转就需要进行胸腔插管闭式引流。单纯抽气对于大量继发性气胸，尤其是年龄超过 50 岁的患者的失败率高，且复发率也高，开始就应该考虑胸腔闭式引流。统计学分析表明单纯抽气治疗的成功率为 30%~80%。如果抽气的总量在 2.5L 以上，则考虑存在持续漏气而肺复张的可能性较小，此时应选择持续胸腔闭式引流。

3. 化学性胸膜固定术 原发性与继发性气胸的复发率都很高，可以通过将各种硬化剂注入胸膜腔以减少复发率。化学性药物注入胸腔后产生无菌性胸膜炎症引起胸膜粘连。目前推荐四环素作为原发性和继发性气胸治疗的一线硬化剂。米诺环素和多西环素作为硬化剂已经应用于动物模型的研究。

4. 手术治疗 出现下列情况是需考虑外科手术治疗：同侧复发的气胸、对侧首发的气胸、同时发生的两侧自发性气胸、肋间引流 5~7 天后持续性漏气或肺未能复张、自发性血气胸、高风险职业（如飞行员、司机等）、妊娠。

（六）并发症及其治疗

1. 血气胸 气胸出血系胸膜粘连带内的血管被撕断所致，肺复张后出血多能自行停止。如持续出血不止，排气、止血、输血等处理无效，应开胸手术止血。

2. 脓胸　由结核分枝杆菌、金黄色葡萄球菌、肺炎杆菌、厌氧菌等引起的干酪性肺炎、坏死性肺炎及肺脓肿可并发脓气胸，应紧急排脓和排气，并选择有效的抗菌药物治疗（全身和局部）。支气管胸膜瘘持续存在者需手术治疗。

3. 纵隔气肿和皮下气肿　张力性气胸抽气或行闭式引流术后，可沿针孔或切口出现胸壁皮下气肿。高压的气体进入肺间质，循血管鞘经肺门进入纵隔，继沿筋膜进入颈部皮下组织及胸腹部皮下。因纵隔内大血管受压，可出现胸骨后疼痛、气急、发绀、血压下降、心浊音界缩小或消失、心音遥远，纵隔区可闻及与心跳一致的破裂音。X 线胸片见皮下和纵隔旁出现透明带。皮下气肿及纵隔气肿多能随胸膜腔内气体排出减压而自行吸收，如纵隔气肿张力过高而影响呼吸和循环时，可作胸骨上窝穿刺或切开排气。

二、咯血

咯血是指喉部、气管、支气管及肺实质出血，血液经咳嗽由口腔咯出的一种症状。凡痰中带有血丝、痰血相兼或咯纯血，均称为咯血。是喉及喉部以下呼吸道或肺血管破裂，血液随咳嗽从口腔咯出。咯血可分痰中带血、少量咯血（每日咯血量少于 100ml）、中等量咯血（每日咯血量 100~500ml）和大咯血（每日咯血量达 500ml 以上）。痰中带血丝或小血块，多由于黏膜或病灶毛细血管渗透性增高，血液渗出所致；大咯血，可由于呼吸道内小动脉瘤破裂或因肺静脉高压时支气管内静脉曲张破裂所致。

咯血首先须与口腔、咽、鼻出血鉴别，口腔与咽部出血易观察到局部出血灶。鼻腔出血多从前鼻孔流出，常在鼻中隔前下方发现出血灶诊断较易。有时鼻腔后部出血量较多，可被误诊为咯血。

咯血常见于下列疾病：支气管疾病，如支气管扩张症、支气管炎、支气管内膜结核、支气管肺癌等；肺部疾病，如肺结核、肺炎、肺部肿瘤、肺血吸虫病、肺栓塞等；心血管疾病，如左心衰竭、二尖瓣狭窄等；其他如血液病、钩端螺旋体病、结节性动脉炎等。大量咯血死亡率高，而痰中偶带血丝由于症状轻，容易被患者及医师忽视，因而必须引起重视。

（一）发病机制

肺动脉内压力较低，仅为主动脉压力的 1/6 左右，但血管床丰富，血流量大，全身血液约 97% 流经肺动脉进行气体交换，因而肺动脉出血的机会较多，支气管动脉来自体循环因此压力较高，破裂后可引起大量出血，咯血的机制主要有下面几种：

1. 血管通透性增加　由于肺部的感染，中毒或血管栓塞时，病原体及其他代谢产物可对微血管产生直接损害或通过血管活性物质的作用使微血管壁通透性增加，红细胞自扩张的微血管内皮细胞间隙进入肺泡而造成小量咯血。

2. 血管壁侵蚀、破裂　肺部慢性感染（如结核）、曲霉感染等使血管壁弹性纤维受损，局部形成小动脉血管瘤在剧烈咳嗽或动作时血管瘤破裂而大量出血，常造成窒息。

3. 肺血管内压力增高　风湿性心脏病二尖瓣狭窄，肺动脉高压，高血压心脏病等情况下肺血管内压力增高，可造成血液外渗或小血管破裂而引起咯血。

4. 出凝血功能障碍　常见于血小板减少性紫癜等血液病或口服抗凝药物，由于凝血因子缺乏或凝血过程障碍以及血管收缩不良等因素，在全身性出血倾向的基础上也可能出现咯血。

（二）临床表现

1. 咯血量　每日咯血量在 100ml 以内为小量，100~500ml 为中等量，500ml 以上或一次咯血 100~500ml 为大量。大量咯血主要见于空洞性肺结核、支气管扩张和慢性肺脓肿。支气管肺癌少有大咯血，主要表现为痰中带血，呈持续或间断性。慢性支气管炎和支原体肺炎也可出现痰中带血或血性痰，但常伴有剧烈咳嗽。

2. 咯血的性状　痰中带血丝或小血块，多由于黏膜或病灶毛细血管渗透性增高，血液渗出所致；大咯血，可由于呼吸道内小动脉瘤破裂或因肺静脉高压时支气管内静脉曲张破裂所致。

3. 咯血的颜色　鲜红色血痰因肺结核、支气管扩张、肺脓肿和出血性疾病所致咯血多见;铁锈色血痰可见于典型的肺炎球菌肺炎,也可见于肺吸虫病和肺泡出血;砖红色胶冻样痰见于典型的肺炎克雷伯杆菌肺炎。暗红色血痰二尖瓣狭窄所致咯血多见;浆液性粉红色泡沫痰多见于左心衰竭所致咯血;黏稠暗红色血痰见于肺栓塞引起咯血。

(三)伴随症状

咯血常伴有发热、胸痛、呛咳、脓痰、杵状指和黄疸等,分别多见于下列疾病:

1. 咯血伴发热　多见于肺结核,肺炎、肺脓肿、流行性出血热、肺出血型钩端螺旋体病、支气管肺癌等。

2. 咯血伴胸痛　多见于肺炎球菌肺炎、肺结核、肺栓塞(梗死)、支气管肺癌等。

3. 咯血伴呛咳　多见于支气管肺癌、支原体肺炎、肺真菌感染等。

4. 咯血伴脓痰　多见于支气管扩张、肺脓肿、空洞性肺结核继发细菌感染等。其中干性支气管扩张则仅表现为反复咯血而无脓痰。

5. 咯血伴皮肤黏膜出血　可见于血液病、风湿病及肺出血型钩端螺旋体病和流行性出血热等。

6. 咯血伴杵状指　多见于支气管扩张、肺脓肿、支气管肺癌等。

7. 咯血伴黄疸　须注意钩端螺旋体病、肺炎球菌肺炎、肺栓塞等。

(四)体格检查

反复的检查是否有慢性心、肺疾病、杵状指(趾),是否有明显的体重减轻、全身出血性倾向。

(五)辅助检查

1. 气道分泌物检查　气道分泌物检查有助于发现结核杆菌、真菌、细菌、癌细胞、寄生虫卵等。

2. 出血时间凝血时间　凝血酶原时间血小板计数等检查有助于出血性疾病诊断。

3. 红细胞计数与原红蛋白测定　有助于推断出血程度,嗜酸性粒细胞增多提示寄生虫病的可能性。

4. 影像学检查　咯血患者均应做胸部 X 线检查,CT 检查有助于发现较小的出血病灶,并有利于鉴别诊断。

5. 支气管镜检查　原因不明的咯血或支气管阻塞性肺不张的患者应考虑支气管镜检查,以明确诊断。

(六)诊断

咯血应与口腔、鼻腔出血或上消化道的呕血相鉴别,血液常与唾液相混合,检查口腔可以发现出血处。鼻腔出血时,血液自前鼻孔流出,不伴发咳嗽鉴别诊断也不困难,但血液自后鼻孔沿咽壁下流,吸入呼吸道后再咳出来易被误诊为咯血,须仔细检查鼻腔发现病变和出血点。上消化道呕血与咯血有时鉴别较为困难,呕血前常有恶心及上腹部不适,呕出物可混有食物,呕血后常排黑便患者常有胃病,肝脏病史。

常伴随有咯血症状的疾病有如下几种,当患者出现咯血症状时,应积极寻找可能的病因:

表 5-4-5　咯血常见原因

咯血常见疾病
呼吸系统疾病
肺结核
支气管扩张
肺癌
肺脓肿
慢性支气管炎

续表

咯血常见疾病
肺炎
侵袭性肺真菌感染
肺阿米巴病
肺吸虫病
肺包虫病
支气管结石
尘肺
恶性肿瘤肺转移
良性支气管瘤
心血管系疾病
风湿性心脏病二尖瓣狭窄
肺栓塞
肺动静脉瘘
急性传染病
肺出血型钩端螺旋体病
流行性出血热
全身性疾病及其他原因
血小板减少性紫癜白血病
血友病
系统性红斑狼疮
结节性多动脉炎
肝出血 - 肾炎综合征
子宫内膜异位综合征

（七）治疗

1. 保持呼吸道通畅，保证氧合　患者平卧，头偏向一侧或取患侧卧位，可减少出血和避免血流向健侧，防止窒息。应使病人取患侧向下卧位，头低脚高位，便于血液引流，且应交代病人一定要将血咯出。及时的氧疗，保证氧饱和度在正常范围。

2. 防止窒息　气道阻塞和播散至健肺，要把肺内血管外的血液排出。咳嗽是最有效的方法。必须鼓励病人咳嗽，并向病人示范如何在咳嗽前稍稍延长声门关闭时间以轻柔地清除分泌物。温水蒸气或雾化吸入有助于减少喉部刺激和便于突然爆破性咳嗽。如发生支气管被血块阻塞或有肺不张迹象或进行性过度充气（血凝块的阀门作用所致），应立即经支气管镜以清除血块。

3. 一般治疗

（1）消除患者恐惧和紧张心理，保持环境安静，卧床，适当镇静。

（2）监测生命体征。

（3）停用阿司匹林、华法林等可能影响凝血的药物。

（4）监测凝血功能：出血时间，凝血时间，血小板计数，凝血酶原时间和部分凝血激酶时间等。

4. 纠正贫血　反复咯血可致贫血，如：面色苍白、血色素下降、心悸、虚弱无力和食欲下降等。短期咯血可致失血性休克,皮肤发绀湿冷,烦躁不安或神志不清,咯血量多时容易将血吸入气管引起吸入性肺炎、肺不张甚至窒息,应及时抢救。

5. 控制感染　保持气道通畅、促进痰液引流。如果怀疑结核病是出血的原因,应立即开始规律的抗结核治疗。如果怀疑咯血导致吸入性肺炎或肺脓肿,应立即给予经验性抗生素治疗。

6. 积极明确并治疗原发疾病。

三、吸入性肺炎

吸入性肺炎(aspiration pneumonitis)是指吸入酸性物质如食物、胃内容物以及其他刺激性液体和挥发性的碳氢化合物后,引起的化学性肺炎,严重者可发生重症肺炎、呼吸衰竭或急性呼吸窘迫综合征。

(一)发病机制

临床上吸入胃内容物最为多见。正常人由于喉保护性反射和吞咽的协同作用,一般食物和异物不易进入下呼吸道即使误吸少量液体,亦可通过咳嗽排出。在神志不清时如全身麻醉、脑血管意外、癫痫发作、酒精中毒、麻醉过量或服镇静剂后,防御功能减弱或消失,异物即可吸入气管;食管病变如食管失弛缓症、食管上段癌肿、Zenker食管憩室,食管下咽不能全部入胃,反流入气管;各种原因引起的气管食管瘘,食物可经食管直接进入气管内。老年人反应性差更易发生吸入性肺炎。

胃内容物吸入后由于胃酸的刺激,产生急性肺部炎症反应,其严重程度与胃液中盐酸浓度、吸入量以及在肺内的分布情况有关。吸入胃酸的pH≤2.5时,吸入量25ml即能引起严重的肺组织损伤。动物实验中证实,吸入pH<1.5的液体3ml/kg时可致死。吸入液的分布范围越广泛,损害越严重。

(二)临床表现

患者常有吸入诱因史,迅速发病,多于1~3小时后出现症状,临床表现与诱发病因有关,如由于气管-食管瘘引起的吸入性肺炎,则每于进食后有痉挛性咳嗽、气急。在神志不清情况下,吸入时常无明显症状,但1~2小时后可突然发生呼吸困难,迅速出现发绀和低血压,常咳出浆液性泡沫状痰,可带血。两肺闻及湿啰音,可伴哮鸣音。严重者可发生呼吸窘迫综合征。

胸部X线示于吸入后1~2小时即能见到两肺散在不规则片状边缘模糊阴影,肺内病变分布与吸收时体位有关,常见于中下肺野,右肺为多见。发生肺水肿,则两肺出现的片状、云絮状阴影融合成大片状,从两肺门向外扩散,以两肺中内带为明显,与心源性急性肺水肿的X线表现相似,但心脏大小和外形正常,无肺静脉高压征象。

(三)治疗措施

在紧急情况下,应立即短时给予高浓度氧吸入保证氧饱和度,必要时气管插管,立即机械通气,应用纤支镜或气管插管将异物吸出。

吸入性肺炎以预防为重。预防吸入性肺炎的主要措施为防止食物或胃内容物吸入,如手术麻醉前应充分让胃排空;对昏迷患者可采取侧卧位或半卧位;尽早放置胃管,管饲时必须床头摇高,监测胃内是否有潴留,防止反流误吸。必要时作气管插管或气管切开。加强气道管理十分重要。

其余治疗措施同重症肺炎和急性呼吸窘迫综合征。

四、肺动脉高压

肺动脉高压是各种原因引起的静息状态下肺动脉平均压(mean pulmonary arterial pressure,mPAP)≥25mmHg的一组临床病理生理综合征。肺动脉高压可以作为一种疾病而独立存在,更常见的是很多疾病进展到一定阶段的病理生理表现。由于肺血管重塑引起肺循环血流动力学改变,最终可导致右心衰竭,甚至死亡。

(一)临床分类

肺动脉高压分为原发性(或特发性)和继发性两类。2009年欧洲心脏病学会和欧洲呼吸病学会(ESC/ERS)发布的《肺动脉高压诊治指南》采用2008年在Dana Point制定的肺动脉高压临床分类,将肺动脉高压分为五类,见表 5-4-6。

表 5-4-6　肺动脉高压临床分类(Dana Point,2008)

1	动脉性肺动脉高压(pulmonary arterialhypertension,PAH)
1.1	特发性肺动脉高压
1.2	可遗传性肺动脉高压
1.2.1	BMPR2 基因(骨形成蛋白 Ⅱ 型受体基因)
1.2.2	ALK1(激活素受体样激酶 1)、endoglin 基因(伴或不伴遗传性出血性毛细血管扩张症)
1.2.3	未知基因
1.3	药物和毒物所致肺动脉高压
1.4	相关性肺动脉高压(associated with pulmonary arterial hypertension,APAH)
1.4.1	结缔组织病
1.4.2	HIV 感染
1.4.3	门脉高压
1.4.4	先天性心脏病
1.4.5	血吸虫病
1.4.6	慢性溶血性贫血
1.5	新生儿持续性肺动脉高压
	肺静脉闭塞病(pulmonary veno-occlusive disease,PVOD)和(或)肺毛细血管瘤(pulmonary capillary haemangiomatosis,PCH)
2	左心疾病所致肺动脉高压
2.1	收缩功能不全
2.2	舒张功能不全
2.3	瓣膜病
3	肺部疾病或低氧血症所致肺动脉高压
3.1	慢性阻塞性肺疾病
3.2	肺间质性疾病
3.3	其他伴有限制性、阻塞性或混合性通气障碍的肺部疾病
3.4	睡眠呼吸暂停综合征
3.5	肺泡通气不足
3.6	慢性高原病
3.7	发育异常
4	慢性血栓栓塞性肺动脉高压(chronic thromboembolic pulmonary hypertension,CTEPH)
5	不明机制和(或)多种机制所致肺动脉高压
5.1	血液系统疾病:骨髓增生性疾病,脾切除术
5.2	系统性疾病:结节病、肺朗格汉斯细胞组织细胞增生症、淋巴管肌瘤病、多发性神经纤维瘤、血管炎
5.3	代谢性疾病:糖原贮积病、高雪病、甲状腺疾病
5.4	其他:肿瘤样阻塞、纤维性纵隔炎、透析治疗的慢性肾衰竭

(二)病理生理

肺动脉高压(PAH)主要累及肺动脉和右心,表现为右心室肥厚,右心房扩张。肺动脉主干扩张,周围肺小动脉稀疏。肺小动脉内皮细胞、平滑肌细胞增生肥大,血管内膜纤维化增厚,中膜肥厚,管腔狭窄,闭塞,扭曲变形,呈丛状改变。肺小静脉也可以出现内膜纤维增生和管腔阻塞。PAH 特征性的病理改变为肺小动脉管壁增厚,可涉及中层、内膜和外膜。有肺小动脉闭塞、向心性内膜增厚的改变。较大的血管可有丛状损伤和偏心性内膜增厚。肺动脉高压与肺动脉管壁增厚,管腔狭窄和原位血栓形成的联合效应有关。

(三)临床表现

肺动脉高压缺乏特异性的临床症状,患者早期可无自觉症状或仅出现原发疾病的临床表现,随肺动脉压力升高出现一些非特异性症状,如劳力性呼吸困难、乏力、腹胀、心绞痛、晕厥等。由于肺动脉压升高可出现右房、右室肥厚的体征,如 P2 亢进,三尖瓣反流造成的全收缩期杂音,肺动脉瓣闭锁不全造成的舒张期杂音和右室第三心音。右心衰竭时可见颈静脉怒张,肝肿大,下肢水肿。还可发现肺动脉高压病因相关的体征,如毛细血管扩张症和指状溃疡及指端硬化常见于硬皮病患者;吸气相湿啰音提示间质性肺病;如果患者有蜘蛛痣,肝掌,睾丸萎缩提示肝脏疾病。如果在特发性肺动脉高压患者中发现杵状指提示先心病或周围血管闭塞病。世界卫生组织(WHO)根据肺动脉高压患者临床表现的严重程度将肺动脉高压分为 4 级,见表 5-4-7。

表 5-4-7 WHO 肺动脉高压功能分级(译自 2009ESC 肺动脉高压诊治指南)

级别	表现
I级	肺动脉高压患者日常体力活动不受限,日常体力活动不引起呼吸困难、疲乏、胸痛或近乎晕厥
II级	肺动脉高压患者体力活动轻度受限,休息时没有不适,但日常体力活动会引起呼吸困难、疲乏、胸痛或近乎晕厥
III级	肺动脉高压患者体力活动明显受限,静息时没有不适,但低于日常的体力活动就会引起呼吸困难、疲乏、胸痛或近乎晕厥
IV级	肺动脉高压使患者不能承受任何体力活动,有右心衰竭的体征,休息时可能有呼吸困难和(或)疲乏,任何体力活动都会使症状加重

(四)实验室检查

1. 心电图 如果心电图证明患者右室肥大、劳损,右房扩张更加支持肺高压的诊断。如果没有上述心电图特征,也不能排除肺高血压的诊断和严重的血流动力学的改变。

2. 胸部放射检查 胸片的改变包括肺动脉扩张和周围肺纹理减少。重症患者中可能有右房,右室的扩大。胸片检查可以帮助排除中到重度的肺部疾病或肺静脉高血压患者。

3. 肺功能检查和动脉血气分析 肺功能检查和血气分析有助于区别气道或肺实质疾病。肺动脉高压患者表现为肺弥散功能障碍(通常是预计值的 40%~80%)和轻到中度肺容积减少。由于过度换气,动脉二氧化碳分压通常降低。

4. 超声心动图 经胸超声心动图能够反映右心血流动力学变化,如肺动脉压力(PAP)。超声心动图通过三尖瓣反流峰速度来估计肺动脉压力,另外其他超声心动变量可提示肺动脉高压的存在,包括肺动脉瓣回流速度增加,右室射血加速度时间缩短。

5. 通气/灌注扫描 通气/灌注扫描用于肺动脉高压中怀疑慢性血栓栓塞性肺动脉高压的患者。通气/灌注扫描在确诊这类患者中比 CT 的敏感性高。

6. 高分辨率计算体层成像 高分辨率 CT 能够清晰地显示肺实质的图像,有助于确诊肺间质性疾病和肺气肿。

7. 血液检查和免疫学检查 血清学项目在确诊 CTD、HIV、肝炎等是很重要的。通过这些检查,主要排除系统性硬化症,因为该种情况很容易发展到 PAH。抗着丝粒抗体和其他的抗核抗体如 dsDNA,抗 -Ro,U3-RNP,B23,Th/To 在限制性硬皮病患者中经常呈阳性。各种弥散性硬皮病患者中,

U3-RNP 呈典型阳性。系统性红斑狼疮患者中,常发现抗心磷脂抗体阳性。

8. 肺动脉漂浮导管 肺动脉漂浮导管检查(PAC)是直接测量肺动脉压力,评估血流动力学损伤严重程度的重要手段。检查时记录的参数包含:肺动脉压力(PAP,收缩、舒张、平均),右房压,肺动脉嵌顿压(PAOP)。

(五)治疗

治疗目的是主要是缓解患者的临床症状、增加活动耐量、预防疾病进展、延长患者的生存期。PAH患者的治疗不能仅仅局限于单纯的药物治疗,根据 PAH 的不同临床类型制订个体化治疗方案;根据 PAH 的功能分类,选择降低 PAH 药物;经规范内科治疗无效患者可考虑介入或心肺移植手术治疗。

1. 药物治疗

(1)钙离子拮抗剂:在应用钙离子拮抗剂(CCB)前需要对患者进行急性肺血管反应性试验,试验阳性患者方可应用钙离子拮抗剂,并从小剂量开始,监测血压和心率,逐渐增加剂量。常用的 CCB 有硝苯地平和地尔硫草。心率较慢时选择硝苯地平,心率较快时选用地尔硫草。合并右心衰竭时应谨慎使用。

(2)前列环素类:前列环素(PGI$_2$)是花生四烯酸代谢的生理产物,主要由血管内皮合成,它扩张肺血管,抑制肺血管重塑。在肺动脉高压治疗中起重要作用,可以降低肺动脉压力和肺血管阻力、增加心排血量,提高生活质量,延长生存时间。

(3)内皮素受体拮抗剂(ETA):内皮素(ET-1)是肺动脉高压重要致病原因之一,ERA 具有扩张肺血管、抗增殖、改善内皮功能作用,临床应用可改善患者活动耐力,延长患者生存期。

(4)5 型磷酸二酯酶抑制剂(PDE5):选择性抑制 PDE5(在肺脏大量表达),增加平滑肌细胞内的 cGMP 浓度,舒张血管平滑肌,扩张肺动脉,降低肺血管阻力,从而降低肺动脉压,增加活动耐力。

2. 手术治疗

(1)动脉血栓内膜剥脱术:慢性血栓栓塞性肺动脉高压可行肺动脉血栓内膜剥脱术(PTE),其适应证:①诊断明确,影像学检查提示为中心型肺栓塞(主肺、肺叶、肺段动脉);②经充分正规抗凝治疗至少半年无效;③肺血管阻力 >30kPa.s/L(300dyn·s/cm^5);④心功能Ⅱ级~Ⅳ级;⑤肺以外重要脏器功能正常。

(2)经皮球囊心房间隔造口术:房间隔造口术是主要用于严重 PAH 的一种介入治疗方法,但该操作死亡率较高,伴右心衰竭的严重 PAH 患者房间隔造口术操作相关性死亡率约为 16%。在心房之间制造分流:缓解右房高压,增加左室充盈,增加心脏指数,代价是全身缺氧(由于分流血液缺少肺的氧合)。适应证:经充分的内科治疗仍然反复晕厥,右心衰竭,静息状态下动脉血氧饱和度 >92%,血细胞比容 >35%,左心功能正常,左心室射血分数 >55%。禁忌证:严重右心衰竭(右房压 >20mmHg),超声心动图或右心导管证实已存在右向左分流。

(3)单肺、双肺或心肺移植:肺动脉高压患者的预后不良,晚期重症患者如果药物治疗效果差,常是心肺移植的适应证。肺移植手术死亡率 16%~29%,1 年存活率 70%~75%,5 年存活率 40%~45%。

3. 支持治疗 加强健康宣教,对于有右心衰竭和水肿征象的 PAH 患者,应该给予利尿剂,控制液体入量,适当限制钠盐摄入,注意纠正电解质及酸碱平衡紊乱;对于动脉血氧分压持续低于 8kPa(60mmHg)的 PAH 患者,应该给予患者长期氧疗;对于特发性肺动脉高压、可遗传性肺动脉高压的患者,应该给予口服抗凝剂的治疗,INR 维持在 2~3 之间。

(邱海波)

第五章

急性肾损伤

急性肾损伤(acute kidney injury,AKI)是以肾功能急骤下降为表现的临床综合征。肾脏是重症患者极易受累的器官之一,AKI可视为多器官功能障碍综合征(MODS)在肾脏的表现。目前普遍认为,AKI是病变严重程度由轻到重的连续发展过程。依据不同的AKI定义,流行病学报告的发病率差异甚大,据报道可累及1%~25%的ICU患者,所导致的病死率约为15%~60%。早期识别和积极预防是处理AKI的关键。肾脏替代治疗(RRT)是AKI的重要治疗手段。

第一节　病因与发病机制

由于不同病因所致AKI的初始评估和处理有所不同,应及早明确病因。依据其致病原因和发病机制,可将AKI划分为3种类型。

一、肾前性 AKI

因肾脏血流灌注低下导致的AKI。

(一)急性低血容量

1. 细胞外液丢失　包括大失血所致休克,烧伤、腹泻、呕吐、中暑或大剂量利尿剂应用导致的体液丢失等。

2. 细胞外液分隔　胰腺炎、大面积烧伤和腹膜炎导致的第三间隙液体分隔。

(二)心功能低下

包括各种原因所致心力衰竭和心肌功能障碍,如心肌梗死、心律失常、缺血性心脏病、心肌病、瓣膜疾病、高血压病、严重肺心病、大面积肺梗死和心脏压塞征等。

(三)外周血管扩张

如感染性休克或过敏性休克、某些药物(如抗高血压药)应用等导致肾脏灌注压力下降,进而造成肾脏灌注不足。

(四)严重肾脏动脉血管痉挛或梗阻

包括大剂量应用缩血管药、非甾体类抗炎药应用和肝肾综合征等;肾动脉的机械性梗阻包括血栓栓塞或创伤等。

二、肾性 AKI

因肾脏本身的病变所致,所有影响肾小球、肾小管、肾间质和肾血管的病变均可导致AKI。

(一)急性肾小球病变

如急性感染后肾小球肾炎、急性快速进展性肾小球肾炎、肾病综合征等。

(二)急性肾小管病变

1. 肾小管坏死　肾脏缺血(长时间肾前性原因)、肾毒性物质(氨基糖苷类、放射造影剂、重金属、有机溶剂、其他抗感染药)、肌红蛋白尿和血红蛋白尿等。

2. 肾小管内病变　肾小管内结晶体沉着(尿酸、草酸)、蛋白沉着(如肌红蛋白和血红蛋白等)和肾毒性药物作用。

(三)肾血管病变

如结节性血管炎、恶性高血压、硬皮病、血栓栓塞性血小板减少性紫癜、溶血尿毒症综合征、DIC、机械性肾动脉堵塞(血栓栓塞等)和深静脉血栓形成等。

(四)肾间质性病变

各种原因引起的急性间质性肾炎,常见的有肾脏感染性疾病、肾毒性物质(包括肾毒性药物)及放射线长时间照射引起的肾间质损害。

(五)其他

1. 感染　各种病原菌的感染可通过毒素、全身炎症反应造成肾脏损害;多种特异感染(军团菌、伤寒、汉坦病毒、疟疾等)可直接对肾脏造成损伤。

2. 结缔组织疾病、结节病、淋巴瘤、白血病等。

在肾性 AKI 的致病原因中,肾毒性药物和肾性毒物有重要地位。这些物质通过作用于肾脏的不同解剖部位导致肾功能损伤和结构损害,其中许多为 ICU 临床的常用药物。①抗感染药:如两性霉素 B、多黏菌素、氨基苷类、妥布霉素、磺胺类等,以及阿昔洛韦等抗病毒药;②放射造影剂:尤其是各种含碘造影剂;③重金属盐和工业毒物类:如汞、铅、铀、金、铂、砷和磷等,以及氰化物、甲醇、酚、苯、杀虫剂和除草剂等;④生物毒:如蛇毒、蜂毒、斑蝥毒、鱼胆等;⑤其他:环孢素,大剂量甘露醇等。

三、肾后性 AKI

因尿道各段的梗阻而导致 AKI。

(一)输尿管

包括管腔内梗阻(肿瘤、结石、凝血块、积脓和真菌球等),以及管腔外原因导致的梗阻(如腹膜后或盆腔肿瘤压迫、纤维化和腹主动脉瘤等)。

(二)膀胱和下尿道

前列腺肥大或恶性肿瘤、结石、凝血块、神经源性及尿道狭窄等。

(李建国)

第二节　临床表现

AKI 通常是在急性损伤因素的作用下,临床上以尿量的改变、血肌酐和尿素氮升高为主要表现。早期常无明显临床症状,可以仅有实验室检查的异常。后期可出现氮质血症、水电解质及酸碱代谢紊乱的临床表现。

(一)尿量改变

尿量改变是 AKI 重要的临床表现,尤其是尿量减少。由于病因各异和 AKI 严重程度不同,尿量减少的程度和持续时间也不一致。尿量减少的判断应为每小时少于 0.5ml/kg,连续 6 小时。尿液分析可由于病因的不同而改变,如肾前性因素所致 AKI 早期可出现尿比重升高,同时可见尿钠排泄分数小于 1%,肾性因素如肾小管坏死时所致 AKI 可出现尿比重下降,尿钠排泄分数大于 1%。恢复期可出现尿量增多,易伴随容量及电解质的紊乱。

(二)进行性氮质血症

进行性氮质血症可以是 AKI 早期出现的临床表现。原因是由于肾小球滤过率降低而不能有效排出蛋白质代谢产生的含氮类物质及其他代谢废物,临床上通过观察血清肌酐(SCr)和尿素氮(BUN)

水平判断氮质血症的严重程度,其升高速度除与 AKI 的病变程度相关外,还与应激反应时蛋白质的分解状态相关。

其中肌酐是肌酸的小分子代谢产物,可自由通过肾小球滤过屏障,且不被肾小管重吸收,排泌量少。被视为反映肾小球滤过率的良好指标。而 BUN 受多种非肾性因素影响,如蛋白质的摄入、代谢状态、上消化道出血、血容量和大剂量使用激素治疗等。

(三)水潴留

随着少尿时间的延长,液体平衡难以维持。若未能严格限制液体摄入极易发生水过多。表现为稀释性低钠血症、全身性软组织水肿、体重增加、高血压、心包积液、急性呼吸衰竭、急性心力衰竭和脑水肿等。

(四)高钾血症

正常时机体摄入的钾盐 90% 从肾脏排泄,AKI 时尿液排钾减少,若同时存在高分解状态,如挤压伤时肌肉坏死、血肿和感染等,或热量摄入不足所致蛋白质分解释放出钾离子,以及酸中毒时细胞内钾转移至细胞外,可在数小时内发生严重高钾血症。

高钾血症有时表现隐匿,可无特征性临床表现。其最主要危害是钾离子对心肌的抑制,心电图改变具有特征性,且出现较早。一般血钾浓度在 6mmol/L 时,心电图上有 T 波尖耸、Q-T 延长、QRS 增宽和 P-R 延长等表现。随血钾增高进而 P 波消失,QRS 进一步增宽,S-T 段不能辨认,最后与 T 波融合,并出现严重心律失常,直至心室颤动或停搏。

(五)代谢性酸中毒

正常机体产生的固定酸代谢产物 80% 由肾脏排泄。AKI 时酸性代谢产物排出减少,加以肾小管损害而保持碱基和钠盐能力下降等,容易发生代谢性酸中毒,且进行性加重而难以纠正。严重代谢性酸中毒可加重高钾血症,并有恶心呕吐、深大呼吸和意识障碍等表现。

(六)高磷血症和低钙血症

正常人摄入的磷酸盐 60%~80% 经尿液排出。AKI 时磷酸盐经肾脏排泄减少,改经肠道排泄,而与肠内的钙离子结合形成不能吸收的盐,从而发生高磷血症和低钙血症。AKI 早期时高磷血症和低钙血症不如慢性肾衰竭时明显。AKI 早期多有轻度血磷升高,但若有明显代谢性酸中毒,高磷血症较突出,但罕见明显升高。酸中毒纠正后,血磷可有一定程度下降,此时若持续接受全静脉营养治疗应注意低磷血症发生。低钙血症多由于高磷血症引起,有报告少尿两天后即可发生低钙血症。由于常常合并代谢性酸中毒,使细胞外液的离子钙增多,故多不发生低钙的临床表现,但纠酸治疗后可能出现低钙症状。

(七)低钠血症和低氯血症

低钠的原因主要是由于水分潴留导致的稀释性低钠血症,机体总钠量甚至高于正常。若有经皮肤或胃肠道丢失(大面积烧伤或严重呕吐腹泻),或大剂量利尿剂应用而尚有反应的非少尿型患者,也可能出现失钠性低钠血症。严重低钠血症可致血渗透浓度降低,水分向细胞内转移,出现细胞水肿。而由于神经细胞最容易受累,突出表现为急性脑水肿症状,如疲乏、软弱、嗜睡或意识障碍、定向力消失、甚至低渗昏迷等。低氯血症常伴随低钠血症发生,出现腹胀或呼吸表浅、抽搐等代谢性碱中毒表现。

(八)高镁血症

正常人摄入的镁 60% 由粪便排泄,40% 从尿液中排泄。由于镁和钾离子均为细胞内主要阳离子,故 AKI 时血钾与血镁浓度常平行上升,肌肉损伤时高镁血症更为突出。严重高镁血症可引起呼吸抑制和心肌抑制。高镁血症的心电图亦可表现为 P-R 间期延长和 QRS 波增宽。故当高钾血症纠正后,心电图仍有这些改变时,应警惕存在高镁血症。此外,低钠血症、高钾血症和酸中毒均增加镁离子对心肌的毒性。

（九）其他

AKI 可有消化系统、呼吸系统、心血管系统、血液系统受损的临床表现。

（李建国）

第三节　急性肾损伤的诊断与严重程度分级

AKI 时发生了一系列内外环境紊乱，会出现许多临床和实验室指标异常，并且还陆续发现了一些新型的 AKI 生物标志物。但是普遍认为，无论在健康和疾病状态下，肾小球滤过率（GFR）是综合反映肾功能的最有用参数。而血清肌酐和尿量的变化，被认为是反映 GFR 改变的标志。这两项指标可以方便地在临床日常中获得，通过检测血清肌酐和尿量的变化，可以迅速、及时地发现 GFR 的突然下降，从而及时、准确地诊断 AKI。目前普遍认为，以血清肌酐和尿量改变为基础，制定 AKI 的诊断和严重程度分级标准。

诊断首先要查找病因，对最常见的三大病因进行系统分析，病史应该包括所有潜在的导致肾损害的因素，体格检查时应注意其他器官及系统的功能状态，初始评估应包括评估有无尿路梗阻的检查。

一、AKI 的诊断标准

符合以下任何一项，即可诊断为 AKI：

48 小时内 SCr 增加 ≥0.3mg/dl（≥26.5μmol/L）；或

过去 7 天内 SCr 增加至 ≥已知或假定基础值的 1.5 倍；或

尿量 <0.5ml/(kg·h) 达 6 小时

已知基础值以近期出现肾脏损伤因素之前的肌酐作为基线，假定基础值如无基线水平资料，入院时已有 AKI，则以入院时 24 小时内最低值作为基线水平。

二、AKI 的分级

按表 5-5-1 将 AKI 分为 3 级，病情严重程度依次加重。

表 5-5-1　AKI 的分级

分级	血清肌酐	尿量
1	为基础值的 1.5~1.9 倍 或 增加 ≥0.3mg/dl（≥26.5μmol/L）	<0.5ml/(kg·h) 达 6~12 小时
2	为基础值的 2.0~2.9 倍	<0.5ml/(kg·h) 达 ≥12 小时
3	为基础值的 3.0 倍 或 肌酐升高至 ≥4.0mg/dl（≥353.6μmol/L） 或 启动肾脏替代治疗 或 年龄 <18 岁者，eGFR 降至 <35ml/(min·1.73m^2)	<0.3ml/(kg·h) 达 ≥24 小时 或 无尿 ≥12 小时

三、其他

生物学标记物：胱抑素 C 等有利于 AKI 的早期识别。

（李建国）

第四节　急性肾损伤的预防

一、关注高危因素

对严重创伤、大型手术、严重感染、各种原因的休克,均应积极处理。对于感染性休克患者,应给与充分液体复苏,并提高平均动脉压,以保障足够的肾脏灌注。对围术期高危患者和感染性休克患者复苏时,采用目标导向性治疗以优化血流动力学功能和组织氧合。对其他类型的休克或低血压状态,也应在积极处理原因的同时,维持基本灌注压。

二、解除导致 AKI 的肾后性因素

积极通过超声检测等手段明确尿道梗阻原因,并作紧急处理解除梗阻,包括采用外科手段。

三、避免和减轻肾毒性药物的损害

应对所有治疗药物进行筛查,尽量选择肾毒性较小的药物,并严格根据肌酐清除率调整剂量,必要时应监测血药浓度。对高 AKI 风险的患者尽量减少使用放射造影剂的影像学检查方法。若无法避免则尽可能减少使用剂量,并尽可能选用等渗或低渗碘造影剂,而非高渗碘造影剂。此类患者使用造影剂后可应用等渗氯化钠或碳酸氢钠溶液进行扩容治疗,以减轻肾损伤。

四、药物预防

目前没有证实任何药物能够预防 AKI,包括多巴胺、非诺多巴、茶碱和利尿剂等。甘露醇等渗透性利尿剂反而有可能损害肾功能,均应避免使用。

(李建国)

第五节　急性肾损伤的治疗

积极控制原发病和纠正 AKI 的诱因是治疗的前提,其他治疗措施包括全身支持、针对水电解质紊乱的对症治疗和肾脏替代治疗(RRT)。

一、病因治疗

重点在于及时治疗可能立即纠正的 AKI 病因,包括迅速纠正低血流灌注和休克,解除肾后性梗阻,停止接触肾毒性物质等。

二、一般支持和对症治疗

(一)液体管理

通过血流动力学监测指标指导液体治疗。在解除血容量缺乏状态后,应采取保守液体治疗策略,严格限制液体摄入,尤其在不具备 RRT 条件时。必要时应用呋塞米等袢利尿剂增加尿量来缓解液体正平衡,但不宜使用甘露醇。输注的液体中应限制钠和钾的摄入。

(二)营养支持和血糖控制

1. 应该尽早进行营养支持,并以肠内途径为优先选择。
2. 每日总热卡摄入应达到 20~30kcal/kg。
3. 营养支持时不应限制蛋白质摄入,对无需透析治疗的非分解代谢 AKI 患者,每日补充蛋白质

0.8~1.0g/kg；使用 RRT 的患者应增加蛋白质摄入量，每日补充 1.0~1.5g/kg；对使用持续肾脏替代治疗（CRRT）或高分解代谢的患者，每日蛋白质补充量也不应超过 1.7g/kg。

4. 应常规进行程序化血糖管理，当连续 2 次监测血糖水平 >180mg/L 时，开始使用胰岛素。上限目标是血糖≤180mg/L。

（三）治疗高钾血症

应严格控制钾的摄入，并减少导致血钾升高的各种因素，如充分营养支持、控制感染、纠正酸中毒、避免输注库存血制品等。当血钾超过正常上限（5.5mmol/L）时，采取措施尽量促进钾离子的排出和向细胞内转移，以便缓解高钾血症的对心脏的危害。例如静脉缓慢推注 10% 葡萄糖酸钙、或加入葡萄糖溶液中滴注；或输注 5% 碳酸氢钠；或给予较高浓度的葡萄糖加胰岛素滴注。可试用排钾利尿剂以增加尿量。严重高钾血症可进行 RRT。

（四）纠正酸中毒

严重代谢性酸中毒时，可输注碳酸氢钠，但应避免加重水钠潴留，同时采取措施积极加速酸性代谢产物的排出，如 RRT。

（五）预防和控制感染

AKI 患者除原发感染外，还是继发院内感染的高危人群。常见感染部位是血流、肺部和尿路感染。静脉导管和导尿管可能成为引起感染的途径，应注重预防。发生感染后应考虑避免选用具有肾毒性的抗生素。

三、肾脏替代治疗（RRT）

RRT 是能够间断或连续性清除溶质和水分的一种血液净化技术，可有效去除血中有害物质，包括内源性代谢产物和外源性毒物，并能迅速纠正水电解质紊乱，恢复和维持机体内环境稳定。是目前 AKI 治疗的最有效手段。有资料显示，AKI 患者若早期进行 RRT，不仅能够更好地控制水电解质和酸碱平衡，缩短少尿期，促进肾功能恢复，还有助于预防并发症发生。其中 CRRT 可缓慢、等渗和持续地清除水、溶质和毒素，对血流动力学干扰轻微，是 ICU 患者采用的主要 RRT 方法。

（李建国）

第六章
消化系统功能损伤

第一节　消化系统功能评价

消化系统由口腔、食管、胃、胆囊、肠、肝、胰腺等组成。胃肠道的动力、消化吸收、黏膜屏障、胃肠激素分泌、肝酶、胰酶、胆汁分泌等功能参与了消化过程。重症患者往往伴有胃肠功能障碍,消化系统功能应该通过临床和实验室指标等多项指标结合来进行综合评估。

一、临床方面

目前 ICU 对重症患者胃肠功能的监测内容主要包括:患者主诉、胃管引流情况、肠鸣音、肛门排气、排便时间、腹压等。

(一)患者主诉

对于意识清楚的患者,自我感受常是反映患者胃肠功能的有效指标。一项研究结果显示外科医生普遍认为患者是否排气、是否有腹胀、恶心、呕吐等个人主诉,是判断腹部手术后胃肠功能状态最有效的指标。且该类指标的获取途径简便,可最大限度地排除个体生理差异对测量结果准确性的影响,更真实地反映患者病情变化,是临床首选的评价方式。但由于重症患者常存在意识障碍、使用镇静剂等问题,难以通过与患者的沟通获得可靠主诉。因此,对于多数重症患者,在病情尚未明显好转前,难以应用此类指标。

(二)胃管引流情况的监测

留置胃管是重症患者普遍采取的监护和治疗措施,其目的除了减少误吸、行肠内营养外,更重要的是观察胃肠功能状态。观察内容主要包括胃液性质、胃液量和胃残余(GRV)。

1. 胃液的性质

(1)胃液颜色:胃液颜色的变化是观察应激性溃疡出血的重要途径。当胃液颜色加深或变红,即应提高警惕。但该监测方法敏感性较差,一旦出现肉眼出血,患者的病情已经较为严重,不适合早期预防。且该法只适于观察以应急性溃疡出血为主要表现的胃肠功能变化,对于没有出血的重症患者并不证明其胃肠功能处于正常状态。胃液潜血试验可辅助临床早期诊断胃出血的发生。但该方法影响因素较多,需要仔细甄别。

(2)胃液的 pH 监测:是观察和预防应激性溃疡的重要手段。根据 pH 监测结果,给予有效的抗酸剂,维持 pH 在 6 左右,可有效减少应激性溃疡出血的发生。同时,胃液 pH 还能反映胃黏膜的血液灌注与氧合状态,较其他传统的酶学、生化等指标变化更早,反应更敏感。

2. 胃液量和 GRV 的观察

(1)尚未启动肠内营养的患者,胃液量的观察是胃液监测的重要方面。如经胃管引出的胃液量较大,常提示患者胃排空功能差;当引出的胃液量减少,除可能提示胃肠运动恢复外,还应排除胃管引流无效和胃液分泌减少。但重症患者胃液引流量正常与否的判定标准需进一步探讨。

(2)可进食或已行肠内营养的重症患者,GRV 是判断胃肠功能恢复情况的重要指标,是目前临床最常用的评价胃排空的方法。但该方法受胃管位置、胃管特征、引流负压大小、患者体位、肠内营养速度、操作程序等诸多因素的影响,可靠性存在争议。而且 GRV 的正常值界定仍是相关领域研究的焦点。临床习惯以单次回抽胃液,GRV 200~500ml 或 GRV 大于"已注入肠内营养总量的 2 倍"作为胃排空不良的标准。当 GRV 超过这一标准,考虑肠内营养不耐受,发生胃食管反流和误吸的可能性较大。

(三)肠鸣音监测

正常肠鸣音的频率为 3~5 次 / 分。在两个不同的部位听诊至少 1 分钟,并且严格按时至少重复听诊一次。目前,肠鸣音已成为评价重症患者胃肠运动功能的重要指标。肠鸣音听诊对机械性肠梗阻患者的诊断有较大的作用,当肠鸣音明显减少或消失,提示患者肠麻痹、肠缺血、腹膜炎或机械性肠梗阻等;当肠鸣音明显增强,提示胃肠出血或机械性肠梗阻。因此,肠鸣音是胃肠功能监护的重点。肛门排气、排便表明了全胃肠道的蠕动逐步恢复。

(四)腹内压监测腹内压(IAP)

即腹腔内压力,正常值 5~7mmHg;任何引起腹腔内容积增加的情况均可导致腹压增高。重症患者常出现组织器官供血不足、全身炎症反应等表现,使肠道组织缺血、缺氧,导致肠壁水肿,肠蠕动减慢,并产生大量积气、积液,使腹压显著增高。另一方面,腹腔内器官出血及其他腹腔器官水肿等,也会使腹腔压力升高,肠黏膜对腹腔压力升高非常敏感,过高的腹腔压力本身也会导致肠黏膜通透性增加,继而加重肠道水肿和肠蠕动减慢。因此,腹压监测也常被作为反映重症患者胃肠功能变化的客观指标之一。临床多采用胃内压或膀胱内压等间接压力测量方法进行监测。其中膀胱内压由于操作简便、不良反应少、测量值准确等优点,在临床应用更为广泛。经尿道膀胱内压(UBP)是腹压监测的常用方法。其测量方法为患者平卧,腹肌放松,经尿管排空膀胱后,向膀胱内注入生理盐水 25ml,夹闭导尿管,将导尿管经三通与带有刻度的无菌测压管连接,以腋中线为零点,打开导尿管,待测压管液面波动平稳后,读取压力值。腹内高压根据严重程度分为 4 级:Ⅰ级为 12~15mmHg,Ⅱ级为 16~20mmHg,Ⅲ级为 21~25mmHg,Ⅳ级为 >25mmHg。由于腹腔内任何一个器官的变化都可能对腹压产生影响,因此,腹压不能作为反映胃肠功能状态的直接指标,只能作为判断胃肠功能的参考指标。同时,腹压对早期的胃肠功能变化不敏感,不适合作为早期预防性监测指标。

二、胃肠动力学监测

(一)肌电图法

有腔内记录和体表记录两种。胃肠道绝大多数都是由内脏平滑肌组成的。胃肠道的运动也是由这些平滑肌的收缩和舒张活动完成的。胃肠道平滑肌的活动与骨骼肌和心肌的活动一样,均伴有生物电现象。胃肠道平滑肌的电活动分为 3 种类型:静息膜电位、慢波电位、动作电位。胃肠道的运动在消化期和消化间期有不同形式和特点。消化期的运动主要表现在蠕动、分节运动和紧张性收缩,消化间期运动的特点是呈现周期性移行复合运动。电活动与机械收缩之间有着一定的关系,如动作电位控制着胃肠道的节律性运动。胃、肠电图是可以在体表进行的胃肠电记录,是判断胃肠运动功能的较好方法,适合于手术后患者进行胃肠动力学检测参考。

(二)放射影像法

放射学检查可观察了解食管和胃的形态、收缩、蠕动、排空、有无反流,也可用于小肠、大肠的动力学检测,为胃肠动力检测提供定性评估,最常用于结肠动力功能临床检测,但需要受试者口服一定量 X 线不能穿透的小标记物,每隔一定时间透视或摄片,以标志物计数来计算胃排空和结肠通过时间。磁共振成像可用来评定胃的排空。

(三)超声法

超声检查胃排空和半排空时间,能准确测量胃的半排空和完全排空时间。进餐后应用实时超声测量胃容积的变化以反应胃排空情况,具有安全、可靠、易重复且经济的特点。它的不足之处是只能用于检测液体胃排空,同时要求检查者熟练掌握 B 超检查技术。对于重症患者而言,目前尚缺乏超声监测胃排空的标准,且对于肥胖患者,超声的效果较差。

(四)测压法

可直接测量食管、胃窦、十二指肠、小肠、结肠和直肠的腔内压力,并可准确记录这些器官的节段性收缩活动情况。有固定式记录法、便携式记录法。其优点是测量结果准确,但由于是一种侵入性操作,对术后患者的检测有所局限。

(五)多通道腔内阻抗技术

能动态监测气、液体在食管内运动的情况。根据多通道腔内阻抗测定独特的阻抗变化图形,可以识别出95%的食管反流,尤其是无酸性反流的情况。此方法亦被用于监测蠕动,这是一种侵入性监测方法。

三、肠黏膜屏障功能监测和评估

(一)肠黏膜屏障的组成

人体肠黏膜屏障由机械屏障、化学屏障、免疫屏障和生物屏障四部分组成。

1. 机械屏障　结构和功能完整的肠黏膜上皮及细胞间的紧密连接构成了肠黏膜屏障的机械屏障。肠道黏膜是机体中增生最快的组织之一,肠黏膜上皮细胞通过不断更新以保持黏膜屏障的完整性。紧密连接起着封闭细胞间隙的作用,可防止肠腔内有毒物质自由通过细胞间隙,从肠腔内渗漏至周围组织中。

2. 化学屏障　化学屏障由胃肠道分泌的胃酸、胆汁、各种消化酶、溶菌酶、黏多糖、糖蛋白和糖脂等化学物质组成。胃酸能杀灭进入胃肠道的细菌,抑制细菌在胃肠道上皮的黏附和定植;溶菌酶能破坏细菌的细胞壁,使细菌裂解;黏液中含有的补体成分可增加溶菌酶及免疫球蛋白的抗菌作用,同时可以滑润肠黏膜,保护肠黏膜免受机械和化学损伤。黏蛋白与分泌性免疫球蛋白A(secretory IgA,sIgA)相结合时,可加强其对细菌的包裹功能。肠道分泌的大量消化液可稀释毒素,冲洗清洁肠腔,使潜在的条件致病菌难以黏附到肠上皮上。

3. 生物屏障　肠道作为人体最大的细菌库,寄居着大约1.5kg的细菌。肠道内正常菌群对外袭菌的定植抵抗力及菌群聚集构成了肠道的生物屏障。生物屏障肠道常驻菌群中99%左右为专性厌氧菌(如乳酸杆菌、双歧杆菌等),可抵御和排斥外源性致病菌的入侵,保护肠黏膜细胞。同时,寄居在肠黏膜表面的共生菌也可分泌醋酸、乳酸、短链脂肪酸等,降低肠道pH值与氧化还原电势及与致病菌竞争利用营养物质,从而抑制致病菌的生长,调节肠道抗感染的能力。

4. 免疫屏障　肠黏膜上皮细胞分泌的sIgA等抗体以及黏膜下淋巴组织(GALT)共同组成黏膜免疫屏障。sIgA主要是由黏膜固有层中浆细胞分泌的免疫球蛋白,主要作用是通过包裹细菌从而阻止其与肠上皮细胞表面的黏附。同时sIgA在穿胞过程中对于已侵入细胞内的病毒同样具有包裹作用,与补体、溶酶酶具有协同杀菌作用。

肠道相关淋巴组织包括黏膜和黏膜下层中的聚合淋巴滤泡、淋巴结和广泛存在于肠黏膜中的T淋巴细胞、B淋巴细胞和浆细胞。当细菌侵入肠黏膜内时,机体抵御细菌感染的主要机制就是以肠道相关淋巴组织为主的细胞免疫,同时位于聚合淋巴滤泡中的B淋巴细胞在抗原刺激下可分化为IgA型B细胞,进入肠黏膜固有层后分化成为可分泌sIgA的浆细胞,从而发挥免疫作用。小肠上皮内淋巴细胞(intraepithelial lymphocyte,IEL)在肠黏膜的特异性免疫中也发挥着重要作用。可抑制超敏反应,同时具有抗肠道感染的作用。

(二)肠黏膜屏障功能的监测

肠黏膜屏障的完整性目前主要通过两种手段进行监测,即肠黏膜通透性和肠道细菌移位。而免疫屏障、微生物屏障也能够反映肠道黏膜屏障功能。

1. 肠黏膜通透性监测　临床上糖分子探针用于评估肠黏膜屏障功能得到广泛认可,因为某些大分子糖类在肠道以简单扩散方式通过肠上皮,无毒性和免疫原性,不被人体代谢,在尿中浓度比血浆高出约百倍,且易于检测。这类糖分子包括果糖、鼠李糖、甲基吡喃葡萄糖、木糖和甘露醇等,常用检测方法包括气相和液相色谱法等。气、液相色谱法方法简单、准确性高,可避免干扰,因此被临床广泛采用。果糖/鼠李糖常用于检测肠黏膜完整性;而鼠李糖/甲基吡喃葡萄糖和木糖/甲基吡喃葡萄糖可用于衡量肠黏膜的吸收功能。肠黏膜屏障通透性测定是反映肠黏膜屏障功能的重要指标。临床上主要是指分子量大于150道尔顿的分子物质对肠道上皮的渗透性能。通常包括以下几种测定方法:

(1) D-乳酸(D-lac):D-lac是肠道多种细菌发酵的代谢产物,但生理情况下很少被吸收,并且哺乳动物不具备将其快速降解的酶系统。当病理情况下肠道黏膜屏障受损,肠黏膜通透性增加时,肠道中细菌发酵产生的大量D-乳酸透过受损黏膜入血,使血浆D-乳酸水平升高,故监测血浆D-乳酸水平可及时反应肠黏膜受损程度和通透性变化。急性肠缺血引起的肠黏膜损伤可使血中D-lac浓度升高,血浆D-lac含量与肠黏膜损伤评分值呈显著正相关。血浆D-lac的标本采集、监测方便易行,因此,血浆D-lac可作为创伤、应激后肠黏膜屏障功能损害、肠通透性增加的有效预警指标。D-lac水平升高可作为肠系膜缺血患者有价值标志物。

(2) 二胺氧化酶(diamine oxidase,DAO):DAO是肠黏膜上层绒毛细胞胞质中具有高度活性的细胞内酶。肠黏膜细胞受损、坏死后,该酶释放入血,导致血浆和肠腔DAO活性增高而肠黏膜内DAO活性降低。外周血中DAO活性稳定,故可以通过测定外周血DAO活性变化,反映肠黏膜屏障功能。目前通常采用分光光度法和ELISA法进行测定。禁食、接受全胃肠外营养(TPN)的患者,胃肠道黏膜细胞核酸与蛋白质减少、绒毛缩短、黏膜萎缩,可引起肠和血浆DAO活性降低。烧伤患者血浆DAO活性显著升高,小肠黏膜内DAO水平显著降低。动态测定DAO活性的变化,可反映烧伤后小肠黏膜结构和功能的变化。创伤、缺血再灌注或内毒素均可导致肠屏障功能损伤,DAO可快速敏感地反映肠上皮损伤与修复情况。

(3) 分子探针比值测定:目前是常采用的是甘露醇和乳果糖探针,具有回收率较高,受肠腔内渗透压影响较小的特点,被广泛用于肠黏膜通透性的测定。乳果糖/甘露醇比值增加,则表示肠通透性增加,反映肠黏膜紧密连接部不完整、或有区域性细胞缺失、或绒毛末梢损坏、或组织间隙水肿。常用的检测方法中气-液相色谱法、高效液相色谱法结果稳定、精确、特异性高,是目前用于测定肠黏膜通透性改变较好的方法,具有无创、快速、准确、可重复等优点。但是,除肠黏膜损伤外,其他一些因素也可能影响探针的吸收,如克罗恩病、胃肠道功能状态、血流动力学变化、肾功能不全等。

2. 肠道细菌和内毒素移位　创伤应激引起肠道缺血缺氧、肠黏膜屏障功能损害时,原存在于肠腔内的细菌和(或)内毒素,越过肠黏膜屏障,进入肠系膜淋巴结、门静脉系统,继而进入体循环以及肝、脾、肺等远隔器官的过程,大量细菌或内毒素向肠腔外迁移即细菌移位。

(1) 血液内细菌移位检测:可采用外周血培养增菌、平板接种的方法,进行革兰染色镜检及生化鉴定。

(2) 外周血中细菌DNA片段的检测:在外周血中发现肠道细菌,可以间接推断肠黏膜屏障的破坏。临床及动物实验证明PCR方法检测肠道细菌易位较血培养更为敏感,且不受抗生素的影响,检测迅速。可直接反映细菌易位,间接反映肠屏障功能的变化。

(3) 血浆内毒素含量:内毒素是革兰阴性菌细胞壁的脂多糖成分,当机体肠黏膜屏障功能下降时,肠道内细菌或内毒素向肠腔外迁移,血浆内毒素含量可增高。

3. 胃肠黏膜血流灌注　肠黏膜缺血性损伤在肠黏膜屏障功能障碍发生、发展过程中起关键作用,故检测肠黏膜有无缺血是间接评估肠黏膜屏障功能状况的重要手段。测定的方法主要有胃黏膜pHi。胃黏膜pHi和血浆内毒素水平呈显著负相关,pHi越低、血浆内毒素水平越高,提示肠黏膜通透性增高,肠黏膜屏障功能破坏,感染性并发症发生率高,病情极重。但现有的pHi的测定技术的敏感性、特异性仍不理想,测定结果的误差较大,测定过程相对复杂。科学技术的进步使胃肠黏膜血流灌注的直接监测成为现实,有些技术和设备,例如激光多普勒血流仪、OPS成像、近红外光谱仪等已在临床应用。

4. 免疫屏障的监测　肠道免疫功能检测主要指肠道分泌型 IgA,分泌型 IgA 是胃肠道黏膜表面主要免疫球白,是防御病原微生物在肠道黏膜黏附和定植的第一道防线。临床通过检测粪便分泌型 IgA 含量反映肠道黏膜免疫功能。

5. 微生物屏障的监测　应用粪便细菌培养、粪便球杆菌比例检查或肠杆菌基因重复一致序列 PCR 指纹图动态监测肠道菌群尤其是双歧杆菌等厌氧菌的变化,能够反映肠道黏膜生物屏障功能。

(1) 粪便细菌培养:通过粪便的细菌选择性培养,菌落计数,可对肠道内专性厌氧菌及肠道条件致病菌的变化做初步了解。通过粪便培养可了解肠道菌群变化情况,从而间接判断肠道微生物屏障破坏状况。但肠道内有 500 多种微生物,仅通过粪便培养并不能全面了解肠道微生物的变化规律。

(2) DNA 指纹图谱(ERIC-PCR):ERIC-PCR 作为一种长引物随机 PCR 技术,具有重复性好、简便灵敏的特点,能鉴别与功能相关的微生物。

四、其他

消化功能评估还包括肝功能、胰腺功能及应急性溃疡等情况的评价。

第二节　重症患者的胃肠功能障碍及肠黏膜损伤

急性胃肠损伤(acute gastrointestinal injury,AGI)是指由于重症患者原发的急性疾病而导致的急性胃肠功能损伤。

重症患者胃肠道功能障碍发生率较高,一方面重症患者胃肠道功能障碍的发生率很高,另一方面,胃肠功能障碍对重症患者的疾病发生、发展均可产生重要作用。由于对胃肠道功能缺乏客观评价指标及统一的定义,给研究带来了很大的困难。因此,重症患者的急性胃肠功能障碍和衰竭受到越来越多的重视。

一、肠衰竭及功能障碍的历史演变

"肠功能衰竭"一词在 20 世纪 50 年代已出现,然而肠功能衰竭的定义至今尚未明确,也无明确的监测指标。Irving 对肠衰竭的定义是"功能性肠道减少,不能满足食物的消化吸收"。Fleming 等则认为肠功能衰竭是"肠道功能下降至难以维持消化、吸收营养的最低需要量"。Nightingale 将其定义为由于肠吸收减少,需要补充营养与水、电解质以维持健康和(或)生长。上述定义均将肠功能局限于消化和营养吸收方面。Deitch 的诊断标准中,将肠功能障碍定义为"腹胀,不耐受食物 5 天以上";而肠功能衰竭则为应激性溃疡出血与急性胆囊炎。Okada 等将肠功能衰均分为两型,一型是以短肠综合征(SBS)为代表的功能性肠道减少,另一型则是各种因素导致的运动功能受损和广泛实质损伤所致的肠衰竭。胃肠功能障碍的概念比"肠衰竭"的概念更准确,应包括黏膜屏障功能障碍、消化、吸收障碍和动力障碍四个方面。黎介寿将肠功能障碍可分为 3 型:①功能性小肠长度绝对减少型,如 SBS;②小肠实质广泛损伤,如放射性肠损伤、炎症性肠病所致的肠功能障碍,各种原因所致的肠外瘘、肠梗阻,但多数为急性,可逆转;③以肠黏膜屏障功能损害为主,可同时伴有消化吸收功能的障碍,如严重创伤、出血、休克所致的肠功能障碍。

二、肠黏膜损伤的机制

正常胃肠道不但具有消化吸收功能,在防止感染方面也有非常重要的作用。肠黏膜屏障在机体的特异性和非特异性防御机制中均起着重要的屏障作用,可有效地阻挡肠道内 500 多种、浓度高达 10^{12} 个/克的肠道内寄生菌及其毒素向肠腔外组织、器官易位,防止机体受内源性微生物及其毒素的侵害。在重症疾病、创伤应激状况下,患者肠道黏膜的结构和功能受到严重损害,肠黏膜屏障损伤,导致肠功能衰竭,肠道细菌易位(bacterial translocation,BT),甚至诱发多器官功能障碍综合征(MODS),

从而危及生命。因此了解肠黏膜屏障损伤的机制、监测及保护对于重症患者的临床治疗具有重要的临床意义。肠道依靠其黏膜屏障,可有效地阻止肠内细菌及内霉素易位至其他组织或器官,但在创伤应激及长期肠外营养状况下,肠黏膜结构及其功能可严重受损,使肠内细菌及内毒素发生易位而导致MODS,危及患者生命。

(一)机械屏障损伤

机体在应激状态下,肠黏膜缺血、缺氧、血管通透性增加、黏膜上皮水肿、上皮细胞膜及细胞间连接断裂、细胞坏死或凋亡,可导致肠通透性增加。创伤后早期肠黏膜机械屏障损伤可由以下因素导致:①肠道有效循环血量不足,肠黏膜处于缺血、缺氧状态,激活黄嘌呤氧化酶产生过量氧自由基,损伤肠黏膜;②肠黏膜上皮细胞摄取、利用氧的能力降低,能量供给减少,同时谷氨酰胺作为肠上皮细胞的主要能量来源,创伤后其摄取、利用及 Gln 主要水解酶活性均明显下降,肠黏膜修复受损;③肠腔细菌过度繁殖,黏附到肠壁的细菌增多,定植的机会增加,产生大量代谢产物和毒素,细菌易位、内毒素易位,破坏肠黏膜结构;④肠道抗原递呈细胞激活,释放血小板活化因子(PAF)、肿瘤坏死因子(TNF)、干扰素 γ(IFN-γ)、白介素 4(IL-4)等炎性介质及细胞因子,引起肠黏膜屏障功能损伤。

(二)化学屏障损伤

在创伤、感染、休克等应激状态下,胃肠相关淋巴组织呈现选择性抑制状态,sIgA 分泌减少,同时胃肠道功能受抑,消化液和黏液分泌减少、肠蠕动减少,导致肠黏膜化学屏障损伤,细菌黏附定植增加,进而发生细菌易位。

(三)生物屏障损伤

应激状态下,胃肠道蠕动受抑,肠黏膜上皮细胞摄氧障碍,肝肠循环紊乱,导致肠道内细菌过度繁殖,肠道内菌群失调。机体与正常菌群之间及各正常菌群之间的平衡遭到破坏,肠道微生态平衡失调,肠黏膜生物屏障功能障碍。

(四)免疫屏障损伤

体液免疫功能受损:应激状态下,肠道产生 sIgA 的功能明显受到抑制,sIgA 含量减少,合成 sIgA 的浆细胞数量减少及被 sIgA 包被的革兰阴性菌减少,肠道抗定植力下降,促进肠内细菌易位。

细胞免疫功能受损:细菌内毒素可直接损伤细胞免疫功能,同时可激活局部和全身炎症介质的级联反应、产生大量高浓度细胞因子、诱导免疫细胞对脂多糖(LPS)的耐受。

三、临床表现及诊断

(一)临床表现

急性胃肠功能障碍主要表现为两大类:一是消化、吸收障碍及胃肠屏障功能障碍,如腹胀、腹泻、无法正常饮食、应激性溃疡及细菌易位等;二是胃肠动力学障碍,如麻痹性肠梗阻,肠鸣音减弱等。

1. 腹胀、腹泻　由于肠蠕动减弱或消失,致肠胀气、肠内容物积聚,肠麻痹使消化吸收功能障碍。持续腹胀使肠壁张力增加,加重肠道的微循环障碍;也有部分患者以腹泻为突出表现,每天高达数十次的腹泻对患者也会带来严重的影响。胃潴留是指单次回抽胃残余量超过 200~500ml。

2. 消化道出血　急性胃肠黏膜炎症病变常导致黏膜坏死引起消化道出血,如病变侵入黏膜下,可出现溃疡出血。出血灶常呈弥漫性,可呕血或解柏油样大便,大量出血可导致出血性休克、贫血。

3. 腹腔高压　间隔超过 1~6 小时两次测量,腹内压(IAP)大于等于 12mmHg 即为腹内高压(正常腹内压为 5~7mmHg)。对脑、呼吸、循环、肾脏、肝脏、凝血等器官功能带来不利的影响,加重疾病的严重程度。

4. 腹膜炎　胃肠缺血缺氧及持续腹胀,致肠腔内细菌穿过肠壁进入腹腔;如溃疡发展侵入胃肠道浆肌层,可发生溃疡穿孔,导致弥漫性腹膜炎,出现全腹肌紧张、压痛和反跳痛。

5. 肠源性感染　因胃肠屏障功能减弱,细菌及毒素可移位于肠壁和肠外血液和淋巴中,甚至可成为全身感染的感染源,引起或加重全身感染。病人可有严重全身感染中毒的症状。

6. 急性非结石性胆囊炎 是胃肠道功能障碍的常见表现之一,如发生,往往提示重症患者预后凶险。

重症患者的胃肠功能障碍除有上述外,尚可有肠微生态紊乱、胃肠激素紊乱等临床表现。

(二) 诊断

目前急性胃肠功能障碍常用的诊断方法包括以下几个方面:胃肠黏膜内 pH(pHi)的测定,肠动力障碍的诊断及肠屏障功能障碍的诊断,但是在临床上很少采用上述方法,而是通过临床症状和体征结合病因进行诊断。当急性或重症病人有胃肠道腹胀、腹痛、腹泻、消化吸收障碍、呕血、黑便或黏膜糜烂出血、肠鸣音减弱或消失时,应诊断为本病。

1. 分类 原发性急性胃肠道损伤:指由胃肠道系统的原发疾病或直接损伤导致的急性胃肠损伤(第一次打击)。特点:常见胃肠道系统损伤初期。如腹膜炎、胰腺或肝脏病理改变、腹部手术、腹部创伤等。

继发性急性胃肠损伤:是机体对重症疾病反应的结果,无胃肠系统原发病(第二次打击)。特点:无胃肠道系统直接损伤,如发生于肺炎、心脏疾病、非腹部手术或创伤、CPR 后等。

2. 分级 根据 2012 欧洲重症医学会腹部疾病工作组制定的分级

Ⅰ级(存在胃肠道功能障碍和衰竭的危险因素):有明确病因,胃肠道功能部分受损。特点:胃肠道症状常发生在抗体经历一个打击(如手术、休克等)后,具有暂时性和自限性的特点,如:腹部术后恶心呕吐及肠鸣音消失,休克早期胃肠动力减弱。

Ⅱ级(胃肠功能障碍):胃肠道不具备完整的消化和吸收功能,无法满足机体对营养物质和水的要求。胃肠道功能障碍未影响患者的一般情况。特点:胃肠道症状急性发生,须给予一定的干预措施才能满足机体对营养和水分的需求。急性胃肠损伤通常发生在没有针对胃肠道干预的基础上,或当腹部手术造成的胃肠道并发症较预期更加严重时,此时也认为发生急性胃肠损伤。如胃轻瘫伴大量胃潴留或反流,下消化道麻痹、腹泻、腹腔内高压Ⅰ级(IAP 12~15mmHg)、胃内容物或粪便中可见出血、食物不耐受[尝试肠内营养途径 72 小时未达到 20kcal/(kg·d)目标]。

Ⅲ级(胃肠道功能衰竭):给予干预处理后,胃肠功能仍不能恢复,整体状况没有改善。特点:临床常见于经积极治疗(红霉素,放置幽门后管等)后,食物不耐受持续得不到改善,多器官功能障碍综合征进行性恶化。如:持续食物不耐受 - 大量胃潴留、持续胃肠道麻痹、肠管扩张、腹腔内高压进展至Ⅱ级(IAP 15~20mmHg),腹腔灌注压下降(APP<60mmHg)。

Ⅳ级(胃肠功能衰竭伴有远隔器官功能障碍):急性胃肠损伤逐步进展,多器官功能障碍综合征和休克进行性恶化,随时有生命危险。特点:患者一般状况急剧恶化,伴远隔器官功能障碍,如:肠道缺血坏死、导致休克的胃肠出血、Ogilvie 综合征、腹腔间隔室综合征。

四、胃肠功能障碍的预防和治疗

在重症患者中,胃肠功能障碍被认为是 MODS 的启动因素之一,及早治疗胃肠功能障碍是防止病情发展的关键。治疗原则有:①积极治疗原发病,改善组织氧供与氧耗,调整内环境的稳定性;②肠内营养;③改善黏膜屏障功能;④分级处理;⑤对症处理等。

(一) 改善机体的灌注和组织氧供

重症患者普遍存在组织低灌注的问题,也是 MODS 发生发展的重要环节之一。低灌注也是应激性溃疡、肠道通透性增加的重要原因之一。维持机体良好的组织灌注和氧供是重症患者治疗的基本原则,也是重症患者维护胃肠功能的基本要求。组织的氧输送与氧饱和度、心脏前负荷、心排血量、血红蛋白等因素密切相关,涉及呼吸、循环和血液等系统。因此,改善组织灌注和氧供,需要适当的心排血量、理想的氧合、心肌收缩力和血红蛋白等,临床上通常采用液体复苏、氧疗/机械通气、血管活性药物和正性肌力药物等综合措施来实现这一目标。充分液体复苏,改善肠道低灌注状态防止肠道缺血是维持肠道屏障功能最关键的措施。

（二）肠内营养

肠黏膜的主要营养方式腔内营养,即肠道黏膜需从肠腔内摄取营养底物给自身利用。这种营养方式占总营养底物摄取的 70%,其余 30% 来自动脉血液供给。大量研究证实肠内营养可改善肠黏膜屏障功能。肠内营养可促进肠蠕动功能的恢复、加速门静脉系统的血液循环、促进胃肠道激素的分泌,为肠黏膜细胞提供必需的直接养分、营养物质中的营养因子直接进入肝脏等。因此,肠内营养不但能直接供给营养,而且能改善肠道的各种功能,而且肠道上皮细胞所依赖的某些特殊营养物质是静脉营养无法取代的,只能通过胃肠道内摄取。相反,长期禁食不但可致肝脏酶学异常、胆汁淤积、胆囊炎和胆结石等并发症的发生,而且肠腔内无营养底物,而来自动脉的血液代偿又十分有限,肠黏膜细胞在无充分营养底物供给的情况下,发生萎缩、坏死、脱落,更严重的是其可造成肠黏膜失用性萎缩。所以此时如果能够及时给肠道提供充分的营养底物以保证肠黏膜的营养供应,肠黏膜细胞就不会萎缩、坏死,肠黏膜屏障就得到保护。尽管肠道黏膜屏障功能已受到了广泛重视,但如何维持与改善肠屏障功能还没有满意一致的治疗策略。但随着肠内营养技术和肠内营养制剂的改进,使重症患者在胃肠功能障碍的条件下,进行肠内营养成为现实。

（三）改善肠道机械屏障

近年来认为,早期的肠内营养、补充谷氨酰胺和其他肠内免疫营养剂,以及应用促进肠黏膜修复的药物如人重组生长激素(rhGH)均有助于恢复肠道机械屏障功能。

1. 谷氨酰胺和精氨酸　谷氨酰胺是条件必需氨基酸,为肠黏膜细胞等快速增生细胞提供能量,并可提高肠免疫功能。重症时,谷氨酰胺是小肠唯一的供能物质。谷氨酰胺可刺激胃肠黏膜生长,促进 sIgA 生成,提高淋巴细胞、吞噬细胞的功能,可有效地减轻肠道黏膜萎缩、增强小肠和结肠细胞的活性、增强肠黏膜功能、减少肠道细菌和内毒素移位。精氨酸是半必需氨基酸。精氨酸强化的肠内营养可以增加肠黏膜厚度及小肠绒毛数量,降低肠黏膜的通透性,减少肠道细菌移位的机会。临床研究同样发现,精氨酸强化营养可保持肠道完整性、刺激免疫系统、减少肠道细菌移位。

2. ω-3 多不饱和脂肪酸(ω-3PUFA)　是一种有效的抗炎症反应物质,具有增强机体免疫力和改善应激反应的作用。ω-3PUFA 可改变细胞膜结构,影响细胞膜的流动性、细胞膜信使传递和细胞膜上受体功能,减少炎性递质 PGE_2 的产生,降低 IL-1、TNF-α 等细胞因子的产生。研究还发现,ω-3PUFA 可通过调节前列腺素形成对肠道微循环和屏障功能起调节功能。

3. 生长激素和胰岛素样子生长因子 -1　胃肠道黏膜广泛存在生长激素受体,生长激素与其受体结合后,促进肠道黏膜细胞对谷氨酰胺的利用,增加蛋白质合成,促进肠黏膜修复、增生,降低肠黏膜通透性,改善肠黏膜机械屏障功能,减少细菌移位。上皮生长因子能促进 DNA 合成及肠上皮细胞增生,明显减少细菌移位。胰岛素样生长因子是促细胞分裂的多肽生长因子,能促进肠道黏膜 DNA 和蛋白质的合成,减轻肠黏膜萎缩,降低细菌移位的发生。

4. 膳食纤维　膳食纤维是指能抗人体小肠消化吸收,而在人体大肠能部分或全部发酵的可食用的植物性成分、碳水化合物及其类似物质的总和,包括多糖、寡糖、木质素以及相关的植物物质。膳食纤维在维持小肠运动及黏膜结构和功能中起重要作用。含膳食纤维的肠内营养制剂对肠黏膜屏障有强力营养和保护作用,能够维护肠绒毛形态结构的完整,显著增加小肠的长度和重量,增加空肠和回肠的绒毛高度,同时还降低细菌移位率。

5. 恢复肠道菌群生态平衡　避免应用广谱抗生素,特别是具有抗厌氧活性的抗生素,尽早恢复肠道菌群,有助于改善肠黏膜屏障和肠道细菌、毒素移位。如双歧杆菌通过磷壁酸与肠黏膜上皮紧密结合,与乳酸杆菌等厌氧菌形成天然生物屏障,二者在代谢过程中产生酸性物质,降低肠道 pH 值,使革兰阴性菌不能定植及繁殖,减少菌群和毒素移位。此外,口服双歧杆菌可提高 IgA 分泌,增强肠道局部免疫力。已有研究表明,肠道细菌可以影响肠黏膜屏障,但不同的菌株起着不同的作用,而且,在溃疡性结肠炎的动物模型及炎症性肠病的病人中,应用细菌制剂如乳酸菌可以减轻炎症反应和炎症性肠病病人的症状。

6. 选择性消化道去污染（selective digestive decontamination，SDD）　口服肠道不吸收的抗生素，选择性抑制和杀灭肠内致病菌而尽量不影响原肠道固有菌群。SDD可以改善肠道微生态紊乱状态，减少细菌易位。应用的抗生素主要包括：新霉素、多黏菌素、妥布霉素、两性霉素、庆大霉素等，主要针对肠球菌、假单胞菌和酵母样菌。

（四）腹腔高压的分级处理原则

根据2012年欧洲重症医学会腹部疾病工作组制定的分级处理推荐：

Ⅰ级（存在胃肠道功能障碍和衰竭的危险因素）：

处理：整体情况逐渐改善，除了静脉给予足够的液体外，不需要针对胃肠道症状给予特殊的干预措施。建议损伤后24~48小时尽早给予肠内营养。尽可能减少损伤胃肠动力的药物如儿茶酚胺、阿片类药物。

Ⅱ级（胃肠功能障碍）：

处理：需采取一定的治疗措施，防止进展为胃肠功能衰竭。处理措施包括：腹腔内高压的治疗；恢复胃肠道功能如应用促动力药物；给予肠内营养；如果发生大量胃潴留或反流，可尝试给予少量的肠内营养；胃轻瘫患者，当促动力药无效时，考虑给予幽门后营养。

Ⅲ级（胃肠道功能衰竭）：

处理：监测和处理腹腔内高压。排除其他腹腔疾病，如胆囊炎、腹膜炎。肠道缺血。尽早停用导致胃肠道麻痹的药物。避免给予早期的肠外营养（住ICU前7天）以降低院内感染发生率。需常规尝试给予少量的肠内营养。

Ⅳ级（胃肠功能衰竭伴有远隔器官功能障碍）：

处理：保守治疗无效，需要急诊剖腹手术或其他急救处理（如结肠减压）。

（五）对症处理

1. 降低胃酸及保护胃黏膜　可使用硫糖铝、铝碳酸镁等，质子泵抑制剂如奥美拉唑、或H_2受体拮抗剂如雷尼替丁。胃肠减压抽出胃液可吸除损害黏膜的H^+及胆汁，减低胃肠道张力以改善胃肠壁血运。

2. 严重消化道出血　①用较粗鼻胃管以冷冻盐水洗胃，目的是洗去血凝块、吸出反流到胃内的胆汁及胰液，避免胃扩张；②通过内镜作电凝或激光止血治疗；③选择性动脉分支栓塞；④静脉使用生长抑素能减少胃肠血流、抑制胃酸分泌；⑤抑制胃酸分泌，当胃内持续pH>4，可防止溃疡再出血如果内科保守治疗无效，可考虑手术治疗。

3. 促进胃肠道运动及功能恢复　胃肠道正常蠕动对胃肠道生理功能的维持十分重要，可以改善胃肠道供血，保护肠黏膜屏障功能，可采用促胃肠道动力药物，还可使用中药、针灸物理治疗等方法促进胃肠道动力恢复，保护肠黏膜屏障功能。

（朱　曦）

第三节　急性胰腺炎

急性胰腺炎（acute pancreatitis，AP）是多种病因导致胰酶激活作用在胰腺组织后产生的局部炎症反应，常呈急性上腹痛，伴血淀粉酶升高，可伴有或不伴有其他器官功能改变。国外统计发病率每年在4.8~24/10万，多见于20~50岁，男性多于女性，平均发病年龄55岁。临床以轻症急性胰腺炎（mild acute pancreatitis，MAP）多见，约占80%。呈自限性，病程1周左右，预后良好；20%~30%左右的患者为重症急性胰腺炎（severe acute pancreatitis，SAP）病情极重，而文献报道的SAP未感染患者的死亡率略高于10%，伴胰腺炎感染患者的死亡率25%。多器官功能障碍是其死亡的直接原因。

一、病因和发病机制

（一）病因

根据发病原因分类可分为胆石性胰腺炎、酒精性急性胰腺炎、手术后急性胰腺炎、药物性急性胰腺炎和特发性急性胰腺炎等。

在我国 50% 以上由胆道疾病所致，西方国家胆道疾病和酗酒分别占急性胰腺炎病因的 40% 和 35%，其中约有 15%~20% 病因不明，称为"特发"。

1. 胆道疾病　胆石症、胆道感染等胆道疾病至今仍是急性胰腺炎的主要病因，当结石嵌顿在壶腹部、胆管内炎症、胆石移行时损伤 Oddi 括约肌等，将使胰液不能正常进入十二指肠，导致胰管内高压，胆囊结石伴发感染时，细菌毒素、炎症介质通过胆胰间淋巴管交通支扩散到胰腺。

2. 酒精　酒精可通过缩胆囊素（cholecystokinin，CCK）介导，促进胰液分泌，大量胰液遇到相对狭窄的胰管，将增加胰管内压力。此外，过度饮酒还可使大量胰酶在腺泡细胞内提前活化，或当其在胰腺内氧化过程中产生大量活性氧（reactive oxygen species，ROS），继而激活 NF-κB 等炎症介质，引发急性胰腺炎。

3. 胰管阻塞　胰管结石、蛔虫、狭窄、肿瘤（壶腹周围癌、胰腺癌）可引起胰管阻塞和胰管内压升高。胰腺分裂症系胰腺导管的一种常见先天发育异常，即腹胰管和背胰管在发育过程中未能融合，其在人群中的发生率大概为 10%。当副胰管经狭小的副乳头引流大部分胰腺的胰液，引流不畅导致胰管内高压。

4. 手术与创伤　腹腔手术、腹部外伤、经内镜逆行胰胆管造影（ERCP）等直接或间接损伤胰腺组织或导致胰腺微循环障碍，可引起急性胰腺炎。

5. 代谢障碍　高脂血症与急性胰腺炎有病因学关联，但确切机制尚不清楚。可能与脂球微栓影响微循环及胰酶分解三酰甘油致毒性脂肪酸损伤细胞有关。Ⅰ 型高脂蛋白血症见于小儿或非肥胖非糖尿病青年，因严重高甘油三酯血症而反复发生急性胰腺炎。

6. 药物　可促发急性胰腺炎的药物有噻嗪类利尿药、硫唑嘌呤、糖皮质激素、磺胺类等，多发生在服药最初的 2 个月，与剂量无明确相关。

7. 感染　可继发于急性流行性腮腺炎、传染性单核细胞增多症、柯萨奇病毒、肺炎衣原体感染等，常随感染痊愈而自行缓解。

8. 其他　十二指肠球后穿透溃疡、邻近十二指肠乳头的肠憩室炎等炎症可直接波及胰腺。各种自行免疫性的血管炎、胰腺血管栓塞等血管疾病可影响胰腺血供。遗传性急性胰腺炎罕见，是一种有 80% 外显率的常染色体显性遗传病，其发病被认为是阳离子胰蛋白酶原基因突变所致。少数病因不明者，称为特发性急性胰腺炎。

（二）发病机制

胰酶在胰腺管内被激活引起胰腺局部炎症并伴随微循环的改变是胰腺炎发生的先决条件，而胰蛋白酶原转化成胰蛋白酶是整个胰酶系统被激活的起始步骤，胰酶被激活后产生一系列的病理生理过程。

1. 胰腺消化酶　除淀粉酶、脂肪酶具有生物活性外，胰腺分泌的大部分消化酶（胰蛋白酶原、糜蛋白酶原、弹力蛋白酶原、磷脂酶原 A、激肽酶原、胰舒血管素原等）是以不具活性的酶原形式存在于腺泡细胞内。正常情况下，胰蛋白酶处于无活性状态。

2. 胰酶激活　腺泡细胞内胰蛋白酶原激活的始动因素可能有：①上述抑制胰蛋白酶原激活的能力下降，使腺泡细胞内胰蛋白酶原早期激活；②各种原因造成的胰管阻塞和胰液大量分泌，使胰管内压力增加，从而损伤腺泡细胞、激活胰酶；③各种原因造成的胰腺血供障碍、胰腺损伤，使腺泡细胞内各种酶共存，组织蛋白酶 B 有激活消化酶原的机会；④病毒或细菌毒素可激活胰酶、损伤腺泡细胞；⑤遗传性胰腺炎发病与基因突变有关，如胰蛋白酶基因和囊肿性纤维化跨膜传导调节基因（CFTR）。

在上述病因作用下,胰管内高压及胰腺微循环障碍都可使胰腺腺泡细胞内的 Ca^{2+} 水平显著上升。细胞内钙的失衡,溶酶体在腺泡细胞内激活酶原,使大量胰酶提前活化,超过生理性的对抗能力,发生针对胰腺的自身消化。活化的胰酶、自身消化时释放的溶酶体水解酶及细胞内升高的 Ca^{2+} 水平均可激活多条炎症信号通路,导致炎症反应,血管通透性增加,大量炎性渗出,小血管血栓形成,微循环障碍,胰腺出血、坏死。

3. 病理生理变化　胰蛋白酶催化胰酶系统、激活补体和激肽系统,进而引起胰腺局部组织炎症反应,严重的导致全身的病理生理改变包括白细胞趋化、活性物质释放、氧化应激、微循环障碍、细菌易位等。

消化酶、活性物质和坏死组织液,经血液循环、淋巴管转移至全身,引起全身多脏器损害,甚至出现器官衰竭。全身炎症反应综合征(systemic inflammatory response syndrome,SIRS)的发生与炎症因子(PAF、TNF)、激活的胰酶(胰蛋白酶、磷脂酶、弹力蛋白酶)进入血液循环有关;比如 ARDS 多继发于微血管血栓形成,这与卵磷脂酶消化肺表面活性剂卵磷脂有关;血管活性肽和心肌抑制因子引起心衰和休克。

细菌易位在急性胰腺炎的发生发展中有重要作用,肠道缺血使肠道屏障受损,细菌在胃肠繁殖、上移,胰腺炎时可出现动静脉瘘,肠道细菌进入血液循环,或通过淋巴管途径,造成远处感染。一旦感染极易并发多脏器功能衰竭,死亡率明显增加。

二、病理生理机制

急性胰腺炎的基本病理变化是不同程度的水肿、出血和坏死,而一些病理变化与临床表现是密切相关的。

1. 急性水肿型(轻症急性胰腺炎)　此型较多见,占 90% 以上。病变可累及部分或整个胰腺,以尾部为多见。胰腺肿大变硬。间质充血、水肿和炎细胞浸润是其组织学特点。

2. 急性出血坏死型(重症急性胰腺炎)　胰腺肿大变硬,腺泡及脂肪组织坏死以及血管坏死出血是本型的主要特点。肉眼可见胰腺内有灰白色或黄色斑块的脂肪组织坏死病变,出血严重者,则胰腺呈棕黑色并伴有新鲜出血。脂肪坏死可累及肠系膜、大网膜后组织等。常见静脉炎、淋巴管炎和血栓形成。

急性出血坏死型既可由急性水肿型发展而来,也可在发病开始即发生出血及坏死。急性出血坏死型胰腺炎的炎症易波及全身,故可有其他脏器如小肠、肺、肝、肾等脏器的炎症病理改变;由于胰腺大量炎性渗出,常有腹水、胸腔积液等。

此外,胰腺炎症复杂且动态的过程启动,对机体组织损伤可产生瀑布级联生化变化,机体各器官也会产生相应的病理变化,如:血管通透性改变、凝血功能障碍、肺实变、肾小管坏死等。这也是导致 MODS 的病理基础。

三、临床表现

重症患者因为发热、剧烈腹痛、恶心呕吐等,常出现急性面容,情绪焦虑,病情痛苦。重症患者还常有全身表现。以血容量不足和中毒症状为多见。包括脉搏 >100 次/分、血压下降、呼吸困难。可以进展为多器官功能障碍,器官功能障碍出现越早、病情越凶险。

1. 腹痛、腹胀　为最早出现的症状,约 95% 的急性胰腺炎患者因腹痛就诊,常涉及整个上腹部,上腹正中或左上腹多见,50% 患者有向腰背部放射的束带状痛,弯腰抱膝或前倾坐位可能会轻微减轻疼痛。胰腺分泌物扩散后可引起腹膜炎,发生下腹及全腹痛。大约 5%~10% 患者,尤其是老年、体弱患者只有轻微腹痛,甚至无腹痛,但容易发生突然休克、昏迷或猝死。另外,免疫功能低下的慢性患者伴发的胰腺炎症状常不典型,但预后很差。

重症患者均有腹部压痛、肌紧张,可有明显的腹胀、肠鸣音减弱或消失,出现肠扩张或并发麻痹性肠梗阻。腹膜炎时出现全腹压痛、反跳痛。而胰腺与胰周大片坏死渗出时出现移动性浊音。并发假性囊肿或脓肿时,上腹可扪及肿块。血液、胰酶及坏死组织液穿过筋膜与肌层深入腹壁时,可见两侧肋腹皮肤呈灰紫色斑称之为 Grey-Turner 征,而脐周皮肤青紫称 Cullen 征,多提示预后差。

2. 恶心、呕吐 90% 左右的患者起病即有恶心、呕吐,呕吐可频繁发作,或持续数小时,呕吐物可为胃内容物、胆汁或咖啡渣样液体,偶有患者可吐出蛔虫,如果病情进行性加重,很快进入肠麻痹阶段,则吐出物可为粪样。呕吐后腹痛多无缓解。呕吐可能为炎症累及胃后壁所致。

3. 发热 患者可出现不同程度的体温升高,早期体温升高可能系非感染因素导致 SIRS 反应所致,后期的发热常见于坏死胰腺组织的继发感染或胰腺脓肿形成。发热与病情有一定关系,MAP 仅有轻度发热,一般持续 3~5 天,SAP 发热较高,呈弛张高热,特别在胰腺或腹腔有继发感染时。

4. 休克 SAP 常发生休克,常见于:①血液和血浆大量渗出到后腹膜间隙;②频繁呕吐丢失体液和电解质;③血液中炎性介质和细胞因子增多,引起血管扩张和血管通透性增加;④并发急性弥漫胃黏膜病变引起消化道出血;⑤心包积液、心律失常和心力衰竭。

5. ARDS 突发性、进行性呼吸窘迫、气促、发绀、烦躁、出汗等严重低氧血症,常规氧疗不能缓解。由肺灌注不足、肺表面活性物质卵磷脂减少、游离脂肪酸损伤肺泡毛细血管壁、缓激肽扩张血管和增加血管通透性、肺微循环栓塞、胸腹腔积液等因素综合所致。

6. 急性肾衰竭 SAP 患者并发急性肾衰竭的死亡率高达 80%。早期表现为少尿、蛋白尿、血尿或管型尿、血尿素氮进行性增高,并迅速进展为急性肾衰竭。发生原因主要为休克、微循环障碍致肾脏缺血缺氧。

7. 消化道出血 上消化道出血多由应激性溃疡、糜烂所致,少数为脾静脉或门静脉栓塞造成门脉高压,引起曲张静脉破裂。下消化道出血可由胰腺坏死穿透横结肠所致,预后甚差。假动脉瘤与假性囊肿相连也可出现消化道出血。

8. 中枢神经系统异常 可见定向障碍、躁狂伴有幻觉和妄想、昏迷。早期(10 天内)出现意识障碍为胰性脑病,由 PLA、电解质异常、高血糖和低蛋白血症、炎性因子等引起。在胰腺炎后期甚至恢复期出现的迟发性意识障碍,是由于长时间禁食造成维生素 B 缺乏,导致丙酮酸脱氢酶活性下降而影响大脑功能障碍。

9. 其他 SAP 患者血液常处高凝状态,发生血栓形成、循环障碍,进而发展为 DIC。由于胰腺的破坏和胰高糖素的释放,SAP 患者可出现暂时性高血糖,偶可发生糖尿病酮症酸中毒或高渗性昏迷。SAP 患者常有低钙血症(<2mmol/L),系大量脂肪坏死分解出的脂肪酸与钙结合成脂肪酸钙以及甲状腺分泌降钙素所致。肿大的胰头压迫胆总管可造成暂时性阻塞性黄疸。少见体征还有皮下脂肪坏死小结、下肢血栓性静脉炎、多发性关节炎等。

四、并发症

1. 胰腺坏死 包括胰腺实质的弥漫性或局灶性坏死,伴有胰周脂肪坏死。根据感染与否,胰腺坏死分为感染性和无菌性坏死。20%~50% 的胰腺坏死发生感染,多出现在急性胰腺炎 2 周后。SAP 应在起病后密切观察有无胰腺坏死和感染的存在。MRI、CTA 和动态增强 CT 是诊断胰腺坏死的有效方法。在增强 CT 上出现"气泡征"可提示胰周感染。

2. 假性囊肿 多发生于 SAP 胰腺坏死基础上,胰腺外伤及慢性胰腺炎也可出现。病程早期可见胰腺内、胰周或胰腺远隔间隙液体积聚,但无完整包膜被称为急性液体积聚。假性囊肿多在急性胰腺炎起病 2 周后发生,4~6 周成熟,胰体、尾多见,常与胰管相连。绝大多数为单发。假性囊肿实际上是胰腺周围的包裹性积液,囊壁由纤维组织和肉芽组织构成,囊液内含有组织碎片和大量胰酶。大的囊肿可产生压迫症状并有压痛。囊壁破裂或有裂隙时,囊内液流入腹腔,造成胰源性腹水。

3. 胰腺脓肿 多发生在急性胰腺炎 4 周后。脓肿多在胰腺液化、坏死或假性囊肿基础上发生.较胰腺坏死感染发生迟。脓肿边界不清、低密度影、内可见气泡。临床高热不退、白细胞持续升高、腹痛加重和高淀粉酶血症时应考虑脓肿形成。

4. 出血与消化道穿孔　SAP 早期由于全身严重的炎症反应与应激刺激,胃肠道黏膜可出现弥漫性病变造成消化道出血。在病程中晚期,由于胰腺组织坏死、自身消化以及胰周感染等,腹腔血管以及消化道遭到侵蚀等,可出现腹腔出血与消化道穿孔、肠瘘等。是 SAP 较严重的并发症,通常需要外科干预。

5. 腹腔高压综合征　正常人体腹腔内压在 0kPa 左右,腹腔内压的显著增加能引发一系列的病理生理改变。通常将腹内压 >12mmHg 确定为腹内高压,腹腔压力增高并导致病人出现少尿、气道压升高、低氧血症、心排血量减少、酸中毒甚至低血压休克等临床表现的一项或多项,可诊断为腹腔间隔综合征(abdominal compartment syndrome,ACS)。腹腔高压分四级,12~15mmHg 为Ⅰ级,16~20mmHg 为Ⅱ级,20~25mmHg 为Ⅲ级,25mmHg 以上为Ⅳ级。SAP 引起腹腔高压的主要原因有腹腔内与腹膜后大量渗出、腹腔内器官水肿、肠麻痹扩张、腹腔感染、出血等有关,接受大量液体复苏的病人更易发生。SAP 合并 ACS 可由胃肠道严重扩张和腹腔内大量渗出等腹腔内病变为主引起,也可以由腹膜后坏死或积聚等病变为主引起。通常前者呼吸功能障碍出现较早而后者肾功能不全出现早。临床进行膀胱内压监测难以准确反映后腹膜腔内压。CT 对于区分不同类型的 ACS 具有较好的临床应用价值。

五、实验室和辅助检查

(一)淀粉酶

淀粉酶(amylase)是诊断急性胰腺炎最常用的指标,淀粉酶主要由胰腺及唾液腺产生。由于血清淀粉酶 55%~60% 来源于唾液腺,所以检测胰淀粉酶可以提高诊断率。急性胰腺炎时,血清淀粉酶于起病后 6~12 小时开始升高,48 小时达高峰,而后逐渐下降,持续 3~5 天或更长时间。约 75% 患者在起病 24 小时内淀粉酶超过正常值上限 3 倍,血清淀粉酶超过正常值 3 倍可诊断急性胰腺炎。

胰腺炎导致的血清淀粉酶升高,要与非胰源性疾病引起的血清淀粉酶升高相鉴别。如消化性溃疡穿孔、肠系膜梗死、肠梗阻、胆道感染、胆石症等,但绝大多数非胰源性疾病所致的血清淀粉酶升高不超过正常值 3 倍。

并非所有的急性胰腺炎淀粉酶均升高,不升高的情况有:①极重症急性胰腺炎;②极轻胰腺炎;③慢性胰腺炎基础上急性发作;④急性胰腺炎恢复期;⑤高脂血症相关性胰腺炎,甘油三酯升高可能使淀粉酶抑制物升高。

血清淀粉酶高低与病情过程无确切关联。患者是否开放饮食或病情程度的判断不能单纯依赖于血清淀粉酶是否降至正常,应综合判断。

检测血淀粉酶准确性高,影响因素少,建议以血淀粉酶为主,尿淀粉酶仅作参考。血清淀粉酶动态观察有助于早期发现并发症。

(二)血清脂肪酶

通常血清脂肪酶于起病后 24 小时内升高,持续时间较长(7~10 天)。超过正常上限 3 倍有诊断意义,其敏感性、特异性与淀粉酶基本相同,但在血清淀粉酶活性已经下降至正常,或其他原因引起血清淀粉酶活性增高时,脂肪酶测定有互补作用,对就诊较晚的患者有诊断价值。

(三)其他标志物

血清胰腺非酶分泌物可以在急性胰腺炎时增高,如胰腺相关蛋白(PAP)、胰腺特异蛋白(PSP)和尿胰蛋白酶原活性肽(TAP);有些血清非特异性标志物对胰腺炎的病情判断有帮助,如 C 反应蛋白(C-reactive protein,CRP)、白细胞介素 -6(interleukin-6,IL-6)。

(四)血生化检查

白细胞增加,中性粒细胞核左移;体液丢失可致血细胞比容增高;血糖升高;5%~10% 急性胰腺炎患者有甘油三酯增高,可能是胰腺炎的病因,也可能继发于胰腺炎。10% 急性胰腺炎患者有高胆红素血症;血清转氨酶、乳酸脱氢酶和碱性磷酸酶增高。严重患者血清白蛋白降低、尿素氮升高。血清钙下降,与临床严重程度平行。

(五)影像学检查

1. 腹部增强CT 被认为是诊断急性胰腺炎的标准影像方法。其主要作用有:①诊断和鉴别诊断急性胰腺炎;②对胰腺炎进行分级(表5-6-3);③诊断、定位胰腺假性囊肿或脓肿。

动态增强CT扫描(3~7天)对诊断胰腺坏死非常重要。CT下可见胰腺增大、边缘不规则、胰腺内低密度区、胰周脂肪炎症改变、胰内及胰周液体积聚、甚至有气体出现。坏死灶在造影剂增强动脉期无增强显影,与周围无坏死胰腺形成鲜明对比(图5-6-1)可发现胰腺脓肿、假性囊肿(图5-6-2)。疑有坏死合并感染,可在CT引导下进行穿刺检查。初次CT示A~C级胰腺炎(表5-6-3)、CTSI评分在0~2分的患者只在临床怀疑有并发症发生时才需复查增强CT,而D-E级胰腺炎(CTSI评分在3~10分)应间隔7~10天后复查增强CT。注意造影剂过敏和造影剂肾病的预防。

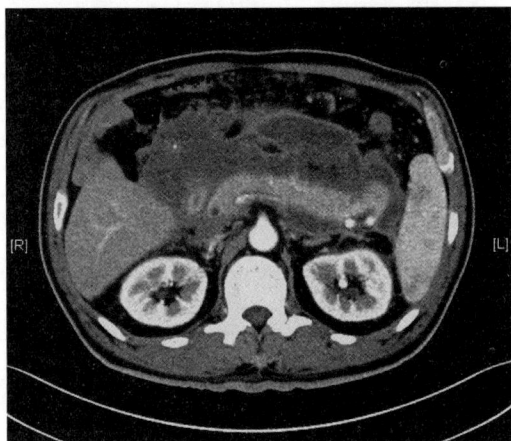

图5-6-1 胰周渗出

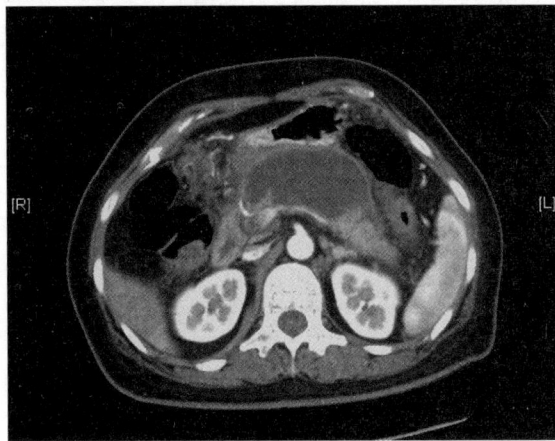

图5-6-2 胰腺假性囊肿

2. 超声检查 腹部B超作为常规初筛检查,可在入院24小时内进行。作用有:①发现胰腺肿大,弥漫性胰腺低回声,但难以发现灶状回声异常;②发现胰腺钙化、胰管扩张;③发现胆囊结石、胆管扩张;④发现腹腔积液;⑤发现与追踪假性囊肿。B超检查受肠胀气影响大,诊断价值有限。超声内镜在诊断结石的敏感性和准确率高于常规B超及CT,对不明原因的胰腺炎超声内镜常可发现胆管微小结石。

3. 腹部平片 可排除胃肠穿孔、肠梗阻等急腹症,同时提供支持急性胰腺炎的间接证据:①哨兵袢征(sentinel loop):空肠或其他肠段节段性扩张;②结肠切割征(colon cut-off):结肠痉挛近段肠腔扩张,含有大量气体,而远端肠腔无气体;③麻痹性肠梗阻;④胰腺区见液气平面提示脓肿。

4. 胸片可发现胸腔积液、膈肌抬高、肺不张、肺水肿等。

六、诊断与评估

(一)诊断和鉴别诊断

病人在入院后48小时内应明确诊断,一般应具备:①急性、持续中上腹痛;②血淀粉酶增高超过正常值3倍;③胰腺炎症的影像学改变;④排除其他急腹症。部分患者可不具备第2条。

需要和各种急腹症消化道脏器穿孔、胆石症和急性胆囊炎、急性肠梗阻、肠系膜血管栓塞、脾栓塞、脾破裂、高位阑尾穿孔、肾绞痛、异位妊娠破裂等及急性心绞痛、心肌梗死、肺栓塞等相鉴别。

尽早明确并解除病因有助于防止病情向重症发展及避免日后复发。进食常作为诱因促发本病,详细地了解病史对寻找病因甚为重要。胆道结石是急性胰腺炎的首要病因,若病史及体征高度提示胆源性急性胰腺炎,则应逐级采用腹部超声、MRCP、EUS、ERCP甚至EST等使之明确。在应激状态下,血甘油三酯常升高。当血甘油三酯>11mmol/L时,要考虑急性脂源性胰腺炎。密切注意寻找感染证据。

（二）分期

1. **急性反应期**　自发病至 2 周左右，以 SIRS 引起的全身症状为主要表现，按有无脏器功能障碍可将重症患者分为 1 级和 2 级，无者为 1 级，有者为 2 级。

2. **全身感染期**　发病 2 周至 2 个月，以全身细菌感染、真菌感染或二重感染为主要表现。

3. **残余感染期**　发病 2 个月以后，以全身营养不良、后腹膜残腔、消化道瘘等为主要表现。

（三）病情严重程度评估

多数重症患者经历了不同时间的轻症阶段，因此，在起病 72 小时内对轻症患者应密切观察病情变化。病情严重程度的评估是优化治疗、减少器官衰竭、预防并发症发生的重要措施，多通过临床表现、常规生化检查、评分系统、CT、血清标志物等综合评估。

1. **临床表现**　SAP 可有腹部反跳痛、腹部膨隆、瘀斑征、肠鸣音消失、血性腹水。休克、$PaO_2<60mmHg$、肾功能不全、消化道出血 >500ml/d。

2. **评分系统**　是评价疾病严重程度的常用指标。以 APACHE Ⅱ（表 5-6-1）和 Ranson（表 5-6-2）为多用，前者较复杂，但准确，后者临床实用。

表 5-6-1　1985 年 APACHE Ⅱ 评分标准

项目	高于正常				正常	低于正常			
	+4	+3	+2	+1		+1	+2	+3	+4
生理指标									
体温（肛温℃）	≥41	39~40.9		38.5~38.9	36~38.4	34~35.9	32~33.9	30~31.9	≤29.9
平均动脉压（kPa）	21.3	17.3~21.2	14.6~17.2		9.3~14.5		6.7~9.2		≤6.5
心率（/min）	≥180	140~179	110~139		70~109		55~69	40~54	≤39
呼吸次数（/min）	≥50	35~49		25~34	12~24	10~11	6~9		≤5
氧合程度									
a. $FiO_2 \geq 0.5$，测（A-a）DO_2（kPa）	≥66.5	46.4~66.4	26.6~46.4		<26.6				
b. $FiO_2<0.5$，测 PaO_2（kPa）					>9.3	8.1~9.3		7.3~8.0	<7.3
动脉血 pH	≥7.7	7.6~7.69		7.5~7.59	7.33~7.49		7.25~7.32	7.15~7.24	<7.15
血清钠（mmol/L）	≥180	160~179	155~159	150~154	130~149		120~129	111~119	≤110
血清钾（mmol/L）	≥7	6.0~6.9		5.5~5.9	3.5~5.4	3.0~3.4	2.5~2.9		<2.5
血清肌酐（μmol/L）	≥306	175~305	129~172		53~128		<53		
（如有急性肾衰加倍计分）									
血细胞比容（%）	≥60		50~59.9	46~49.9	30~45.9		20~29.9		<20
白细胞计数（×10^9/L）		≥40	20~39.9	15~19.9	3~14.9		1~2.9		<1
Glasgow 昏迷计分（GLasgow coma score，GCS）数 = 15-GCS 实际分									
急性生理总分 =12 单项指标分之合									
血清 HCO_3^-（静脉，mmol/L）	≥52	41~51.9		32~40.9	22~31.9		18~21.9	15~17.9	<15
非必需，在无动脉血气时用									

①Glasgow 昏迷计分参照脑外伤昏迷的计分法。②年龄评分：≤44 岁，0 分；45~54 岁，2 分；55~64 岁，3 分；65~74 岁，5 分；≥75 岁，6 分。③既往健康评分：指患者有下述器官功能不全或免疫功能低下病史，按如下规定评分：未行手术或急诊术后患者加 5 分；选择性手术患者加 2 分

表 5-6-2　1982 年 Ranson 评分标准（每项 1 分）

	酒精性	胆源性
入院时		
年龄	>55 岁	>70 岁
白细胞	$>16 \times 10^9$	$>18 \times 10^9$
血糖	>11.1mmo/L	>11.1mmo/L
AST	>250U/L	>250U/L
LDH	>350U/L	>400U/L
入院 48h		
血细胞比容	下降 >0.1	下降 >0.1
BUN	上升 >1.8mmol/L	>0.72mmol/L
血清钙	<2mmol/L	<2mmol/L
动脉氧分压	<8kPa	<8kPa
碱缺失	>4mmol/L	>5mmol/L
估计失液量	>6L	>6L

3. CT 分级　CT 严重程度指数（CT severity index，CTSI）是指 CT 分级（Balthazar）+ 坏死范围评分（表 5-6-3）。

表 5-6-3　1990 年 Balthazar-Ranson 急性胰腺炎 CT 严重度指数（CTSI）

A 级	胰腺正常	0 分
B 级	胰腺局限性或弥漫性肿大（包括轮廓不规则，密度不均、胰管扩张、局限性积液）	1 分
C 级	除 B 级病变外，还有胰周脂肪结缔组织的炎性改变	2 分
D 级	除胰腺病变外，胰腺有单发性积液区	3 分
E 级	胰周有 2 个或多个积液积气区	4 分

胰腺坏死范围加分

坏死范围为 30%

坏死范围为 50%

坏死范围大于 50%

注：严重度分为三级：Ⅰ级，0~3 分；Ⅱ级，4~6 分；Ⅲ级，7~10 分

4. 分型　① MAP：具备急性胰腺炎的临床表现和生化改变，无器官功能障碍或局部并发症，对液体补充治疗反应良好。Ranson 评分 <3 分，或 APACHE Ⅱ 评分 <8 分，或 CT 分级为 A、B、C 或 CTSI≤2 分；② SAP：具备急性胰腺炎的临床表现和生化改变，具有下列之一者：局部并发症（胰腺坏死、假性囊肿、胰腺脓肿）、器官衰竭。Ranson 评分 ≥3 分；APACHE Ⅱ 评分 ≥8；CT 分级为 D、E 或 CTSI>3 分。

（四）评价器官功能

急性期应评价有无器官功能损伤或衰竭，损伤或衰竭的器官数目，这对积极开展救治和预后有直接的关系。包括 ARDS、肾功能不全、循环功能不全、应激性溃疡、凝血功能异常、急性肝损伤、胰性脑病等。在评估合并 MODS 患者时需要引入 MODS 评估系统。在众多 MODS 诊断标准中，加拿大的 Marshall 评分和欧洲重症医学会的 SOFA 评分能采用连续变量来判断病情的严重性，适用于 SAP 的严重度评估。

七、监测及治疗

（一）一般治疗

应当禁食水以及充分的胃肠减压，有严重麻痹性肠梗阻者可予鼻胃管持续吸引胃肠减压等，预防腹腔高压的出现和加重。镇痛严重腹痛可加重循环不稳定。由于吗啡可增加 Oddi 括约肌压力，故临床常用哌替啶（meperidine）止痛，每次 50~100mg，肌内注射。胆碱能受体拮抗药（如阿托品）可诱发或加重肠麻痹，也不宜使用。胃肠减压可在一定程度上减轻腹胀。生长抑素及其类似物（奥曲肽）等可以抑制胰腺外分泌，但国外报道疗效尚未最后确认，目前国内绝大多数学者主张在 SAP 治疗中使用。可用 H_2 受体拮抗药或质子泵抑制药，可预防应激性溃疡的发生。

（二）病因治疗

SAP 早期具有治疗意义的特殊病因有二，即胆管内结石以及高甘油三酯血症。胆石引起的 SAP 与胆石阻塞 Oddi 括约肌、胰管内压力增加有关，但通常阻塞是一过性的，SAP 发病时胆石已经排出或已经不造成梗阻，如果胆管阻塞和胰管内高压持续存在则会促使胰腺病变加重或引起化脓性胆管炎，需要及时取石。超声在 SAP 时检出胆管内结石的敏感性低于 50%，内镜超声对胆管结石的检出率可比 ERCP。CT、MRCP 等也有帮助。明确存在胆管梗阻证据的需要在 24~48 小时之内解除梗阻并引流，已存在化脓性胆管炎的应当立即处理，首选 ERCP+ 鼻胆管引流或 ERCP+EST。

高脂血症性 SAP 或 SAP 并发高脂血症均应尽快将血清甘油三酯降至安全范围（5.56mmol/L 以下），可用血浆置换或血脂分离技术，也可以采用 CRRT，在治疗过程中多次更换血滤器，利用血滤器的吸附作用清除甘油三酯。

（三）休克治疗

由于重症患者全身炎症反应导致毛细血管壁通透性增加及胰周有大量渗液集聚，因此所有重症患者均存在严重的容量不足和组织低灌注。充分的液体治疗是预防重症患者器官功能进一步恶化的最重要的治疗。早期应当针对循环功能障碍进行支持治疗，从而避免因组织低灌注造成继发的多脏器功能不全。应当尽早建立血流动力学监测，动态监测平均动脉压、中心静脉压、混合静脉血氧饱和度、尿量、血乳酸、剩余碱等，通过输液维持器官灌注和组织氧合指标在正常范围。通过液体治疗还应当迅速纠正血液浓缩，Hct 是可靠的指标。文献报道，Hct>47% 或入院 24 小时内不能下降是胰腺组织发生坏死的独立高危因素，Hct 在入院 24 小时内明显降低可以显著改善预后。同时，SAP 早期的血流动力学改变不仅仅是容量不足，由于全身炎症反应、血管内皮损伤、毛细血管渗漏、组织低灌注、酸中毒等原因，在 SAP 早期血流动力学即可以存在分布性因素，在充分的容量复苏的基础上，可以表现为分布性休克。因此建立血流动力学监测，正确使用血管活性药物，避免过度的液体治疗，也是早期循环支持的重要内容。

（四）呼吸治疗

急性胰腺炎较常出现呼吸受累。早期全身炎症反应导致 ARDS，肺血管通透性增加，在早期大量液体复苏时易造成肺水肿，腹腔器官水肿、肠管麻痹胀气、腹腔积液等引起腹压增高、膈肌上抬，出现反应性胸腔积液等均会引起呼吸困难甚至呼吸衰竭。胸片检查通常提示肺体积减小、膈肌上抬、双肺透过度减低、纹理增粗、肋膈角消失等表现。

呼吸困难、低氧会加重循环不稳定和组织缺氧，因此应当积极进行机械通气纠正。ARDS 的机械通气治疗请参阅本书相关章节。采用小潮气量通气，限制气道平台压，适当采用肺复张技术，滴定最佳 PEEP，预防呼吸机相关肺炎是 SAP 出现 ARDS 的机械通气支持要点。减轻肺水肿、减少胸腔积液、降低腹压均有助于呼吸功能改善。

引起 SAP 病人机械通气的原因多为早期炎症反应、休克、脏器功能衰竭，当初期的炎症反应消退，呼吸功能改善应当尽早撤离呼吸机。

（五）AKI

SAP 易合并 AKI，出现少尿、氮质血症、酸碱以及电解质紊乱、水潴留等。治疗上以支持对症为主,血流动力学支持治疗、避免组织缺氧低灌注、减轻腹腔压力、避免使用肾毒性药物等。当 AKI 进展到存在透析治疗指征时(如高钾血症、氮质血症、心功能不全等,具体参阅相关章节),应当开始 CRRT 治疗。

CRRT 同时可能对于 SAP 存在治疗作用。血液滤过治疗 SAP 始于 20 世纪 90 年代,目的是通过血液净化治疗清除体内炎性介质,减轻 SIRS 反应,起到防止进一步器官功能衰竭的目的。但是由于对于治疗指征、治疗时机、治疗剂量等尚无统一的结论,各研究结论也相悖,因此尚未成为 SAP 的常规治疗。出于此目的进行 CRRT 治疗有别于单纯肾功能的替代性治疗,其指征亦与肾脏替代治疗不同,因此,SAP 病人合并 AKI 的 CRRT 时机尚未达成共识。

(六)抗感染

胰腺感染是病情向重症发展、甚至死亡的另一重要原因。导致胰腺感染的主要细菌来自肠道。预防坏死胰腺的感染可采取:①为减少肠腔内细菌过生长,可采用导泻,促进肠蠕动和清洁肠道。中药(大黄、番泻叶)导泻在临床也广为应用;②尽早肠内营养,维持肠黏膜屏障的完整,减少细菌移位;③微生态制剂如双歧杆菌、乳酸杆菌等调节肠道菌群;④选择静脉给予广谱、脂溶性强、对胰腺渗透性好的抗生素(喹诺酮类或头孢类)。目前的证据不支持常规使用抗生素预防重症胰腺炎的感染,而对于胰腺坏死尤其是坏死超过 30% 者,目前临床上仍考虑早期使用抗生素。

当患者出现胰腺或全身感染,致病菌主要为革兰阴性菌和厌氧菌等肠道常驻菌,应选择喹诺酮类或头孢类抗生素,联合针对厌氧菌的甲硝唑。严重败血症或上述抗生素疗效欠佳时应使用亚胺培南等。疗程为 7~14 天,特殊情况下可延长。同时注意胰外器官继发细菌、真菌感染。可经验性应用抗真菌药。如出现胰周感染性坏死、胰周脓肿、假囊肿合并感染等,常需要去除感染灶,包括 CT 引导下穿刺引流、腹腔冲洗、内镜下假囊肿引流、外科手术等。

(七)肠内营养

轻症患者,只需短期禁食,通过静脉补液提供能量即可。重症患者表现为高分解代谢状态,肠外营养伴有的明显高血糖和感染等并发症严重影响预后,肠内营养利于血糖控制,利于肠黏膜屏障的完整性的维护,所以在 SAP 病人强调早期开展肠内营养。经口、胃或十二指肠给予的营养剂将促进胰酶和碳酸氢盐分泌,而经空肠者则不刺激胰液分泌。为此,SAP 肠内营养应当早期放置空肠营养管,并给予已充分消化的专用空肠营养剂。一般认为鼻饲管放置于 Treitz 韧带以远 30~60cm 处才认为是安全的管饲途径,通常在透视下放置。按照允许性低热卡[$20~25kcal/(kg \cdot d)$]的原则给予营养。注意补充谷氨酰胺制剂,减少脂肪类的补充。当单纯肠内营养不能达到允许性低热卡的要求时,可以合用肠外营养。在肠内营养过程中注意监测胰酶变化。开放饮食从少量、无脂、低蛋白饮食开始,逐渐增加食量和蛋白质,直至恢复正常饮食。

(八)其他治疗

腹腔高压是 SAP 早期严重的并发症,应当及时处理以避免出现继发的脏器功能衰竭危及生命。对于腹膜后广泛坏死、出血、渗出的病人,可以通过 CT 引导下穿刺引流通常可以起到减压作用,对于早期大量液体复苏、腹腔内脏器水肿、肠道胀气的病人,可以通过脱水、通便、胃肠减压等减轻腹腔高压。少数病人非手术治疗无效时应当开腹减压。由于胰腺坏死、自身消化、感染侵蚀等造成消化道出血、腹腔出血、消化道穿孔、肠瘘等,通常需要手术治疗。

(朱　曦)

第四节　急性肝功能衰竭

急性肝功能衰竭(acute liver failure,ALF)是指原来无肝脏疾病(主要指肝硬化)的患者,由于肝细胞大量坏死或功能丧失发生急性严重肝功能不全,导致以肝性脑病(hepatic encephalopathy,HE)和凝血功能障碍为主要特征的临床综合征。该综合征病情严重、临床症状复杂、病死率高。多年来,各国学者对肝功能衰竭的定义、分类、诊断和治疗进行了不断的探索,但迄今尚无一致意见。美国每年估计有2000例ALF发生;英国每年有400例,在这之中70%是继发于对乙酰氨基酚过量服用;我国也不少见,但无准确的数据。在肝移植之前,该病生存率不足15%,随着肝移植的开展,短期生存率超过65%。

一、急性肝功能衰竭定义的演变

1946年Lucke和Mallory首次对ALF进行临床阐述,1970年Trey和Davidson在此基础上提出暴发性肝衰竭(fulminant hepatic failure,FHF)的概念,系指过去无肝病的患者,在起病8周以内出现肝性脑病和凝血功能障碍为主要临床表现者,并具有潜在逆转可能的状态。Bernuau团队随后对FHF概念进行了两点改进:第一,时间的起点应以开始出现黄疸计算,而不是以出现肝病的时间;第二,从黄疸至出现肝衰竭的时间间隔界定为2周。在随后的数十年的临床实践中,这一概念获得了不断的改进和发展,先后又提出了亚暴发性肝衰竭(subfulminant hepatic failure,SHF)的概念,也就是晚发性肝衰竭(late-onset hepatic failure),即出现HE的时间较晚,一般界定在5~26周。1986年Gimson提出急性肝衰竭的概念。为了更好地预测ALF的临床病程、并发症及预后,1993年O'Grady等又提出一个新的分类法,即黄疸出现至发生脑病的时间间隔在:0~7天为超急性肝衰竭(生存率为36%),8~28天为急性肝衰竭(生存率7%),5~26周为亚急性肝衰竭(生存率14%)。

2005年美国肝病学会发布的急性肝功能衰竭处理建议中采用了目前被广泛接受的急性肝衰竭的定义:在无肝硬化基础疾病存在的患者,自发病开始26周内出现凝血功能异常[通常国际正常化比值(INR)≥1.5]和不同程度的神经精神改变(肝性脑病)。对于原已存在但并未确诊的Wilson病、垂直传播的HBV、自身免疫性肝炎的患者,在起病26周内出现ALF的表现并最终得以病因确诊的患者,尽管这部分患者在确诊病因时可能存在肝硬化也应包括在ALF范畴。

2006年9月我国制订的第一部《肝衰竭诊疗指南》正式采纳将肝功能衰竭分为4类:急性、亚急性、慢加急性(亚急性)和慢性肝功能衰竭,其中将在慢性肝病基础上出现的急性肝功能失代偿归为慢加急性(亚急性)肝功能衰竭(ACLF)。

目前广泛接受的定义是:肝功能衰竭是多种因素导致肝脏合成、解毒、排泄和生物转化等功能发生严重障碍或失代偿,出现以凝血机制障碍和黄疸、肝性脑病、腹水等为主要表现的临床综合征。肝功能衰竭常可并发多器官功能衰竭、脑水肿、感染、出血、肾衰竭、血流动力学异常及代谢紊乱等。

二、病因

急性肝衰竭的病因非常复杂,不同地区间存在较大的差异。在欧美等发达地区,药物是导致ALF主要病因,在中国、印度和日本等国家,病毒性肝炎则是主要病因,其次是药物及肝毒性物质(如乙醇、化学制剂等)。乙醇性肝损害常导致慢性肝功能衰竭,儿童肝功能衰竭还可见于遗传代谢性疾病。随着肝炎疫苗的接种,此类疾病将会逐渐减少。引起ALF的具体病因如表5-6-4所示。

表5-6-4 肝功能衰竭原因

常见原因	少见原因
1. 肝炎病毒	1. 代谢障碍
甲型、乙型、丙型、丁型(同时或重叠乙型)、戊型	遗传代谢障碍等
	肝豆状核变性
2. 其他病毒	2. 缺血缺氧
巨细胞病毒、EB病毒、肠道病毒、疱疹病毒	

续表

常见原因	少见原因
3. 药物及肝毒性物质	3. 休克、心力衰竭
异烟肼、利福平、对乙酰氨基酚、化疗药物、乙醇	
4. 微生物	4. 肝移植、部分肝切除、
细菌及寄生虫等病原体感染	肝肿瘤切除
5. 疾病	5. 先天性胆道闭锁
自身免疫性肝病、妊娠急性脂肪肝	
	6. 其他
	创伤、辐射等

三、病理

肝功能衰竭时(慢性肝功能衰竭除外),肝脏组织学可观察到广泛的肝细胞坏死,坏死的部位和范围因病因和病程不同而不同,按照坏死的范围及程度,可分为①大块坏死(坏死范围超过肝实质的2/3);②亚大块坏死(约占肝实质的1/2~2/3);③融合性坏死(相邻成片的肝细胞坏死);④桥接坏死(较广泛的融合性坏死并破坏肝实质结构)。在不同病程肝功能衰竭肝组织中,可观察到一次性或多次性的新旧不一肝细胞坏死的病变情况。

由肝炎病毒、药物中毒、毒物中毒所致 ALF,其肝病理特点为广泛肝细胞变性坏死,肝细胞大块或弥漫性坏死,肝细胞消失,肝脏体积缩小。一般无肝细胞再生,多有网状支架塌陷,残留肝细胞肿胀、气球样变性、胞质嗜酸性小体形成,汇管区炎性细胞浸润,极少数可表现为多发局灶性肝细胞坏死。

妊娠急性脂肪肝、Reye 综合征等肝病理特点为肝细胞内微泡状脂肪浸润,线粒体严重损害,肝小叶至中带细胞增大,胞质中充满脂肪空泡,呈蜂窝状,无大块肝细胞坏死。肝缩小不如急性重型肝炎明显。

四、发病机制

急性肝衰竭可由肝细胞损害或严重功能失调所致。各种病因导致肝细胞损害主要有两种形式,即肝细胞坏死和凋亡。

(一) 免疫机制

在乙肝病毒感染造成的 ALF 中,免疫机制起了重要性的作用。在细胞免疫方面,肝细胞膜上HBV 靶抗原与细胞膜上表达的主要组织相容复合体(MHC)结合,形成"杂交"抗原被特异性 T 淋巴细胞(cytotoxic T lymphocytes,CLTs)识别,继而致敏的 CLTs 与受感染的肝细胞膜上的 HBV 特异性抗原发生反应,并释放多种细胞因子(IL-1、IL-6、TNF-α 等),其结果是 HBV 被清除和受感染肝细胞遭破坏。体液免疫方面,HBV 感染机体后,脾脏产生抗 HBs,如果产生量早而大时,抗 HBs 与 HBsAg 在肝脏血窦中结合形成免疫复合物,由此激发局限性Ⅲ型超敏反应,免疫复合物沉积于肝血窦内皮表面,结合、固定并激活补体,吸收中性粒细胞浸润及血小板凝聚,结果导致已受 HBV 感染和未受感染的大量肝细胞局部缺血坏死,从而发生肝衰竭。肝细胞的凋亡在 ALF 发生发展过程中也起重要作用。宿主对 HBV 感染的肝细胞的免疫应答反应导致肝细胞凋亡,从而最终致肝细胞坏死。TNF-α 和 Fas 是介导肝细胞凋亡的关键分子。

(二) 内毒素及细胞因子

肝脏是人体最重要的代谢器官,来自肠道的毒素必须经肝脏(库普弗细胞)解毒后才能进入体循环,这样才能使体循环保持无毒状态。但在 ALF 时易并发内毒素血症。体内单核-巨噬细胞膜上存在着内毒素受体,如 CD14 及 Toll 样受体。内毒素与这些受体结合后可诱导产生一系列反应,使细胞合成和释放多种细胞因子及其他介质,间接损害肝细胞。受 LPS 刺激后的肝巨噬细胞和巨噬细胞在吞噬、化学趋化、细胞毒性及代谢功能方面均有明显增加,并可释放大量中间物质,其中有 TNF-α、白三烯、血小板激活因子及超氧化物阴离子、过氧化氢等,还有各种蛋白酶。上述毒性分泌产物是肝损害的重要因素。内源性 TNF-α 能介导内毒素的许多生物学作用及病理生理过程,在内毒素所致肝损害过程中起重要的促炎介质作用。

(三)药物的肝毒性

肝细胞药物损害机制十分复杂,主要分为三种类型:①代谢产物导致肝细胞损害:药物在肝内经细胞色素 P450 氧化或还原后,产生一些毒性代谢产物,如亲电子基,自由基和氧基,与大分子物质共价结合造成脂质过氧化,破坏细胞膜的完整性和膜的 Ca^{2+}-ATP 酶系,使细胞内外环境 Ca^{2+} 的稳态破坏,最终造成肝细胞死亡。此外,毒性代谢产物也可与肝细胞的蛋白质结合,形成新抗原,可诱导免疫反应,如对乙酰氨基酚、氟烷等;②胆汁淤积导致肝细胞损害:肝细胞对胆汁的排泄包括胆盐依赖和钠离子依赖,某些药物或某些代谢产物可导致这两个机制的一系列步骤发生障碍,包括胞膜转运胆盐的受体,细胞内转运过程 Na^+-K^+-ATP 酶离子交换,细胞骨架和细胞膜脂膜结构完整性的改变,如氯丙嗪、环类抗抑郁药、甲基同化激素等;③免疫介导的肝细胞损害:某些药物或其代谢产物与肝特异蛋白质结合成为抗原,经巨噬细胞加工后,被免疫活性细胞识别,导致变态反应,肝细胞的损害可能由于 T 杀伤细胞或抗体依赖 K 细胞(ADCC 反应)攻击所致,如有大量免疫复合物沉着可能造成重型肝炎。如氟烷类和排尿酸利尿剂替尼酸。

(四)急性肝衰竭合并脑水肿的机制

脑水肿的形成主要与两方面因素有关:脑血管自身调节功能失调所致脑血流(cerebral blood flow,CBF)增加和星形细胞肿胀。炎症介质的作用也不容忽视。Ⅲ、Ⅳ级 HE 者,有 70% 存在脑水肿。

正常情况下 CBF 由脑代谢、自主调节和血流 CO_2 分压等因素所调节。在 ALF 时,这 3 项调节因素均存在异常。①代谢-血流耦联:CBF 与脑内的代谢需要密切相关,ALF 时病人脑内氧的代谢减少50%~70%,因此 CBF 也应该减少相应幅度,达到大约每分钟 12~25ml/100g 脑组织,但 ALF 时 CBF 仅降低至每分钟 30~35ml/100g 脑组织(正常为每分钟 50ml/100g 脑组织)。其机制可能与 ALF 时脑血管的反应性改变有关;②自主调节:正常情况下,脑内灌注压对 CBF 没有影响,即当灌注压在很大范围变化时,机体通过颅内阻力血管的舒缩使 CBF 保持恒定。但是在 ALF 时 CBF 这种自主调节机制出现障碍,甚至几乎完成丧失,CBF 会随动脉压的变化而变化。因此,当动脉压降低或颅内压升高时会相应导致脑的缺血缺氧。自主调节的障碍还会使脑内血流的分配与该部位代谢的实际需求之间失衡;③对 CO_2 的反应:CO_2 分压的变化对正常脑循环有重要的调节作用。CO_2 分压每变化 1mmHg,CBF 会改变大约 4%。ALF 患者对 CO_2 的反应降低,特别是在高碳酸血症时。其机制可能与 ALF 时脑血管已经近乎最大限度的扩张,反应性降低有关。

脑血流量增加是导致 ALF 颅内压(intracranial pressure,ICP)升高的原因。颅内高压确切的机制还未完全阐明,可能与多种因素具有相关性,如氨及其代谢、全身性炎症反应、糖酵解增加和乳酸积聚等。

氨的神经毒性作用在 ALF 的脑功能障碍中发挥重要作用,ALF 患者血氨水平明显高于肝硬化(代偿期和失代偿期)患者,形成所谓的"高氨状态"。由于在 ALF 患者中颅内压升高,动脉血氨浓度和脑疝的发生呈正相关。氨通过与谷氨酸结合转变成谷氨酰胺而解毒。谷氨酰胺合酶主要存在于星形细胞,而星形细胞是脑中清除氨的主要细胞。肝衰竭时脑内有多种氨基酸含量发生异常变化,而谷氨酰胺的含量升高最显著,可达 400%~600%。由此可见,谷氨酰胺在脑内聚积势必会导致或促进脑水肿形成。

全身炎症反应在 ALF 极为常见,炎症反应产生大量细胞因子包括 TNF、IL-1、IL-6 等,它们能使血脑屏障通透性增强。

五、临床表现

(一)基本临床表现

ALF是因急性肝细胞损伤所致的多器官衰竭综合征,主要临床表现在两方面:肝脏合成功能下降的相关表现和排泄障碍的表现。患者健康状况全面衰退、显著乏力、严重的消化道症状(食欲减退、恶心、呕吐、上腹闷胀、厌油,腹部明显胀气,腹水出现,肠鸣音减少或消失)。黄疸进行性加深,每天血清总胆红素升高17.1μmol/L以上。有明显出血倾向,如皮肤瘀点瘀斑、鼻出血以及广泛牙龈出血等。

(二)肝性脑病与脑水肿的临床表现

ALF最突出并具有诊断意义的临床表现,通常于急性肝损伤后数天、数周出现的进行性精神神经综合征。最早为多性格的改变,如情绪激动、精神错乱、嗜睡等,以后可有扑翼样震颤、阵发性抽搐、逐渐进入昏迷,最后各种反射消失。癫痫发作,肌痉挛在急性肝功能衰竭脑病中多于慢性肝性脑病。临床上根据精神神经损伤的严重程度将HE分为4期。脑病可仅有细微的精神神经改变的轻度表现(Ⅰ期),或严重的昏迷表现(Ⅳ期)。虽然HE是在急性肝损伤后数天、数周内出现,但可在数小时内从Ⅰ期进展至Ⅳ期。Ⅰ~Ⅱ期HE的预后较Ⅲ~Ⅳ期HE的好,后者往往并发脑水肿,其临床特点是:高血压、心动过缓、瞳孔对光反射迟钝、去大脑强直及癫痫样发作等。

(三)凝血障碍和出血

重症肝炎患者由于肝脏合成凝血因子减少,纤维蛋白质减少以及出、凝血因子的消耗增加,内毒素血症加重了出、凝血功能紊乱,所以临床上可以看到患者常有皮肤紫癜、牙龈出血,自发性出血或鼻出血,少数患者可以出现上消化道大出血及颅内出血。主要与凝血因子合成障碍;血小板质与量异常;DIC伴局部继发纤溶及弥散性血管内凝血等因素有关。

(四)肾功能不全

ALF患者经常出现少尿型肾衰竭。导致肾功能不全的主要原因包括:①肾前性的氮质血症:发生于血容量减少时,多因脱水(补充血容量不足或因腹水而过度利尿)或消化道出血所致;②急性肾小管坏死:与肝细胞坏死、内毒素血症、利尿剂应用不当、胃肠出血致低血容量及低血压等因素有关。患者可因服用肝毒性药物,特别是氨基糖苷类抗生素的使用史;③肝肾综合征:是引起肾衰竭最主要的因素,ALF患者大约50%并发肝肾综合征。患者以少尿最为突出,但肾脏组织学检查无明显异常,这些患者的肾脏移植给肝脏功能正常的病人,功能仍可恢复正常,病人接受肝脏移植后,肾功能也会恢复正常。

(五)肝肺综合征

多见于存在肝硬化等慢性肝功能衰竭的病人,也可以见于急性肝功能不全。肝肺综合征(HPS)是在已有肝功能不全和(或)门静脉高压的基础上出现肺内血管异常扩张、气体交换障碍、动脉血氧合作用异常,导致的低氧血症及一系列病理生理变化和临床表现。其发病机制与体内扩血管物质大量存在使得肺内广泛血管扩张引起的肺内分流有关。肺泡气-动脉血氧分压差上升、低氧血症,是肝肺综合征的重要生理基础。肝肺综合征是终末期肝脏病的严重肺部并发症。

(六)感染

大约80%的ALF患者存在感染。有时病原学检查呈阴性,而病原学证据明确的患者,细菌感染占80%左右,以革兰阴性细菌为主,32%合并真菌感染。这些患者往往免疫功能低下,如细胞免疫功能受损、补体水平降低。常见感染部位为呼吸道、泌尿道、胆道及腹腔。

(七)其他

急性肝功能衰竭的患者易发生电解质及酸碱平衡紊乱,以呼吸性酸中毒和低钾血症最常见。另外,低血压、低血糖、心肺并发症等也较为常见。

六、实验室检查

入院后立即进行常规的实验室检查,对疾病进展与评估有参考价值。对一些检查必须动态观察密切随访,分述如下。

(一)肝功能检查

1. 血清胆红素 血清总胆红素常明显升高,一般为 171μmol/L 以上,血清直接胆红素和间接胆红素可同时升高。

2. 血清酶学检查 ①谷丙转氨酶和谷草转氨酶:敏感性较高,能反映肝实质细胞受损害的严重程度。谷草转氨酶/谷丙转氨酶比值对估计预后有意义,存活者比值位于 0.31~2.26 之间,平均为 1.73。但需要指出的是:随着病情加重,升高的谷丙转氨酶可以逐渐下降甚至正常,与此同时总胆红素却逐渐升高,形成所谓的"胆酶分离"现象,提示预后不良;②γ-GT 和 ALP:也可以不同程度地反映肝脏损伤;③胆碱酯酶:胆碱酯酶有两种:乙酰胆碱酯酶和丁酰胆碱酯酶,后者在肝细胞内合成。暴发性肝功能衰竭时此酶活力常明显下降。

3. 蛋白代谢检查 通过检测血清白蛋白和血清前白蛋白,可以了解肝细胞的损害程度。因血清前白蛋白的半衰期约(1.9 天)较白蛋白半衰期(15~20 天)短,故检测血清前白蛋白更敏感,可以反映当时肝脏受损害程度。

4. 血清总胆汁酸 肝硬化患者在肝功能代偿期时,血清胆红素、ALT、AST 及血清白蛋白可以在正常范围,但此时总胆汁酸却可以升高。此外 ALF 患者中,空腹血清总胆汁酸可以明显升高,提示肝实质细胞受损严重。

(二)凝血功能检查

1. 凝血酶原时间(PT) 主要反映凝血因子 Ⅱ、Ⅴ、Ⅶ、Ⅸ、Ⅹ 活性,PT 明显延长是反映肝脏受损严重程度的一项可靠指标。Ⅴ因子的特异性更高,若低于 20% 则提示预后不良。

2. 纤维蛋白 主要在肝内合成,肝衰竭时血浆纤维蛋白可明显低于正常。

3. 出血时间 可明显延长。

(三)其他检查

1. 血、尿及粪常规检查 血常规检查了解血小板计数和白细胞升高;对血容量不足有提示作用,尿检查有助于了解肾损伤;粪常规及隐血试验有助于发现消化道出血。

2. 生化检查 入院后应常规监测电解质、血糖、肌酐与尿素氮,以便及时发现代谢紊乱。血氨尤其动脉血氨测定对 HE 的诊断与防治有一定的帮助。此外,必要时检测淀粉酶和脂肪酶。动脉血气分析有助于了解肺功能及可能存在的酸碱平衡紊乱。

3. 针对病因的相关检查 包括药物、毒物筛查、甲、乙、丙、戊及其他病毒抗体的检查等有助于病因的诊断。

七、分类与诊断

(一)分类

根据 2006 年我国制订的第一部《肝衰竭诊疗指南》,按照肝功能衰竭病理组织学特征和病情发展速度,肝功能衰竭被分为四类:急性肝功能衰竭(acute liver failure,ALF)、亚急性肝功能衰竭(subacuteliverfailure,SLF)、慢性肝功能衰竭急性发作(acute-on-chronic liver failure,ACLF)和慢性肝功能衰竭(chronic liver failure,CLF)。急性肝功能衰竭的特征是起病急,发病 2 周内出现以 Ⅱ 度以上肝性脑病为特征的肝功能衰竭综合征;亚急性肝功能衰竭起病较急,发病 15 天至 26 周内出现肝功能衰竭综合征;慢性肝功能衰竭急性发作是在慢性肝病基础出现的急性肝功能失代偿,慢性肝功能衰竭是在肝硬化基础上,肝功能进行性减退导致的以腹水或门静脉高压、凝血功能障碍和肝性脑病等为主要表现的慢性肝功能失代偿。

（二）分期

根据临床表现的严重程度,肝功能衰竭可分为早期、中期和晚期。

1. 早期

（1）极度乏力,并有明显畏食、呕吐和腹胀等严重消化道症状。

（2）黄疸进行性加深（血清总胆红素 171μmol/L 或每日上升≥17.1μmol/L）。

（3）有出血倾向,凝血酶原活动度（prothrombin activity, PTA）为 30%~40%。

（4）未出现肝性脑病或明显腹水。

2. 中期　在肝功能衰竭早期表现基础上,病情进一步发展,出现以下两条之一者。

（1）出现Ⅱ度以下肝性脑病和（或）明显腹水。

（2）出血倾向明显（瘀点或瘀斑）,且 PTA 为 20%~30%。

3. 晚期　在肝功能衰竭中期表现基础上,病情进一步加重,出现以下三条之一者。

（1）有难治性并发症,例如肝肾综合征、上消化道大出血、严重感染和难以纠正的电解质紊乱等。

（2）出现Ⅲ度以上肝性脑病。

（3）有严重出血倾向（注射部位瘀斑等）,PTA≤20%。

（三）诊断

肝功能衰竭不是一个独立的临床诊断。在临床实际应用中,完整的诊断应包括病因、临床类型及分期。

1. 临床诊断　肝功能衰竭的临床诊断需要依据病史、临床表现和辅助检查等综合分析而确定。

（1）急性肝功能衰竭:急性起病 2 周内出现Ⅱ度及以上肝性脑病并有以下表现者:①极度乏力,并有明显厌食、腹胀、恶心、呕吐等严重消化道症状;②短期内黄疸进行性加深;③出血倾向明显,PTA≤40%,且排除其他原因;④肝脏进行性缩小。

（2）亚急性肝功能衰竭:起病较急,15 天至 26 周出现以下表现者:①极度乏力,有明显的消化道症状;②黄疸迅速加深,血清总胆红素大于正常值上限 10 倍或每日上升≥17.1μmol/L;③凝血酶原时间明显延长,PTA≤40% 并排除其他原因者。

（3）慢性肝功能衰竭急性发作:在慢性肝病基础上,短期内发生急性肝功能失代偿的主要临床表现。

（4）慢性肝功能衰竭:在肝硬化基础上,肝功能进行性减退和失代偿。诊断要点为:①有腹水或其他门静脉高压表现;②可有肝性脑病;③血清总胆红素升高,白蛋白明显降低;④有凝血功能障碍,PTA<40%。

2. 组织病理学表现　组织病理学检查在肝功能衰竭的诊断、分类在预后判定上具有重要价值。目前,肝功能衰竭的病因、分类和分期与肝组织学改变的关联性尚未取得共识。2006 年我国《肝衰竭诊疗指南》以 HBV 感染所致的肝功能衰竭为例,介绍各类肝功能衰竭的典型病理表现。

（1）急性肝功能衰竭:肝细胞呈一次性坏死,坏死面积 > 肝实质的 2/3;或亚大块坏死;或桥接坏死,伴存活肝细胞严重变性;但肝窦网状支架不塌陷或非完全性塌陷。

（2）亚急性肝功能衰竭:肝组织呈新旧不等的亚大块坏死或桥接坏死;较陈旧的坏死区网状纤维塌陷;或有胶原纤维沉积;残留肝细胞有程度不等的再生,并可见细小胆管生再生和胆汁淤积。

（3）慢加急性（亚急性）肝功能衰竭:在慢性肝病病理损害的基础上,发生新的程度不等的肝细胞坏死病变。

（4）慢性肝功能衰竭:主要为弥漫性肝脏纤维化以及异常结节形成,可伴有分布不均的肝细胞坏死。

3. 鉴别诊断

（1）肝内胆汁淤积:黄疸可以明显升高,转氨酶水平不是很高,因此容易与慢性重症肝炎相混淆。但是,以下 4 点是鉴别这两种疾病的要点:①肝内淤胆时,黄疸深但消化道症状不明显;②患者多有皮肤瘙痒及粪便颜色变浅,血清中 γ-GT 及 ALP 水平明显升高;③黄疸深而凝血酶原时间正常,或凝血酶原时间虽延长,但经过补充维生素 K 后可纠正;④患者经治疗后黄疸可逐步消退,一般不会出现肝性脑病、腹水及出血等临床表现。

(2)肝外梗阻性黄疸:常为胆管结石、胆管肿瘤、胰腺肿瘤所致,常有发热、腹痛、黄疸三联征,肝脏明显肿大,质地坚硬,黄疸常进行性加重,且以结合胆红素升高为主(结合胆红素与总胆红素的比值常 >60%),ALP 及 γ-GT 明显升高,而 ALT 水平不高。影像学检查,B 超及 CT 可以发现结石或肿瘤,以及胆总管扩张及肝内胆管扩张。对于诊断不明者,可行逆行胰胆管造影(ERCP)或超声内镜检查以帮助确诊。

八、肝功能衰竭的治疗

(一)综合治疗

目前肝功能衰竭的内科治疗尚缺乏特效药物和手段。原则上强调早期诊断、早期治疗,针对不同病因采取相应的综合治疗措施,并积极防治各种并发症。

1. 一般支持治疗 需要进行患者意识水平的评估,一般认为所有Ⅲ级及以上肝性脑病患者都需要镇静和机械通气行气道保护。需要评估患者循环情况,一方面肝衰竭病人经常合并感染,另一方面肝衰竭患者由于醛固酮灭活障碍、门脉高压、肝肾综合征等原因,常出现体内液体异常分布,因此需要建立中心静脉压力监测等血流动力学监测手段。由于肝功能衰竭病人乳酸代谢减少,血乳酸水平通常会升高,因此不能以单次的血乳酸测量值评估患者的组织灌注水平,需要结合脏器功能、氧代谢指标等综合判断。对于急性肝衰竭应当立即进行血清肝炎病毒标志物检查和毒物筛选实验等病因筛查。50 岁以下病人加查血浆铜蓝蛋白。积极纠正低蛋白血症,补充白蛋白或新鲜血浆,并酌情补充凝血因子。要注意纠正低钠、低氯、低钾血症和碱中毒。注意消毒隔离,加强口腔护理,预防院内感染发生。可应用肠道微生态调节剂、乳果糖以减少肠道细菌易位或内毒素血症。

在无禁忌情况下,主张肠内营养支持。如不能应用肠道营养,应给予肠外营养。根据患者的身高、体重计算出每天应补充的热量总量,其中 50%~70% 以糖类补充,20%~30% 以脂肪补给,10%~20% 以蛋白质补充。蛋白质应慎重使用以避免加重肝性脑病,最好使用植物蛋白。另外,还需补充多种维生素。还原型谷胱甘肽、磷脂酰胆碱、腺苷蛋氨酸、前列腺素 E1 等有保护肝细胞和改善肝微循环的作用。目前尚没有临床证据支持促进肝细胞再生治疗有效。可使用的药物有肝细胞生长因子、生长激素等。

2. 针对病因和发病机制的治疗

(1)病因治疗:①对于甲型、乙型、丁型和戊型肝炎所致肝衰竭,目前多不推荐抗病毒治疗。对于 HBV 复制活跃的病毒性肝炎肝衰竭患者,目前多主张在早期采用有效的抗病毒治疗,以阻止 HBV 复制,继而阻止免疫病理损伤。干扰素在肝衰竭时一般不宜使用;②对于药物性肝功能衰竭,应首先停用可能导致肝损害的药物;对乙酰氨基酚中毒所致者,给予 N- 乙酰半胱氨酸(NAC)治疗,最好在肝衰竭出现前即用口服活性炭加 NAC 静脉滴注。根据不同药物或毒物的代谢特点,可选择适当的血液净化治疗手段进行清除;③毒蕈中毒:根据欧美的临床经验可应用水飞蓟素或青霉素;④自身免疫性肝炎:一旦怀疑自身免疫性肝炎是 ALF 的病因,主张做肝穿刺活检确定诊断,诊断明确立即给予糖皮质激素治疗;⑤妊娠期急性脂肪肝 /HELLP 综合征:建议产科医师会诊,尽快终止妊娠;⑥ Budd-Chiari 综合征:若能排除潜在的恶性疾病,肝静脉血栓合并肝衰竭是肝移植适应证。

(2)免疫调节治疗:目前对于肾上腺皮质激素在肝功能衰竭治疗中的应用有不同意见。非病毒感染性肝功能衰竭,如自身免疫性肝病及急性严重酒精性肝炎等是其适应证。其他原因所致的肝功能衰竭早期,若病情发展迅速且无严重感染、出血等并发症者,可酌情使用。为调节肝衰竭患者机体的免疫功能、减少感染等并发症,可酌情使用 α₁- 胸腺素等免疫调节剂。

3. 防治并发症

(1)肝性脑病:ALF 肝性脑病常急骤起病,常有激动、妄想、运动过度,并迅速转为昏迷。苯二氮莫类受体拮抗剂氟马西尼可暂时减轻昏迷程度。治疗上应：①去除诱因，如严重感染、出血及电解质紊乱等；②限制蛋白质饮食；③应用乳果糖或拉克替醇，口服或高位灌肠可酸化肠道，促进氨的排出，减少肠源性毒素吸收；④酌情选用精氨酸、鸟氨酸 - 门冬氨酸等降氨药物；⑤酌情使用支链氨基酸或支链氨基酸精氨酸混合剂以纠正氨基酸失衡；⑥人工肝支持治疗。

（2）脑水肿：ALF患者脑水肿与ICP的发生与脑病的严重程度密切相关。Ⅰ/Ⅱ期HE患者很少出现脑水肿，Ⅲ期HE患者，脑水肿的发生率升至25%~35%，而Ⅳ期HE患者，发生率高达65%~75%，甚至更高，是ALF的主要死因。因此，应针对HE不同分期采取相应的措施来预防/处理脑水肿和ICP升高。当证实颅内高压发生后，简单的神经保护措施应该应用：①抬头至30°提高颅内血流量；②病人应该适度服用镇静剂以防止颅内压升高引起的刺激；③防止低血压，可能需要用血管活性药物；④防止低氧血症；⑤目标二氧化碳分压保持在4.7~5.2kPa（正常值低限）；⑥控制血糖在4~10mmol/L。药物治疗包括应用甘露醇、高渗盐水等降低颅内压。

（3）肝肾综合征：①肝肾综合征重在预防；②药物治疗：目前应用最多的是特利加压素与白蛋白联合应用可明显改善Ⅰ型肝肾综合征患者的肾小球滤过率，增加肌酐清除率。但急性肝功能衰竭患者应慎用特利加压素，以免因脑血流量增加而加重脑水肿；③人工肝支持治疗，如血液滤过、血液透析和MARS治疗。④肝移植。

（4）感染：应定期监测培养，以早期发现潜在的细菌或真菌感染，以便根据培养结果尽早采取适当治疗措施。肝功能衰竭患者常见感染包括自发性腹膜炎、肺部感染和败血症等。感染常见病原体为大肠埃希菌等革兰阴性杆菌、葡萄球菌、肺炎链球菌、厌氧菌、肠球菌等细菌以及假丝酵母菌等真菌。一旦出现感染，应首先根据经验用药，选用强效抗生素或联合应用抗生素，同时可加服微生态调节剂。尽可能在应用抗生素前进行病原体分离及药敏试验，并根据药敏实验结果调整用药，同时注意防治二重感染。

（5）出血：对门静脉高压性出血患者，为降低门静脉压力，首选生长抑素类似物，也可使用垂体后叶素（或联合应用硝酸酯类药物），可用三腔管压迫止血或行内镜下硬化剂注射或套扎治疗止血。内科保守治疗无效时，可急诊手术治疗；对DIC患者可给予新鲜血浆、凝血酶原复合物和纤维蛋白原等补充凝血因子，血小板显著减少者可输注血小板，应维持血小板 50×10^9/L以上，并可酌情给予小剂量低分子肝素或普通肝素，对有纤溶亢进证据者可应用氨甲环酸或氨甲苯酸等抗纤溶药物；对凝血因子减少和（或）PT延长的患者进行替代治疗是处理出血的唯一方法，在进行血管侵入性操作前必须进行。一般患者无出血征兆时不必补充新鲜冷冻血浆，但在凝血极度异常时（INR>7）例外。血小板减少症也不应该常规纠正。维生素K常规使用。可使用重组活性Ⅶ因子；消化道出血患者应接受 H_1 受体阻断剂或质子泵抑制剂，或硫糖铝作为二线治疗，以预防因应激性溃疡所致的胃肠道出血。

（二）人工肝支持治疗

替代衰竭肝脏的理想替代装置应具备解毒、代谢和合成功能，即应可执行肝脏所有功能。迄今为止，已经研制出各种不同的肝支持系统（artificial liver support system，ALSS），来替代急剧衰竭的肝脏，但均未得到肯定有效的证据。广义而言，人工肝包括体内和体外两类，前者包括原位肝移植和肝细胞移植，后者指体外人工肝支持系统（extracorporeal artificial liver support system，EALSS）。主要作用在于：借助人工干预使肝脏功能得以暂时替代，从而为患者自身细胞再生及功能恢复创造良好的环境及宝贵时间，可作为肝移植的桥梁或过度手段。人工肝支持系统分为非生物型、生物型和组合型三种。非生物型人工肝已在临床广泛应用并被证明确有一定疗效。目前应用的非生物型人工肝方法包括血浆置换、血液灌流、血浆胆红素吸附、血液滤过、血液透析、白蛋白透析、血浆滤过透析和持续性血液净化疗法等。由于各种人工肝的原理不同，因此应根据患者的具体情况选择不同方法单独或联合使用。伴有脑水肿或肾衰竭时，可选用血浆置换联合持续性血液净化疗法、血液滤过或血浆滤过透析，伴有高胆红素血症时，可选用血浆胆红素吸附或血浆置换。

（三）肝移植

肝移植是治疗进展期 ALF 唯一有效的方法,也是 ALF 患者生存率提高的根本原因。主要适用于各种原因所致的中晚期肝功能衰竭,经积极内科和人工肝治疗疗效欠佳者及各种类型的终末期肝硬化。

（四）肝细胞移植和干细胞移植

肝细胞移植是 20 世纪 70 年代发展起来的一种细胞工程技术,它与原位肝移植比较,具有操作简单、可重复进行、一肝可以多用、供肝细胞免疫原性低且可冻存,以及移植失败或产生免疫排斥对受体影响小等优点。目前初步临床应用结果表明,少量的移植肝细胞通过体内增殖可达到以下目的:纠正先天性肝脏代谢缺陷、暂时的肝功能支持、替代受损肝实质。

（朱　曦）

第七章
神经系统功能损伤

中枢神经系统（central nervous system,CNS）损伤可分为原发和继发损伤。原发损伤包括颅脑创伤、脑出血、脑卒中、缺血缺氧性脑病及感染等。这些原发损伤将引起机体在器官、组织、细胞和分子水平发生一系列病理生理学改变。这些改变对机体造成的损伤称为继发损伤，主要原因是缺血和缺氧。神经功能保护的主要目标则在于对继发损伤的预防和治疗。

第一节 重症医学共性治疗措施在中枢神经系统损伤患者中的特点

与其他重症患者群体相同,CNS损伤患者的治疗也应遵循重症医学的共同原则,包括气道管理、水电解质平衡、镇痛镇静、营养支持等。然而,CNS损伤患者的病理生理学、临床表现和治疗等方面又有其自身鲜明的特点。因此,在监测支持治疗的整个过程中也应注意到这类患者的特殊性。

一、CNS损伤患者的气道管理

丧失对气道的控制,数分钟内即可造成灾难性后果。CNS损伤患者中,脑神经功能不全、气道保护性反射异常、气道机械性梗阻以及中枢性呼吸肌无力的发生率较其他专科患者为高,对这些患者的气道管理尤其重要。呼吸道的正常反射有赖于第Ⅴ、Ⅶ、Ⅸ、Ⅹ和Ⅻ对颅神经的正常功能。这些颅神经损伤可发生吞咽功能、舌体运动和声带功能异常,导致上呼吸道梗阻,严重时发生肺水肿。

CNS损伤患者建立人工气道的适应证包括:①格拉斯哥昏迷量表（GCS）评分≤8分;②咽喉部保护性反射丧失;③未经控制的持续癫痫;④其他临床情况导致患者氧合和通气功能障碍。

对于建立人工气道的患者,保留人工气道的专科情况包括:①脑干实质及邻近区域手术后有呼吸功能障碍者;②有后组脑神经损伤出现吞咽和咳嗽反射异常者;③颈段和上胸段脊髓损伤存在呼吸肌麻痹或咳嗽无力者;④严重颅脑外伤有脑脊液漏或口鼻出血者。

CNS损伤患者的气管插管应充分强调避免颅内压升高。常需配伍应用镇静镇痛药物。镇静药物,苯二氮䓬类药物和丙泊酚起效快,作用时间短。苯二氮䓬类药物中咪达唑仑对心血管影响也较轻。镇痛药物,临床常用阿片类药物（如芬太尼）对循环的影响较小,并可应用拮抗剂（纳洛酮）拮抗。插管途径首选经口,对外伤患者应避免经鼻途径。

人工气道的撤除,应在患者自主呼吸可以维持正常呼吸功能的前提下进行。人工气道撤除前,还需仔细判断患者的吞咽和咳嗽反射,以及自主吞咽和咳嗽功能,最后判断刺激支气管隆突时的咳嗽反射,若反射存在,可随即拔除人工气道（表5-7-1）。不应反复试验,引起患者剧烈咳嗽,导致血压升高,使脑出血和水肿的危险性增加。由于存在再插管困难的可能性,对于脑干（尤其是延髓）损伤患者,在拔除气管插管前应准备气管切开设备。

表 5-7-1　CNS 损伤患者拔除气管插管的步骤

顺序	操作方法	判断内容
1	观察患者是否流涎	吞咽功能
2	吸引口鼻咽腔分泌物,同时观察分泌物量和性状	吞咽功能
3	嘱患者做吞咽动作	吞咽功能
4	嘱患者张口、伸舌	咽喉部肌肉张力
5	嘱患者做咳嗽动作	自主咳嗽能力
6	吸引气道	刺激咳嗽反射

二、CNS 损伤患者的液体管理原则

CNS 患者液体治疗的目的包括恢复有效循环血量、稳定血流动力学参数以及保证脑及其他重要生命器官组织灌注。在保证心脏容量负荷的前提下,液体复苏应充分考虑到血脑屏障破坏的因素,这也是 CNS 损伤患者补液的特点。血脑屏障由脑血管内皮细胞间的紧密连接构成,有效孔径为 0.7~0.9nm,正常情况下仅可透过水分。当血脑屏障破坏后,电解质在其两侧的移动产生渗透压梯度的改变,进而造成水分在脑组织和血浆间的重分布,可能导致或加重脑水肿。因此,液体的渗透压会影响治疗的有效性和安全性。表 5-7-2 中列举了常用输液制剂的渗透压数据。

表 5-7-2　常用输液制剂的渗透压

制剂	渗透压(mOsm/L)
20% 甘露醇	1100
0.9% 氯化钠	308
6% 羟乙基淀粉代血浆	310
血浆	285
乳酸林格液	250~260

0.9% 氯化钠为等渗溶液,常用于液体复苏,对脑组织水含量的影响较小。大量输注后,由于血容量的扩张,可导致短暂的脑容量增加。6% 羟乙基淀粉代血浆为等渗人造胶体溶液,胶体渗透压为 30mmHg。有效的血容量扩张时间为 3~24 小时,但代谢时间可长达 42 天。产品推荐使用量的限制为每日 1500ml,或每日 20ml/kg。但是由于有导致颅内出血的可能,对脑血管病患者,日使用量应控制在 500ml 以内。临床上有不同浓度的白蛋白,均可作为胶体进行液体复苏,减少晶体液的使用,但根据目前研究结果,相比晶体,并不能改善患者预后。

甘露醇为高渗溶液,是治疗颅内压升高和脑水肿的主要方法之一,并非血容量扩张剂。对于急性颅高压患者,可应用甘露醇 0.25~1.0g/kg,于 20 分钟内输注。应用于预防手术后脑水肿时,剂量为 0.25~0.5g/kg,q8h 或 q12h。由于渗透性利尿作用,静脉注射甘露醇后尿量增加,可造成容量丢失。对于 CNS 损伤患者,以往常强调绝对的负体液平衡,应用大量渗透制剂,并未注意补充有效循环血容量。现在的观点认为,应用渗透制剂的目的为减轻中枢神经系统水肿,并非维持低血容量。因此,在应用渗透制剂的同时,应注意补充循环血容量,不应过分强调绝对负体液平衡。CNS 损伤患者的液体管理目标为轻度高渗状态下的正常血容量。

三、CNS 损伤患者的水钠平衡紊乱

水钠平衡紊乱是 CNS 损伤患者的重要临床问题之一,既可表现为原发疾病的主要症状,也可以

是 CNS 损伤的并发症。CNS 损伤患者常见钠水平衡紊乱包括三种:尿崩症、抗利尿激素异常分泌综合征和脑耗盐综合征。

(一)尿崩症

尿崩症(diabetes insipidus,DI)是由于抗利尿激素(antidiuretic hormone,ADH)分泌不足引起的一组以烦渴、多饮、多尿和低比重尿为特征的综合征。人类的 ADH 是精氨酸加压素(arginine vasopressin,AVP),由下丘脑合成、垂体后叶分泌。AVP 与远曲肾小管和集合管的受体结合后,刺激水分重吸收。发生 DI 时,由于 ADH 缺乏或分泌不足,导致尿液浓缩障碍,尿渗透压降低,大量水分由尿排出,细胞外液减少,血浆渗透压升高。CNS 损伤患者发生 DI 最多见于垂体和下丘脑部位的损伤。DI 的诊断标准包括血浆渗透压升高(>295mOsm/L)、尿渗透压降低(<300mOsm/L)和尿量增多[>2ml/(kg·h)]。多尿未被纠正时,可导致高钠血症。

DI 的治疗应根据病情变化选择抗利尿激素制剂。如醋酸去氨加压素,可口服每次 100~200μg 或静脉注射每次 1~4μg,每日 3 次。

(二)抗利尿激素异常分泌综合征

抗利尿激素异常分泌综合征(syndrome of inappropriate secretion of antidiuretic hormone,SIADH)的病因是 ADH 分泌增多,导致体内水分增加,细胞外液容量扩张。但机体对容量负荷的代偿机制保持正常,因此诱发肾脏排钠增多。表现为血容量正常或轻度增加、低钠血症和血浆渗透压降低、尿钠和尿渗透压升高。

SIADH 最早报道于肺癌患者,后证实是肺癌中的燕麦细胞分泌的异源性 ADH。SIADH 也可见于中枢神经系统疾病,如感染、出血和肿瘤。SIADH 的典型表现为低钠但无脱水。主要诊断依据包括血浆渗透压 <275mOsm/L、尿钠 >40mmol/L、尿渗透压 >600mOsm/L、中心静脉压正常或增高。确定诊断前须排除甲状腺和肾上腺功能异常。

CNS 损伤急性期发生的 SIADH,纠正低钠血症是防止进一步脑损伤的关键,尤其是对于急性症状性低钠血症。但是,低钠血症纠正过快也会导致中枢性脱髓鞘。许多研究探讨了血钠的纠正速率。临床实用的方法是应用 3% 氯化钠溶液,以 1~2ml/(kg·h)的速度输注[约 0.5~1mmol/(kg·h)]。必须每 2~3 小时监测血钠水平,将血清钠离子浓度的升高速度控制在 0.5mmol/(L·h)左右[12mmol/(L·d)]。有多数专家建议同时应用袢利尿剂,可促进游离水的排出,并防止细胞外液容量过多。SIADH 的另一个治疗策略是限制液体入量,将日输液量控制在 500~1000ml 是多数临床单位采取的标准。

(三)脑耗盐综合征

脑耗盐综合征(cerebral salt wasting syndrome,CSWS)是以低钠血症和细胞外液容量不足为特征的综合征,可发生于蛛网膜下腔出血、脑创伤以及第三脑室肿瘤术后。近年来的研究提示,心房利钠多肽(ANP)和脑利钠多肽(BNP)在 CSWS 的发病机制中起着重要作用。ANP 最早发现于大鼠心房肌,生理作用为促进肾小管排钠和利尿。ANP 在脑内也有广泛分布,其中以下丘脑视前区含量最高。生理情况下,细胞外液渗透压升高、血容量增加、心房肌受到牵拉、心率血压升高都可刺激 ANP 释放。刺激第三脑室区域也可引起血 ANP 迅速升高。BNP 最初在猪脑中发现,现证实 BNP 位于下丘脑,该部位受损可释放 BNP。此外脑血管痉挛也可使 BNP 释放。

目前对 CSWS 尚缺乏统一的诊断标准。出现下列情况时有助于 CSWS 的诊断:①低钠血症伴多尿;②尿钠升高而尿比重低;③低钠血症经限制入量后反而加重;④中心静脉压降低。CSWS 与 SIADH 的区别在于前者存在细胞外液容量不足。然而,临床对容量状态的评估并不一定准确。现多采用中心静脉压 <5cmH_2O 作为鉴别 CSWS 和 SIADH 的标准。

CSWS 的主要治疗措施时充分补钠补水。由于 CSWS 表现为低血容量性低钠血症,因此需要快速补充血容量,提高血浆渗透压,以改善微循环。在治疗过程中也要严密监测血钠、尿钠和 24 小时尿量,以防止快速纠正低钠血症导致的中枢脱髓鞘。

四、CNS 损伤患者的镇静

CNS 损伤患者应用镇静剂的主要目的包括:降低脑氧耗、减少循环儿茶酚胺释放量、控制颅内压、减少机械通气中的人机对抗、控制癫痫以及维持血流动力学稳定。镇静剂的选药原则为短效、镇静深度容易调节、对循环干扰轻微以及对 CNS 无附加损害。咪达唑仑为水溶性苯二氮䓬类镇静剂,单次给药后 5~10 分钟达到最大镇静效果,消除半衰期为 2~4 小时,特点为对循环影响小。丙泊酚为短效镇静剂,维持静脉泵入速度与血浆稳态浓度之间具有明显相关性,说明镇静深度的可控性良好。缺点为单次静脉注射时对循环的影响较大,表现为扩张外周血管,血压降低。但维持泵入时若掌握好泵入速度,降压作用轻微。丙泊酚以脂质溶剂为载体,长期输注可能导致血浆乳糜微粒形成,并影响血浆脂质清除。丙泊酚的特点为代谢迅速,消除半衰期仅为 30~90 分钟。当需要短期快速镇静时,丙泊酚是较佳的选择,有利于进行神经系统体检和机械通气撤机。对于非机械通气支持条件下的 CNS 损伤患者,应避免深度镇静,防止呼吸抑制而加重颅内高压。如果需要更进一步的镇静治疗,可在通过建立确切的人工气道的保障下进行。

五、CNS 损伤患者的营养支持

严重 CNS 损伤导致全身代谢紊乱,若早期不能得到及时的营养支持,将很快导致营养不良,影响疾病的恢复。颅脑损伤时代谢的突出改变包括:①能量消耗明显增加。除创伤应激外,还由于下丘脑、垂体等自主神经中枢受累,从而导致全身代谢改变,表现为基础代谢增高,能量消耗增加。合并中枢性高热、躁动、抽搐时更为明显;②创伤及中枢神经系统受损使神经内分泌系统发生变化,血中儿茶酚胺水平升高,蛋白质分解、糖异生增强、糖原分解等,使血糖迅速升高。有研究表明,血糖越高,病死率越高;③蛋白质代谢紊乱表现为分解大于合成,氮排出量明显增多,出现负氮平衡和蛋白质能量营养不良,并持续时间较长。由此导致免疫力下降,感染并发症发生率增高;④水代谢紊乱。部分患者出现尿崩症,尿量增多,出现顽固性低钠血症和低钾血症。

鉴于 CNS 损伤患者的代谢特点,胃肠外营养常作为早期营养支持手段。有研究表明,早期胃肠外营养支持有利于减轻负氮平衡,改善蛋白质合成并增强免疫功能。每日提供的非蛋白热卡为 30~40kcal/kg,蛋白补充量为每日 2.0~2.5g/kg。由于应激导致血糖升高,采用双能源供应(糖 + 脂肪)可减少糖的输入量,避免加重糖代谢紊乱。当出现高血糖时,应注意监测血糖水平,并予以胰岛素对抗。在 CNS 损伤后的水肿高峰期(3~5 天),应适当控制液体入量,并注意各种电解质和微量元素的补充。近期的资料表明,早期进行肠内营养,有利于减轻肠道黏膜损伤,并减少肠源性感染的发生。由于 CNS 损伤患者多存在神志异常、昏迷和吞咽能够障碍,肠内营养多采用经胃管鼻饲。营养液应持续匀速滴注或泵入,渗透压不宜过高,以免出现腹胀、呕吐和腹泻等并发症。每 4~6 小时监测胃残液量,超过 200ml 时应减慢滴注速度。滴注营养液时,最好采用头高 30° 体位,昏迷患者头偏向一侧,避免误吸。应注意经常检查胃肠营养管的位置,以便及时调整保证肠内营养的顺利进行。

(周建新)

第二节　中枢神经系统损伤患者的针对性脑保护措施

神经保护策略的目的在于维持脑组织代谢的供需平衡,针对性神经保护措施的基本原理也在于此。对于 CNS 损伤患者,目前临床应用的针对性脑保护措施主要包括渗透治疗、低温治疗和深度麻醉。

一、渗透治疗

渗透治疗是临床最常采用的降颅压措施。通过建立血管内外和细胞内外的渗透压梯度,使水分白细胞由内向外转移,达到脱水降颅压的作用。渗透压梯度的建立依赖于血脑屏障结构和功能的完整性。需要注意的是,当血浆渗透压高于正常水平超过48小时后,细胞内将产生自发性渗透分子,细胞内外的渗透压达到新的平衡。此后若迅速纠正血浆渗透压,将导致自由水进入颅内间隙。因此,一旦开始应用长效的渗透性药物,停药前必须逐渐减量。这一原则适用于各种渗透制剂。

常用的渗透制剂包括甘露醇和高渗盐水。

(一)甘露醇

20%甘露醇的渗透压为1100mOsm/L。大量动物和人类临床研究发现,甘露醇具有降低颅内压、维持脑灌注压、改善脑血流和脑代谢的作用,广泛应用于临床。甘露醇的作用机制主要包括两个:血浆容量扩张效应和渗透效应。由于具有高渗特性,甘露醇静脉输注后引起血浆容量即时扩张,血细胞比容降低,红细胞变形能力增强,血液黏度降低。这些血液流变学作用致使脑血流及脑氧输送增加,尤其对于脑灌注压降低患者。甘露醇的渗透效应发生于应用后的15~30分钟,当血浆和细胞的渗透梯度建立之后,根据临床条件不同,持续时间从90分钟至6小时或更长时间不等。

甘露醇的常用剂量是0.5~1.0g/kg体重静脉注射,每4~6小时1次。应用甘露醇的过程中应监测血浆渗透压。治疗目标是维持达到获得预期疗效的最低渗透浓度。随着甘露醇应用时间的延长,血浆测定的渗透压与计算的渗透压之间的差值(渗透压间隙)将逐渐升高。应用甘露醇时的监测目标是使渗透压间隙维持在15mOsm/kg左右。甘露醇治疗时血浆渗透压超过320mOsm/kg并不会取得更好的疗效,反而使渗透压间隙进一步增加,导致急性肾衰竭。

(二)高渗盐水

高渗盐水可通过直接影响血浆钠水平达到预期的血浆渗透压,可改善CNS损伤患者的血流动力学参数,并提高生存率。此后,高渗盐水被应用于颅脑创伤颅内压升高、蛛网膜下腔出血和卒中等CNS损伤患者。

应用高渗盐水的主要潜在危险是可能导致渗透性中央脑桥或桥外脱髓鞘,因此对于低钠血症患者,给予高渗盐水应格外慎重。需要经常监测血清钠水平,以避免血浆钠浓度变化过快。应用3% NaCl溶液时,可每4~6小时静脉注射150ml,或以0.5~1.0ml/(kg·h)的速度持续注射。23.4% NaCl可以每6小时30~60ml的剂量静脉注射。

二、低温治疗

低温治疗是以物理方法将患者核心温度降低到预期水平而达到治疗疾病目的的方法。人们很早就认识到低温可能对CNS具有保护作用。原因是低温治疗对脑血流有调节作用、降低脑氧代谢率和改善细胞能量代谢、减少兴奋性氨基酸的释放、减少氧自由基的生成、减少细胞内钙超载。有研究表明,温度每降低1℃,脑组织代谢降低6%~7%。通常低温治疗在临床上可将核心温度控制在不同的范围以达到相应的治疗效果。

(一)低温治疗的关键技术环节

靶温度、持续时间和复温方法是低温治疗的关键技术环节。

1. 靶温度 根据体温水平,临床一般将低温分为三个水平:①轻度低温(33~35℃);②中度低温(28~32℃);③深度低温(10~27℃)。对于CNS损伤患者,目前已经达成的共识是无需将温度降至30℃以下,否则发生威胁生命并发症的危险明显增加。现有研究也均将温度控制于32~35℃,称为轻-中度低温。当体温由37℃降低至35~36℃时,患者颅内压明显降低,脑灌注压明显升高,再进一步降低体温,颅内压的下降幅度减小,然而多数患者的心率、血压、血清钾离子浓度和白细胞计数却受到更为显著的影响。

2. 低温持续时间 北美开展的研究多是将低温时间控制在24~48小时,而国内开展的研究低温维持时间较长,多在3~5天。低温具有降低颅内压的作用,复温过程中通常会出现颅内压的反跳。理论上讲,应以颅内压的控制指导低温持续时间,实施个体化治疗。

3. 复温方法 缓慢复温是低温治疗的共识原则，快速复温会导致颅内压反跳，造成医源性继发损伤。针对心搏骤停的临床指南推荐复温速度应低于 0.25~0.5℃/h。对于进行颅内压监测的患者，可应用颅内压的变化指导复温过程，在复温过程中出现颅内压升高的趋势时，应暂停复温。对于未进行颅内压监测的患者，按 1℃/4h，甚至 1℃/24h 的速度复温，是较为稳妥的方法，并且在复温过程中应密切观察患者的生命体征和神经系统体征的变化。

（二）深度麻醉

从血流角度讲，脑灌注取决于体循环压力与颅内压之间的差值。从代谢角度讲，则取决于全身氧输送与脑氧耗之间的平衡。正常情况下，由于自身调节功能发挥作用，脑灌注压在一定范围内变化时，脑血流维持相对稳定。而 CNS 损伤患者的脑血流，由于自身调节功能受损或丧失，当患者疼痛、躁动、机械通气不同步或接受刺激性操作时，体循环压力升高将直接导致脑血流增加，脑血容量增多，进而导致颅内压明显升高。若同时伴有胸腔内压力升高，将阻碍颈静脉回流，加剧颅内压的升高幅度。另一方面，这些情况势必增加大脑氧耗，对低灌注的耐受性降低，严重时发生脑缺血和梗死。恰当的镇痛、镇静在抑制体循环应激反应的同时，降低脑代谢，减少正常区域脑组织的血流量，降低颅内压，发挥对受损大脑的保护作用。

最早用于脑保护的麻醉镇静剂是巴比妥类药物。一系列临床和基础研究提示，巴比妥类药物不仅可降低脑代谢，控制颅内压，还有抑制脂质过氧化导致的自由基释放，以及抑制脑内兴奋性氨基酸的生成而发挥脑保护作用。

丙泊酚是另一种具有潜在临床应用价值的脑保护型镇静剂。大量离体和在体动物实验及临床研究均证明，丙泊酚具有降低脑代谢、降低颅内压、改善脑电生理的作用。

（周建新）

第三节　中枢神经系统损伤患者的转归评估

除完全康复或死亡外，CNS 损伤患者的转归还可能包括不同程度的运动和智力残疾。在存活的昏迷患者中，有些可完全康复，有些终生留有意识障碍。美国多学科工作组 1994 年进行的荟萃分析统计了成年 CNS 损伤患者的转归，发病 1 年后的死亡率为 54%，意识恢复占 42%，其中恢复良好仅为 7%。对 CNS 损伤患者转归的判断，不但可作为分诊和康复治疗的依据，还可作为患者或家属选择治疗方式的依据，有重要的临床和社会意义。

目前常用的脑损伤转归评估体系主要包括格拉斯哥转归量表和改良 Rankin 量表。

一、格拉斯哥转归量表

格拉斯哥转归量表（Glasgow outcome score，GOS）是目前判断脑创伤患者转归的最常用指标。GOS 分为 5 级，代表由恢复良好到死亡不同程度的转归（表 5-7-3）。

当以书面形式随访时，GOS 的可靠性和可重复性良好。以生活是否自理区分中度和重度残疾，具有良好的可操作性。

二、改良 Rankin 量表

Rankin 量表设计于 1957 年，1988 年增加了 0 级（无任何症状），称为改良 Rankin 量表（modified Rankin scale，mRS）。mRS 分为 7 级，增加了轻度残疾级别，以能否自主行走和生活自理作为区分级别的主要标志（表 5-7-3）。mRS 是判断脑卒中患者转归的最常用指标。

表 5-7-3　GOS 和 mRS

GOS	mRS
1:恢复良好 虽然可能存在轻微神经系统或精神障碍,但患者可恢复正常活动	0:无任何症状
	1:虽然有症状,但无明显残疾 患者可完成日常工作和活动
2:中度残疾 患者日常生活自理。残疾包括不同程度的语言障碍、轻偏瘫、共济失调,以及智力、记忆或人格障碍	2:轻度残疾 虽然无法恢复到患病前的活动水平,但患者的生活可自理,无需他人照顾
3:重度残疾 患者清醒,但是存在精神或肢体残疾,且终日需要他人照顾	3:中度残疾 虽然生活需要他人照顾,但患者可自己行走
	4:中重度残疾 患者无法自己行走,需他人照顾才能完成肢体动作
4:持续植物状态 患者没有明确的皮层功能表现	5:重度残疾 患者卧床,二便失禁,终日需要护理
5:死亡	6:死亡

（周建新）

第八章
凝血系统功能损伤

第一节　稀释性凝血病

一、概念

大量失血后,大量输液、输血导致的凝血功能障碍称为稀释性凝血病,是重症医学领域常见和必须重视的问题。在创伤和大手术时经常会因血管损伤可导致大量失血,这些患者往往存在血容量不足。此时,为了稳定大循环,通常会进行液体复苏治疗。在成人患者中 24 小时内输注 10 单位以上的红细胞悬液时,通常称为大量输血。另外,在 12 小时内输注 6 单位以上的红细胞悬液;在 24 小时内输注 50 单位以上的血制品,包括红细胞悬液、血小板浓缩液和新鲜冰冻血浆等,也有人称之为大量输血。创伤和大手术时凝血病早期的病理生理学机制是不同的。这些不同是由血管损伤的机制、失血程度、液体复苏的种类和预防性抗纤溶治疗等不同所导致的。与先天性出血性疾病不同(主要是由于单一凝血因子缺陷,如血友病、纤维蛋白原缺乏血症等),创伤和大手术后凝血病是由多因素参与的病理生理过程。此时,参与凝血的所有物质,如促凝血、抗凝血、纤溶和抗纤溶活性物质,均可出现不同程度的缺乏。

二、病理生理机制

创伤和大手术后稀释性凝血病是由多因素参与的病理生理过程。此时,参与凝血的所有物质,如促凝血、抗凝血、纤溶和抗纤溶活性物质,均表现出不同程度的缺乏。大量输血和创伤后稀释性凝血病的病理生理机制主要有以下几方面:

(一)血液稀释对凝血因子和血液成分的影响

用晶体、人工胶体、红细胞行容量复苏可导致血液凝血成分稀释,此时大多数血浆止血成分含量下降。体外研究表明,血液稀释的程度与输入的容量成比例,但在体内,由于受多重因素影响两者并非呈等比例。例如,在应激条件下,内皮细胞可释放肾上腺素和血管加压素等应激激素,这些激素可使血浆Ⅷ因子和 von Willebrand 因子水平急剧升高。另外,血小板计数通常比预计的稀释值要高,这可能是由于从脾脏、肺脏和骨髓释放大量储备的未成熟血小板所致。同时需要指出的是,尽管一些止血成分在体内有储备,但在血液稀释的不同时间点,某一止血成分会达到维持其生理功能的临界水平。

创伤和大量输血时,通常会出现低体温和酸中毒,可降低凝血酶的生成。血液稀释时,止血不良主要是由于促凝血因子水平下降所造成的;同时抗凝血因子水平也是下降的,其降低程度与血液稀释的程度成比例。大量失血后,血浆纤溶和抗纤溶活性均受到影响。正常情况下,α_2-抗纤溶酶的血浆浓度是比较高的(70μg/ml),它可以快速中和血浆游离的纤溶酶。另外,α_2-抗纤溶酶通过活化的因子ⅩⅢ可与纤维蛋白 α 链发生交联,使纤维蛋白不易被纤溶酶降解。当血液稀释不断加重时,α_2-抗纤溶酶和因子ⅩⅢ活力下降,与纤维蛋白的交联减少,延长了纤溶酶的血浆半衰期。同时,血浆中其他抗纤溶蛋白的浓度也不断下降。血浆中高水平的凝血酶可活化循环中凝血酶活化纤溶抑制因子(血浆浓度为 5μg/ml），活化后的抑制因子可裂解纤维蛋白 C 末端的赖氨酸残基，进而阻止纤溶酶原的结合。血液稀释和血小板减少时，血浆纤溶酶原活化因子抑制因子 -1（0.01μg/ml）和血小板（α- 颗粒）源性纤溶酶原活化因子抑制因子 -1 水平下降。此时，血浆组织型纤溶酶原活化因子（t-PA）的活力延长。急性应激时，内皮细胞 Weibel-Palade 小体可释放 t-PA，导致血浆 t-PA 水平升高。凝血酶、肾上腺素、加压素、去氨加压素、缓激肽等物质可引起 t-PA 的释放。而血液稀释时血浆纤溶酶原处于较高水平（200μg/ml）。综上因素，血液稀释时纤溶活性相对地保持在良好水平。相反，血液稀释后纤维蛋白凝块对纤溶酶愈发敏感而易于降解。在大约 20% 的创伤患者中，可以观察到全身纤溶活化状态，此时内源性抗纤溶活化蛋白已不能拮抗纤溶酶活性。

（二）血液稀释对凝血酶生成的调节

1. 血管损伤后凝血酶的生成是止血的一个关键步骤。凝血酶是一种高效丝氨酸蛋白酶，凝血酶的活化是一系列蛋白酶和细胞成分参与的级联反应。凝血过程中三种关键组分（底物、酶、辅助因子）聚集于活化血小板表面促使凝血酶的生成。值得注意的是，最初的止血反应是由外源性途径引起的；在止血的最初阶段，内皮下周细胞和成纤维细胞表达的组织因子和循环内活化的微量Ⅶ结合成复合物。少量快速生成的活化因子Ⅹ参与生成痕量的凝血酶。在凝血反应放大阶段，凝血酶远离血管壁并持续生成，此时不需要组织的参与。凝血酶可以通过活化因子Ⅺ、Ⅷ和Ⅴ等内源性途径，不断地促进自身的生成。特别地，在其后的凝血反应放大阶段，凝血酶活化的因子Ⅷ和因子Ⅴ起到关键的作用，活化的因子Ⅷ-Ⅸ复合物（tenase）和活化的因子Ⅴ-Ⅹ复合物（凝血酶原酶）可以指数级别地促进因子Ⅹ和凝血酶原的活化，最终导致大量的凝血酶在血小板表面活化。事实上，因子Ⅶ的最低止血浓度要远低于凝血酶原和纤维蛋白原的最低止血浓度，这是由于凝血酶原和纤维蛋白原在凝血级联反应中消耗的比较迅速所致。在凝血反应放大阶段，局部凝血酶的浓度可从不到 1nmol/L 快速的上升到 500nmol/L。因此可以推测，血液稀释可导致血浆凝血酶原水平下降，导致凝血酶生成减少。与凝血酶原相比，血液稀释后凝血酶的峰浓度受到的影响要较小。在体外实验中，用生理盐水稀释血液后发现，凝血酶峰浓度降低到正常水平的 58%~32%；而凝血酶原的峰浓度水平降低到正常水平的 43%~17%。这种区别部分是由于抗凝血酶活性下降所致。抗凝血酶是一种丝氨酸蛋白酶抑制剂，其在血浆浓度较高（150μg/ml）。正常情况下，抗凝血酶与内皮细胞表面硫酸类肝素结合后能快速中和活化的凝血酶和因子Ⅹ。尽管凝血酶是止血的必需酶，但凝血酶的活性异常将对人体产生危害。循环中存在多种机制限制凝血酶的过度生成和清除游离的蛋白酶（如凝血酶、活化因子Ⅹ等）。

2. 组织因子途径抑制物是因子Ⅹa 的重要调节因子，当组织因子途径抑制物与组织因子活化的因子Ⅵ结合后，可以调节因子Ⅹ的活性。另外，近来研究显示蛋白 S 可促进组织因子途径抑制物对因子Ⅹa 的抑制作用。类似的是，终末期肝脏疾病常伴发凝血因子缺乏（FⅡ、FⅦ、FⅨ及 FⅩ）和抗凝血成分缺乏（包括抗凝血酶、蛋白 C 和蛋白 S）。在肝硬化患者，尽管凝血时间异常，内源性凝血酶的生成仍然接近正常。稀释性凝血病患者也存在同样的情况。当内源性抗凝物质不足时，在损伤部位和在循环中凝血酶的活性是相同的。在重度血液稀释时，由于聚合的纤维蛋白减少（聚合的纤维蛋白正常情况下能吸附和容纳丝氨酸蛋白酶类），导致凝血酶和活化的因子Ⅹ均释放入血。另外，全身性凝血酶活性的升高伴随着 t-PA 和血栓调节蛋白介导活化的蛋白 C 的释放。创伤伴有血液稀释时表现出的这些病理生理现象，称为早期创伤性凝血病，临床表现上类似于弥散性血管内凝血伴有出血倾向时的表现。另外，低体温和酸中毒能直接影响凝血酶的生成，因此在复苏的过程中应注意监测。低体温主要影响血凝块形成的初始阶段，而酸中毒主要是干扰凝血的传播。低体温时凝血酶的生成的量与正常体温时相当，但是生成的速度减慢。相反，酸中毒明显损害凝血酶的生成，导致止血能力下降。

（三）血液稀释对纤维蛋白聚合和纤溶活性的影响

裂解的纤维蛋白原与血小板糖蛋白Ⅱb/Ⅲa 受体结合后，发生聚合并形成纤维蛋白交联。凝血酶和凝血酶活化的因子ⅩⅢ可增强这种聚合过程。在众多凝血因子中，纤维蛋白原的血浆浓度是最高的（2.5g/L）。纤维蛋白原是一种急性时相蛋白，在炎症和怀孕期间，其浓度可明显增高。活化的血小板通过其表面丰富的糖蛋白Ⅱb/Ⅲa受体(超过12 000个位点/每个血小板),可以结合大量的纤维蛋白原。

当凝血酶从纤维蛋白原A_α和B_β链上移走位于N末端的纤维蛋白肽后,纤维蛋白原转换成纤维蛋白单体。活化的血小板可释放因子ⅩⅢ,被凝血酶活化的ⅩⅢ可以聚合纤维蛋白单体形成纤维蛋白。活化的因子ⅩⅢ还可以把α_2-抗纤溶酶交联到纤维蛋白上,使纤维蛋白不易于降解。这样局部凝血酶的浓度可以影响纤维蛋白纤维的稠度和稳固性。对于正常血浆,高水平的凝血酶可生成一个稠密的细纤维蛋白纤维网状结构,从而形成一个坚固的血凝块,利于止血。相反,在凝血障碍(如血友病)时,低水平的凝血酶可生成一个松散的粗糙的纤维蛋白纤维网状结构。因此,可以推测凝血酶在血凝块内部的浓度是不均一的。在血管壁处,胶原和组织因子途径衍生的凝血酶可以最大限度地活化血小板,活化的血小板可释放促凝微粒生成大量的凝血酶;因此在血管壁处凝血酶的水平最高。凝血酶的关键性作用是具有抗纤溶活性:一方面是由于凝血酶通过活化ⅩⅢ,把α_2-抗纤溶酶交联到纤维蛋白上;另一方面是凝血酶可以活化纤溶抑制因子。稠密的细纤维蛋白纤维网状结构内充满活化的蛋白酶、凝血酶和因子Ⅹ。事实上,凝血酶在纤维蛋白上的高亲和结合位点是抗凝血酶Ⅰ。在重度血液稀释时,纤维蛋白原和抗凝血酶的缺乏对凝血功能是有害的。如果在损伤部位没有足够的纤维蛋白聚合,那么凝血酶和活化的因子Ⅹ将会释放入全身血循环。在抗凝血因子缺乏时,这些活化的促凝蛋白酶类物质可引发或加重弥散性血管内凝血。

目前仍不清楚应将纤维蛋白原与因子ⅩⅢ控制的最低水平,而使手术中出血降到最低。2009年以前的国际指南建议纤维蛋白原最低水平应控制在0.8~1.0g/L,这个水平与治疗先天性无纤维蛋白原血症的水平接近。目前愈来愈多的欧洲指南建议为控制手术期间的凝血病,应将纤维蛋白原的阈值控制在1.5~2.0g/L之间。目前在产后大出血、主动脉血管移植、冠状动脉旁路移植、胆囊切除术等临床资料和在体外血液稀释研究资料均显示高水平的纤维蛋白原(2~3g/L)利于止血。用胶体液行容量复苏时,用Clauss方法测定纤维蛋白原浓度要高于实际水平,应给与足够的注意。近来的临床资料表明,大手术后,尤其是存在低纤维蛋白原血症(低于1.5g/L)时,应将因子ⅩⅢ的最低水平控制在正常的50%~60%以上,才能降低出血风险。

纤维蛋白形成后可封闭损伤的血管,而纤溶活化可将过量的纤维蛋白溶解。局部浓缩的t-PA和纤溶酶原可催化纤溶酶活化,活化的纤溶酶可与纤维蛋白表面的带正电荷赖氨酸残基结合。正常情况下,根据活化的血小板、凝血酶和活化的因子ⅩⅢ的浓度梯度,内源性抗纤维蛋白溶解因子、纤溶酶原活化抑制因子1、α_2-抗纤溶酶和活化的凝血酶活化纤溶抑制剂高度浓缩于血液凝结的局部区域。这样损伤血管壁周围的纤维蛋白对纤溶高度耐受,而管腔内纤维蛋白易于接触纤溶酶,进而促使损伤血管再通。若凝血酶生成减少、α_2-抗纤溶酶水平低下或凝血酶活化纤溶抑制因子水平低下均可导致纤维蛋白易于被纤溶降解。用晶体液、胶体液或红细胞悬液复苏时,可导致广泛的血液稀释。此时,内源性抗纤溶蛋白数量减少和活性减弱,可导致纤溶过早地活化,易导致再次出血。在行心脏外科手术伴有进展性血液稀释的患者中,预防性应用抗纤溶药物可明显降低纤溶发展趋势。若补充新鲜冷冻血浆和因子ⅩⅢ可维持血液中抗纤溶活力。在猪的动物模型等体外试验中,评估低体温和酸中毒对纤维蛋白原的合成、纤维蛋白的聚合和纤溶的影响。研究显示,低体温可降低纤维蛋白原的合成;酸中毒可增加纤维蛋白降解,而对纤维蛋白原无明显影响。低体温(≤33℃)和酸中毒(pH≤7.1)可协同地降低纤维蛋白的聚合速率。低体温(32℃)对纤溶的速率影响不大,但酸中毒可促进纤维蛋白的降解。

三、凝血功能监测

(一)凝血酶原时间(prothrombin time,PT)**和部分凝血活酶时间**(activated partial thromboplastin time,APTT)

PT常作为外源性凝血途径的筛查指标。APTT则是内源性凝血筛查指标。PT的延长与凝血因子的丢失和血液稀释的程度是成比例的。把国际标准化比率（international normalized ratio，INR）超过正常的 1.5 倍作为阈值，并判断创伤后非止血凝血因子的水平时，PT 值的敏感性是 88%，特异性是 88%；而 APTT 值敏感性是 50%，特异性是 100%。这是由于因子Ⅷ是一种急性期反应物，在创伤和外科患者中，因子Ⅷ的水平通常升高。

在应用 PT、APTT 值评估凝血功能时，应注意以下几点：首先患者常常由于血液稀释、消耗性丢失、纤溶、应用抗凝剂、低体温和其他代谢紊乱等多种因素导致的多种凝血因子缺乏。其次，PT 和 APTT 值不能反映体内血小板和凝血因子交互作用的情况。第三，由抗凝血酶和蛋白 C 缺乏导致凝血酶生成增加时，PT 和 APTT 值仍然延长。另外，不能用 PT 和 APTT 值来评估血栓的稳定性。最后，PT 和 APTT 的测定结果反馈到临床医师有一定的时间延迟。

（二）血栓弹力图（thrombelastography，TEG）或血栓弹性测定法（thromboelastometry，ROTEM）

通过监测凝血的启动、凝固、血块质量以及纤溶等状况，对多种凝血异常有很好的辅助诊断作用。应用 ROTEM 导向的止血治疗策略可早期诊断和处理严重创伤患者的凝血功能障碍。常用的血栓弹性测定参数包括：凝血时间、血块形成时间、角度值、血凝块最大稳定度和溶解时间等。凝血时间表示凝血的开始；血块形成时间和角度值均代表纤维蛋白聚合的最初速率；血凝块最大稳定度反映血凝块的最大黏弹性和强度。溶解时间可用于纤溶亢进时纤维蛋白早期溶解现象的诊断。血凝块最大稳定度与纤维蛋白原水平和血小板计数高度相关。

四、稀释性凝血病的诊断

大量失血患者，经大量输血、输液治疗时，出现的凝血功能障碍和创面出血增加，应考虑稀释性凝血病的存在。凡失血量达 2000~2500ml 以上者，应高度警惕。若患者出血增加，同时 INR 和 APTT 比率 >1.5~1.8、血小板 <50×10^9/L 或纤维蛋白原 <1g/L，可作出稀释性凝血病诊断。

五、稀释性凝血病的治疗

对于创伤性出血患者，应尽量缩短损伤到入院接受治疗的时间间隔；对于中等程度出血患者，复苏时可考虑应用允许性低血压；对于重度低血容量患者应行充分液体复苏（包括应用血制品和其他止血剂）。

（一）早期液体复苏

对大量血液丢失后的低血容量患者，为稳定全身循环早期复苏通常输注晶体液和胶体液。晶体液和胶体液均可稀释凝血因子和血小板。在维持血管内容量方面，胶体液具有明显的优势，但胶体液对止血有一些缺点。胶体液如羟乙基淀粉溶液、明胶和右旋糖酐可损伤血小板功能，抑制纤维蛋白聚合，从而诱发获得性 von Willebrand 综合征。这些副作用的严重程度取决于输入胶体液的量和胶体液的理化性质。胶体液可与聚合的纤维蛋白和 α$_2$- 抗纤溶酶 - 纤溶酶相互作用，增加纤溶活性。晶体液主要是诱导凝血因子和血小板稀释。输注红细胞以增强携氧能力，增加血细胞比容并利于止血。一般将 Hb 控制在 80~100g/L、Hct 在 0.2~0.25 较为适宜。

（二）新鲜冰冻血浆（fresh frozen plasma，FFP）

新鲜冰冻血浆含有供者血浆的所有成分，包括促凝血因子、抗凝血因子、抗纤溶因子、白蛋白和免疫球蛋白等物质。在保存于 1~6℃的 FFP 中，不稳定的 V 因子的残余水平仍可维持于生理水平之上 5 天。因此，当需要大量输血时，输注新鲜冰冻血浆是必要的。目前建议早期给予 FFP 干预，而不要考虑 FFP:RBC 的比例；FFP 输入量为（10~15）ml/kg 体重时，可使凝血因子达正常水平的 30%，可达止血目的；严重凝血病时应将凝血因子水平提高到正常水平的 50% 以上，FFP 的需要量为（15~25）ml/kg 体重。在血液稀释的早期给予足够数量的 FFP 可增加促凝因子、抗凝因子和抗纤溶因子。

（三）冷沉淀、纤维蛋白原和因子ⅩⅢ浓缩剂

冷沉淀富含纤维蛋白原、因子ⅩⅢ、von Willebrand 因子和因子Ⅷ，常常用于治疗获得性纤维蛋白

原或因子ⅩⅢ缺乏引起的出血,用量一般按 0.2U/kg 体重计算。因为 FFP 中纤维蛋白原含量低,在治疗低血浆纤维蛋白原血症时,可选择应用冷沉淀以提升血浆纤维蛋白原水平。如果没有持续性出血,以 1U(15ml)/10kg 输注冷沉淀,可以提升血浆纤维蛋白原水平约 0.5g/L。输注冷沉淀或纤维蛋白原浓缩剂可以相应地提升血浆纤维蛋白原水平,而以 30ml/kg 输注 FFP,才能使血浆纤维蛋白原水平升高 1g/L。血浆纤维蛋白原水平(≥3g/L)甚至可以代偿血小板减少引起的凝血功能异常。因子ⅩⅢ可增加血凝块稳定性;但若血浆纤维蛋白原水平降低时,因子ⅩⅢ的有效性降低。大手术或创伤后,恢复纤维蛋白原和ⅩⅢ水平利于出血的控制。具有高浓度的纤维蛋白原、因子ⅩⅢ和因子Ⅷ的冷沉淀是一个有价值的选择。

(四)凝血酶原复合物

凝血酶原复合物(prothrombin complex concentrate,PCC)包含因子Ⅱ、Ⅶ、Ⅸ、Ⅹ和蛋白 C、S,还有微量的肝素和抗凝血酶。PCC 通常应用于治疗遗传性因子Ⅱ、Ⅶ、Ⅸ、Ⅹ缺乏,另外个别血浆提纯或重组因子浓缩物可以用于治疗遗传性因子Ⅱ、Ⅶ、Ⅸ、Ⅹ缺乏症。PCC 被批准用于快速逆转维生素 K 拮抗剂过量(如香豆素类衍生物)引起的出血。一般用量为 400~800IU,用 5% 葡萄糖溶液 50ml 稀释,30 分钟内输注。FFP(1U,250ml)含有全部血浆因子(0.5~1.0IU/ml)。与 FFP 不同,PCC(500IU,20ml)所含有的因子是高度浓缩的,是 FFP 中相同因子水平的 25 倍。输注 PCC 不需要交叉配血和反复冻融,可快速恢复维生素 k 依赖性凝血因子的水平,避免容量超负荷、应用免疫球蛋白和血液稀释等并发症。目前关于 PCC 治疗稀释性、创伤性和肝功能障碍相关凝血病的临床资料仍然不多,需进一步深入研究观察。在创伤患者中,初期给予纤维蛋白原浓缩剂处理后,应用 PCC 可明显降低患者对 FFP 的需求。血液稀释引起的出血经 PCC 处理是有益处的;PCC 可增加凝血酶的生成,促进纤维蛋白的合成,同时还具有抗纤溶活性。

(五)重组活化因子Ⅶ

推荐剂量为 90~120mg/kg,初始时每隔 2 小时重复输注一次,然后逐渐延长给药间隔血液稀释时,先补充纤维蛋白原,然后输注重组活化因子Ⅶ才会收到良好效果。血液稀释后,血浆凝血酶生成增多而血浆抗凝血酶水平降低,给予重组活化因子Ⅶ可增加潜在血栓并发症的风险。

(六)血小板浓缩液

创伤或大手术后失血患者,血小板计数低于 $50 \times 10^9/L$ 时,可考虑输注血小板浓缩液。然而,在体内血流中,血小板贴着血管壁流动;另外,在脾脏、肺脏和骨髓中贮存着大量血小板,可释放入血;因此在稀释性凝血病时,给予输注血小板的指征,目前仍不明确。应注意某些药物对血小板功能的影响(如阿司匹林、糖蛋白Ⅱb/Ⅲa 抑制剂等),在血小板计数正常的情况下也可引起大出血。若血小板功能障碍,尽管血小板计数正常,也建议输注血小板浓缩液。醋酸去氨加压素,一种内源性加压素的类似物,体外实验显示其可以逆转由糖蛋白Ⅱb/Ⅲa 抑制剂和阿司匹林引起的血小板功能障碍。在心脏外科术后,应用醋酸去氨加压素可有效减少血液丢失;然而,其后的研究显示醋酸去氨加压素在促进手术期间止血方面,并没有明显的优势。

(七)抗纤溶

在重度创伤和血液稀释时,纤溶是普遍存在的,但是很少能及时诊断。赖氨酸类似物,6-氨基己酸和氨甲环酸是目前常用的抗纤溶药。目前尚不清楚,在重度血液稀释时,抗纤溶治疗是否能真正降低纤维蛋白(原)的阈水平。氨甲环酸可改善血友病患者的血凝块的稳定性。在心脏外科、矫形外科和肝脏外科患者中应用赖氨酸类似物可明显减少血液丢失和红细胞的输注量。目前一项前瞻随机安慰剂对照临床研究表明,与安慰剂组相比,在创伤患者中应用氨甲环酸可有效降低患者的死亡率,而没有增加血管闭塞性并发症。

六、小结

创伤和大手术后血液稀释可引起复杂的凝血功能变化,包括促凝因子、抗凝因子、纤溶和抗纤溶因子均发生变化。内皮系统对切应力、活化的蛋白酶、各种炎症细胞和细胞因子的反应均增加了稀释性凝血病的病理生理机制的复杂性。除了传统的血液制品外,还有纯化的血浆源性凝血因子浓缩液和重组合成的因子可供选择,快速恢复目标因子的血浆水平。应用加强监护检验,可实时监控并优化调整干预措施的剂量与时间。因此,有必要进一步了解稀释性凝血病的病理生理机制的时间过程,为恢复止血和抗凝平衡提供最佳治疗措施。

(马晓春)

第二节　弥散性血管内凝血

弥散性血管内凝血(disseminated intravascular coagulation,DIC)并不是一种独立的疾病,而是一些基础疾病如严重感染、颅脑损伤、产科急症等引起的以高凝 - 血栓形成 - 纤溶亢进为特点的一种病理生理过程。

其特点是凝血系统的异常激活,导致全身小血管内纤维蛋白广泛沉积形成微血栓,使微循环受阻,最终导致多器官功能障碍综合征(multiple organ dysfunction syndrome,MODS)的发生。随着病情的进展,持续的高凝造成凝血因子和血小板耗竭,纤维蛋白溶解活性增强,诱发严重的出血和循环衰竭。

一、定义

DIC 首次见于文献是在 1834 年,因为在 DIC 发展过程中凝血因子水平因消耗而下降,亦被称为"消耗性凝血病"。2001 年,国际止血血栓学会(International Society on Thrombosis and Haemostasis,ISTH)DIC 专业委员会赋予了 DIC 的定义为:"由不同病因所致的血管内凝血激活并以非局限性为特征的获得性综合征。它可以来自或引起微循环系统损伤;若损伤严重可导致多器官功能衰竭"。

二、病因

临床上多种疾病可以导致 DIC 的发生(表 5-8-1)。通常来讲,主要通过两种途径引发 DIC,其一为疾病引起全身炎症反应,激活细胞因子网络从而激活凝血系统(如严重感染),其二为疾病释放促凝物质进入血液循环(如肿瘤或病理产科)从而使得凝血系统异常活化。

表 5-8-1　常见引起 DIC 的病因

严重感染	革兰阴性菌、革兰阳性菌、真菌、病毒、立克次体和寄生虫
恶性肿瘤	实体瘤以腺癌如肺癌、胰腺癌、前列腺癌、肝癌等伴广泛转移和疾病进展时,肉瘤、淋巴瘤
血液系统	急慢性白血病,尤其是急性早幼粒细胞白血病
严重创伤	多发创伤、颅脑创伤
病理产科	羊水栓塞、胎盘早剥、前置胎盘、死胎潴留、感染性流产、妊娠高血压综合征和 HELLP 综合征
器官破坏	重症胰腺炎
严重肝脏疾病	重症肝炎、肝硬化失代偿期、原发性肝癌、肝叶切除、门静脉高压、肝移植术
严重中毒或免疫反应	毒蛇咬伤、吸食毒品、输血反应、移植排斥反应
血管性异常	Kasabach-Merritt 综合征、大血管动脉瘤

(一)严重感染和脓毒症

严重感染和脓毒症是引起 DIC 最常见的临床因素。尽管绝大部分病原微生物都可以引发

DIC,但细菌性感染仍是最常见的因素,其中革兰阴性菌与革兰阳性菌引起 DIC 的比例相近,均为30%~50%。

(二)恶性肿瘤

实体肿瘤和血液系统恶性肿瘤都可以引发 DIC。研究表明,肿瘤细胞表面表达的组织因子及其他促凝因子如肿瘤促凝物(一种半胱氨酸蛋白酶),均可激活凝血系统,引发 DIC。某些特殊的肿瘤如急性早幼粒细胞白血病及前列腺癌所引起的 DIC 以纤溶亢进为主,尽管临床更多地表现为出血,但仍有相当数量死亡患者尸检可发现弥散性血管内血栓形成。

(三)严重创伤

严重创伤是临床引起 DIC 的另一类常见因素。严重创伤患者所引发的细胞因子反应已经被证实与脓毒症所致的炎症反应类似,因此创伤患者凝血系统的激活也被认为是通过全身炎症反应途径完成的。另一方面,创伤导致的组织物质(如头部创伤患者所释放的组织促凝血酶原激酶)释放入血液循环以及内皮细胞的损伤均可引起全身凝血系统的异常活化。

(四)病理产科

某些病理产科,如胎盘早剥、羊水栓塞等常伴随急性暴发性 DIC 的发生。胎盘早剥患者胎盘剥离的程度与 DIC 的严重程度密切相关,提示胎盘系统所释放出的促凝血酶原激酶样物质对于 DIC 的发生负有主要责任。

(五)其他引起 DIC 的因素

其他临床因素引发 DIC 的情况如表 5-8-1 所示。在大多数情况下,疾病所引起的全身炎症反应程度的轻重以及患者的基础状态如肝功能异常等因素决定了凝血系统异常活化的程度。

三、发病机制

DIC 的发生受多个同时存在的机制共同影响。组织因子(tissue factor,TF)介导的凝血酶过度生成,生理抗凝机制功能障碍导致纤维蛋白在血管内的沉积,纤溶系统的抑制导致纤维蛋白的清除受到影响以及血管内皮细胞损伤及血管壁结构破坏,最终造成弥散性血管内微血栓的形成。

(一)凝血酶过度生成

在菌血症或内毒素血症发生 3~5 小时后即可监测到凝血酶的生成,组织因子 /FⅦa 系统在启动凝血酶生成中占有决定性的作用。组织因子暴露于血液后与活化的Ⅶ因子(FⅦa)相结合,催化 X 因子(FX)转化成活化 X 因子(FXa),后者与 FVa、凝血酶原及钙离子构成凝血酶原酶复合物,最终生成凝血酶。TF-FⅦa 复合物还能活化因子Ⅸ,并与 FⅨa 和 FX 构成复合物生成更多的 FXa,从而构成一个自发的扩增循环,进一步激活凝血系统。在适宜的磷脂表面,这种凝血酶原酶复合物的合成会被极大地推进,最终造成弥散性微血管内血栓形成。

(二)生理抗凝机制功能障碍

尽管组织因子可以介导凝血酶过度生成,但在生理抗凝机制发挥正常功能时,凝血系统的活化也无法延续。在 DIC 时,不同途径的生理抗凝机制均存在功能障碍,进一步加剧了凝血酶的生成并最终导致纤维蛋白的沉积。

1. 抗凝血酶Ⅲ(antithrombin Ⅲ,AT-Ⅲ)　抗凝血酶是一种丝氨酸蛋白酶抑制物,是凝血酶和 FXa 的主要抑制剂。肝素能够引起 AT 构象的改变,从而使得 AT 的抗凝活性增强 1000 倍以上。血管壁表面内源性氨基葡聚糖如硫酸肝素,作为 AT 生理性的肝素样辅因子,能够促进 AT 对凝血酶和其他酶类的抑制作用,增强其抗凝活性。在严重的炎症反应过程中,由于 AT 合成减少,活化中性粒细胞所产生的蛋白酶降解增加,更为重要的是在凝血酶合成过程中消耗增加,使得 AT 水平明显降低。同时,促炎因子能够使得内皮细胞表面氨基葡聚糖的合成减少,从而进一步影响 AT 的抗凝作用。DIC 时AT-Ⅲ水平降低的程度与病死率密切相关,AT-Ⅲ水平的降低先于脓毒症临床表现的发生,提示 AT-Ⅲ确实参与了疾病的发生以及器官功能障碍的进展。

2. 蛋白 C 系统　凝血酶与内皮细胞表面血栓调节蛋白(thrombomodulin,TM)相结合,激活循环的蛋白 C 酶原,生成活化蛋白 C(activated protein C,APC)。APC 与其辅因子蛋白 S 共同作用,通过蛋白水解的方式裂解凝血途径中重要的辅因子 FVa 和 FVIIIa,发挥抗凝作用。内皮细胞表面蛋白 C 受体(endothelial protein C receptor,EPCR)不仅能促进蛋白 C 的活化,同时也作为 APC 的受体,与 APC相结合后能够放大 APC 的抗凝及抗炎活性。APC 与 EPCR 相结合后还能够抑制内毒素诱导的单核细胞表面组织因子的表达,从而进一步发挥抗凝作用。

在严重炎症反应患者中,蛋白 C 系统受多种因素的影响导致功能障碍。首先,由于合成减少、消耗增加及被蛋白水解酶降解,造成血浆蛋白 C 酶原水平明显降低。其次,促炎因子如 TNF-α 和 IL-1β介导内皮细胞表面 TM 下调,使得蛋白 C 活化降低。同时,低水平的游离蛋白 S 能够进一步影响蛋白 C 系统的功能。更为重要的是,在脓毒症中 EPCR 水平也下调,从而进一步对蛋白 C 系统的功能发挥负面影响。

3. 组织因子途径抑制剂(tissue factor pathway inhibitor,TFPI)　TFPI 主要抑制组织因子和 FVIIa 复合物的活性,但其在 DIC 的发病机制中的作用尚不十分确定。研究显示外源性给予重组 TFPI 使得血浆 TFPI 水平高于生理水平时能够阻断炎症引起的凝血酶生成,降低严重感染及炎症反应相关的病死率,提示高水平的 TFPI 能够调控组织因子介导的凝血系统激活,从而影响 DIC 的发生。

(三)纤溶抑制

DIC 时,凝血系统活化而纤溶系统的功能则被抑制。这种抑制主要是通过血浆纤溶酶原激活物抑制剂 -1(plasminogen activation inhibitor-1,PAI-1)的影响,导致纤维蛋白不能被充分降解,最终引起微血管内血栓形成。PAI-1 基因敲除的大鼠在内毒素作用下没有微血管内血栓形成的发生,进一步证实了 PAI-1 在 DIC 发生发展过程中的作用。

(四)血管内皮细胞损伤及血管壁结构破坏

缺血、缺氧、内毒素、抗原抗体复合物、酸中毒等作用下,均可使血管内皮细胞受到不同程度的损伤。轻度损伤主要累及血管内皮细胞功能发生变化,包括 vWF 合成释放增加、PAF 释放、表达 TF、分泌 PAI 等。重度损伤常使得血管壁结构破坏,包括血小板黏附于胶原并出现血小板释放反应,TF 合成和活性增加,抗凝物质(AT-Ⅲ、PC、PS)含量及活性下降等。无论血管内皮细胞功能障碍或血管壁结构缺损都可诱导凝血系统活化,促使 DIC 的发生。

四、临床表现

DIC 的临床表现变化很大,从无任何症状而仅有实验室异常,到出血、血栓形成、器官功能障碍、微血管病性溶血性贫血等,而且,出血和血栓形成可以在同一患者身上同时存在。

(一)分期

DIC 在临床上分为 4 期:①临床前期:亦称前 DIC,指在基础病因下,体内凝血纤溶系统发生一系列变化,但尚未出现典型 DIC 症状及体征,或尚未达到 DIC 确诊标准的一种亚临床状态;②早期 DIC:亦称初发性高凝期,以血小板活化、黏附聚集并释放大量血小板因子、凝血酶及纤维蛋白大量形成为特征;③中期 DIC:亦称消耗性低凝期,血小板、纤维蛋白原、凝血酶原及其他因子因广泛微血栓形成而大量消耗,从而血栓形成过程减弱;④晚期 DIC:亦称继发性纤溶亢进期,凝血过程中因子Ⅻa 激活激肽释放酶进而激活纤溶酶原,微血栓刺激血管内皮细胞释放 t-PA 使纤溶系统激活,临床上以广泛再发性出血倾向为特征。

(二)临床表现

DIC 除原发病表现外,常见有四大临床表现即出血、休克、血栓形成和溶血。

1. 出血　出血往往是 DIC 引发关注的临床表现,多表现为穿刺部位瘀斑、皮肤黏膜自发性出血等,而严重出血(如颅内出血、胸腔内出血、腹腔内出血等)并不常见。

2. 休克　休克是 DIC 又一主要临床表现。DIC 休克机制如下:①因子Ⅻa 激活激肽和补体系统,激肽、缓激肽及某些补体碎片使微动脉及毛细血管前括约肌舒张,外周阻力显著下降,导致低血压; ②PAF 的产生导致血小板活化及释放反应,参与休克的发生;③凝血纤溶产物如纤维蛋白肽 A 及肽 B 可引起微静脉及小静脉收缩,FDP 引起血管舒张、毛细血管通透性升高,血浆外渗,导致休克的发生。

3. 微血栓形成　DIC 最本质的病理变化。血栓成分早期为血小板血栓,随后大量纤维蛋白沉积形成 DIC 的主要类型血栓,此后红细胞被包绕形成混合血栓。

微血栓形成部位以肺、心、脑、肾最为多见,并引起相应的功能改变。皮肤黏膜微血栓形成多表现为全身出血性皮肤瘀斑进展为界限清晰的紫黑色皮肤坏死。肺微血栓形成常导致急性呼吸窘迫综合征,表现为顽固性低氧血症及呼吸窘迫。肾微血栓形成引起急性肾衰竭,表现为少尿、无尿。心脏微血栓形成表现为不同程度的心功能不全及急性心肌梗死。脑组织受累可表现为神志模糊、嗜睡与昏迷等。广泛的微血栓形成也是引起多器官功能障碍或衰竭的重要因素。

4. 微血管病性溶血性贫血(microangiopathic hemolytic anemia,MAHA)　其主要发生机制有:①缺氧与酸中毒使红细胞变形能力降低;②微血栓形成,可塑性降低的红细胞在通过纤维蛋白网时受到挤压而破碎;③脓毒症 DIC 时,内毒素与纤溶碎片激活补体系统,引发白细胞的趋化反应,产生大量自由基,使红细胞代谢及结构发生改变,导致溶血。患者可出现不明原因的与出血程度不成比例的贫血症状,伴有寒战、高热、黄疸、血红蛋白尿等,外周血出现较多的破碎红细胞和畸形红细胞。

五、诊断与鉴别诊断

由于 DIC 临床表现缺乏特异性,常与基础疾病的表现重叠,因此目前并没有特异性的指标可以确诊 DIC。

(一)实验室检查

1. 凝血时间和凝血因子　DIC 患者凝血因子水平降低,主要是微血栓形成所致的消耗、另外,肝功能障碍或维生素 K 缺乏等也可使其合成减少。50%~60% 的 DIC 患者实验室检查凝血酶原时间(PT)和部分凝血活酶时间(APTT)延长。但部分 DIC 患者 PT 和 APTT 正常或缩短,原因是循环中存在活化的凝血因子如凝血酶或 FXa,后者加速凝血酶生成,促进凝血。因此,凝血时间正常并不能除外凝血活化,需要重复监测。一般来说,凝血因子水平降低 20%~50% 凝血时间会延长。

2. 血小板　广泛血栓形成导致的血小板消耗是血小板减少的主要因素,因此血小板减少间接反映凝血酶的持续生成。如果血小板持续降低,即使在正常范围,也说明凝血酶仍在生成,因此连续监测血小板,计数持续降低或降低的幅度对于诊断 DIC 的价值要高于其绝对值。但血小板降低并不是 DIC 的特异性表现,重症患者发生血小板减少(计数 $<150 \times 10^9$/L)的比率是 35%~44%,骨髓抑制、由于免疫导致血小板破坏增加、稀释、分布变化等也可以导致血小板减少,因此其诊断 DIC 的特异性有限。

3. 末梢血涂片　DIC 患者外周血破碎红细胞很少超过 10%。对于急性 DIC 此检查既不敏感,也不特异。然而,慢性 DIC 患者凝血时间正常,D- 二聚体(D-dimer,D-D)水平增高时,外周血破碎红细胞异常的诊断意义较大。

4. 纤维蛋白相关的标记物　理论上,监测血浆中可溶性纤维蛋白或纤维蛋白单体可以有助于判断 DIC 时血管内纤维蛋白形成,但目前没有可靠的试验对血浆中可溶性纤维蛋白定量。D- 二聚体和纤维蛋白降解产物(fibrin degradation product,FDP)是凝血酶导致纤维蛋白血栓形成后被纤溶酶降解的直接证据,其水平增高提示凝血和纤溶的活化,同时提示凝血酶和纤溶酶的生成。FDP 可以通过特异性酶联免疫吸附试验(enzyme-linked immunosorbent assay,ELISA)或乳胶凝集试验检测。但 FDP 不能区分是交联纤维蛋白或纤维蛋白原的降解,因此是非特异性的,在创伤、近期手术、血肿、炎症反应、静脉血栓形成等情况下也增高。而且,FDP 在肝脏代谢,由肾脏排泄,因此肝或肾衰竭时也增高。D- 二聚体是纤维蛋白降解的特异性产物,DIC 时升高,然而静脉血栓形成、近期手术等均可对其产生影响,对 DIC 诊断无特异性。

5. 生理性凝血抑制剂　血浆中生理性凝血抑制剂水平,如抗凝血酶Ⅲ或蛋白 C,可能是提示凝血持续活化的指标。约 40%~60% 的重症患者和 90% 的 DIC 患者这些生理性凝血抑制剂水平下降。抗凝血酶是凝血酶主要的抑制剂,在凝血酶持续生成过程中被稳步消耗。血浆中抗凝血酶水平是预测脓毒症和 DIC 患者存活率的强有力的指标。蛋白 C 的水平也可以预测 DIC 的严重性,也是预测 DIC 患者预后的强有力的指标。DIC 过程中蛋白 C 功能受到抑制,其中内皮细胞功能障碍起到重要作用。生理条件下,凝血酶连接到内皮细胞膜表面的血栓调节蛋白使蛋白 C 活化。蛋白 C 与内皮细胞表面的蛋白 C 受体连接,使血栓调节蛋白 - 凝血酶复合体介导的蛋白 C 活化加速 5 倍。然而,在严重炎症和 DIC 时,促炎细胞因子如肿瘤坏死因子(tumor necrosis factor,TNF)-α 和白细胞介素(interleukin,IL)-1β 作用下,内皮细胞表面血栓调节蛋白下调,导致蛋白 C 活化受到抑制。TFPI 是 TF/FⅦa 最主要的抑制剂。DIC 患者血浆中 TFPI 水平中等程度降低。

6. 纤溶的标记物 DIC 时急性纤溶反应是释放纤溶酶原激活物,尤其是组织型纤溶酶原激活物(tissue-type plasminogen activator,t-PA)和尿激酶型纤溶酶原激活物(urokinase-type plasminogen activator,u-PA)。然而,这种纤溶酶原的活化和后续纤溶酶的产生,受到持续增加的 PAI-1 抑制。严重 DIC 时,纤溶活化不足以对抗持续发生的全身凝血的活化和后续的血管内纤维蛋白的生成。血浆中 FDP 水平理论上可以作为反映纤溶活性的指标,但与纤维蛋白形成关系更密切。纤溶活化的程度可以监测血浆中纤溶酶原和 α-2 抗纤溶酶的水平。由于血浆中 α_2- 抗纤溶酶的水平相对较低,因此检测此酶的抑制剂可以用来判断纤溶的进程。检测血浆中纤溶酶 -α_2- 抗纤溶酶(plasmin-α_2-antiplasmin,PAP)的水平可以更好的反映纤溶酶生成情况,DIC 时 PAP 水平中度升高。DIC 时血浆中 PAI-1 增高是导致纤溶活性降低的主要原因,其水平与患者预后密切相关。

7. DIC 的分子标记物 监测凝血因子由酶原形式转变为活性蛋白酶形式可以判断凝血活化的程度。血浆中凝血酶原活化片段 F1+2、FIX 和 FX 的活性肽、凝血酶 - 抗凝血酶(thrombin-antithrombin,TAT)复合物反映凝血酶的生成情况。血浆中纤维蛋白肽 A(fibrinopeptide-a,FPA)水平反映凝血酶介导的纤溶酶原向纤溶酶的转变情况。纤溶酶 - 抗纤溶酶(plasmin-antiplasmin,PAP)复合物反映纤溶酶的活化。这些标记物敏感性高,特异性差,在全身炎症反应综合征(systemic inflammatory response syndrome,SIRS)过程中已经升高,随炎症进展持续上升达到最高值,直到发生 DIC。因此,这些分子标记物可以用于评价隐性 DIC 向显性 DIC 的进展。但这些指标并非常规监测项目,且价格昂贵,并非所有医院都能开展,临床上并不常用。

（二）诊断标准

在 1995 年全国第五届血栓与止血会议制定的诊断标准基础上,2001 年第八届中华血液学会全国血栓与止血会议重新修订了 DIC 的诊断标准:

1. 一般诊断标准 存在易于引起 DIC 的基础疾病,如感染、病理产科、恶性肿瘤、大型手术及创伤等。

有下列两项以上临床表现:

（1）严重或多发出血倾向。

（2）不易以原发病解释的微循环衰竭或休克。

（3）多发性微血管栓塞症状、体征,如皮肤、皮下、黏膜栓塞坏死及不明原因的肾、肺、脑等器官功能不全。

（4）抗凝治疗有效。

实验室检查符合以下标准:在上述指标存在的基础上,同时有以下几项异常:

（1）血小板 <100×10⁹/L 或进行性下降。

（2）纤维蛋白原 <1.5g/L 或进行性下降,或 >4.0g/L。

（3）3P 试验阳性或 FDP>20mg/L 或 D- 二聚体水平升高（阳性）。

（4）凝血酶原时间（PT）缩短或延长 3 秒以上或呈动态标化,或部分凝血活酶时间（APTT）延长 10 秒以上。

（5）疑难或其他特殊患者,可考虑进行抗凝血酶等其他标记物测定。

肝病合并 DIC 的实验室诊断标准:

（1）血小板 <50×10^9/L 或两项以上血小板活化产物升高。

（2）纤维蛋白原 <1.0g/L。

（3）血浆 Ⅷ因子:C 活性 <50%。

（4）PT 延长 5 秒以上。

（5）3P 试验阳性或血浆 FDP>60mg/L 或 D- 二聚体水平升高。

白血病并发 DIC 的实验室诊断标准:

（1）血小板 <50×10^9/L 或呈进行性下降,或血小板活化、代谢产物水平增高。

（2）血浆纤维蛋白原含量 <1.8g/L 或进行性下降。

（3）PT 延长 5 秒以上或进行性延长。

（4）3P 试验阳性或 FDP>60mg/L 或 D- 二聚体水平显著增高。

2. DIC 评分系统　鉴于单项实验室指标诊断 DIC 的准确度较差,因此 ITSH/SSC 提出了 DIC 的评分系统(表 5-8-2),用于 DIC 的诊断。其意义在于,由于失代偿性 DIC 治疗效果较差,要求临床医师必须能够对非显性 DIC 提早干预,而 ITSH/SSC 评分提供了这样一个工具。其次,强调了动态观察的重要性。研究显示,ITSH/SSC 评分诊断 DIC 的敏感性和特异性均能达到 95% 左右。

表 5-8-2　ITSH/SSC DIC 诊断评分系统

危险因素评估:患者是否存在能够引起 DIC 的基础疾病;如果是,继续下面的评分系统。

进行全面的凝血功能检查:血小板计数、PT、纤维蛋白原、D- 二聚体、可溶性纤维蛋白单体或纤维蛋白降解产物

凝血相关指标的评分

血小板计数(×10^9/L):>100=0,<100=1,<50=2;

纤维蛋白相关的标志物(纤维蛋白单体、D- 二聚体或 FDP):无增加 =0,中度增加 =1,显著增加 =2

凝血酶原时间(秒):较正常对照延长 <3=0,3~6 之间 =1,>6=2

纤维蛋白原(g/L):>1=0,<1=1

计算积分

积分在 5 分以上则提示显性 DIC,每天重复检测上述实验室指标
积分小于 5 分提示非显性 DIC,每 1~2 天重复上述实验室检查与计算积分

（三）鉴别诊断

1. 重症肝病　重症肝病的出血机制较为复杂,涉及内皮细胞损伤、血小板活化、凝血因子合成减少、纤溶亢进等多种因素。目前认为因子Ⅷ可能由肝间质组织等单核 - 巨噬细胞系统合成,在肝病时尽管大多数凝血因子合成减少,活性下降,但由于肝脏库普弗细胞功能亢进,因子Ⅷ活性增强,内皮细胞损伤导致 vWF 水平升高。当肝病合并 DIC 时,由于凝血因子的消耗,因子Ⅷ和 vWF 水平下降。所以,因子Ⅷ活性高低是单纯肝病性出血和肝病合并 DIC 鉴别诊断的要点之一。

2. 原发性纤维蛋白溶解亢进　本病罕见,在出血倾向、纤维蛋白原水平低下及纤溶亢进方面与 DIC 相似,但本病不涉及血小板的活化与下降,无凝血反应的启动和内皮细胞损伤。

3. 血栓性血小板减少性紫癜　以血小板血栓形成为主要病理变化,临床上以血小板减少性出血、微血管病性溶血、神经精神症状、发热和肾功能损害为特征,表现与 DIC 有相似之处。但本病休克和呼吸衰竭少见,微血管病性溶血重,无凝血及纤溶系统的激活。

六、治疗

DIC 治疗的关键首先是积极有效的治疗导致 DIC 的基础疾病,其次是识别基础疾病导致的高凝

状态和非显性 DIC 并给予积极的抗凝治疗,以打断微血栓的形成从而扭转 DIC 进程。在出现显性 DIC 以出血为主要症状的时候,则要考虑替代治疗,在补充凝血因子和血小板的同时仍须给予小剂量的抗凝药物用以阻断仍在进行中的凝血过程。对于已经进展到 MODS 的 DIC,相关的器官功能支持治疗无疑是非常必要的。

(一)抗凝治疗

抗凝治疗是阻断 DIC 病理过程的最重要措施之一,目的在于抑制广泛性微血栓形成,防止血小板和凝血因子的进一步消耗,为重建凝血 - 抗凝平衡创造条件。

1. 普通肝素 肝素治疗 DIC 的机制包括:①抑制凝血因子Ⅻa、Ⅺa、Ⅸa 活性;②抑制因子Ⅹa 对凝血酶原的激活,与 AT-Ⅲ 结合后可与凝血酶形成复合物,降低凝血酶活性;③与血管内膜结合使内皮细胞释放 t-PA,促进纤溶活性;④通过抗血小板聚集作用,使凝血活性受抑;⑤诱导 TFPI 活性,抵抗 TF 作用。

肝素的用法与用量:一旦判断有凝血亢进的过程应尽早给予抗凝干预。一般不推荐初始负荷剂量或大剂量给药。普通肝素 5~7U/(kg·h)持续静脉给药,可依据病人的具体情况选择时间点进行评估,如每 4~6 小时。

肝素剂量调整:①急性型、重症 DIC 早期,肝素用量应适当增加;②酸中毒时,肝素灭活快,用量宜偏大;③肝素在肝脏代谢,50% 由肾脏排出,肝肾功能障碍时用量宜小;④血小板重度减少,凝血因子明显低下时,应减少肝素用量;⑤血浆 AT-Ⅲ 减少时肝素用量增加,但应提高 AT-Ⅲ 水平。

肝素治疗有效指标:①器官功能逐渐稳定;②休克改善或纠正;③尿量增加;④ PT、APTT 比治疗前缩短、血小板计数不再进一步下降或有不同程度的回升;⑤ FDP 或 D- 二聚体水平下降。

肝素停药指征:①诱发 DIC 的原发病已控制或缓解;②临床上病情改善显著;③凝血指标检查恢复正常;④出现肝素引发的副作用。

2. 低分子肝素(low molecular weight heparin,LMWH) DIC 凝血的启动几乎均首先形成 Xa,再形成凝血酶。LMWH 抗 Xa 作用远大于抗凝血酶活性,从而发挥对 DIC 的治疗作用。

LMWH 用法与用量:①预防:每日总量 50~100U/kg,分 2 次皮下注射,疗程 5~10 天;②治疗:每日总量 200U/kg,分 2 次皮下注射,疗程 5~8 天。常监测抗 Xa 活性以评价其疗效。

3. 其他抗凝制剂 如 AT-Ⅲ、APC、TFPI 等。虽然此类药物理论上能够重建功能障碍的生理抗凝机制,但相关临床研究仅显示其能够在一定程度上改善凝血指标异常,但不能降低 DIC 患者的病死率,且能相对增加出血的风险。因此,目前尚未将上述药物常规应用于 DIC 的治疗。

(二)替代治疗

外源性补充凝血因子和血小板并不能仅仅依靠实验室凝血指标的异常,而且适用于存在活动性出血、需要进行侵入性操作以及出血风险较大的 DIC 患者。

1. 血小板 对于存在活动性出血,血小板计数低于 $50 \times 10^9/L$ 的患者需要输注血小板。对于不存在活动性出血的患者,输注血小板的阈值可降低至低于 $10~20 \times 10^9/L$。

2. 凝血因子 当纤维蛋白原低于 1.2g/L 且伴有严重出血,或 PT、APTT 明显延长的伴有出血的 DIC 患者,应考虑输注新鲜冰冻血浆(剂量为 5~10ml/kg),或者给予纤维蛋白原制品 2~3g 或冷沉淀 8~10U 输注。凝血酶原复合物可部分替代新鲜冰冻血浆以补充凝血因子,但其内缺乏因子Ⅴ,需给予注意。对于伴有威胁生命的大出血的 DIC 患者,重组Ⅶ因子可有效止血,但其对于其他 DIC 患者的有效性及安全性尚有待验证。

(三)抗纤溶治疗

DIC 时抗纤溶药物应慎重选择。对于急性白血病、羊水栓塞、前列腺癌等易于并发纤溶亢进的患者,若发生严重出血危及生命和其他治疗效果不佳时,在肝素抗凝和替代治疗的基础上可应用抗纤溶治疗。可选用氨甲环酸每次 100~200mg,每日 2~3 次静脉输注。

(马晓春)

第三节　深静脉血栓形成与肺栓塞

一、深静脉血栓形成与肺栓塞的概念

深静脉血栓形成（deep venous thrombosis，DVT）是血液在深静脉内不正常凝结引起的病症，多发生在下肢，血栓脱落可引起肺栓塞（pulmonary embolism，PE），合称为静脉血栓栓塞症（venous thromboembolism，VTE）。DVT 是常见的一种病症，后果主要是肺栓塞和 DVT 后综合征，严重者可导致死亡和显著影响生活质量。

肺栓塞（pulmonary embolism，PE）是以各种栓子阻塞肺动脉系统为其发病原因的一组疾病或临床综合征的总称，包括肺血栓栓塞（pulmonary thromboembolism，PTE）、脂肪栓塞综合征、羊水栓塞、空气栓塞症等。PTE 为来自静脉系统或右心的血栓阻塞肺动脉或其分支所致的疾病，以肺循环和呼吸功能障碍为其主要临床和病理生理特征。PTE 为 PE 最常见的类型，占 PE 的绝大多数，通常所称的 PE 即指 PTE。

肺动脉发生栓塞后，其支配的肺组织因血流受阻或中断而发生坏死，称为肺梗死（pulmonary infarction，PI）。

二、VTE 的危险因素和发病机制

VTE 的危险因素包括任何可以导致静脉血液淤滞、静脉系统内皮损伤和血液高凝状态的因素。易发生 VTE 的危险因素包括原发性和继发性两类。原发性危险因素由遗传变异引起，包括 V 因子突变、蛋白 C 缺乏、蛋白 S 缺乏和抗凝血酶缺乏等（详见表 5-8-3），常以反复静脉血栓栓塞为主要临床表现。继发性危险因素是指后天获得的易发生 VTE 的多种病理生理异常。包括骨折、创伤、手术、恶性肿瘤和口服避孕药等（详见表 5-8-4）。上述危险因素可以单独存在，也可同时存在，协同作用。年龄可作为独立的危险因素，随着年龄的增长，VTE 的发病率逐渐增高。

表 5-8-3　VTE 的原发性危险因素

抗凝血酶缺乏
先天性异常纤维蛋白原血症
血栓调节因子（thrombomodulin）
高同型半胱氨酸血症
抗心磷脂抗体综合征（anticardiolipin antibodys syndrome）
纤溶酶原激活物抑制因子过量
凝血酶原 G20210 A 基因变异
XII因子缺乏
V 因子 leiden 突变（活性蛋白 C 抵抗）
纤溶酶原不良血症
蛋白 S 缺乏
蛋白 C 缺乏

表 5-8-4　VTE 的继发性危险因素

创伤 / 骨折
血小板异常

髋部骨折（50%~75%）

克罗恩病（Crohn 病）

脊髓损伤（50%~100%）

充血性心力衰竭（12%）

外科手术后

急性心肌梗死（5%~35%）

疝修补术（5%）

恶性肿瘤

腹部大手术（15%~30%）

肿瘤静脉内化疗

冠脉搭桥术（3%~9%）

肥胖

脑卒中（30%~60%）

因各种原因的制动/长期卧床

肾病综合征

长途航空或乘车旅行

中心静脉插管

口服避孕药

慢性静脉功能不全

真性红细胞增多症

吸烟

巨球蛋白血症

妊娠/产褥期

植入人工假体

血液黏滞度增高

高龄

注：括号内数字为该人群中发生 VTE 的百分率

三、DVT 的临床表现和诊断

DVT 的症状和体征差异很大，视受累深静脉的部位、发生速度、阻塞程度、侧支循环的建立和血管壁或血管周围组织的炎症情况而定。发生在小腿的 DVT 及血管腔没有完全阻塞的 DVT，常缺乏临床症状而不被察觉；下肢近端 DVT、上肢 DVT 或血管腔完全被阻塞时，常常因为患肢突然肿胀、疼痛或压痛而就诊。

（一）DVT 的临床表现

1. 症状 患肢肿胀、疼痛，活动后加重，抬高患肢可好转。偶有发热、心率加快。

2. 体征 血栓远端肢体或全肢体肿胀是主要特点，皮肤多正常或轻度淤血，重症可呈青紫色，皮温降低。如影响动脉，可出现远端动脉搏动减弱或消失。血栓发生在小腿肌间静脉丛时，可出现血栓部位受压（Homans 征和 Neuhof 征阳性）。

Homans 征阳性：患肢伸直，踝关节背屈时，由于腓肠肌和比目鱼肌被动牵拉而刺激小腿肌肉内病变的静脉,引起小腿肌肉深部疼痛。

Neuhof 征(即腓肠肌压迫试验)阳性:刺激小腿肌肉内病变的静脉,引起小腿肌肉深部疼痛。

后期血栓机化,常遗留静脉功能不全,出现浅静脉曲张、色素沉着、溃疡、肿胀等,称为深静脉血栓后综合征(post thrombosis syndrome,PTS)。

(二)诊断

1. 多普勒血管超声检查(DVUS) 因具备无创、价廉和可重复的特性而成为首选,尤其对有症状的近端 DVT 非常有效。静脉不能被压陷或静脉腔内无血流信号为 DVT 的特定征象和诊断依据。

2. 放射性核素下肢静脉显像(RDV) 是一种无创性方法,诊断的准确性达 80%~90%,灵敏度在 90% 以上。该方法可同时进行包括下腔静脉、髂静脉或股静脉等下肢深静脉造影(确定有无血栓形成)和肺灌注显像,因此,特别适用于怀疑 PTE、但无下肢 DVT 症状和体征的病人,有助于提高 PTE 诊断的正确性。RDV 常与肺灌注扫描联合进行。另适用于对造影剂过敏者。

3. CT 静脉造影 目前常采用间接性 CT 静脉造影术(indirect CT venography,CTV),这种方法在完成 CTPA 扫描后,而在原来注入造影剂后 2 分半到 3 分钟(150~180 秒)做下肢静脉横断位扫描。CTV 由 Loud 等于 1998 年首先提出,可以同时获得 PTE 及 DVT 的情况,在进行 CTPA 的同时不需另外添加造影剂,使下肢静脉、盆腔静脉及下腔静脉迅速显影。CTV 作为一种快速单一的检查方法,将为 DVT-PTE 的诊断提供有价值线索。

4. MR 静脉造影(MRV) 为无创性检查,可同时显示双下肢静脉,并能准确地确定盆腔和下腔静脉的血栓,并有潜在的鉴别急慢性血栓的功能。对有症状的急性 DVT 诊断的敏感性和特异性可达 90%~100%。

5. X 线静脉造影(contrast venography,CV) CV 是诊断 DVT 的常用方法,可显示静脉堵塞的部位、范围、程度及侧支循环和静脉功能状态,其诊断敏感性和特异性接近 100%。但其有创性限制了临床推广应用。

6. 肢体电阻抗容积描记(IPG) 对有症状的近端 DVT 具有很高的敏感性和特异性,对无症状的下肢静脉血栓敏感性低。

通过以上手段可基本明确 DVT 诊断,同时可行血浆蛋白 S、蛋白 C、抗凝血酶Ⅲ(AT-Ⅲ)和抗心磷脂抗体(PA)等检查,可作为机体是否存在高凝状态、易栓症或遗传性危险因素的指标,即达到求因诊断。

四、深静脉血栓的治疗和预防

(一)DVT 的治疗

1. 早期 DVT 的治疗

(1)抗凝治疗:抗凝治疗是静脉血栓栓塞症的标准治疗,大量临床随机对照实验证实抗凝治疗可抑制血栓蔓延,降低肺栓塞发生率和病死率,以及复发。DVT 的早期抗凝治疗可皮下注射低分子肝素和肝素。对于高度怀疑 DVT 的患者,如无禁忌,在等待检查结果期间,可考虑抗凝治疗,根据确诊结果决定是否继续抗凝治疗。根据病情需要,在治疗第一天可以开始联合应用维生素 K 拮抗剂,在 INR 稳定并大于 2.0 后,停用肝素。对于急性 DVT 患者,推荐 12 小时一次的皮下注射低分子肝素。对于严重肾衰竭的患者,建议使用静脉肝素,谨慎考虑低分子肝素。

(2)溶栓治疗:治疗急性期的严重髂股静脉血栓,在适当的抗凝治疗下,可考虑使用溶栓治疗。

(3)导管溶栓:导管溶栓的使用应限定于某些选择性患者,如较严重的髂股静脉血栓患者。

(4)手术取栓:对于某些选择性患者,如较严重的髂股静脉血栓形成,可考虑使用取栓术。

(5)下腔静脉滤器:对于大多数 DVT 患者,推荐不常规应用腔静脉滤器。对于抗凝治疗有禁忌或有并发症,或者充分抗凝治疗的情况下反复发生血栓栓塞症的患者,建议放置下腔静脉滤器。

2. DVT 的长期治疗 DVT 患者需要长期抗凝治疗以防止出现有症状的血栓发展和(或)复发性

静脉血栓事件。调整剂量的维生素 K 拮抗剂如华法林对防止复发性的 VTE 非常有效。监测维生素 K 拮抗剂抗凝效果的标准是凝血酶原时间和 INR。在整个治疗过程中应使 INR 维持在 2.0~3.0,需定期监测。

长期治疗的疗程:对于继发于一过性危险的 DVT 初次发作患者,推荐使用维生素 K 拮抗剂至少 3 个月。对于特发性 DVT 的初次发作患者,推荐使用维生素 K 拮抗剂至少 6~12 个月或更长时间的抗凝。对于有两次以上发作的 DVT 患者,建议长期治疗。对于长期抗凝治疗患者,应定期进行风险效益评估以决定是否继续治疗。

静脉血栓形成后综合征(PTS):对于因 PTS 导致下肢轻度水肿的患者,建议使用弹力袜。对于因 PTS 导致下肢严重水肿的患者,建议使用间歇性加压治疗。

DVT 的临床分期

急性期:发病后 7 天以内。

亚急性期:发病 8~30 天。

慢性期:发病 30 天以后。早期包括急性期和亚急性期。

(二) DVT 的预防

1. 一般措施　因 DVT 与手术创伤及外伤关系密切,故手术时,在邻近四肢或盆腔静脉周围的操作应轻巧,避免静脉内膜损伤;卧床时应抬高患肢;术后鼓励病人多做踝关节、腓肠肌和股四头肌活动或被动运动;并嘱多作深呼吸及咳嗽动作。尽可能早期下床活动,必要时下肢穿医用弹力长袜。特别对年老、癌症或心脏病患者在胸腔、腹腔或盆腔大手术后,股骨骨折后,以及产后妇女应更为重视。ICU 的患者多处于镇静中或活动能力差,更加需要被动运动,定期翻身,变换体位。镇静的患者要注意镇静深度,间断唤醒。有静脉留置导管的患者要注意护理,防止血栓。

2. 机械方法　主要目的是增进下肢静脉血液回流。包括:穿医用分级长筒弹力袜,踏板装置,腓肠肌电刺激,间歇充气压缩泵。

3. 药物预防对抗血液高凝状态

(1) 低剂量肝素(LDUH):外科手术中已证实 LDUH 皮下注射可明显降低 DVT、PE 的发生率以及总死亡率。研究显示使用 LDUH 可增加严重出血的发生率,但并未增加致命性出血的发生率。

(2) 低分子肝素(low molecular weight heparin,LMWH):在外科手术患者中已证实 LMWH 皮下注射对降低 DVT、PE 的发生率及总死亡率的效果同 LDUH。出血风险与 LDUH 也相同。有研究认为低分子肝素可以有效预防髋、膝关节置换术后 DVT 的发生,同时对于已发生的 DVT 有良好的治疗效果,不良反应发生率低。

(3) 口服抗凝药(如:华法林):可有效预防无症状 DVT,但是需要监测国际标准化比值(INR),另外,出血危险及起效慢也限制了其临床应用。

五、肺栓塞的临床分型和临床表现

(一) 临床分型

1. 大面积 PTE(massive PTE)　临床上以休克和低血压为主要表现,即体循环收缩压 <90mmHg,或较基础值下降幅度≥40mmHg,持续 15 分钟以上,需除外新发的心律失常、低血容量或感染性休克所致的血压下降。

2. 非大面积 PTE(non-massive PTE)　不符合以上大面积 PTE 标准的患者。此型患者中,一部分人的超声心电图表现有右心室运动功能减弱或临床上出现右心功能不全表现,归为次大面积 PTE(submassive PTE)亚型。大面积 PTE 和次大面积 PTE 属于重症,临床上一般需要积极采取合理的治疗方案进行治疗。

(二) 临床表现

按照病理生理改变所累及的器官系统不同,可将 PTE 的临床表现划分为三个主要临床症候群:

1. 肺栓塞及梗死症候群 突发呼吸困难、喘息、咯血和胸膜炎性胸痛等,查体可见发绀、哮鸣音、局限性细湿啰音,以及胸膜炎和胸腔积液的相应体征。

2. 肺动脉高压和右心功能不全症候群 体循环淤血如水肿、肝区肿胀疼痛等是其主要临床表现。查体时可见下肢或全身不同程度的水肿、颈静脉怒张、右心扩大、肺动脉第二心音亢进、三尖瓣收缩期反流性杂音和肝脏肿大压痛等。

3. 体循环低灌注症候群 晕厥、心绞痛样胸痛、休克和猝死等。

六、肺栓塞的诊断和鉴别诊断

(一) 动脉血气分析
常表现为低氧血症,低碳酸血症,肺泡 - 动脉血氧分压差 $[P(A-a)O_2]$ 增大。

(二) 心电图
大多数病例表现有非特异性的心电图异常。较为多见的表现包括 V_1-V_4 的 T 波改变和 ST 段异常;部分病例可出现 $S_I Q_{III} T_{III}$ 征(即 I 导 S 波加深, III 导出现 Q/q 波及 T 波倒置);其他心电图改变包括完全或不完全右束支传导阻滞;肺型 P 波;电轴右偏,顺钟向转位等。

(三) 胸部 X 线平片
多有异常表现,但缺乏特异性。可表现为:

1. 肺动脉高压征象 肺动脉段突,肺门动脉扩张,外围分支纤细,呈截断现象。右心房、室增大。

2. 肺栓塞征象 区域性肺血管纹理变细、稀疏或消失,肺野透亮度增加。肺野局部浸润性阴影。肺不张或膨胀不全。

3. 肺梗死 可见尖端指向肺门的楔形阴影。

4. 胸膜改变 患侧横膈抬高;少 - 中量胸腔积液征等。

(四) 超声心动图
对于严重的 PTE 病例,超声心动图检查可以发现右室壁局部运动幅度降低;右心室和(或)右心房扩大;室间隔左移和运动异常;近端肺动脉扩张;三尖瓣反流速度增快;下腔静脉扩张,吸气时不萎陷。这些征象说明肺动脉高压、右室高负荷和肺源性心脏病,提示或高度怀疑 PTE,但尚不能作为 PTE 的确定诊断标准。超声心动图为划分次大面积 PTE 的依据,其敏感性为 50%,特异性为 90%。若在右房或右室发现血栓,同时患者临床表现符合 PTE,可以做出诊断。超声检查偶可因发现肺动脉近端的血栓而确定诊断。

(五) 血浆 D- 二聚体
D- 二聚体(D-dimer,D-D)对急性 PTE 诊断的敏感性达 92%~100%。但其特异性较低,仅为 40%~43%。手术、肿瘤、炎症、感染、组织坏死等情况均可使 D- 二聚体升高。在临床应用中 D- 二聚体对急性 PTE 有较大的排除诊断价值,若其含量低于 500μg/L,可基本除外急性 PTE。

(六) 核素肺通气 / 灌注扫描
具有简便、安全、无创、敏感度高的特点,现作为诊断肺血栓栓塞症的首选方法之一。原理是局部血管内或肺组织嵌顿的放射性微粒多少与该处血流分布或者局部通气量呈正比。典型征象是呈肺段分布的肺灌注缺损,并与通气显像不匹配。

(七) 螺旋 CT
能够发现段以上肺动脉内的栓子,是 PTE 的确诊手段之一。PTE 的直接征象为肺动脉内的低密度充盈缺损,部分或完全包围在不透光的血流之间(轨道征),或者呈完全充盈缺损,远端血管不显影(敏感性为 53%~89%,特异性为 78%~100%);间接征象包括肺野楔形密度增高影,条带状的高密度区或盘状肺不张,中心肺动脉扩张及远端血管分支减少或消失等。

(八) 磁共振成像(MRI)
对段以上肺动脉内栓子诊断的敏感性和特异性均较高,避免了注射碘造影剂的缺点,与肺血管造影相比,患者更易于接受。适用于碘造影剂过敏的患者。

(九) 肺动脉造影

为 PTE 诊断的经典与参比方法。其敏感性约为 98%,特异性为 95%~98%。PTE 的直接征象有肺血管内造影剂充盈缺损,伴或不伴轨道征的血流阻断;间接征象有肺动脉造影剂流动缓慢,局部低灌注,静脉回流延迟等。

七、肺栓塞的治疗和预防

(一) 肺栓塞的治疗

1. 一般处理 对高度疑诊或确诊 PTE 的患者,应进行严密监护,监测呼吸、心率、血压、静脉压、心电图及血气的变化。为防止栓子再次脱落,要求绝对卧床,并注意不要过度屈曲下肢;保持大便通畅,避免用力;对于有焦虑和惊恐症状的患者应予安慰并可适当使用镇静剂;胸痛者可予止痛剂;对于发热、咳嗽等症状可给予相应的对症治疗;为治疗静脉炎可使用抗生素。

2. 呼吸支持治疗 对有低氧血症的患者,采用经鼻导管或面罩吸氧。当合并严重的呼吸衰竭时,可使用经鼻(面)罩无创性机械通气或经气管插管行机械通气。气管切开应慎重,以免在抗凝或溶栓过程中局部大量出血。

3. 循环支持治疗 循环衰竭为急性肺栓塞患者的死亡原因之一。急性大面积肺栓塞所致休克属心外梗阻性休克。针对急性循环衰竭的治疗方法主要有扩容、应用正性肌力药物和血管活性药物。对于大面积肺栓塞所致的急性循环衰竭,是否使用扩容治疗尚有争议。临床上是否采取扩容治疗还需要根据患者的具体问题具体分析。

4. 溶栓治疗 溶栓治疗可使肺栓塞患者及早恢复肺灌注、缓解症状、降低机械通气、减少右室损伤、提高运动耐力,并有效预防肺栓塞复发及提高生存率。但溶栓可能带来一些潜在危害,包括非致命性、致命性出血(颅内出血)增加。

(1) 适应证:如果诊断 PE 合并血流动力学紊乱,建议溶栓治疗。

急性大面积肺栓塞患者,如其出血风险较低,可考虑溶栓治疗。急性次大面积肺栓塞患者,伴临床不良预后证据,包括新近血流动力学不稳定、恶化性呼吸功能不全、严重右室功能不全及大面积心肌梗死,也可考虑溶栓。低风险肺栓塞患者不建议溶栓治疗;急性次大面积肺栓塞患者如无临床症状恶化,或仅有轻度右室功能不全、灶性心肌坏死及原因未明的心搏骤停者,不建议溶栓治疗。

(2) 溶栓的绝对禁忌证:包括颅内出血史、结构性颅内血管疾病、颅内恶性肿瘤、3 个月内缺血性脑卒中、主动脉夹层、活动性出血和有出血倾向者、近期椎管或脑外科手术、影像学已证实存在骨折或脑损伤的近期闭合性头面部创伤。相对禁忌证包括年龄 >75 岁、正在使用抗凝剂、妊娠、不能压迫止血的血管穿刺、创伤或持续时间较长的心肺复苏术(>10 分钟)、近期(2~4 周)内脏出血史、长期控制不佳的高血压病史、高血压未控制者(收缩压 >180mmHg,舒张压 >110mmHg)、痴呆、3 个月内缺血性卒中、近期(3 周内)重大手术史等。

(3) 常用的溶栓药物有尿激酶(UK)、链激酶(SK)和重组组织型纤溶酶原激活剂(rt-PA)。

1) UK:负荷量 4400IU/kg,静脉注射 10 分钟,随后以 2200~4400IU/(kg·h)持续静脉滴注 12 小时;另可考虑 2 小时溶栓方案:20 000IU/kg 持续静脉滴注 2 小时。

2) SK:负荷量 250 000IU,静脉注射 30 分钟,随后以 100 000IU/h 持续静脉滴注 24 小时。链激酶具有抗原性,故用药前需肌内注射苯海拉明或地塞米松,以防止过敏反应。

3) rt-PA:50~100mg 持续静脉滴注 2 小时。

使用 UK、SK 溶栓期间勿同用肝素。对以 rt-PA 溶栓时是否需停用肝素无特殊要求。溶栓治疗结束后,应每 2~4 小时测定 1 次凝血酶原时间(PT)或部分凝血活酶时间(APTT),当其水平低于正常值的 2 倍,即应重新开始规范的抗凝治疗。

5. 抗凝治疗 为 PTE 和 DVT 的基本治疗方法,可以有效地防止血栓再形成和复发,同时由于内源性纤维蛋白溶解机制溶解已形成的血栓。但不能直接溶解已经存在的血栓。目前临床上应用的抗凝药物主要有普通肝素、低分子肝素和华法林。对确诊肺栓塞而无禁忌证患者，应尽早抗凝治疗，通常给予低分子肝素皮下注射，或在严密监测下静脉、皮下注射普通肝素。对肝素诱导血小板减少症者，应使用其他抗凝治疗如达那肝素、来匹卢定、阿加曲班及比伐卢定等。中高危肺栓塞患者，在确诊后即给予抗凝治疗。

（1）适应证：确诊 PTE 而无禁忌证者，应尽早予抗凝治疗。对于临床或实验室检查高度疑诊 PTE，如无抗凝治疗禁忌证，均应立即开始抗凝治疗，同时进行下一步的确诊检查。

（2）禁忌证：活动性出血、凝血机制障碍、严重的未控制的高血压、严重肝肾功能不全及近期手术史、感染性心内膜炎、动脉瘤。当确诊有急性 PTE 时，上述情况大多数属于相对禁忌证。

（3）肝素的推荐用法

1）予 2000~5000IU 或按 80IU/kg 静脉注射，继之以 18IU/(kg·h) 持续静脉滴注。肝素钠持续静脉滴注是首选方法，可避免肝素钠血浓度出现高峰和低谷，减少出血性并发症。肝素的用药原则应快速、足量和个体化。

在开始治疗后的最初 24 小时内每 4~6 小时测定 APTT，根据 APTT 调整剂量，尽快使 APTT 达到并维持于正常值的 1.5~2.5 倍。达稳定治疗水平后，可延长测定 APTT 时间间隔。可根据 APTT 调整肝素剂量。使用肝素抗凝务求达有效水平。若抗凝不充分将严重影响疗效并可导致血栓复发率的显著增高。因肝素可能会引起血小板减少症（heparin induced thrombocytopenia，HIT），在使用肝素的第 3~5 天必须复查血小板计数。若较长时间使用肝素，尚应在第 7~10 天和 14 天复查。

2）低分子肝素（LMWH）的推荐用法：根据体重给药。不同低分子肝素的剂量不同，每日 1~2 次，皮下注射。

3）重组水蛭素（lepirudin）和其他小分子血栓抑制剂：重组水蛭素较肝素抗凝作用更为有效。对合并有血小板减少的 VTE 和 HIT 的病例，可使用重组水蛭素和其他小分子血栓抑制剂抗凝。一般先予重组水蛭素抗凝，直到血小板数升至 100×10^9/L 时再予华法林治疗。

4）华法林：华法林是双香豆素类口服抗凝药，是维生素 K 的拮抗剂。可以在肝素／低分子肝素开始应用后的第 1~3 天加用口服抗凝剂华法林，初始剂量为 3~5mg/d。由于华法林需要 3~5 天才能发挥全部作用，因此与肝素／低分子肝素需至少重叠应用 4~5 天，当连续 2 天测定的国际标准化比率（INR）达到 2.5（2.0~3.0）时，或 PT 延长至 1.5~2.5 倍时，即可停止使用肝素／低分子肝素，单独口服华法林治疗。

6. 外科治疗　大面积肺栓塞、且有溶栓禁忌者，在条件允许时可考虑行导管碎栓术、抽吸术或外科取栓术。在接受溶栓治疗后，病情仍不稳定的大面积肺栓塞患者，也可考虑导管碎栓术、抽吸术或外科取栓术。急性次大面积肺栓塞患者，有临床预后不良证据，包括新出现的血流动力学不稳定、持续恶化的呼吸功能不全、严重右室功能不全及大面积心肌坏死，亦考虑行导管碎栓术、抽吸术或外科取栓。急性次大面积肺栓塞患者，伴轻度右心室功能不全及灶性心肌坏死，如无临床恶化表现，不建议行导管碎栓术、抽吸术或外科取栓术。

7. 急性肺栓塞植入下腔静脉滤器　已确诊急性肺栓塞、下肢深静脉血栓形成的成年患者，如有抗凝治疗禁忌证或活动性出血，应接受下腔静脉滤器植入术。下腔静脉滤器植入患者，在抗凝治疗禁忌及活动性出血解除后，应重新抗凝治疗。植入可回收下腔静脉滤器患者，要对滤器回收时间进行评估。急性肺栓塞经抗凝治疗后仍再发者，建议植入永久性下腔静脉滤器。急性肺栓塞合并下肢深静脉血栓形成时，存在抗凝治疗禁忌证时，建议植入永久性下腔静脉滤器。急性肺栓塞合并下肢深静脉血栓形成时，存在短期内抗凝治疗禁忌证者，建议植入可回收式下腔静脉滤器。急性肺栓塞合并心肺储备功能较差者，也可考虑植入下腔静脉滤器。急性肺栓塞患者行抗凝及溶栓治疗时，不建议常规植入下腔静脉滤器。

（二）预防

对存在发生 DVT、PTE 危险因素的病例,宜根据临床情况采用相应预防措施。采用的主要方法:①机械预防措施:包括加压弹力袜、间歇序贯充气泵和下腔静脉滤器;②药物预防措施:包括小剂量肝素皮下注射、低分子肝素和华法林。详见深静脉血栓的预防。对重点高危人群,根据病情轻重、年龄、是否复合其他危险因素等来评估发 DVT、PTE 的危险性,制订相应的预防方案。

（马晓春）

第九章
内分泌系统功能损伤

第一节　重症患者内分泌的评价与监测

重症患者内分泌的研究在过去一段时间里已经成为临床以及基础研究的重点。神经内分泌反应在重症患者的全身炎症反应中起着重要的中介以及调节的作用。当患者处于危及生命的重症疾病的状态，包括严重创伤、大手术或者严重感染时会出现急性强烈的生理应激。而这些重症状态导致不同的内分泌变化，可能会改变机体的适应性并导致重症状态下的代谢紊乱。

一、下丘脑 - 垂体 - 肾上腺轴的评价与监测

（一）重症患者下丘脑 - 垂体 – 肾上腺轴改变的原因

重症患者中，应激性血浆皮质醇（cortisol，COR）升高是非常普遍的，皮质醇是创伤应激反应中的抑制性反馈因子，疾病应激状态下血浆皮质醇升高既是人体对应激的正常反应，又是衡量人体应激反应大小的客观指标，下丘脑 - 垂体 - 肾上腺（hypothalamo-pituitary-adrenal，HPA）轴根据内分泌、神经进行调整是应激性血浆皮质醇升高的主要原因。

正常情况下，内分泌、神经和免疫的信号汇集到下丘脑的室旁核来调整免疫系统和重建内环境稳态。这些专门化的神经内分泌细胞分泌促肾上腺皮质激素释放激素（corticotropin releasing hormone，CRH），它能调整腺垂体的促肾上腺皮质激素（adrenocorticotropic hormone，ACTH）分泌。

ACTH 是一种 39 个氨基酸的多肽，ACTH 刺激皮质醇从肾上腺皮质分泌。循环中的皮质醇则负反馈抑制 CRH 和 ACTH 的分泌。皮质醇是肾上腺皮质分泌的糖皮质激素的主要成分，它通过受体的介导而发挥其调节糖及水盐代谢、抗炎、免疫调节等广泛的生物学作用。在健康的个体，皮质醇的分泌是脉冲式并呈昼夜变化，早晨醒前分泌达高峰，分泌最低点在晚上。使用外源性糖皮质激素治疗或者存在慢性内源性皮质醇分泌者（如肾上腺肿瘤）可以抑制下丘脑 - 垂体 - 肾上腺（HPA）轴。长期、超生理性的糖皮质激素作用突然停止可以产生急性肾上腺皮质功能不全。血浆中的皮质醇半衰期为 70~90 分钟。大约 80% 循环中的皮质醇与血中的皮质类固醇结合球蛋白（corticosteroid binding globulin，CBG）结合，小部分与血浆白蛋白和 α_1 酸性糖蛋白结合。

严重的创伤、疾病和手术疼痛、发热、低血容量等应激会激活下丘脑 - 垂体 - 肾上腺皮质轴，促使 ACTH 的释放和血中皮质醇浓度的升高，从而对抗过度的应激反应，维持正常血管张力和心肌收缩力，这是机体适应和抵御疾病、维持内环境稳态和各系统器官功能正常的重要保证。

在重症患者中，HPA 轴正常的昼夜分泌节律受到抑制。在急性阶段，ACTH 和皮质醇水平均增加，CBG 大量减少；而在慢性阶段，外周循环的皮质醇水平仍升高，而 ACTH 水平降低，CBG 逐渐增加；到了恢复阶段，皮质醇水平缓慢恢复至正常。

（二）内分泌改变

人体糖皮质激素类主要有氢化可的松（皮质醇、皮质酮）和可的松（皮质素）。肾上腺糖皮质激素在调节三大营养物质的代谢方面以及参与人体应激和防御反应方面都具有重要作用。其主要作用是

促进蛋白质分解和肝糖原异生。当饥饿或能量不足时,经 HPA 轴系统反射使糖皮质激素分泌增加,后者促进肌肉和结缔组织等组织蛋白质的分解,并抑制肌肉对氨基酸的摄取和加强肝糖异生,促进肝糖原分解,增加血液内葡萄糖来源,血糖水平得以保持,确保脑和心脏组织活动所需的能源。大剂量药用糖皮质激素有抗炎、抗过敏、抗毒素、抗休克和抑制免疫反应等作用。感染、创伤或大手术等严重应激状态下,各种应激均可使正常的肾上腺分泌皮质醇增多,约较平时增高 2~7 倍,血皮质醇可高于1mg/L,以适应机体的需要。但是,无论原发性还是继发性、急性或慢性的肾上腺皮质功能减退,同样在各种应激状态下不能释放和提供足够量的皮质激素时,就会出现肾上腺功能不全、减退,甚至危象的发生。糖皮质激素不足易发生低血糖;盐皮质激素、抗利尿激素不足可使尿中钠和水排泄增多,发生低钠血症,伴随着一系列急性肾上腺皮质醇缺乏的临床表现,如高热、循环衰竭、胃肠紊乱、神志淡漠、萎靡或躁动不安、谵妄,甚至昏迷,严重者出现顽固性休克,导致死亡率增加。

尽管重症患者中的绝对性肾上腺素分泌不足极为罕见,但发生相对性的肾上腺素不足却非常普遍。在重症患者中,常见的肾上腺功能危象的病因如下:

1. 原发性肾上腺皮质功能减退　令重症医师不能忽略的是,约 40%~70% 的患者能够提供相关原发病史,但对于临床症状缺乏典型性的慢性自身免疫性疾病,或肾上腺已存在隐袭性病变患者,往往在疾病未能得到明确诊断期间又遭受应激而诱发肾上腺功能危象发生的病例在 ICU 可能多见。原发性肾上腺皮质功能不全指肾上腺皮质缺陷引起皮质醇产生减少。继发性肾上腺皮质功能不全指由于垂体或者下丘脑功能障碍导致皮质醇产生减少。急性肾上腺皮质功能不全是一种潜在致命的疾病,以出现严重低血压、低血容量、急性腹痛、发热为标志性症状。与 ICU 有关的急性肾上腺皮质功能不全诱发因素如表 5-9-1 所示。

表 5-9-1　与 ICU 有关的急性肾上腺皮质功能不全诱发因素

原发性肾上腺皮质功能不全	继发性肾上腺皮质功能不全
自身免疫性疾病	某些肿瘤(垂体性或转移性)
肺结核	席汉综合征
艾滋病	头部外伤
全身性真菌感染	垂体手术
肾上腺出血(弥散性血管内凝血,脑膜炎球菌血症,抗凝)	类固醇治疗(包括局部使用),特别是如果减量过程中

2. 继发性肾上腺皮质功能减退　进入 ICU 的继发性肾上腺皮质功能减退患者多数是因长期或近期接受过皮质醇治疗者和严重脓毒症患者。患者常由于垂体 ACTH 分泌减少而引起肾上腺的功能低下,特别在应激时不能正常反应产生足量适应机体需要的皮质醇激素,造成相对性功能减退或急性危象的发生。

常见继发性的肾上腺功能减退患者的病因有:①重症患者以应激导致的肾上腺皮质继发损伤,激素分泌相对不足,或肾上腺功能处于持续抑制状态者较多见。据现有对肾上腺皮质功能危象的临床症状、体征认识,以及临床和实验室检测条件,重症患者中肾上腺危象的发生率估计在 0%~30%,而感染性休克患者的发生率高于 25%~40%,合并肾上腺功能减退的患者其死亡率可明显增加,死亡率可高达 50%。②长期大量肾上腺皮质激素治疗,垂体肾上腺皮质受重度反馈抑制而呈萎缩状态,即使停药 1 年,其功能仍处于低下状态,其间尤其对应激的反应性差,如骤然停药或减量过速,或发生了感染、创伤等应激时极易出现肾上腺皮质危象。③肾上腺双侧全部切除或一侧全切者,或单侧肿瘤切除而对侧已萎缩者,如术前准备不周、术后治疗不当或补给不足、停用过早(常需时至少 9 个月或 1 年以上)等均可发生危象。④垂体或颅脑损伤、感染、手术或照射(肿瘤治疗)。⑤药物类:近年来报道的一些可损伤肾上腺皮质功能产生、导致皮质功能衰竭的药物有:酮康唑、甲地孕酮(剂量 >160mg/d)、甲羟孕酮、氨鲁米特、邻氯苯对氯苯二氯乙烷、甲吡酮、依托咪酯,以及大剂量的氟康唑(剂量≥400mg)。一些病例有可逆性,停药后肾上腺功能可恢复。

上述急性或慢性肾上腺皮质功能减退者在各种应激状态下如感冒、过劳、大汗、创伤、手术、分娩、呕吐、腹泻、变态反应或骤停可的松类治疗等均可出现。

3. 相对性肾上腺功能不全　相对性肾上腺功能不全是指没有原发和继发肾上腺皮质功能不全,在应激原作用下糖皮质激素浓度正常或升高,但仍相对不足或者是由于靶器官不能对现有的糖皮质激素充分利用,仍然不足以控制应激反应的一种状态。也称为"充足的饥饿状态",给予生理剂量的糖皮质激素可以改善患者临床症状和预后。在健康志愿者中观察发现,正常情况下经 ACTH 刺激后血皮质醇浓度≥20μg/dl,如果在应激状态下血皮质醇浓度升高不明显或者不能适应机体的应激状态则会产生相对肾上腺皮质功能不全。

全身性感染和感染性休克时,ACTH 和皮质醇的血浆浓度显著增加,甚至可以达到正常的 10 倍左右,但患者的全身炎症反应并没有显著改善,皮质醇浓度甚至与预后呈负相关,分析其机制除了 GRS 外,另一个可能的机制是,尽管机体糖皮质激素浓度在炎症后增加,并有可能达到机体的最大代偿水平,但其增加程度仍落后于疾病的严重程度,同时这种高水平的代偿不能有效而持续地保持——也就是说,肾上腺的代偿能力不能随病情进展而增加。这种继发于严重疾病的非正常合成与分泌状态,并最终导致肾上腺皮质代偿不足或代偿耗竭者称为相对性肾上腺皮质功能不全。儿童感染性休克中相对性肾上腺皮质功能不全的发生率达23%~52%;55 岁以上的术后患者中约32.7%,而感染性休克患者中则高达50%~70%。

根据近年来临床及动物实验研究结果,全身性感染及感染性休克发生相对性肾上腺皮质功能不全的机制考虑有以下几种可能。

（1）循环中大量细胞因子和其他炎症介质作用,使 HPA 轴的调节受抑制:内毒素血症或全身性感染刺激机体产生的 TNF-α 以及其他炎症因子(IL-1、IL-6 等)诱导下丘脑 CRH 和血管紧张素的释放,进而促进 ACTH 和皮质醇的释放,这是正常应激必然产生的结果。另外,TNF-α 及促皮质素抑素(corticostatin)抑制肾上腺皮质功能并降低皮质醇水平;同时 TNF-α 还可抑制血管紧张素 II 诱导的醛固酮合成,导致相应的盐皮质激素生成减少。此外,LPS 也可独立作用于肾上腺皮质,不经过 HPA 轴而使皮质醇分泌增加。

（2）肾上腺皮质醇的储备、分泌不足及代谢障碍:随机检测严重感染患者的皮质醇,发现其浓度升高,但对 ACTH 刺激试验反应却不足,表明 HPA 轴已达最大刺激反应。由于肾上腺皮质醇储备有限,不能满足机体应激反应所需,导致相对性肾上腺皮质功能不全。

（3）感染后 LPS 直接影响皮质醇的作用:内毒素血症时,尽管循环中皮质醇浓度升高,但糖皮质激素酶的活性降低,提示细胞内糖皮质激素作用紊乱。目前尚缺乏生化或组织学上肾上腺皮质功能不全的证据,尸检几乎从未显示肾上腺或下丘脑垂体有破坏。

（4）其他原因:全身性感染时血压下降,低灌注使 HPA 轴各部位血流不足,从而引起组织结构破坏和功能损害,将进一步影响皮质醇的产生及其作用。对重症患者的研究提示,结合型皮质醇浓度降低,但其原因还不很清楚。应激状态下细胞对皮质醇利用可能增加,但目前尚缺乏有效的临床试验用以评价皮质醇在细胞水平(终末器官效应)的作用情况。

由上可见,重症患者相对性肾上腺皮质功能不全与前述的 GRS 都与过度活化的全身炎症反应密切相关,两者关系是辩证统一的。全身性感染时炎症介质浓度升高,一方面通过降低皮质醇与 GR 的亲和力来介导 GRS;另一方面亦可通过抑制 CRH 和 ACTH 对垂体和肾上腺皮质的刺激作用,诱发相对性肾上腺皮质功能不全。GRS 和相对性肾上腺皮质功能不全均提示这样一个事实:严重感染和未缓解的 ARDS 患者,其糖皮质激素浓度无论降低抑或升高,均不能正常发挥中止炎症反应的作用,因此机体呈现常规治疗无效、血流动力学指标恶化、进行性衰竭的趋势。而补充外源性糖皮质激素,可以弥补周围组织对糖皮质激素失去的反应能力,有助于机体恢复 HPA 轴的正常功能,并恢复肾上腺素能受体敏感性,改善血流动力学,进而提高生存率,改善预后,这也正是全身性感染时激素替代治疗的理论基础。

（三）评价与监测

急性肾上腺功能减退如不及时识别、诊断和积极处理，将迅速进入危象，危及生命而导致死亡。及时得到诊断，并快速补充肾上腺皮质激素，濒于死亡的患者也可恢复。主要诊断和监测手段依赖于实验室检查确定，但临床治疗不必等待实验室结果。

1. 常规实验室检查监测 ①血常规检查：与感染相关的白细胞总数升高，淋巴细胞及嗜酸性粒细胞偏高。与脱水相关的血液浓缩现象。②血生化检查：电解质紊乱是该病的辅助诊断部分。患者表现为低钾血症或高钾血症、低钠血症、低血糖、血尿素氮轻度增高，轻度酸中毒以及血皮质醇总量降低等。约 1/3 病例低于正常范围。葡萄糖耐量试验呈低平曲线或反应性低血糖，③心电图低电压和 T 波低平或倒置，Q-T 时间可延长。④ X 线检查，可见心影缩小，呈垂直位。

2. 筛选与监测试验 因 ICU 内重症患者应激后 HPA 轴被激活，皮质醇分泌的昼夜节律和峰值消失，两种肾上腺功能减退筛选试验均可以任意时间（随机）进行，包括肾上腺皮质激素水平测定和 ACTH 刺激试验。

（1）血清皮质醇测定：正常范围在 5~24μg/dl。结果判定：非应激状态下基础皮质醇 <3μg/dl；应激状态下，随机血清皮质醇 <25μg/dl，提示存在肾上腺皮质功能不全。有对 59 例感染性休克患者的临床研究结果显示，随机皮质醇测定（<25μg/dl）与低剂量 ACTH、高剂量 ACTH 刺激试验比较，三项试验的敏感性分别为 96%、54% 和 22%，特异性分别为 57%、97% 和 100%。

（2）ACTH 兴奋试验：采用 ACTH 刺激试验测定皮质醇水平是 ICU 内对肾上腺皮质功能危象患者标准的和最为重要的诊断与监测方法。用于检查肾上腺皮质的功能贮备，发现轻型慢性肾上腺皮质功能危象症者，帮助对原发性与继发性慢性肾上腺皮质功能减退鉴别。试验快捷、简单，易于操作，不受干扰，可信度较好，副作用较少。方法：①普通剂量（又称高剂量，HD-ACTH）兴奋试验，静脉给予 ACTH 250μg，分别抽取注射前、注射后 30 分钟、60 分钟的血样，检测皮质醇浓度。②低剂量兴奋试验（LD-ACTH），将 ACTH 250μg 稀释到 250ml 盐水内，抽取 1μg/ml 静脉注射。同样测定试验前、60min 血浆皮质醇浓度。有研究认为，LD-ACTH 较常规剂量兴奋试验更敏感（69% vs. 42%）。

试验结果判定原则：原发性肾上腺功能减退者无反应，继发性兴奋试验后皮质醇反应性升高，但达不到正常水平。其中，对试验剂量反应正常不能排除肾上腺功能减退，因急性发作患者肾上腺皮质对 ACTH 分泌减低后的重新调节可继续 3 周的时间，ACTH 抵抗者可以是正常反应。并且，试验是直接刺激肾上腺腺体，绕过下丘脑和垂体，如果这些腺体存在障碍的患者可能会出现试验失误。由于危重时期的病理生理的复杂性，患者的应激程度不同，影响因素较多，现有对重症患者的临床研究结果差距较大，围绕现有的诊断阈值争议较大，至今尚没有得到满意的或认同的肾上腺皮质功能衰竭血清血诊断标准。在筛选与监测方法的选择中多认为，随机血清皮质醇浓度 <15μg/d 可直接确立诊断；>24μg/dl 诊断的可能性较小；对 15~24μg/dl 的患者，建议实施 ACTH 刺激试验，若刺激试验反应 <9μg/dl，提示肾上腺功能衰竭，而 >9μg/dl 可排除。

急性肾上腺功能减退参考诊断标准：①随机血清皮质醇浓度 <15μg/dl；或 ACTH 刺激试验后 ≤9μg/dl；② ACTH 刺激试验后 ≤9μg/dl；或有低血压，随机皮质醇浓度 ≤20μg/dl；③合并严重低蛋白血症者，基础血清游离皮质醇水平 ≤2μg/dl，或 ACTH 刺激试验游离皮质醇 ≤2μg/dl。

（3）血清 ACTH 基础值测定：可帮助原发与继发性肾上腺功能减退鉴别诊断。原发性肾上腺皮质功能危象者明显增高，多超过 55pmol/L（250pg/ml），常介于 88~440pmol/L（400~200pg/ml）（正常值 1.1~11pmol/L，即 5~50pg/ml），而继发性肾上腺皮质功能危象者血浆 ACTH 浓度极低。

（4）血清醛固酮：继发性者分泌不受影响，原发性降低。

二、下丘脑 - 垂体 - 生长激素轴

在正常生理条件下，生长激素能促进人的生长，促进骨、软骨、肌肉和其他组织细胞的分裂增殖和

蛋白质的合成,从而加速骨骼和肌肉的生长发育。而且能调节体内的物质代谢,促进蛋白质代谢,尤其肝外组织的蛋白质合成;促进氨基酸进入细胞,增强 DNA、RNA 的合成,减少尿氮,呈氮的正平衡;增强脂解作用和抗体形成;抑制肌肉及脂肪组织摄取和利用葡萄糖,同时促进肝脏中的糖异生作用及对糖原进行分解,减少葡萄糖的消耗,升高血糖水平。

生长激素(GH)是垂体以脉冲的方式释放出来的,交互控制下丘脑的促激素(即生长激素释放激素,GHRH)和生长素抑制素的释放。急性重症创伤最初的几小时或几天,如手术、外伤或感染,循环 GH 水平升高,正常 GH 的波形,被改变为交替几乎检测不到的峰槽:GH 峰值和脉间的浓度是很高的,GH 脉冲频率升高(图 5-9-1)。现在还不清楚哪种因子最终影响 GH 释放。在饥饿状态下,生长激素释放因子会影响生长抑素的释放。血清 GH- 结合蛋白(GHBP)的下调会导致胰岛素样生长因子 1(IGF-1)和 GH- 依赖性结合蛋白,胰岛素样生长因子结合蛋白 3(IGFBP-3)等因子血清浓度的减少。而 IGFBP-3 的减少反映外周组织中的表达 GH- 受体减少。慢性疾病条件下,生长激素轴的变化是不同的。此时,生长激素分泌模式是混乱的,释放生长激素的脉冲性释放量相比急性阶段是减少的,呈轻度波动,但此时平均夜间生长激素的血清浓度却几乎没有升高,比急性期和健康人群都要低。

血清 GHBP 水平反映外周组织的生长激素受体表达,重症患者与健康人群相比,生长激素反应与恢复时间严重的疾病是相关的,而 GH 水平增高可能是重症患者病死率增高的有效预测指标。

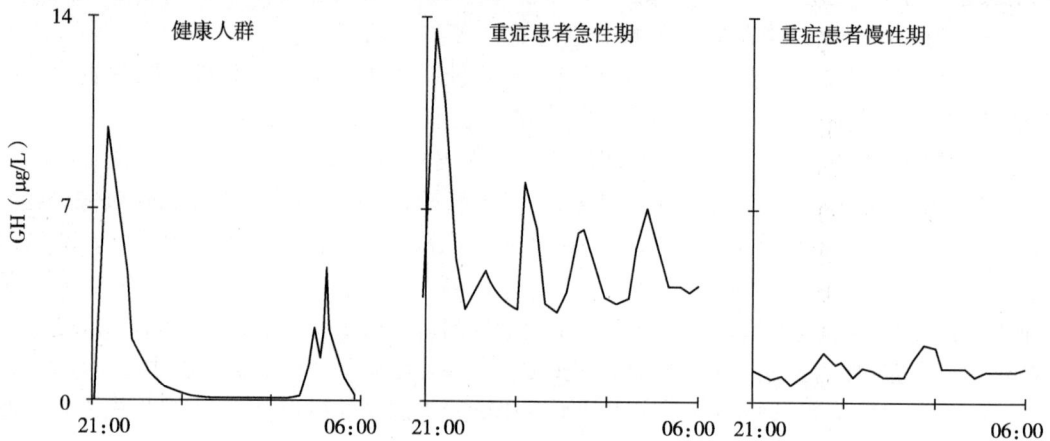

图 5-9-1　夜间重症患者急性期与慢性期血浆 GH 浓度比

三、下丘脑 - 垂体 - 甲状腺轴

(一)重症急性期的变化

甲状腺功能的异常可以在急性疾病的几小时之内出现,这种改变与疾病的严重程度相关,并且随着病情的改善或恶化而发生相应的变化。手术或外伤后 2 小时内,血清 T_3 减少而 T_4 和 TSH 增加(图 5-9-2)。显然,低 T_3 水平在该阶段,主要是由于降低 T_4 到 T_3 的转换。随后,循环 TSH 和 T_4 的水平,经常会返回"正常",而 T_3 水平仍然很低。虽然在这一点上平均血清 TSH 是无法区分的,但正常夜间促甲状腺激素不会明显增加。发病内 24 小时内的 T_3 下降明显,出现低 T_3 综合征。而低 T_3 综合征组织水平的表现包括:低浓度的结合蛋白会抑制激素结合,进而导致游离脂肪酸水平的升高,影响胆红素的代谢转换。急性甲状腺轴的变化可能反映了试图机体在应急状态下减少能量消耗,从而不影响机体其他正常的反应。然而,这仍然是一个有争议的问题,因为缺乏有效的数据来支持。

(二)重症慢性期的变化

经过积极救治度过急性期高应激状态后,部分重症患者仍存在脏器功能的损害并且需要长时间 ICU 支持,其血清甲状腺激素持续低于正常水平,血清 T_3 与 CRP 呈负相关关系,与前白蛋白、转铁蛋白等呈正相关关系。提示重症患者长时期处于炎症反应、高分解代谢阶段,甲状腺激素合成分泌受抑

急性期
代谢及激素水平变化

慢性期
代谢及激素水平变化

TRH

TRH ↓

TSH ($\uparrow$) =

TSH ↓

T_4 ($\uparrow$) =

T_4 ↓↓

T_3 ↓

rT_3 ↑

T_3 ↓↓

rT_3 ($\uparrow$) =

T_2

T_2

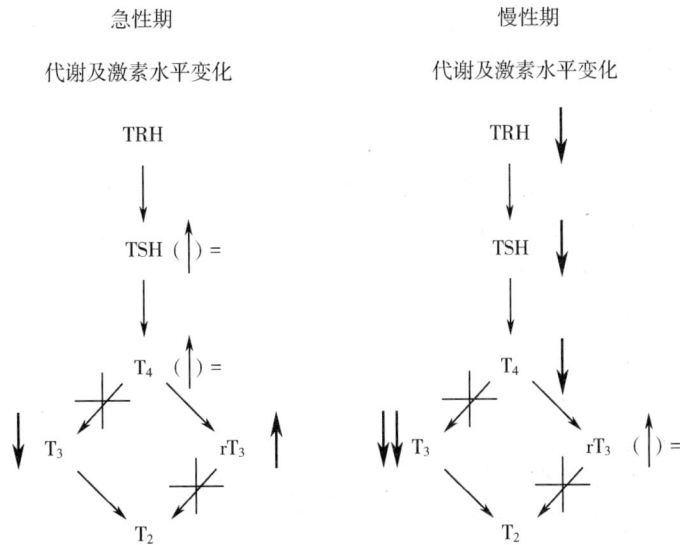

图 5-9-2 甲状腺功能的围手术期变化

制,机体内脏蛋白合成受阻,严重者重要脏器功能受损,影响预后。因此,以往认为甲状腺激素水平降低是机体的适应性保护性反应,高应激状态下降低代谢率,保护重要脏器的能量供应的观点有待商榷。单一样本通常显示低或低 - 正常 TSH 值和低 T_4 和 T_3 血清浓度。但是隔夜重复抽样显示,TSH分泌模式本质上是波动减轻,而且生长激素轴是 TSH 脉冲式分泌的波幅在这种情况下都会减小,由此产生低血清甲状腺激素水平。此外,科学家们在慢性死亡的重症患者的大脑标本中证明了下丘脑室旁 TRH 基因的表达细胞核减少,并发现 TRH mRNA 的表达与下丘脑室旁核和血液中的促甲状腺激素和T_3呈正相关关系。总之,这些研究结果表明,在重症慢性期甲状腺激素的产生和(或)释放减少,常由于患者疾病下丘脑的甲状腺功能减少的刺激,从而导致甲状腺减少刺激。

在重症慢性期,低甲状腺激素水平与尿素生产和骨骼退化相关,这可能与雄激素不足自适应和保护机制有关。

(三) 非甲状腺疾病综合征

甲状腺激素参与机体基础代谢率的调节并具有刺激组织生长的作用,人们很早就发现饥饿或全身疾病可引起血清甲状腺激素下降,但是临床没有甲状腺功能低下的表现,故称之为"非甲状腺疾病综合征(non-thyroidal illness syndrome,NTIS)"。一直以来,认为这是机体在应激状态下的适应性反应,无需干预治疗。然而,创伤、手术、严重感染等强应激因素刺激下,甲状腺激素还能否维持内稳态动态的平衡,减少机体能量消耗,保障心、脑等重要器官功能的稳定?这个问题还存在很多的争议。

如上所述,NTIS 是重症患者在手术、创伤、严重感染等严重应激状态下发生的内分泌代谢紊乱之一,表现为甲状腺功能检查的异常,循环中总 $T_3(TT_3)$、游离 $T(FT_3)$ 减少,总 $T_4(TT_4)$、游离 $T_4(FT_4)$ 水平正常或下降,反 $T_3(rT_3)$ 增加;促甲状腺激素(TSH)释放减少或正常。T_3、T_4 降低时与 TSH 间缺乏负反馈关系,因此描述为下丘脑 - 垂体 - 甲状腺轴代谢异常更为贴切。

目前已有越来越多的临床研究表明,在严重感染、心血管疾病和呼吸衰竭等重症患者甲状腺激素水平是评估预后的重要指标,此时血清甲状腺激素水平均有不同程度的降低,并且与疾病严重程度相关,尤其在疾病的急性阶段。

虽然重症患者合并 NTIS 在急性期和延迟期都普遍存在,并且与预后密切相关,但目前仅有少数重症患者应用激素替代治疗的报道。对于先天性心脏畸形手术后低心排出量的重症患儿,有报道给予 T_3 可使血流动力学状态稳定,改善心脏功能。但是,目前关于合并 NTIS 的重症患者干预治疗的研究报道较少,尚未得到广大学者的认同,这还有待于进一步的深入研究,特别是对重症疾病状态下不同时期内分泌改变的趋势和特点了解,才能合理地评价其功能状态,确定是否需要进行干预治疗。

重症患者的内分泌紊乱近年来已引起广泛关注,这种重症疾病状态下应急导致的机体从神经内分泌调节的紊乱到代谢异常在全身炎症反应过程中扮演极其重要的角色,正确理解这些改变,对于重症患者的评估与治疗意义重大。

第二节　嗜铬细胞瘤危象

由于肿瘤释放大量儿茶酚胺,导致剧烈的临床症候群,如高血压危象、低血压休克及严重心律失常等,称为嗜铬细胞瘤危象(pheochromocytoma crisis)。嗜铬细胞瘤危象无论发生在术前还是术后,来势凶猛,易误诊,死亡率高。

一、病因

未经治疗或治疗不当的嗜铬细胞瘤,肿瘤组织释放大量的儿茶酚胺,可以导致危象的发生。诱发因素包括用力排便、排尿、挤压腹部、术中挤压肿瘤及手术时间过长、睡眠不足、体位改变、过度劳累以及一些药物(如多潘立酮等)的影响。

危象依发作症候群特点可分下列几型:

(一)高血压危象型

是发生率较高的症候群。由于肿瘤持续或阵发性释放大量儿茶酚胺入血,使血管收缩,末梢阻力增加,心率加快,心排出量增加,导致血压阵发性急骤升高,收缩压可达 26.6kPa(200mmHg)以上,舒张压也明显升高。发作时可伴有心悸、气短、胸闷、头痛、面色苍白、大量出汗、视力模糊等,可出现脑出血或肺水肿等高血压危象。发作缓解后患者极度疲劳、衰弱,可出现面部等皮肤潮红。发作可由体位突然改变,情绪激动、剧烈运动、咳嗽及大小便等活动引发。发作频率及持续时间个体差异较大,并不与肿瘤的大小呈正相关。

(二)低血压休克型

可能有以下因素:①高血压发作时注射了利血平(耗竭儿茶酚胺作用)等降压药,或使用了大量 α 受体阻滞剂而未充分补足血容量,儿茶酚胺释放骤停后,突然血压降低休克。②手术前缺乏充分容量准备,术中失血失液未充分补偿,结扎肿瘤血管或肿瘤切除后,血压突然下降休克。若术前用了过量的长效 α 受体阻滞剂,α 受体被完全阻断,使升压药难以发挥作用,造成难治性休克。③肿瘤内急性出血坏死,造成儿茶酚胺衰竭(肾上腺髓质衰竭),以突然血压下降,严重休克为突出表现。

(三)高血压与低血压休克交替出现型

此型病情发展急剧,危险性大。由于肿瘤突然释放大量儿茶酚胺,导致高血压发作。儿茶酚胺释放停止后,血管扩张,血容量严重不足,加之心肌损害,造成休克。血压降低后又刺激肿瘤释放儿茶酚胺,血压再度骤升。血压在短时间内有大幅度波动,严重的血流动力学的改变易引起脑血管意外、急性心力衰竭、休克、心肌梗死等。大量儿茶酚胺引起血管强烈收缩,微血管管壁缺氧,通透性增高,血浆渗出,有效血容量下降,也致血压降低。血压极度升高后反射性兴奋迷走中枢,或释放多巴胺消除去甲肾上腺素的升压作用,也是血压的原因之一。

(四)严重心律失常型

由于肿瘤突然释放大量儿茶酚胺,可以导致出现多种心律失常,过多的儿茶酚胺进入心肌可诱发心室纤颤,导致突然死亡。

二、临床表现

头痛、多汗、心悸是典型的嗜铬细胞瘤三联症。血压骤升达到或超过警戒水平,或高血压、低血压交替出现时,患者出现剧烈头痛、视物模糊、心悸、胸闷、恶心、呕吐、全身大汗、四肢厥冷、机体抽搐等,甚至意识障碍或丧失,有人会出现脑出血或急性心肌梗死。

（一）高血压危象型

收缩压可高达 40kPa（300mmHg）以上，舒张压可达 17.3kPa（130mmHg）以上。伴有剧烈头痛、恶心、呕吐、视力模糊、视盘水肿、眼底出血等。可以迅速出现心肾功能损害，容易并发脑出血；或急性左心衰竭、肺水肿；或由于冠状动脉强烈收缩、闭塞，导致急性心肌梗死。

（二）低血压休克型

突然血压下降，出现发绀、肢冷、大汗等，严重者可以休克为主要表现。

（三）严重心律失常型

期前收缩、快速性室上性心律失常在嗜铬细胞瘤病人中比较常见。频发性、多源性室性期前收缩是严重心律失常的先兆。出现阵发性室性心动过速、心室扑动、心室颤动、阿-斯综合征等严重的心律失常，不及时抢救可致猝死。也可出现各种传导阻滞，甚至房室分离。

（四）其他表现

高热，体温可达 40℃以上，极少数病人由于大量去甲肾上腺素使胃肠道血管损害甚至闭塞，引起肠梗死、溃疡、出血或穿孔等急腹症。以肾上腺素分泌为主的病人可并发糖尿病酮症酸中毒。恶性嗜铬细胞瘤偶可发生低血糖，甚至昏迷。

三、诊断

嗜铬细胞瘤的临床表现变化多端，可以毫无症状，经 B 超或 CT 检查偶然发现，也可严重到有死亡将至的恐惧感，症状多为阵发性，与肿瘤大小、部位、组织像等无关，每次发作的症状类似，但严重程度、间隔和持续时间则有差别。起病急，数分钟即达高潮，50% 持续约 15 分钟，80% 少于 1 小时，但很少有超过 1 天的。少数病人可出现直立性低血压，高血压患者在未服降压药物突然出现休克时，则应高度怀疑是以分泌肾上腺素为主的嗜铬细胞瘤，应做进一步检查。嗜铬细胞瘤的诊断包括定性诊断与定位诊断两部分。

（一）定性诊断

测定尿内儿茶酚胺及其代谢产物间甲肾上腺素（MN）、间甲去甲肾上腺素（NMN）和香草基扁桃酸（VMA）是常用的定性方法。MN 的化学结构稳定，受精神因素影响较少，准确易测，假阴性率约为 1%~2%，故常用作筛选试验。应用高压液相色谱仪（HPLC）测定儿茶酚胺及其代谢产物则更灵敏而精确，98% 的嗜铬细胞瘤患者 24 小时尿内儿茶酚胺增高，但在症状不发作时尿内肾上腺素、NE 和 MN 可以正常，故应多次查尿和发作后查尿。MN 轻度增高可见于非嗜铬细胞瘤病人和 25% 的原发性高血压病人，应激、劳累、吸烟、喝咖啡、停服可乐定等可使血和尿内的儿茶酚胺升高，甚至持续 1~2周。神经母细胞瘤和节细胞瘤也可产生儿茶酚胺，应注意鉴别。血浆中的儿茶酚胺不稳定，NE 在血液中的半衰期仅 2 分钟，所以血中测出的结果并不比尿中测出的结果可靠。若将诊断标准定为血浆E>200pg/ml，血浆 NE>2000pg/ml，对嗜铬细胞瘤诊断特异性为 95%，敏感性则下降为 85%。测定双羟苯乙烯甘醇（DHPG）与 NE 的比值，对鉴别嗜铬细胞瘤与原发性高血压有价值，前者 DHPG：NE<0.5，后者则 >2.0。许多药物可影响血和尿中的儿茶酚胺值，检查前应停服，以免引起假阳性或假阴性。

若病人尿和血中儿茶酚胺及其代谢产物不高，血压也不高，而临床上怀疑为嗜铬细胞瘤者应做激发试验。组胺和酪氨酸由于易引起高血压危象，现已很少应用。胰高糖素激发的危险性较小，可谨慎地应用。嗜铬细胞瘤合成的吗啡肽对儿茶酚胺的释放有调节作用，纳洛酮是它的拮抗剂，静脉注射10mg 后可使嗜铬细胞瘤患者的血压轻度升高，伴随血浆儿茶酚胺增高。甲氧氯普胺是多巴胺的拮抗剂，静脉注射 5mg 后可发生同样的作用，试验后检测血或尿内儿茶酚胺时可见增高。用这两种药物做激发试验都很安全。

对持续性高血压诊断有疑问的病人应做抑制试验，老药酚妥拉明仍在应用，但近几年可乐定（clonidine）和喷托铵（pentolinium）也被用来做此试验。可乐定兴奋 α_2 受体，抑制交感神经末梢释放NE 和肾脏分泌肾素，故能降低血压，剂量是口服可乐定 0.3mg；喷托铵是神经节阻断剂，也有降压作用,剂量是静脉注射 2.5mg。这两种药物应用后嗜铬细胞瘤和原发性高血压患者的血压均可降低,嗜铬细胞瘤患者血内升高的儿茶酚胺则无变化,或虽有所下降却不会降至正常,而非肿瘤病人则儿茶酚胺可以下降至正常,这两种检测方法都很安全,值得推广应用。

(二)定位诊断

嗜铬细胞瘤的发生部位可从脑部到阴囊,但 95% 位于腹部。肾上腺外肿瘤可具有多源性,国外曾报道 1 例病人曾先后发现 21 个肿瘤,国内亦曾报道多达 15 个肿瘤的,故有时小肿瘤的定位比较困难,有些病人需剖腹探查。

定位的首选方法为 B 超,因其价廉,可多平面、多角度进行检查;CT 能提供更清晰准确的图像;MRI 能同时提供冠状面和矢状面的图像,适用于孕妇和肾上腺外的嗜铬细胞瘤,图像清晰,可检出较小的肿瘤。以上非侵入性检查已逐渐取代腹主动脉造影、腹膜后空气造影和上、下腔静脉插管分段抽取血样本测定儿茶酚胺等侵入性检查方法。

碘 131- 间位碘代苄胍(^{131}I-MIBG)闪烁照相是诊断嗜铬细胞瘤的一种安全、灵敏、特异和无创的新技术,既能定位,又能定性,一次注药可做全身检查,假阳性率为 1.8%,假阴性率为 11.8%。对家族性、肾上腺外、复发或转移性肿瘤尤为适用,对骨转移能比 X 线更早发现,对恶性嗜铬细胞瘤还有治疗作用。MIBG 结构上与 NE 相似,可被肾上腺髓质细胞摄取,进入嗜铬细胞瘤颗粒即儿茶酚胺库内,髓质发生肿瘤时,摄取的 ^{131}I-MIBG 增多,行 γ 照相时能显影,其他来自 APUD 细胞的肿瘤也可能显影,故应注意鉴别。

区别嗜铬细胞瘤的良性与恶性是一个困难的问题,无论在组织学方面还是生化方面都缺乏标准,肿瘤累及包膜或侵入血管不能作为判断嗜铬细胞瘤恶性的指标,只有在无嗜铬细胞的组织(如淋巴、骨骼、肝、肺)内发现嗜铬细胞时才能决定为恶性转移。嗜铬细胞瘤切除后应半年至 1 年做 1 次 MIBG 检查,随访时间愈长,发现其为恶性的百分率愈高。用流式细胞仪检查、细针穿刺活检组织或切除肿瘤细胞中的 DNA,对判断良性或恶性肿瘤很有帮助,有多倍体或异倍体者常为恶性,应严密随访。

(三)实验室检查

1. 血、尿液儿茶酚胺及其代谢产物测定　患者尿中儿茶酚胺及其代谢产物常在正常上限 2 倍以上。测定至少 2 种指标,以提高诊断的准确性。阵发性发作者仅在发作后才升高,应嘱咐患者在贮尿器内放 5ml 的 6mol/L 的盐酸(酸化尿液),发作后收集血压升高期间(3~24 小时)尿液及时送检。同时测去甲肾上腺素及其代谢产物二羟苯丙醇(DHPG),可提高诊断的特异性。尽量在患者休息、未服用药物或最近没有用过造影剂的情况下收集尿样。必要时,需在发作时多次收集尿样进行检测。

尿儿茶酚胺:包括去甲肾上腺素、肾上腺素、多巴胺,均明显升高。存在肾上腺多发性内分泌肿瘤的患者肾上腺素可升高。尿 3- 甲氧基肾上腺素、甲氧基去甲肾上腺素及其总和测定:嗜铬细胞瘤患者的此 3 项均可升高。如超过正常值的 3 倍或以上,可以确诊(其诊断阳性率为 97%)。血浆 3- 甲氧基肾上腺素测定:较适用于有遗传倾向的高危患者。如其血浆水平 <61ng/L 可排除诊断,>236ng/L 可确诊。尿香草杏酸(VMA):对于持续性高血压型和每日频繁发作的阵发性高血压型患者可测 24 小时尿 VMA 排出量。在偶然有短暂发作者,可以测定包括发作期的 3 小时内尿 VMA 含量与间歇 3 小时尿 VMA 含量对比,如显著升高也有诊断意义。正常值为 ≤5μmol/(7mg·24h)。高于 50μmol/(9.1mg·24h)为可疑;如超过正常值的 3 倍或以上 [2 次以上 >100μmol/(18.2mg·24h)] 可以确诊。此项检查的敏感性和特异性不如间甲肾上腺素、间去甲肾上腺素或儿茶酚胺。肾素和血管紧张素 Ⅱ 测定:由于反馈关系,均呈显著低值。用于鉴别其他病因导致的高血压。

2. 代谢紊乱　糖代谢紊乱:可引起血糖升高或糖耐量减低。脂代谢紊乱:血游离脂肪酸增高。电解质代谢紊乱:少数病人可出现低钾血症。

(四)早期发现线索

有下列情况者应考虑到本病危象:

1. 有发作性高血压或持续高血压伴阵发加剧者;

2. 血压波动极大,有体位性低血压,或高血压低、血压休克交替出现者;

3. 高血压伴有畏热、多汗、体重下降、情绪激动、焦虑不安、心动过速、心律失常、四肢震颤等儿茶酚胺分泌过多症状者;

4. 高血压伴有糖耐量减低、糖尿病、甚至酮症酸中毒者;

5. 有因外伤、小手术(如拔牙)、按压腹部、排尿及吸烟等因素诱发高血压发作史者;

6. 腹部触及包块或 B 超、CT 等发现肾上腺或腹主动脉旁等部位有实质性肿物者;

7. 一般降血压药物治疗无效,用利血平、胍乙啶等促进儿茶酚胺释放的降压药后血压反而升高者;

8. 高血压伴不好解释的血白细胞增高者。

(五)早期鉴别诊断

1. 颅内病变　颅后窝肿瘤、蛛网膜下腔出血时可有高血压及儿茶酚胺分泌增多,出现类似嗜铬细胞瘤阵发性高血压的症状,较难鉴别。但从病史、儿茶酚胺测定、药理试验等有助于二者的鉴别。

2. 高血压脑病　突然的血压升高将引起脑部循环障碍、脑水肿、脑功能不全,出现头痛、心悸、恶心、呕吐、视物不清,甚至偏瘫、昏迷等。无论何种类型的高血压,血压升高到一定程度皆会有上述表现,但嗜铬细胞瘤引起者血压波动大,儿茶酚胺测定、定位诊断、药理试验等有助于鉴别。

四、嗜铬细胞瘤危象的血流动力学特点

由于嗜铬细胞瘤危象表现形式多样,不同的发作类型有着不同的血流动力学特点,深刻理解这些血流动力学特点对于危象发生时的抢救有至关重要的作用。

(一)高血压危象型

这是最常见的危象的类型,这类危象发生的机制如前述由于肿瘤持续或阵发性释放大量儿茶酚胺入血,使血压呈急进性或阵发性剧烈升高。这时血流动力学表现为全身血管的剧烈收缩,血压的急剧升高,外周血管阻力急剧增加,心脏后负荷增加明显,静脉血管的收缩会导致短期内回心血量的急剧增加,心脏前负荷也突然大量增加,进而诱发爆发性心力衰竭、呼吸衰竭。同时,由于冠状动脉强烈收缩、闭塞,可以导致急性心肌梗死;由于外周血管的强烈收缩,导致各器官、组织严重缺氧,迅速出现各器官功能的严重损害。

(二)低血压休克型

这是围术期常见的危象类型,产生的机制如前所述比较复杂,可以对循环的前负荷、后负荷及心脏泵功能等都有不同的影响。

对前负荷的影响:可以是术前缺乏充分容量准备,术中失血失液未充分补偿,也可以是由于肿瘤内急性出血坏死,造成儿茶酚胺衰竭(肾上腺髓质衰竭)或手术切除肿瘤后儿茶酚胺释放停止后,血管扩张,血容量严重不足。所以当出现低血压休克型嗜铬细胞瘤危象时,容量复苏常是首要的复苏策略之一。

对后负荷的影响:这是低血压休克型嗜铬细胞瘤危象最常见的原因。当肿瘤内急性出血坏死或手术切除肿瘤后,儿茶酚胺释放会明显减少甚至停止后,此时会迅速出现血管扩张,外周血管阻力的严重下降。

对心脏泵功能的影响:主要有两方面原因,一方面,嗜铬细胞瘤患者长期处于高儿茶酚胺血症的环境,部分患者会出现儿茶酚胺心肌病,导致心脏收缩功能明显下降;另一方面,当嗜铬细胞瘤危象发生时,冠状动脉强烈收缩、闭塞,可以导致急性心肌梗死及心源性休克。而这些都会导致血流动力学中心输出量的下降,进而表现为低血压型休克。

所以当面对低血压休克型嗜铬细胞瘤危象时,需要仔细分析判断循环的各个环节的功能状态,密切监测血流动力学的变化而制定出恰当的循环复苏策略,必要时需放置肺动脉漂浮导管或经脉搏持续心排出量监测,以准确掌握循环各环节的信息。

（三）高血压与低血压休克交替出现型

这是嗜铬细胞瘤危象中处理最棘手的临床类型，也是临床最为凶险、死亡率最高的类型。其成因如前所述是肿瘤突然释放大量儿茶酚胺，导致高血压发作。儿茶酚胺释放停止后，血管扩张，血容量严重不足，加之心肌损害，造成休克。血压降低后又刺激肿瘤释放儿茶酚胺，血压再度骤升。血压在短时间内有大幅度波动，严重的血流动力学的改变易引起脑血管意外、急性心力衰竭、休克、心肌梗死等。大量儿茶酚胺引起血管强烈收缩，微血管管壁缺氧，通透性增高，血浆渗出，有效血容量下降，也致血压降低。血压极度升高后反射性兴奋迷走中枢、或释放多巴胺消除去甲肾上腺素的升压作用，也是血压的原因之一。

此时在血压急剧升高和急剧降低的时血流动力学的本质与高血压危象型及低血压休克型危象并无不同，困难在于两种截然不同的休克类型交替出现，此时手术切除肿瘤死亡率极高，这就需要非常密切的血流动力学监测与支持，尽快稳定住循环，为限期处理肿瘤创造相对安全的血流动力学状态。

五、嗜铬细胞瘤危象的早期处理

如前所述嗜铬细胞瘤危象病情变化迅速复杂，可从高血压危象突然转为低血压休克，也可几种危象伴发。因此必须准确分析病情，灵活采用治疗措施。危象急救关键在于及早、恰当使用 α 受体阻滞药和 β 受体阻滞药及其他相应急救治疗。同时急诊做 B 超探测肾上腺区及腹主动脉两侧火罐网，以发现肿瘤。必要时在病情允许条件下做 CT 或 MRI 检查，尽可能明确诊断。在危象控制后，再留尿或血测定 UCA 及 VMA 或其他有关检查，最后确诊。急救时应立即建立至少两条静脉通道，一条给药，另一条补充液体。同时必须进行心电监护、血压监护及中心静脉压监测。

（一）高血压危象的处理

1. 半卧位，让病人保持安静，吸氧，维持静脉通道。
2. 酚妥拉明：首剂 1mg，然后每 5 分钟静推 2~5mg，直到血压控制再静滴。必要时加用硝普钠。
3. 如酚妥拉明使用后心率增快，静脉 1~2mg 普萘洛尔。
4. 用肾上腺素能阻滞剂同时应注意补充血容量，以免低血压。
5. 控制后，改用口服 α 受体阻滞药，直至手术。

（二）低血压休克型危象的处理

密切的血流动力学监测及组织灌注为导向的循环复苏策略是低血压休克型危象循环复苏的基本原则。

直立性低血压可能与循环血容量减少、肾上腺素能受体降调节、自主神经功能受损等导致反射性外周血管收缩障碍有关，极少数肿瘤可能主要分泌多巴胺，导致血管扩张。由于嗜铬细胞瘤患者血管床长期处于收缩状态，故血容量不足，血压波动大，极易出现低血压，尤其是手术后长期收缩的血管床突然扩张，有效循环血量不足，更易出现低血压及休克。所以充分容量管理保证足够的心脏前负荷是稳定和调整血压的前提。

具体措施包括：

1. 吸氧。
2. 根据情况选择必要的血流动力学监测手段：如建立中心静脉压（CVP）、持续有创动脉血压及常规生命体征、出入量监测。
3. 选择合适的晶体液或白蛋白扩容。
4. 根据检查嗜铬细胞瘤分泌的儿茶酚胺类型选择恰当的补充儿茶酚胺的短效血管活性药物，包括肾上腺素、去甲肾上腺素及多巴胺以维持足够的外周血管阻力，而保证血压的稳定。
5. 密切监测组织灌注情况，按照组织灌注为导向的循环复苏策略进行有效的循环复苏。

嗜铬细胞瘤危象治疗效果取决于病情凶险程度及急救措施是否及时、恰当，发生急性心肌梗死、脑出血、顽固性难治性休克者死亡率高。病情平稳后，可行手术治疗。手术切除肿瘤是治疗嗜铬细胞瘤的首选方法,能取得较为满意的疗效,极少数病人术后 1~2 年肿瘤复发,或因多个散发肿瘤手术时未完全切除,术后症状依旧或仅部分缓解,而需要再次手术治疗。对于某些无法手术的恶性嗜铬细胞瘤患者,其治疗仍存在一定难度。^{131}I-MIBG 治疗是手术切除肿瘤以外最有价值的治疗方法,但其疗效有赖于肿瘤组织对 MIBG 的摄取,因此,MIBG 单独治疗恶性嗜铬细胞瘤存在局限性。恶性嗜铬细胞瘤亦可采取化疗。

六、嗜铬细胞瘤手术治疗

手术切除肿瘤是唯一有效的治疗方法,不治疗者将死于本病90%的嗜铬细胞瘤是良性肿瘤,手术治疗效果好,但风险大,未做术前准备的手术死亡率高达 50%。近年来,随着外科技术和麻醉技术的不断改进,手术的死亡率已降至 1%~5%。所以当嗜铬细胞瘤危象控制平稳后,可行手术治疗。

手术切口的选择可根据具体情况而定,对于术前定位明确的单侧肾上腺肿瘤采用第 11 肋间切口。术前定位不明确,需要手术探查者,或双侧肾上腺多发性肿瘤或肾上腺外肿瘤则宜采用上腹部横向弧形切口。对于特殊部位的肿瘤则选择适当的相应切口。手术操作宜轻柔,特别是分离肿瘤时不宜挤压,以免儿茶酚胺可松弛胃肠平滑肌,使胃肠蠕动减弱,故可引起便秘,有时甚为顽固。胃肠小动脉的严重收缩痉挛,可使胃肠黏膜缺血,偶有坏死、穿孔等症状。由于肿瘤生长对邻近器官的压迫,临床上可出现相应的表现分泌突增,导致血压波动。与大血管粘连紧密的嗜铬细胞瘤,包膜外剥离有困难时,可采用包膜下切除,这样可避免损伤大血管引起大出血的危险。

随着腹腔镜肾上腺切除术在肾上腺外科领域中的广泛应用,现在该技术日趋成熟,基本上可代替常规开放手术。腹腔镜嗜铬细胞瘤切除术采取经腹入路(transperitoneal laparoscopic adrenalectomy,TLA)或后腹膜入路(retroperitoneal laparoscopic adrenalectomy,RLA)径路,目前尚无一致认识,用何种径路取决于患者的情况和术者的经验与操作水平。随着手术医师操作熟练,经验积累,设备更新如超声刀、双极电凝、多功能吸引探头等的应用,TLA 和 RLA 径路手术的差异将越来越小。

在探查和分离肿瘤时常出现血压骤然上升,收缩压可达 200~280mmHg,甚至更高。一旦切断肿瘤的周围血管后,常发生血压骤降,甚至测不到。对手术中的这种血压一升一降,在麻醉处理中必须加以主动控制。

麻醉中力求避免缺氧和二氧化碳蓄积,因两者均促使肿瘤的儿茶酚胺分泌增加,尤其在二氧化碳蓄积时极易并发严重心律失常,如室性心动过速,甚至心室纤颤。输血补液量应比失血量大。在切断肿瘤的最后血管之前,需适当扩充血容量,这样可显著减少去甲肾上腺素的用量。术中需常规连续监测血压、心率、心律、心电图、周围循环及 SpO_2、$PetCO_2$ 等。如果出现室性心动过速或频繁室性期前收缩,应提高警惕,可静脉慢注利多卡因 1~2mg/kg 治疗。急性心力衰竭并不多见,必要时可用快速洋地黄制剂。如果手术切除两侧肾上腺,或术后出现持续性低血压,应考虑使用肾上腺皮质激素治疗。

(周　翔)

第三节　其他重症内分泌疾病

一、重症血糖异常

重症患者发生糖代谢异常的风险显著高于普通住院患者,对预后不利。如何进行重症患者的血糖管理,是重症医学关注的研究热点之一。

(一)重症患者血糖异常

重症患者血糖异常分为三类:高血糖、低血糖和血糖波动幅度过大。重症患者血糖受到多种因素影响,包括患者因素、细胞代谢紊乱、肠内肠外营养等。无论是否合并糖尿病病史,高血糖在重症患者中普遍存在,其重要机制之一就是胰岛素抵抗。激素反馈调节机制(儿茶酚胺类、糖皮质激素、胰高血糖素)和细胞因子水平升高(IL-1、IL-6、TNF-α)都会通过诱导胰岛素抵抗导致高血糖发生,最终使得外周葡萄糖摄取受损,内源性葡萄糖产生增加(主要通过肝糖原产生和分解作用)。低血糖在 ICU 患者中也十分常见。未应用胰岛素前出现低血糖一般多见于感染性休克及多脏器功能衰竭的患者,在疾病终末期出现暴发性肝功能衰竭或肾上腺危象;此时的低血糖多提示患者濒临死亡。低血糖的其他常见原因主要与治疗过程中禁食、胰岛素应用不当、自身胃肠功能失调等因素有关。血糖波动多见于应用胰岛素治疗的重症患者。

(二)重症患者血糖异常与不良预后相关

高血糖、低血糖和血糖波动幅度大均不利于病情的稳定和改善,与重症患者病死率增加显著相关。一般认为,创伤后的高血糖反应可以反映疾病的严重程度,同时是对应激的保护机制。但反过来说,高血糖可以产生免疫调节效应,从而对重症患者产生不良影响。例如增加 IL-10 等抗炎介质产生,损害多形核中性粒细胞功能,降低细胞内杀菌活性、调理素活性和固有免疫。高血糖还能增加促炎介质水平,包括 TNF-α、IL-6、IL-8、IL-18,增加白细胞黏附分子活性,诱导 NF-κB 激活,促进高凝状态产生。此外,高血糖还会加重氧化应激。既往对于颅脑损伤患者的临床研究表明,持续的高血糖与不良预后显著相关。大型流行病学调查结果显示,重症患者的血糖水平显著升高,对于既往无糖尿病的患者,一定血糖范围(8.0~13.9mmol/L)内,高血糖与高死亡率呈线性相关。与高血糖类似,低血糖患者病死率也显著升高。大量研究表明,血糖低于 3.9mmol/L 时,低血糖严重程度与死亡率升高呈线性相关。近期一项荟萃分析表明,血糖波动是重症患者死亡风险的独立预测因子。长期高血糖伴随阵发性低血糖与死亡风险增高显著相关。值得注意的是,相比非糖尿病患者,糖尿病患者发生高血糖或血糖波动并不会引起死亡率升高。既往有糖尿病、高血糖或终末期肾衰的患者可以耐受相对更高的血糖范围。

(三)重症患者血糖管理策略

1. 胰岛素治疗 胰岛素治疗是重症患者控制高血糖的有效手段。目前多项指南推荐,若两种血糖检测方法明确血糖在 10mmol/L 以上,就应该开始胰岛素治疗。Leuven 外科试验首次提出胰岛素强化治疗(intensive insulin therapy,IIT),定义为以血糖控制在 4.4~6.1mmol/L(80~110mg/dl)为目标的胰岛素输注,研究结果显示外科 ICU 患者病死率改善与 IIT 显著相关。后续大量随机对照试验和荟萃分析致力于研究胰岛素强化治疗对预后的影响。这些随机对照试验以外科和内科 ICU 患者为研究对象,结果发现胰岛素强化治疗并不能显著降低病死率,相反,NICE-SUGAR 研究甚至发现胰岛素强化治疗组病死率显著增加。所有研究均报道,胰岛素强化治疗组严重低血糖(血糖≤2.2mmol/L)发生率增高(6%~29%)。大量荟萃分析结果证实,胰岛素强化治疗并不能使内科或外科 ICU 患者获益。血糖水平高于 10mmol/L 时启动胰岛素治疗源于 NICE-SUGAR 研究。胰岛素治疗开始之后,需要频繁监测血糖以防发生高血糖(>10mmol/L)、低血糖和血糖波动。重症患者血流动力学稳定之前,需要至少每 2 小时监测一次血糖。血糖稳定之后,可以增加血糖监测间隔(如每 2~4 小时)。停用营养的情况下,胰岛素持续输注是低血糖的风险预测因子。

2. 血糖监测方法 准确的血糖监测对于血糖管理治疗决策十分关键。ICU 常用的血糖监测方法如下:动脉血气分析、静脉血生化检测、床旁血糖仪检测指末梢毛细血管血糖。一般来说,床旁血糖仪检测毛细血管血糖最为常用,但相比动脉血和静脉血,毛细血管采血检测血糖的准确性较低,尤其是对于应用缩血管药物的休克患者,会导致测得的血糖值过高而过量使用胰岛素,最终诱发低血糖。2013 年一项 meta 分析显示,动脉血气中的血糖结果比床旁血糖仪测得的毛细血管血糖结果更为准确。因此,床旁血糖仪可能并不适用于重症患者的血糖监测。目前认为,血气分析仪测动脉血糖是 ICU 检测血糖的最佳选择,对于血流动力学不稳定或接受胰岛素治疗的患者来说,动脉血标本比毛细血管采血标本更适用于监测血糖。有研究表明,动态血糖监测与床旁血糖仪监测血糖结果具有良好的一致性,能在不增加低血糖风险的前提下提供安全有效持续的血糖管理,有望替代频繁采血监测血糖。动态血糖监测的临床应用仍需要未来大规模临床研究数据明确其对血糖控制和预后的影响。

3. 营养支持策略　肠内肠外营养是影响重症患者血糖水平的常见因素之一。尽管葡萄糖摄入量减少并不能缓解应激性高血糖，但患者进入 ICU 1 周后再给予肠外营养可以显著减少用于控制血糖的胰岛素水平。因此，患者入 ICU 之后 5~7 天启动肠外营养的治疗策略可以缓解应激性高血糖，改善预后，同时减少医疗费用。无论采取何种营养方案，都应该有血糖控制目标。对于恢复经口进食的患者，建议控制血糖目标在 10mmol/L 以下；为达到这一目标，可以间断给予胰岛素。

(四) 指南推荐的血糖管理策略

综合迄今为止的临床研究证据，美国临床内分泌医师协会（American Association of Clinical Endocrinologists）和美国糖尿病协会（American Diabetes Association）均建议：对于大部分 ICU 患者，目标血糖范围是 7.8~10mmol/L，平均血糖值位于此范围低限时获益最大。2016 年脓毒症指南与上述建议类似，对血糖管理作出以下推荐：①推荐对于 ICU 脓毒症患者，使用基于规范流程的血糖管理方案，在两次血糖 >10mmol/L 时，启用胰岛素治疗。目标是血糖上限≤10mmol/L，而不是≤6.1mmol/L（强推荐，高证据质量）。②推荐应该 1~2 小时对血糖进行监测，直到血糖水平以及胰岛素剂量已经稳定，然后改为每 4 小时对血糖进行监测（BPS）。③推荐对于床旁获得的毛细血管采血的血糖解释需要谨慎，因为这种测量方法可能无法准确地估计动脉血或者血浆血糖水平（BPS）。④如果患者有动脉置管，建议采集动脉血监测血糖，而不是毛细血管血（弱推荐，低证据质量）。由于目前缺少血糖下限的相关证据，因此 SSC 指南并未严格规定血糖下限，而是仅避免低血糖。目前一般共识是成人重症患者应该尽量避免血糖过高（>10mmol/L）和过低（<2.2mmol/L）。成人重症患者合理的血糖管理策略是足够的血糖监测，临床可行的胰岛素方案，目标血糖范围 <8mmol/L（适度血糖控制）和避免低血糖（<3.9mmol/L）。对于无糖尿病基础的重症患者，超过 80% 时间控制血糖处于 3.9~7.8mmol/L 可以增加存活率。严格血糖控制（<6mmol/L）安全性低。由于重症患儿控制血糖不能改善预后，因此重症患儿的血糖管理策略在于避免血糖过高（>10mmol/L）。

总之，血糖异常在重症患者中十分常见，与临床预后不良显著相关。采用准确的血糖监测方法，密切监测血糖，制定适度的血糖控制范围和临床可行的胰岛素治疗方案，是目前重症患者合理的血糖管理策略。

二、糖尿病酮症酸中毒

(一) 病因

糖尿病酮症酸中毒（DKA）通常是 1 型糖尿病，即胰岛素依赖的糖尿病的急性并发症，偶在 2 型糖尿病，即非胰岛素依赖的糖尿病中发生，其主要在以下情况下发生：感染、创伤、心血管损伤和其他急性应激事件。该病最常见的发病机制是胰岛素缺乏合并感染，但其他潜在的原因可能也包括，且并不局限于胰腺炎和药物（类固醇、利尿剂、血管加压药、抗精神病药、可卡因）。当肝糖原分解和糖异生增加时，严重的胰岛素缺乏可导致糖摄取和肌肉、脂肪及肝脏利用的降低。脂质分解的增加可引起酮体（丙酮、β - 羟丁酸和乙酰乙酸）生成增加，导致代谢性酸中毒的发生。同时，炎性因子和促凝因子（C反应蛋白、IL-6、IL8）可促进危重病人血栓的形成。危重病人液体的丢失归因于渗透性利尿，其不仅引起 5~7L 液体丢失还可造成钠、钾、氯、镁和磷酸盐的丢失。

(二) 临床表现

糖尿病酮症酸中毒通常在应激状态下和 ICU 中发生，24 小时内逐步出现多尿、烦渴、无力、体重减轻。还可能会出现厌食、腹痛、疲乏和肌肉痉挛。由渗透性失水引起的容量减少可导致黏膜干燥、眼球下陷、心动过速、直立性低血压、甚至仰卧性低血压。呼吸急促是对代谢性酸中毒的代偿。感染和败血症可加重血容量减少和临床表现。意识可由轻微的混乱进展为昏迷。

(三) 实验室检查

实验室检查与诊断相关的最主要的是高血糖的发现，血糖水平通常在 27.8~44.4mmol/L。虽然阴离子间隙代谢性酸中毒是一定存在的,但是如果频繁呕吐,混合性代谢性酸中毒合并代谢性碱中毒可能随后发生。临床中可能也出现高渗血症、血酮和尿酮增加、轻度低钠血症和低钙血症等。此时,血清钾通常是正常的,主要是钾的胞外移的原因,但是一旦治疗开始,低钾血症可能成为主要的临床症状。

(四) 治疗方案

糖尿病酮症酸中毒的治疗是复杂的,并且要求经常检测和稳定水、电解质和酸碱平衡。其治疗主要包括以下五个方面:

1. 补液　治疗的首要目标是纠正组织的低灌注状态,改善肾小球滤过率,纠正胰岛素抵抗和缺乏。总体液量的缺乏可能高达 10~12L,通常使用 0.9% 氯化钠(NS)补充。补液方式为:前 2 小时给予 2L 0.9%NS,之后 4 小时给予 2L 0.9%NS 或 0.45% 生理盐水,之后 8 小时给予 8L 0.9%NS 或 0.45% 生理盐水,并且在补液的过程中检测中心静脉压。

2. 胰岛素治疗　胰岛素治疗首先选用 0.1U/(kg·h) 连续注射。根据每小时所监测的血糖水平,胰岛素可调整为一次性使用 0.15U/kg。如果血糖水平不低于 4.2mmol/(L·h),胰岛素剂量加倍。一旦血糖降至 12.8~16.7mmol/L 时,给予 5% 葡萄糖输注。当酮体水平正常且病人可进食时,可进行皮下注射胰岛素,每 30 分钟重复注射一次。

3. 补钾　糖尿病酮症酸中毒中钾的缺乏通常在 300mEg 范围内,也可高达 1000mEg,其由渗透性肾丢失和细胞内钾转移至细胞外引起。低钾可能在糖尿病酮症酸中毒治疗后仍存在,因此需要持续性的口服补钾。

4. 其他

(1) 磷酸盐:磷酸盐通常不需要补充,除了那些起始血清磷酸盐水平为 1.5mg/dl 的病人外。在治疗的过程中,磷酸盐水平进一步下降,可能导致低磷血症,表现为心肌收缩力减弱、呼吸肌无力和呼吸衰竭、溶血、肌溶解。低磷血症的病人需要给予 500~1000mg 主要磷酸盐超过 12~24 小时用药,相当于 15~30mmol 磷酸盐。

(2) 碳酸氢盐:酸中毒通常不需要进行碳酸氢盐的治疗。一旦胰岛素治疗开始,酸中毒通常可以被纠正。只有当 pH<7.0 时才需要进行碳酸氢盐的治疗。其所需剂量计算公式如下:

碳酸氢盐(mmol)= 碱剩余 × 体重(kg)× 0.3

一次性使用总剂量的 1/2,剩余剂量 8 小时内缓慢输注。

糖尿病酮症酸中毒的死亡率可能由下列因素造成:脑水肿,尤其发生于儿童和青少年;血容量减少;对于电解质紊乱缺乏认识和治疗失败;共存疾病。

三、垂体危象

垂体危象(pituitary crisis)是在原有垂体前叶功能减退基础上,因腺垂体部分或多种激素分泌不足,在遭遇应激后,或因严重功能减退自发地发生的休克、昏迷和代谢紊乱等危急征象,又称"垂体前叶功能减退危象"。

(一) 病因和发生机制

垂体危象的发生常取决于引起腺垂体功能减退的基础病理损害程度及病程,损害越严重,病程越长,则越容易发生垂体危象。存在潜在的腺垂体功能不全时,常在应激期间出现应激激素的分泌不足而诱发垂体危象。腺垂体功能减退的病因如下:

1. 垂体及下丘脑肿瘤　是最常见的原发病因。

2. 血管因素　如产后大出血引起垂体缺血性坏死的 Sheehan 综合征;外科手术或感染性休克者,常因全身器官血流灌注不足,继发垂体前叶、垂体柄的供血不足或坏死。

3. 感染与浸润性病变

4. 垂体损伤和切除

5. 诱发因素　垂体危象的诱发因素常见于:感染、呕吐、腹泻、脱水、寒冷、饥饿、应用镇静、安眠药或麻醉剂、胰岛素或口服降糖药物,腺垂体功能减退者的药物治疗不合理或突然停药等。

（二）临床表现

由于垂体前叶受损范围不同,受影响的激素种类和水平不一,诱发因素不同,垂体危象可有下列不同的临床表现:

1. 低血糖　由于氢化可的松不足,肝糖原储备少,胰岛素敏感性增加,加上甲状腺功能不足,极易出现低血糖。严重者烦躁不安、昏厥、昏迷,甚至癫痫样发作及低血压。

2. 高热、昏迷和休克　常因感染诱发昏迷,表现为高热、血压过低,甚至昏迷和休克。垂体功能低下的患者对镇静、麻醉药的敏感性增加,一般剂量即可使患者陷入长时期的昏睡乃至昏迷。

3. 水中毒　垂体前叶功能减退患者原本存在排水障碍,一旦摄入水过多,细胞水肿可导致一系列神经系统症状,如衰弱无力、食欲减退、呕吐、精神紊乱、昏迷,抽搐等。

4. 低温　该类患者在冬季多感到神志模糊,当暴露在寒冷中,可诱发昏迷,伴有低体温甚至体温难以测出。

（三）影像学检查

影像学检查可帮助寻找鞍内肿瘤证据,判断是否伴有鞍上侵犯,对于垂体危象或垂体卒中的诊断及鉴别诊断有着十分重要的意义。

1. 颅脑 X 线平片　诊断的敏感性较差,可发现蝶鞍扩大,前床突消失,鞍底变薄或破坏。

2. 脑 CT　平扫可呈现为低密度(水肿或坏死)或高密度区(出血),造影比较可显示肿瘤可呈现周边性强化。

3. 脑血管造影　适用于有脑膜刺激征伴单眼麻痹体征者;对血管痉挛所引起的神经功能缺失以及颅内动脉瘤出血的鉴别有一定意义。

4. MRI 检查　垂体卒中发生时,在 T_1 和 T_2 加权图像上,可显示病灶内为高信号区。

（四）治疗原则

一经发现有垂体危象或垂体卒中的临床征象,应诊断、检查与抢救同时进行,争取时间迅速缓解病情。

1. 快速纠正低血糖　立刻给予静脉 50% 葡萄糖 40~100ml,继后以 10% 葡萄糖 500~1000ml 维持,治疗和防止低血糖。

2. 激素替代治疗　应综合考虑临床发病的轻重缓急、诱发因素、应激程度确定给药剂量,一般每 6 小时静脉滴注氢化可的松 100mg。情况危急者,可用 50% 葡萄糖 60ml,加氢化可的松琥珀酸钠 100mg 缓慢静注。继后第 2~3 天,根据病情和机体对激素的反应,减量为 200~100mg。约一周左右,可视病情稳定情况逐渐减量,视病情缓解可改为口服氢化可的松 40mg 或泼尼松 10mg,分两次给药维持。危象期过后,应予适量靶腺激素长期替代治疗。包括肾上腺皮质激素生理维持剂量,甲状腺激素,应从小剂量开始,递增至需要的维持量,可酌情使用性腺激素等。

3. 纠正水、电解质紊乱和酸碱失衡　多数患者存在水电解质紊乱,尤其有低钠、水中毒者,应给予及时处理。及时纠正容量不足等因素。

4. 诱因治疗　休克者应及时应用血管活性药物治疗;对感染者应予清除病灶和积极有效的抗感染治疗;低体温者应予保暖;有精神障碍者必要时给予抗精神药物或镇静治疗。慎用或禁用可能诱导危象的镇静、镇痛麻醉类药物等。

5. 原发垂体疾病治疗　包括内科药物缓解和外科手术干预治疗,水肿者给予降颅压治疗;出血患者给予止血药物;严重颅压增高、视力减退、昏迷、病情进行性恶化者,可采用手术干预减压和原发病的外科手术治疗等。

四、甲状腺危象

甲状腺危象(甲亢危象)是严重甲状腺功能亢进时机体代偿机制衰竭的结果。甲亢危象没有特异的实验室检查标志物。但由于病死率高,必须对其诊断保持高度警惕并给予积极迅速的处理。

随着抗甲状腺药物的出现,甲亢危象的发生率已明显降低,但在医疗服务不足的贫困人群中发生率高。

甲状腺危象的病因包括感染、应激、不适当停用碘剂药物等。甲亢未被控制而行手术、术中释放甲状腺激素也可发生甲状腺危象。

(一)临床特点

1. **体温升高**　本症均有体温急骤升高,高热常在 39℃ 以上,大汗淋漓,皮肤潮红,继而可汗闭,皮肤苍白和脱水。高热是甲亢危象的特征性表现,是与重症甲亢的重要鉴别点。

2. **中枢神经系统**　精神变态、焦虑很常见,也可有震颤、极度烦躁不安、谵妄、嗜睡,最后陷入昏迷。

3. **循环系统**　窦性或异源性心动过速,常达 160 次/分以上,与体温升高程度不成比例。可出现心律失常,也可以发生肺水肿或充血性心力衰竭,最终血压下降,陷入休克。

4. **消化系统**　食欲极差,恶心,呕吐频繁,腹痛、腹泻明显,恶心和腹痛常是本病早期表现。

5. **电解质紊乱**　由于进食差,吐泻以及大量出汗,约半数患者有低钾血症,1/5 的患者血钠减低。

临床上,有少部分患者的临床症状和体征很不典型,突出的特点是表情淡漠、木僵、嗜睡、反射降低、低热、明显乏力、心率慢、脉压小及恶病质,甲状腺常仅轻度肿大,最后陷入昏迷,甚而死亡。这种类型临床上称为“淡漠型”甲亢危象。

(二)实验室检查

甲状腺功能的实验室检查仅能证实甲状腺功能亢进的存在,即总的和游离的甲状腺素(T_4)和三碘甲腺原氨酸(T_3)升高,而促甲状腺激素(TSH)水平降低或几乎测不到。但是,同时存在的非甲状腺疾病可能使 T_4 和 T_3 水平降低,导致 T_4 和 T_3 的水平可能与患者的临床表现不一致。

(三)诊断

甲亢危象的诊断主要是临床诊断。常见于已知患有甲状腺功能亢进的患者,但也可是既往未确诊甲状腺疾病患者的首发症状。任何一个甲亢患者,当病情突然加重,均应想到有甲亢危象的可能。患者个人的甲亢病史、家族史和一些特殊体征如突眼、甲状腺肿大或其伴血管杂音以及胫骨前黏液性水肿等资料和表现对诊断有帮助。临床上怀疑有甲亢危象时,可先取血备查甲状腺激素或急行测定甲状腺的 2 小时摄 I^{131} 率。

甲亢危象诊断的金标准,其主要诊断依据是甲状腺激素增加包括:TT_3、TT_4,TT_4 明显增高,促甲状腺激素明显降低甚至测不到。但甲状腺激素升高的幅度与疾病的严重程度并不完全一致。

其他临床表现还包括白细胞升高、肝功能异常、高血糖、高血钙。甲状腺功能亢进结束,开始出现TS 现象的节点不是很容易明确。在表 5-9-2 中甲状腺评分系统目前已被广泛接受,在判断患者患病可能性方面有重要参考价值。

表 5-9-2　甲状腺危象的诊断标准

参数	得分
体温调节功能障碍,口腔温度,℃	
37.2~37.7	5
37.8~38.3	10
38.4~38.8	15
38.9~39.4	20
39.5~39.9	25
>40	30

续表

参数	得分
心血管功能不全,心动过速,次/分	
90~109	5
110~119	10
120~129	15
130~139	20
>140	25
充血性心力衰竭	
无	0
轻度(脚部水肿)	5
中度(bibasilar rales,双肺底湿啰音)	10
重度(肺水肿)	15
心房纤维性颤动	
无	0
有	10
中枢神经系统并发症	
无	0
轻度(搅拌)	10
中度(谵妄,精神错乱,极度嗜睡)	20
重度(癫痫发作,昏迷)	30
胃肠道和肝功能障碍	
无	0
中度(腹泻,恶心,呕吐,腹痛)	10
重度(不明原因的黄疸)	20
突发事件	
无	0
有	10

得分≥45 分则高度提示甲状腺危象;25~44 分即提示可能有甲状腺危象,<25 分提示不太可能是甲状腺危象

(四)治疗

患有甲状腺功能亢进的重症患者一旦出现高热和精神状态改变,应积极针对甲亢危象进行治疗。治疗的目的是纠正严重的甲状腺毒症和去除诱发因素,脏器功能的保护和支持治疗非常重要。

1. 脏器功能的保护和支持治疗　在代谢明显增高的情况下应保证充分的供氧。高热、呕吐及大量出汗易发生脱水及高钠血症,因此应需保证水及电解质平衡。补充葡萄糖可提供热量和糖原,同时还应补给大量维生素。合并心力衰竭应积极处理。甲亢危象时肾上腺皮质激素的需要量增加,对有高热或休克者应加用肾上腺皮质激素,氢化可的松 200~300mg/d;或相当剂量的地塞米松。使用 β 受体阻滞药控制心率。

2. 针对诱因治疗　如有感染应抗菌治疗,有引发危象的其他疾病,应积极进行处理。

3. 降低循环中甲状腺激素水平　抑制甲状腺激素的合成和释放:丙硫氧嘧啶,200~300mg 口服或

经鼻胃管给药,每 6 小时一次;或甲巯咪唑,20~30mg 口服或经鼻胃管给药,每 6 小时一次。抗甲状腺治疗(上述)开始以后,饱和碘化钠溶液 3 滴,每天 3 次。

迅速降低循环中甲状腺激素水平:可使用血浆置换。

(周　翔)

第六篇

重症患者的感染

第一章
重症感染概述

一、定义

感染或创伤可导致机体局部炎症反应,如炎症反应失控,若合并感染全身表现,则称为脓毒症。脓毒症(sepsis)是指宿主对感染的反应失调,产生危及生命的器官功能损害,采用快速 SOFA 评分,若 SOFA≥2 分代表器官功能受损,包括以下 3 项中的 2 项:呼吸频率 >22 次 / 分、收缩压≤100mmHg,GCS 评分 <13 分的意识改变。在此基础上经过复苏,若仍存在:①顽固性低血压;②需血管活性药物维持平均动脉压≥65mmHg;③血乳酸≥2mmol/L,可诊断为感染性休克(septic shock)。

二、病理机制

(一)宿主反应

感染可以引起复杂多样的宿主反应,促炎反应和抗炎反应在此过程中均起到重要作用。如果两者保持平衡,则有助于感染的清除和组织的恢复;一旦两者失衡,则会造成组织器官的损伤以及继发的感染。每位患者的反应的部位以及程度取决于致病微生物及宿主因素(遗传特征及基础疾病)。总而言之,在重症感染中,促炎反应(目的在于清除病原体)主要引起临近的器官损伤,而抗炎反应(作用在于限制局部及系统的组织损伤)与继发感染的风险增高相关。

(二)固有免疫

病原体通过与模式识别受体的相互作用激活免疫细胞。这些受体识别微生物上的特有结构,引起炎性基因转录的上调,并启动固有免疫。这些受体也可以感知损伤细胞释放的内源性分子,即损伤相关的模式分子或危险信号分子。在创伤等无菌性损伤时也会释放危险信号分子,从而证实了重症感染与非感染疾病所引起的多器官功能衰竭的机制在本质上并无差异。

（三）凝血异常

重症感染几乎都会存在不同程度的凝血功能异常,常常会导致弥散性血管内凝血。组织因子引起的血液凝集,抗凝机制的减弱以及纤溶系统抑制导致的纤维蛋白清除下降均会导致过量的纤维蛋白沉积。蛋白酶激活受体(protease-activated receptors,PARs)将凝血与炎症在分子层面上连接起来。在其确定的四种亚型中,PAR1 与脓毒症尤其相关。当 PAR1 被活化蛋白 C 或少量的凝血酶激活时,可以发挥其细胞保护效应;但当其被大量的凝血酶激活时,对内皮细胞屏障主要起破坏作用。

（四）抗炎机制及免疫抑制

免疫系统包括体液免疫,细胞免疫以及神经免疫,可以有效地减轻促炎反应带来的损伤。巨噬细胞可以转换为抗炎表型从而有助于组织的修复,而调节 T 细胞和髓性抑制细胞可以进一步减轻炎症反应,另外,神经机制也可以抑制炎性反应。

已经有证据表明,在感染的早期存活但仍需要 ICU 支持的患者存在免疫抑制。这些患者常有持续的感染灶,或者潜伏病毒感染的再激活。感染患者的脾细胞功能存在严重的损伤,其肺的免疫功能也受到了抑制。B 细胞,CD4$^+$ T 细胞以及滤泡树突细胞凋亡的增强,均与感染相关的免疫抑制有关。

（五）器官功能损伤

组织缺氧在感染患者器官功能的损伤机制里起到了关键作用。包括低血压,红细胞变形减少以及微血管血栓在内的多个因素均导致了感染性休克患者氧输送的下降。炎性反应可以导致血管内皮的功能障碍,同时伴有细胞的凋亡以及屏障完整性的丧失,从而引起皮下以及体腔的水肿。另外,氧应激以及其他影响氧利用的机制可以造成线粒体的损伤,损伤线粒体可以释放危险信号分子,从而激活中性粒细胞并造成更严重的组织损伤。

三、辅助检查

（一）血常规

急性感染时,尤其是化脓性细菌感染时,白细胞以及中性粒细胞会明显增多。当感染局限而轻微时,白细胞总数可正常,但中性粒细胞百分率增高;中等程度感染时,白细胞数常 >20×10^9/L,中性粒细胞进一步增多,伴明显核左移和中毒性改变。在某些极重度感染时,白细胞总数不但不高,反而降低。

（二）病原学

重症感染的早期病原学诊断十分重要。影像学检查可以用于判断感染部位,而病原诊断主要依靠病原学检查。血行性感染时可抽取血标本做培养,肺部感染时可留取痰培养,脑脊液、胸水、腹水、尿液、大便等均可做细菌培养和革兰染色等检查。病毒和一些非特异性病原体的检查主要依靠核酸检查和血清的抗原抗体检查。

（三）血清学检查

1. 降钙素原(PCT)　PCT 作为降钙素的前体,是新近发现的一种炎症性疾病的诊断指标。其在严重细菌感染早期即可升高,具有早期诊断价值。在局部感染,病毒感染,慢性非特异性严重,癌症发热,自身免疫性等疾病时,PCT 浓度不增加或轻度增加,而只在严重的全身系统性感染时才明显增加。PCT 浓度和炎症严重程度呈正相关,可作为判断病情与预后以及疗效观察的可靠指标。

2. G 实验　G 试验检测的是真菌的细胞壁成分(1,3)-β-D- 葡聚糖,人体的吞噬细胞吞噬真菌后,能持续释放该物质,使血液及体液中含量增高(浅部真菌感染无类似现象)。适用于除隐球菌和接合菌(毛霉菌)外的所有深部真菌感染的早期诊断,尤其是念珠菌和曲霉菌,但不能确定菌种。

3. GM 实验　GM 试验检测的是半乳甘露聚糖,主要适于侵袭性曲霉菌感染的早期诊断。曲霉菌特有的细胞壁多糖成分是 β(1-5)呋喃半乳糖残基,菌丝生长时,半乳甘露聚糖从薄弱的菌丝顶端释放,是最早释放的抗原。GM 释放量与菌量成正比,可以反映感染程度。连续检测 GM 可作为治疗疗效的监测。在造血干细胞移植患者中的诊断敏感性高。

四、治疗

(一) 早期复苏

一旦患者出现了感染相关的组织灌注不足,即在经过液体复苏后低血压仍持续存在或者血乳酸水平大于4mmol/L时,应该立即进行复苏。在复苏的前6小时内需达到以下目标:中心静脉压(CVP)8~12mmHg;平均动脉压≥65mmHg;尿量≥0.5ml/(kg·h),中心静脉(上腔静脉)或混合静脉血饱和度分别达到70%或65%。乳酸升高的患者目标是其乳酸恢复正常。

(二) 感染的控制

1. 病原菌的诊断　在应用抗生素之前至少需要留取两份血培养,即经皮穿刺及经留置超过48小时的血管内置管处的血液标本。同时应该尽可能在使用抗生素之前留取包括尿液,脑脊液,伤口,呼吸道分泌物或其他可能为感染源的体液标本。应尽快行影像学检查以早期确定潜在的感染。

2. 感染灶的控制　对所有的重症感染患者均需要判断是否存在可控制的感染源,一旦明确需在12小时内对感染灶进行处理。处理感染灶时应该选择创伤最小的有效干预措施。如果血管内植入物被认为是可疑的感染灶,则应在建立其他通路后立即予以去除。

(三) 抗生素治疗

在诊断重症感染或感染性休克的一小时内即应该给予有效的抗生素治疗。最初的经验性抗感染治疗应该包括针对所有可疑病原菌[细菌和(或)真菌]的一种或多种药物,并保证对可疑的感染灶有足够的穿透性和药物浓度,同时需要每天对治疗方案进行评价。对于中性粒细胞减少以及怀疑存在难治性多重耐药的病原菌(如假单胞菌属或不动杆菌属)的患者,有必要采取联合治疗。如果怀疑患者的重症感染或感染性休克是由病毒引起的,应尽快开始抗病毒治疗。

需要注意的时,经验性治疗时,联合治疗不应该超过3~5天,一旦找到病原菌,应尽快选择恰当的单药治疗。抗菌治疗的疗程一般为7~10天,但对于临床治疗反应慢,感染灶未完全清除或免疫缺陷的患者应该适当延长疗程。

(四) 支持治疗

比如机械通气,必要时进行镇静、镇痛和使用肌松药物,控制血糖,肾脏替代治疗,预防深静脉血栓以及应激性溃疡等。

(黎毅敏)

第二章
呼吸机相关肺炎

一、定义

呼吸机相关肺炎(ventilator associated pneumonia,VAP)是指开始机械通气48小时或以后至撤机拔管48小时内出现的新的肺实质感染,是医院获得性肺炎(hospital-acquired pneumonia,HAP)重要的类型之一,其中入院4天内发生的VAP称为早发VAP,入院4天后发生的VAP称为晚发VAP,前者多由对抗生菌较敏感的细菌引起,预后较好,后者多由多重耐药菌(multi-drug resistance bacteria,MDRB)引起,预后较差。

(一)流行病学

在接受机械通气支持的重症医学科病房(intensive care unit,ICU)患者中,肺炎的患病率明显升高,约为未行机械通气支持患者的3~21倍,一旦出现肺炎,死亡率可增加2~10倍。其中,进行机械通气第10天肺炎累积患病率为6.5%,第20天时为19%,因此在整个机械通气过程中,肺炎危险性平均每天增加1%。研究数据进一步显示,在综合ICU的机械通气病人中VAP并发症发生率为8%~28%,造成的病死率达24%~50%,若致病菌为耐药致病菌则病死率可达76%。与革兰阳性球菌相比,革兰阴性杆菌肺炎患者的预后较差。

(二)病原学

VAP病原谱有一定的地区差异性,且与宿主因素(疾病的严重程度及合并症)、医院或ICU中常见致病菌、住院时间、既往抗生素应用情况及机械通气时间等因素有密切关系。病原体中以细菌最为多见,占90%以上,其中革兰阴性杆菌50%~70%,包括铜绿假单胞菌、变形杆菌属、不动杆菌属。革兰阳性球菌15%~30%,主要为金黄色葡萄球菌。在早发VAP中主要是非多重耐药菌,如肺炎链球菌、流感嗜血杆菌和敏感的肠道革兰阴性杆菌(如大肠杆菌、肺炎克雷伯杆菌、变形杆菌和黏质沙雷杆菌)。迟发VAP主要是多重耐药菌,如产超广谱β-内酰胺酶(ESBL)的肺炎克雷伯杆菌和鲍曼不动杆菌、耐药肠道细菌属、嗜麦芽窄食单胞菌、耐甲氧西林金黄色葡萄球菌(MRSA)等。目前真菌感染比例也逐渐增加,考虑有以下几方面原因:①患者年龄、基础疾病状态、抵抗力低下、住院时间长导致的院内感染增加;②免疫抑制剂、激素等的应用,使机体抵抗力下降;③气管插管等侵入性操作的施行使局部防御机制受损,使上呼吸道的病原菌易向下呼吸道蔓延;④广谱抗生素的广泛使用使耐药的条件致病菌增殖占优势,造成菌群失调,真菌的感染率上升。

二、病因和发病机制

正常的呼吸道防御机制使气管隆突以下的呼吸道保持无菌,而气管插管跨越了上咽部的防御机制,并影响咳嗽反射及黏膜纤毛的清除能力,使聚集在气管插管气囊上方的分泌物可以直接进入下呼吸道,致病菌亦同时带入下呼吸道。VAP发生的病因很多,常见的有防御机制受损、病原菌定植和误吸。

(一)呼吸道与全身防御机制受损

ICU患者由于长期卧床、广谱抗生素及激素的长期应用、营养状态差,使其机体抵抗力下降,增加了感染几率。气管切开、气管插管等侵入性操作破坏了上呼吸道的防御屏障,削弱了纤毛的清除能力,使得致病菌得以不经过过滤直接进入下呼吸道黏附、定植和繁殖,进而引起肺部感染,尤其是毒力较强的致病菌。

(二)病原菌侵入与定植

气管切开患者吞咽反射、咳嗽反射减弱及气道黏膜基底部暴露均使呼吸道屏障功能受到直接损害,气道黏性分泌物增加并聚集在气囊上方经气管内壁与套管气囊间隙大量进入下呼吸道,进而将大量病原菌带入并定植在下呼吸道。当患者机体抵抗力不足以抵御病原菌的毒力或出现多器官功能打击时即引起感染。

(三)口咽部定植菌误吸及胃肠道细菌逆行

胃肠道是肠杆菌最主要的定植场所,正常的胃液值为1,胃腔的细菌极少,但ICU患者由于经常使用H_2受体阻滞剂或制酸剂以防应激性溃疡发生,导致胃液值上升。长时间体位及活动范围受限使胃肠蠕动减弱,胃管的放置以及经口气管插管刺激咽部,影响食管下段括约肌的关闭,均易引起反流误吸。此外,食管括约肌的持久松弛使得胃内细菌沿管壁上移至咽部,再进入下呼吸道引起感染。

(四)带菌气溶胶吸入

呼吸机管道中积聚的冷凝水是细菌寄居的高污染物,是细菌重要的培养基。有调查研究发现湿化罐内湿化液所培养出的细菌属与气管深部培养出的细菌菌属是一致的,并认为气道与呼吸机湿化罐通过机械通气形成循环途径引起感染。

三、症状与体征

(一)临床表现

1. 一般表现 VAP患者大多出现发热,一般为急性发热,热型可为稽留热或弛张热,伴或不伴畏寒、寒战;部分身体衰弱患者可仅表现为低热或不发热。病情严重者可出现神志障碍或精神异常。

2. 呼吸系统表现 肺炎所致的典型临床表现为:咳嗽、咳痰、胸痛,但VAP患者由于机械通气过程中大多使用镇静药、肌松药,因此主要临床表现为气道分泌物的增多,呈黄白状或黄脓状;呼吸频数增快、呼吸困难、伴有唇甲发绀等缺氧体征。重症VAP时由于双肺出现弥漫性渗出,导致进行性低氧血症,出现进行性呼吸困难、呼吸窘迫等临床表现。

早期肺部体征表现为局部的异常体征,如局部叩诊呈浊至实音、触觉语颤增强、听诊可闻及肺泡呼吸音减弱、局部湿啰音等。随着病情发展至病变弥漫的重症VAP时,表现为呼吸急促、窘迫,可有鼻翼扇动,而且出现发绀等明显缺氧表现,肺部体征为广泛的肺实变征,肺泡呼吸音明显减弱,而湿啰音改变多不明显。

3. 全身表现 VAP常引起机体全身炎症反应异常,从而引起脓毒症(sepsis)、全身炎症反应综合征(SIRS)、多器官功能障碍综合征(MODS)等一系列病理生理过程。除此以外,随着病情的进展尚累及其他多器官功能。

循环系统功能的损害可影响其他器官的血流灌注,甚至休克,导致其功能损伤。

其他脏器可序贯地出现不同程度的损害,如肾脏、消化道、肝脏、血液系统、神经系统、内分泌系统等,出现相应的功能不全表现。

(二)辅助检查

1. 血常规 血白细胞计数和中性粒细胞分类升高,少数VAP患者白细胞计数可呈下降。若累及血液系统时,血小板计数可呈进行性下降、凝血功能异常。

2. 血气分析 多数VAP患者主要表现为严重低氧血症(Ⅰ型呼吸衰竭),氧合指数(PaO_2/FiO_2)进行性下降,甚至低于200mmHg。若患者存在COPD等基础病,血气分析可能会表现为Ⅱ型呼吸衰竭。

3. 影像学检查

(1)X线胸片是呼吸系统最常用的检查手段,它能够早期发现肺部炎症渗出性病灶。VAP患者可表现为斑片状或局灶性浸润阴影,重症感染者肺部阴影进展迅速,甚至出现双肺大片实变阴影,部分患者在 48 小时内增加达 50% 以上。影像学上需要除外肺水肿,ARDS,肺结核,肺栓塞等疾病。

(2)胸部 CT 检查有助于获得更多的临床信息,可以较准确了解肺炎的范围、肺组织实变及肺不张程度,同时可早期发现肺脓肿、空洞(曲霉菌的 halo 征、新月征、空洞征等)等。

4. 病原学检查

(1)气道分泌物检查:气道分泌物涂片采用革兰染色法,其优点在于取样快,操作简单且费用低,在临床上较易实施;缺点是容易被上气道定植菌污染。气道分泌物培养:应尽可能在抗生素使用前留取分泌物,可提高阳性率。目前分泌物培养的阳性率约 40%~50%,而且常难以区分致病菌与定植菌。经纤支镜保护性毛刷(PSB)、支气管肺泡灌洗液(BAL)标本培养:由于其均通过纤维支气管镜进入目标病灶获得标本,两者的敏感性和特异性均较高。两者的操作存在一定临床风险,需技术熟练人员操作。

(2)血培养:血培养是怀疑有严重感染性疾病常采用的病原学检查手段,结果特异性高,但阳性率也较低,约 25%。近年来强调必须在抗生素应用前采集血液标本,建议每系列采血 2~3 次,每次不少于 20ml 血液,并不要求在高热或寒战时采血,这样可提高阳性率,达到 40%~50%。必要时可重复进行,一般 2 个系列已足够。

(3)非典型病原体的血清学检查:如肺炎支原体、衣原体等,一般在发病初期及其后 2~4 周采集标本。血清支原体抗体滴度升高≥1:32 或前后呈 4 倍升高者有临床诊断意义。

(4)真菌血清学检测:由于痰培养阳性较低,近年来研究发现通过测定真菌的细胞壁成分半乳甘露聚糖(GM)和代谢产物 1-3-β 葡聚糖,可提高对 VAP 真菌感染的诊断能力。

四、诊断

肺组织活检培养出微生物是诊断 VAP 的标准,但由于上述操作为创伤性检查,并发症相对较多,风险较大,故未能成为临床常规操作,一般仅用于经初始治疗无效,用其他方法均未能明确诊断,且病情允许的患者。现阶段临床常用的诊断方法有:临床诊断标准和临床肺部感染评分法。

(一)临床诊断标准

必要条件:胸片显示有新发的浸润影。

次要条件:1. 发热。

2. 白细胞升高或降低。

3. 脓性气道分泌物。

机械通气 48 小时或以后至撤机拔管 48 小时内的患者同时满足必要条件和次要条件中的两项或两项以上,并排除肺结核、肺部肿瘤、肺不张等肺部疾病,可临床诊断为 VAP。

(二)临床肺部感染评分法(clinical pulmonary infection score,CPIS)

指标:体温、血白细胞计数、气道分泌物、氧合指数、X 线胸片和半定量培养。(表 6-2-1)

表 6-2-1　临床肺部感染评分

参数	数值			
	0	1	2	+1
体温,℃	≥36.5 且 ≤38.4	≥38.5 且 ≤38.9	≥39.0 或 ≤36.0	
血白细胞,mm³	≥4000 且 ≤11 000	<4000 或 >11 000		
气道分泌物	少量中等大量脓性			

续表

参数	数值			
	0	1	2	+1
PaO$_2$/FiO$_2$, mmHg	>240 或存在 ARDS		≤240 且无 ARDS	
胸片	无浸润影	弥漫性局灶性浸润(或斑片状浸润)		

注:总分 12 分,CPIS≥6 分提示存在 VAP(机械通气情况下)

五、预防

由于 VAP 是医源性因素导致的肺部感染,规范医疗行为无论在预防和治疗过程中都显得尤为重要。确实有效的预防措施能够明确降低 VAP 的发生率。预防的建议有以下几个方面:

(一)声门下分泌物引流

上气道分泌物可聚集于气管导管球囊上方,造成局部细菌繁殖,分泌物可沿气道进入肺部,导致肺部感染,因此采用声门下分泌物引流可有效预防肺部感染。

(二)动力床治疗

临床上采用人工机械装置为患者翻身或动力床治疗,可改变患者体位,减少并发症。动力床治疗是对机械通气的重症患者使用可持续旋转及保持至少 50° 以上翻转的护理床,可减少长期卧床而出现的并发症,降低 VAP 的发病率。

(三)抬高床头使患者保持半坐卧位

半坐卧位可以减少胃内容物反流导致的误吸,降低 VAP 的发病率。

(四)控制外源性感染

引起 VAP 的病原体常可通过医护人员及环境感染患者。严格手卫生,对医护人员进行宣教,加强环境卫生及保护性隔离均可一定程度上切断外源性感染途径,降低 VAP 的发病率。

(五)人工气道的护理和痰液引流

人体上呼吸道具有加温加湿作用,人工气道的建立跨越了这一正常的调节机制,使黏膜纤毛运动受损,黏膜上皮发生炎症改变及坏死,易于形成痰痂,造成气道梗阻和肺不张,不利于肺部炎症的控制。因此人工气道的护理对 VAP 的治疗起到积极的作用,主要包括:清除口咽部的分泌物;充分引流痰液;回路管道上的冷凝水细菌浓度极高,清理时避免倒流入气道;保持室内良好的通风环境可减少呼出气带菌气溶胶对周围人群的影响;呼吸机上的雾化器液所调温度不应低于 45℃ 以减少细菌污染,使用后须彻底消毒。

(六)营养支持

营养不良容易引发呼吸肌无力,造成脱机困难,增加 VAP 的发生率。营养支持治疗,包括全胃肠外营养、胃肠外营养和胃肠内营养同时进行或单纯的胃肠内营养,纠正低蛋白血症,维持水电解质和酸碱平衡。机械通气患者常存在胃肠道革兰阴性杆菌的定植。选择经鼻肠管进行营养支持可降低 VAP 的发生率。

(七)选择性消化道去污染/选择性口咽部去污染

选择性消化道去污染(selective digestive decontamination,SDD)是通过清除患者消化道内可能引起继发感染的潜在病原体达到预防严重呼吸道感染或血流感染的目的。选择性口咽部去污染(selective oropharyngeal decontamination,SOD)是 SDD 的一部分,主要清除口咽部的潜在病原体。使用 SDD 或 SOD 策略可减少 VAP 的发生。

由于影响 VAP 发病率的因素很多,需要进行多方面的干预,机械通气患者的集束化方案逐渐被大家所接收,具体实施可根据具体情况和条件制定有效、安全并易于实施的集束化方案。

六、治疗

一旦明确诊断 VAP,应该积极早期开始治疗。上述的预防措施在治疗过程中仍然极为重要。

(一) 抗菌药物的选择

由于 VAP 的诊断非常困难,因此,临床高度怀疑 VAP 时即应开始正确的经验性抗生素治疗。在初始经验性抗感染治疗时,选择抗菌药物应重点考虑以下三个因素:VAP 发生时间(早发 / 晚发)、本地区(甚至本病区)细菌流行病学监测资料(如病原菌谱及耐药谱等)、患者是否存在多重耐药(multidrug resistant,MDR)病原菌感染高危因素(如 90 天内曾使用抗菌药物,正在接受免疫抑制治疗或存在免疫功能障碍,住院时间 5 天以上,居住在耐药菌高发的社区或特殊医疗机构等)。

早发 VAP 和 MDR 病原菌感染低危患者,抗菌药物初始经验型治疗时无需选择广谱抗菌药物;晚发 VAP 可能由 MDR 病原菌引起,则应选择广谱抗菌药物,以确保疗效,并减少诱发耐药菌产生的机会。

(二) 积极治疗原发病

治疗病因对于重症感染的治疗至关重要。任何的治疗均应围绕在祛除原发病努力,只有原发病得以解除,抗感染治疗才能有效进行。

(黎毅敏)

第三章
重症社区获得性肺炎

一、定义

社区获得性肺炎（community-acquired pneumonia，CAP）是指在医院外罹患的感染性肺实质（含肺泡壁，即广义上的肺间质）炎症，包括具有明确潜伏期的病原体感染而在入院后平均潜伏期内发病的肺炎。重症社区获得性肺炎（severe community-acquired pneumonia，SCAP）目前尚无统一定义，大部分研究和学者将SCAP界定为需要入住ICU的社区获得性肺炎。SCAP患者常出现严重的呼吸窘迫症状、血流动力学不稳定、需吸入高浓度氧，甚至需要机械通气、补充液体和血流动力学支持，有时需应用血管活性药物。

在美国，CAP导致的总死亡率为5%，住院患者的死亡率高达13.6%，在主要致死病因中占第6位，为感染性疾病死亡的首位原因。Meta分析显示门诊CAP患者病死率小于1%，需要住院的CAP总体病死率为13.7%，而需要入住ICU的SCAP病死率可达36.5%。

二、病因和发病机制

（一）病原体

SCAP的病原体以革兰阳性球菌为主，最常见者为肺炎链球菌及金黄色葡萄球菌，嗜肺军团菌、革兰阴性杆菌、流感嗜血杆菌等亦不少见，近年来支原体肺炎的发病率有增高趋势。随着人口老龄化、免疫受损宿主增加、病原体的变迁和抗生素耐药性的上升，病毒、衣原体、真菌等病原体在SCAP中也越来越多见。

（二）发病机制

SCAP多由CAP发展而来，CAP发展为SCAP的高危因素是：高龄、严重的基础疾病、吸烟、嗜酒、未及时使用抗菌药物、免疫抑制、遗传因素等。判断CAP严重程度时，年龄为首先需要考虑的重要因素，因为老年人肺的咳嗽反射敏感性下降、局部和全身的反应减退等可影响机体的防御功能，老年CAP患者的死亡率较年轻患者明显增加。对SCAP患者，46%~66%的患者有严重的基础疾病，慢性阻塞性肺疾病（COPD）是SCAP患者最普遍的呼吸道基础疾病。吸烟和酗酒在SCAP患者中也相当普遍，吸烟还是肺炎链球菌感染的危险因素。还有研究表明未及时使用抗生素、免疫抑制、遗传因素均是SCAP的高危因素。

三、临床表现

可急性起病，部分病人除了发热、咳嗽、咳痰、呼吸困难等呼吸系统症状外，可在短时间内出现意识障碍、休克、肾功能不全等其他系统表现。也可起病时较轻，病情逐步恶化，最终进展为重症肺炎。SCAP患者常出现呼吸频率增快、鼻翼扇动、发绀。肺实变时有典型体征，如叩诊浊音、触觉语颤增强和支气管呼吸音等，也可闻及湿性啰音及痰鸣音。

四、诊断标准

我国重症社区获得性肺炎的诊断标准为,具备以下 7 项中任何 1 项或以上的社区获得性肺炎都可被诊断为重症社区获得性肺炎:①意识障碍;②呼吸频率≥30 次 / 分;③ $PaO_2<60mmHg$,$PaO_2/FiO_2<300$,需行机械通气治疗;④动脉收缩压 <90mmHg;⑤并发脓毒性休克;⑥ X 线胸片显示双侧或多肺叶受累,或入院 48 小时内病变扩大≥50%;⑦少尿:尿量 <20ml/h,或 <80ml/4h,或并发急性肾衰竭需要透析治疗。

五、治疗

原则是及时经验性抗菌药物治疗,尽早转为目标性治疗、有效的肺部物理治疗、机械通气及支持治疗。

(一)经验性抗菌药物治疗

初始经验性抗菌治疗对于 SCAP 非常重要,需根据当地细菌耐药监测资料和临床病情评估覆盖所有可能的病原体,最好首剂经验性抗菌治疗在患者入院 4 小时内进行。如果患者存在肺组织结构异常(如支气管扩张症,肺囊肿)、糖皮质激素治疗(泼尼松 >10mg/d)、糖皮质激素治疗(泼尼松 >10mg/d)、近 1 月内广谱抗生素素治疗 >7 天、营养不良、外周血中性粒细胞计数 $<1\times10^9/L$ 等情况,常存在铜绿假单胞菌的定植,因此这类病人治疗中必须考虑铜绿假单胞菌感染的可能。根据患者是否存在铜绿假单胞菌感染危险因素,SCAP 的经验性抗菌治疗可以分以下两部分:

1. 无铜绿假单胞菌感染危险因素　主要病原体为肺炎链球菌[包括耐药肺炎链球菌(drug-resistant S. pneumoniae,DRSP)],需氧革兰阴性杆菌、嗜肺军团菌、肺炎支原体、流感嗜血杆菌、金黄色葡萄球菌、呼吸道病毒等。推荐抗感染方案:全部静脉给药,①头孢曲松或头孢噻肟联合大环内酯类;② β- 内酰胺类 /β- 内酰胺酶抑制剂(如阿莫西林 / 克拉维酸、氨苄西林 / 舒巴坦)+ 大环内酯类;③呼吸喹诺酮类(如左氧氟沙星、莫西沙星)联合氨基糖苷类;④厄他培南 + 大环内酯类。

2. 有铜绿假单胞菌感染危险因素　主要病原体为以上常见病原体 + 铜绿假单胞菌,推荐抗感染方案为:全部静脉给药,①具有抗铜绿假单胞菌活性的 β- 内酰胺类(如头孢他啶、头孢吡肟)或含 β-内酰胺酶抑制剂的 β- 内酰胺类(如哌拉西林 / 他唑巴坦、头孢哌酮 / 舒巴坦)或碳青霉烯类(如美罗培南、亚胺培南)+ 大环内酯类,必要时可加用氨基糖苷类;②具有抗铜绿假单胞菌活性的 β- 内酰胺类(如头孢他啶、头孢吡肟)或含 β- 内酰胺酶抑制剂的 β- 内酰胺类(如哌拉西林 / 他唑巴坦、头孢哌酮 / 舒巴坦)或碳青霉烯类(如美罗培南、亚胺培南)+ 呼吸喹诺酮类(如抗假单胞菌活性最强的环丙沙星);③呼吸喹诺酮类 + 氨基糖苷类。

(二)肺部物理治疗

1. 气道湿化　SCAP 患者常伴有脓黏痰,且咳嗽反射差,适当的气道湿化可以稀释痰液,促进痰液咳出,对感染控制非常有利。湿化过程中需注意湿化过度造成气道分泌物过多,反而不利于痰液引流。湿化过程中应注意吸入气体的加温,避免湿冷气体对气道的刺激,进入气道的气体理想温度为 37℃,相对湿度为 100%。

2. 痰液引流　肺部的物理震动及体位引流有助于痰液从小气道进入大气道,最终排出,是肺部感染控制的关键。

(三)机械通气

SCAP 常常导致呼吸衰竭,其特征为严重的低氧血症,这些病人应尽早给予机械通气治疗。一般可分为无创机械通气和有创机械通气两种通气方式。

1. 无创机械通气　对于中度低氧、神志清醒的 SCAP 患者,可应用面罩进行无创机械通气,通常用使用持续气道正压通气(CPAP)模式、双水平正压气道(BiPAP)模式,CPAP 和 BiPAP 可复张塌陷的肺泡,减少肺内分流和改善通气灌注失衡,从而纠正低氧血症并减少呼吸功。其优点是可避免气管插管及减少有创机械通气的并发症。但需要注意的是误吸风险高、血流动力学不稳定、严重颅脑疾病、面部畸形的患者不能应用无创通气。

2. 有创机械通气　SCAP 患者若出现严重的低氧血症,应尽早气管插管并行有创机械通气。能够保证精确有效的通气、管路密闭性能好、气道管理容易,但并发症较多,如呼吸机相关肺炎、呼吸机相关肺损伤等。

此外,根据患者的肺部病变范围及程度不同,侧卧位通气、分侧肺通气等特殊的机械通气方式可取得一定的治疗效果。

(四) 其他治疗

SCAP 可引起全身其他器官的功能损害,包括循环的改变,肝肾功能受损等。治疗过程中必须给予相应的器官功能支持和治疗。

(五) 治疗效果的评估

抗感染治疗一般需要在 48~72 小时对治疗效果进行评估。包括肺部感染征象及全身器官功能状况。肺部感染征象改善的表现包括体温下降、咳嗽、咳痰、呼吸困难等症状改善,白细胞下降或恢复正常,X 线胸部显示病灶吸收常滞后于临床症状改善。

若未达到预期效果,需考虑是否有目前抗生素未能覆盖的致病菌,因对病原菌进行进一步甄别。另外,很多非感染性疾病的临床表现与肺部感染极为相似,如肿瘤、血管炎等,若抗感染治疗无效,应注意进行相应的鉴别诊断。

（黎毅敏）

第四章
导管相关血流感染

一、定义

临床常用血管内导管的类型有：外周静脉导管、外周动脉导管、经外周静脉置入中心静脉导管（peripherally inserted central venous catheters，PICC）、中心静脉导管（central venous catheter，CVC）等。血管内导管为我们治疗监测提供了重要的通路，同时也增加了患者血行性感染的风险。

导管相关血流感染（catheter-related bloodstream infection，CRBSI）是指带有血管内导管或者拔除血管内导管 48 小时内的患者出现菌血症或真菌血症，并伴有发热（>38℃）、寒战或低血压等感染表现，且实验室检查证实血管导管是菌血症的来源。实验室微生物学检查判定方法包括：外周静脉血培养细菌或真菌阳性；或者从导管段和外周血培养出相同种类、相同药敏结果的致病菌。CRBSI 是导致住院病人发生全身严重感染和死亡的常见原因之一。

CRBSI 是一个临床定义，需要特定的实验室检查证实导管为血流感染的来源。但临床中，确诊 CRBSI 面临很多问题，如由于临床需求不能拔除导管，微生物检查的方法受限（很多实验室并不进行定量培养），因此 CRBSI 通常用于患者的诊断与治疗，而常用中心导管合并血流感染（central-line associated bloodstream infection，CLABSI）的概念来进行监测。CLABSI 是指患者在出现血流感染前 48 小时内存在中心导管，且无其他明确的感染源。然而，由于有些来自于中心导管以外的血流感染很难被明确识别（比如胰腺炎，黏膜炎等），CLABSI 的发生率比 CRBSI 的发生率要高。

（一）流行病学

与使用血管内装置相关的感染占所有院内感染的 10%~20%。在各类 ICU 中大约每年共有 1500 万个 CVC 日，根据美国国家医院获得性感染监测系统（NNIS）报道 ICU 每 1000 个 CVC 日 CRBSI 的发生率 2.9%~11.3‰，平均 5.3‰。ICU 感染的控制水平与 CRBSI 的发生率明确相关，另外，不同 ICU 收治患者类型的差异也会影响 CRBSI 的发生率。

（二）病原菌

常见致病菌中，阳性球菌包括表皮葡萄球菌、凝固酶阴性葡萄球菌、金黄色葡萄球菌、肠球菌等；阴性杆菌主要包括铜绿假单胞菌、嗜麦芽窄食单胞菌、鲍曼不动杆菌等，绿脓和阴沟杆菌在大面积烧伤患者中比较多见。另外，真菌在院内血行感染中的比例越来越高，在骨髓移植患者中更高。发生感染的致病菌类型与其感染途径及患者的基础状态密切相关。

二、病因与发病机制

（一）感染途径

目前认识到，导管相关的感染主要通过以下四种途径（图 6-4-1）。

1. 穿刺部位皮肤细菌的移行　穿刺部位的皮肤细菌移行至皮下导管，微生物通过导管周围皮肤隧道在导管尖端形成定植，这是短期导管感染的最常见途径（A）。

2. 导管接口部的直接污染　医务人员的手或者污染的液体或设备直接接触导管接口造成污染（B）。

3. 血行感染在导管定植（C）　其他部位的感染血行性播散,在导管部位定植。

4. 输液污染　经导管输入污染的液体或药物也可能导致 CRBSI(D)。

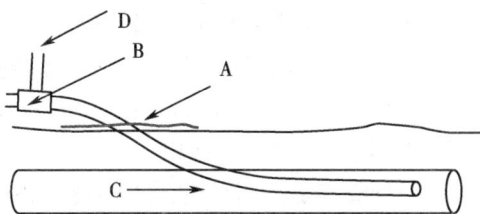

图 6-4-1　导管感染的四种途径
A:导管穿刺部位细菌移行;B:导管接口部的直接污染;C:血行感染在导管定植;D:输液污染

(二) 其他影响因素

1. 导管材料　导管材料对于促进血栓形成和微生物的附着非常重要。例如,与聚氯乙烯导管相比,柔软的硅胶和聚氨酯导管更少形成血栓,因此葡萄球菌和真菌更不容易附着在导管表面。与硅胶导管相比,使用聚氯乙烯导管不仅增加机械性并发症(如断裂、阻塞、血栓形成等),而且明显增加血行性感染的发生率。

2. 感染菌内在特性　某些感染菌含有黏附蛋白,比如纤维蛋白和纤连蛋白可以在导管周围形成鞘管。

3. 生物膜　生物膜糖蛋白构成的生物膜,如纤维蛋白原,纤维连接蛋白,胶原蛋白和层粘连蛋白,迅速构成一层可以增加细菌黏附几率的生物膜,其中金黄色葡萄球菌和凝固酶阴性葡萄球菌尤为常见。此外,一些菌株产生外合成黏液多糖体物质,使菌株获得一定的对抗菌药物的抵抗和干扰中性粒细胞功能。

三、临床表现

导管相关血行感染无特异性的临床表现,主要由以下几个方面的症状体征组成:

(一) 穿刺部位的皮肤病变

插入导管的静脉可出现硬结、红斑、热痛和触痛等静脉炎的表现;完全置入血管内装置的皮下囊内也可出现感染性积液,常出现表面皮肤组织触痛,红斑或硬结,称之为皮下囊感染。

(二) 血行性播散引起的病变

部分血行感染可有皮肤病变,常表现为瘀点、瘀斑以及皮疹等;另外,病菌的血行性播散也可能会引起感染性心内膜炎、感染性血栓性静脉炎、骨髓炎和其他迁徙性病变。

(三) 全身性炎症反应

包括畏寒发热、脉搏加快、呼吸急促或通气过度、高代谢状态等一般性症状,严重时可引起全身性炎症反应持续恶化,导致低血压、休克、脏器功能不全。

四、诊断

当患者出现了感染的征象,且无其他部位感染的证据时,需考虑导管相关血流感染的可能。发热是最敏感的临床表现,但特异性较差。穿刺点部位的炎症或化脓的特异性很高,但敏感性低。当患者出现血流动力学不稳定,神志改变,导管腔内堵塞以及在使用导管后突然出现感染的临床表现时,都需要怀疑导管相关感染。拔除导管 24 小时后患者临床症状改善高度提示 CRBSI。

出现上述的临床表现,怀疑患者存在 CRBSI 时,需要尽快留取相关培养以明确诊断。

(一) 标本的留取

应在开始抗生素治疗前分别留取导管血与外周血进行培养,每份标本均应进行需氧与厌氧培养。如果拔除导管,需留取导管尖端 5cm 进行培养。经皮抽取血液标本前,应仔细对穿刺部位进行充分消毒,经导管抽取血液标本,则需要对接口处进行充分消毒。

(二) 诊断标准

1. 符合以下任意一条即可确诊 CRBSI

(1) 从导管尖端及至少一份外周血培养培养出同一种微生物。

(2) 至少两份血培养结果(一份来自于导管腔,一份来自于外周静脉)培养出同一种微生物,且满足定量血培养或差异报警时间的标准。

定量血培养时,导管血培养结果是静脉血培养结果的三倍或三倍以上可以确诊 CRBSI。

差异报警时间(differential time to positivity,DTP)是指导管血培养阳性报警时间比静脉血液培养阳性报警时间早 2 小时或以上。

2. 导管培养 当导管因为怀疑 CRBSI 而被拔除时,需要进行导管培养。通常不进行导管尖端的定性培养,当定量培养满足以下标准时可以诊断导管存在病原菌定植。

(1)导管尖端半定量的肉汤培养大于 15 个菌落形成单位(colony-forming units,cfu)。

(2)导管的定量肉汤培养超过 10^2 cfu。

通常情况下,仅有导管尖端培养阳性而无菌血症的证据并不意味着一定需要使用抗生素。

五、治疗

(一)导管的处理

一旦考虑导管相关血流感染,原则上应首先考虑拔除导管,如伴有严重的临床后果,如:严重的败血症;血流动力学不稳定;心内膜炎或其他感染转移的证据;由化脓性血栓性静脉炎引起的红肿或渗出;敏感抗生素治疗 72 小时仍存在持续的菌血症;则必须拔除。

对于长期导管而言,如病原菌不是金黄色葡萄球菌,铜绿假单胞菌,真菌或分枝杆菌,可以考虑暂时保留导管。可通过导管给予全身的抗生素,并根据病原菌采取抗生素封管治疗。抗生素治疗后 72 小时应再次留取两份血培养,如果培养阳性,则需立刻拔除导管。

一般不建议导管原位置换,如果重新置管的并发症或出血风险很高,可以考虑原位置换,一旦拔除的导管尖端培养阳性,则新置入的导管必须拔除。

(二)抗菌药物

通常情况下,应该立即开始经验性的抗感染治疗,并尽早根据微生物结果转化为目标性治疗。

1. 经验性抗菌药物应用 CRBSI 的抗生素选择需根据临床情况来决定,包括疾病的严重程度,感染的高危因素,可疑的病原菌等。

鉴于凝固酶阴性的葡萄球菌是导管相关感染最常见的病原菌,且存在高耐药性,导管相关感染的经验性抗生素治疗中应包括万古霉素。对于中性粒细胞减少,严重感染的患者,应加用覆盖革兰阴性杆菌的抗生素。而对于存在下列念珠菌血症高危因素的患者,应经验性地加用棘白菌素或唑类的抗真菌药物,包括:全肠外营养,长期使用广谱抗生素,血液系统恶性肿瘤,骨髓移植或器官移植,经股静脉/动脉置管,多部位存在念珠菌属的定植。

2. 目标性抗菌药物的应用及疗程 导管相关感染的病原微生物以及抗菌药物敏感性一旦明确,应根据微生物和药物敏感试验的结果调整抗菌药物,尽快转变为目标性治疗。

抗生素治疗的疗程取决于临床具体情况。通常情况下,拔除导管后,血培养阴性的 CRBSI 应用适当抗生素后,疗程通常为 10~14 天。如果患者近期有人工瓣膜的植入,疗程需延长至 4~6 周。拔除导管 72 小时后仍存在菌血症的患者,抗生素治疗至少应用 4~6 周。对于存在菌血症相关的并发症(比如化脓性血栓性静脉炎,感染性心内膜炎,骨髓炎等)的患者,抗生素的疗程需根据具体的感染病原菌来确定。

(三)局部感染的治疗

植入隧道式深静脉导管或植入装置的患者并发导管相关感染,如表现为隧道感染或者植入口脓肿,需要移除导管和植入装置,并且进行 7~10 天的抗菌药物治疗。

六、预防

(一)置管过程

1. 严格执行无菌技术操作规程 置管时无菌范围应当覆盖病人全身,置管人员应当戴帽子、口罩、无菌手套,穿无菌手术衣。

2. 严格执行手卫生 认真洗手并戴无菌手套,尽量避免接触穿刺点皮肤。置管过程中手套污染或破损应当立即更换。

3. 选择合适的静脉置管穿刺点 成人中心静脉置管时,应当首选锁骨下静脉,尽量避免使用颈内静脉和股静脉。

4. 正确消毒穿刺点皮肤 自穿刺点向外以同心圆的方式,消毒范围应达到穿刺点周围 15cm,消毒三次待干后再行置管,消毒后避免再次接触穿刺点皮肤。

5. 使用超声引导技术尽可能地减少穿刺损伤。

（二）置管后

1. 选择敷料 应当尽量使用无菌透明、透气性好的敷料覆盖穿刺点,对于高热、出汗、穿刺点出血、渗出的患者应当使用无菌纱布覆盖。

2. 定期更换敷料 无菌纱布为 1 次/2 天,无菌透明敷料为 1~2 次/周,如果纱布或敷料出现潮湿、松动、可见污染时应当立即更换。

3. 接触置管穿刺点或更换敷料时,应当严格执行手卫生规范。

4. 保持导管连接端口的清洁 在打开连接端口进行操作时必须对端口两侧进行充分消毒,如有血迹等污染时,应当立即更换。

5. 保持穿刺点,导管,以及相应端口的干燥清洁,避免外界污染。

6. 外周及中心静脉置管后,应当用生理盐水或肝素盐水进行常规冲管,预防导管内血栓形成。

7. 在不能够保证无菌原则的紧急状态下置入的管路应该在条件允许的情况下尽快拔除。

8. 医务人员应当每天对保留导管的必要性进行评估,不需要时应当尽早拔除导管。

9. 不应以预防导管感染为目的而常规更换导管。

（蒋东坡）

第五章
尿管相关感染

一、定义及流行病学

尿管相关感染是指患者留置尿管后,或者拔除尿管 48 小时内发生的泌尿系统感染。临床上包括尿管相关尿路感染(catheter associated urinary tract infection,CA-UTI)和尿管相关无症状菌尿(catheter associated bacteriuria,CA-ASB),UTI 定义为有临床诊断意义的菌尿症患者,有尿路感染相应的症状、体征,且无其他原因可以解释。无症状菌尿指的是有临床诊断意义菌尿患者,无尿路感染相应的症状、体征。

尿管相关尿路感染是医院感染中最常见的感染类型。尿管相关尿路感染的危险因素包括患者方面和尿管置入与维护方面。患者方面的危险因素主要包括:患者年龄、性别、基础疾病、免疫力和其他健康状况等。尿管置入与维护方面的危险因素主要包括:尿管留置时间、尿管置入方法、尿管护理质量和抗菌药物临床使用等。尿管相关尿路感染方式主要为逆行性感染。

尿管相关感染在全球范围内为最常见卫生保健相关感染,约占美国每年医院感染的 40%。住院患者中,尿管相关感染为医院血流感染的最常见原因之一,约 15% 医院血流感染源于尿路。

二、微生物学

引起女性尿路感染的最常见的单一致病菌是大肠埃希菌,其次还有肠杆菌科细菌(如肺炎克雷伯菌)和其他细菌(包括凝固酶阴性葡萄球菌、肠球菌、B 群链球菌和阴道加德纳菌)等;对于男性尿路感染患者,除了革兰阴性杆菌和肠球菌外,凝固酶阴性葡萄球菌也是常见致病菌。泌尿生殖系统异常患者的单一致病菌,女性以大肠埃希菌最为常见,而在男性中奇异变形杆菌更多见。长期留置尿管的患者,其尿液中通常会培养出多种细菌,包括铜绿假单胞菌(绿脓杆菌)和产脲酶的细菌,如奇异变形杆菌、斯氏普罗威登斯菌和摩氏摩根菌。

三、发病机制

尿路感染最常见的细菌为大肠埃希菌,大肠埃希菌具有 O、H、K 三种抗原,具有大量 K 抗原的大肠埃希菌容易引起尿路感染。大肠埃希菌表面的 P 型菌毛是引起尿路感染最重要的毒素因子,I 型菌毛中的 FimH 亚单位可以与膀胱黏膜上的甘露糖受体结合,使细菌在膀胱内立足,生长繁殖,引发感染,菌毛也可以介导细菌对细胞的入侵。细菌进入膀胱引起膀胱炎后,可影响膀胱输尿管连接处的功能,导致膀胱输尿管反流,促使感染尿液逆流而上。细菌释放的内毒素可作用于输尿管平滑肌,使其蠕动减退,致输尿管尿液淤滞,管腔内压力升高,形成生理性梗阻。最后细菌可逆行而上进入肾盂。细菌在膀胱壁上形成生物膜,导致对抗菌药物敏感性差、常规细菌培养困难及病程延长和容易复发。细菌致病性与宿主的防御机制有关,尿路梗阻、留置尿管等情况下会削弱宿主的防御机制,更容易导致感染的发生或疾病迁延。

可产生尿素酶的细菌主要为变形杆菌、假单胞菌、普罗威登斯菌、摩根氏菌和棒状杆菌,但克雷伯菌、假单胞菌、沙雷氏菌和葡萄球菌在某种程度上也可产生尿素酶。患者感染上了可产生尿素酶的细菌,尿素酶将尿素分解为二氧化碳和氨。结果使尿氨增加,损伤了氨基多糖(GAG)层,促进了细菌黏附和鸟粪石结晶的形成,后者聚集形成肾脏结石和尿管上的硬壳,从而易导致尿路感染。

四、导管相关感染的诊断

(一)尿管相关尿路感染的临床诊断

患者出现尿频、尿急、尿痛等尿路刺激症状,或者有下腹触痛、肾区叩痛,伴有或不伴有发热,并且尿检白细胞男性≥5个/高倍视野,女性≥10个/高倍视野,插尿管者应当结合尿培养。

病原学诊断:在临床诊断的基础上,符合以下条件之一:

1. 清洁中段尿或者导尿留取尿液(非留置导尿)培养革兰阳性球菌菌落数≥10^4cfu/ml,革兰阴性杆菌菌落数≥10^5cfu/ml。

2. 耻骨联合上膀胱穿刺留取尿液培养的细菌菌落数≥10^3cfu/ml。

3. 新鲜尿液标本经离心应用相差显微镜检查,在每30个视野中有半数视野见到细菌。

4. 经手术、病理学或者影像学检查,有尿路感染证据的。

(二)尿管相关无症状菌尿

患者虽然没有症状,但在1周内有内镜检查或尿管置入,尿液培养革兰阳性球菌菌落数≥10^4cfu/ml,革兰阴性杆菌菌落数≥10^5cfu/ml,可明确诊断。

五、治疗

(一)尿管相关尿路感染治疗原则

1. 拔除尿管留取培养

(1)疑为CA-UTI的患者,开始抗菌药物治疗前应留取尿标本作培养,因为潜在病原菌很多,且细菌耐药性不断增强。

(2)如果CA-UTI起病时尿管留置已超过2周,但患者仍有指征留置,应更换尿管以加速症状改善,并降低发生导管相关尿路感染和CA-UTI的风险。应在开始抗菌药治疗前,自新留置的尿管留取标本作尿培养以指导治疗。如果尿管已拔除,应在开始抗菌药治疗前,留取清洁中段尿作培养以指导治疗。

2. 抗菌药物疗程

(1)CA-UTI患者经抗菌药治疗后症状迅速缓解者疗程为7天,而治疗反应延迟者疗程为10~14天,无论患者是否留置尿管。

(2)年龄≤65岁的CA-UTI女性患者,如无上UTI症状并已拔除尿管,可考虑3天疗法。

(二)尿管相关无症状菌尿

CA-ASB的治疗原则为预防CA-UTI的发生。不推荐以减少导管相关尿路感染为目的的常规筛查和治疗,但孕妇和泌尿系统手术预期有可视黏膜出血的患者例外。女性短期尿管拔除后CA-ASB持续达48小时者,进行抗菌药治疗可降低发生CA-UTI的风险。

六、导管相关尿路感染的预防

(一)置管前
避免不必要的留置导尿。对留置尿管的患者,应当采用密闭式引流装置。

(二)置管时
严格遵循无菌操作技术原则留置尿管,避免损伤尿道黏膜。严格注意手卫生。

（三）置管后

妥善固定尿管,保证集尿袋高度低于膀胱水平,避免接触地面,防止逆行感染。保持尿液引流装置密闭、通畅和完整,活动或搬运时夹闭引流管,防止尿液逆流。不常规使用含消毒剂或抗菌药物的溶液进行膀胱冲洗或灌注以预防尿路感染。若尿管阻塞或不慎脱出时,以及留置导尿装置的无菌性和密闭性被破坏时,应当立即更换尿管。长期留置尿管患者,不宜频繁更换尿管。患者出现尿路感染时,应当及时更换尿管,并留取尿液进行微生物病原学检测。每天评估留置尿管的必要性,不需要时尽早拔除尿管,尽可能缩短留置尿管时间。

（蒋东坡）

第六章
特殊耐药菌

广谱抗生素的不规范应用,使全球范围内的耐药形势日益严峻,已成为威胁人类健康的首要问题。重症患者受原发病打击,并有各种侵入性操作,其解剖屏障和生理屏障常受到不同程度破坏,常是院内感染的高危人群。一项 ICU 的全球多中心研究(EPIC Ⅱ)显示:亚洲 ICU 院内感染的致病菌中革兰阴性菌约占 65.9%,革兰阳性菌约占 34.1%,其中耐甲氧西林金黄色葡萄球菌(methicillin-resistant staphylococcus aureus,MRSA)约占 10%,耐万古霉素肠球菌(vancomycin-resistant enterococcus,VRE)占 2.1%。2010 和 2011 年 CHINET 耐药监测网显示广泛耐药鲍曼不动杆菌检测率分别为 17% 和 21.4%;2011 年 MRSA 和耐万古霉素的屎肠球菌的检出率占革兰阳性菌的 50.6% 和 3.9%,呈逐年上升的趋势。

临床上对 3 类或以上常见抗菌药物耐药的细菌称之为多重耐药菌(multi-drug resistance bacteria,MDRB)。革兰阴性杆菌除了黏菌素和替加环素外,对所有分类的常用抗菌药物几乎全部耐药;革兰阳性球菌除了对糖肽类和利奈唑胺外对其余抗菌药物全部耐药,称之为广泛耐药细菌(extensive drug resistance bacteria,XDRB)。对所有分类的常用抗菌药物全部耐药称之为泛耐药细菌(pandrug resistance bacteria,PDRB)革兰阴性杆菌对包括黏菌素和替加环素在内的所有分类的常用抗菌药物全部耐药;革兰阳性球菌对包括糖肽类和利奈唑胺在内的所有抗菌药物全部耐药。临床上常将特殊耐药菌概括为"ESKAPE",即耐药屎肠球菌(enterococcus faecium)、金黄色葡萄球菌(staphylococcus aureus)、肺炎克雷伯菌(klebsiella pneumoniae)、鲍曼不动杆菌(acinetobacter baumannii)、铜绿假单胞菌(pseudomonas aeruginosa)及肠杆菌科细菌(Enterobacter species),这 6 类细菌耐药情况极度严峻,取其各自拉丁文名称首字母而简称"ESKAPE"。

第一节　金黄色葡萄球菌感染

一、生物学特征

金黄色葡萄球菌(简称金葡菌)为需氧或兼性厌氧的革兰阳性菌,形状呈球形,直径 0.8μm 左右,显微镜下排列成葡萄串状。金黄色葡萄球菌无芽胞、鞭毛,大多数无荚膜,营养要求不高,在普通培养基上生长良好,最适生长温度 37℃,最适生长 pH7.4,干燥环境下可存活数周。金黄色葡萄球菌对碱性染料敏感,十万分之一的甲紫液即可抑制其生长;对热和干燥的抵抗力也较一般无芽胞细菌强,加热到 37.9℃时瞬间即可被杀死。

二、发病机制

金黄色葡萄球菌的致病力与其产生的各种毒素、酶及某些细菌抗原有关。

(一)毒素

1. 溶血毒素　外毒素的一种,分 α、β、γ、δ 四种,能损伤血小板,破坏溶酶体,引起组织局部缺血和坏死。

2. 杀白细胞素　可破坏人的白细胞和巨噬细胞。

3. 表皮剥脱毒素　引起烫伤样皮肤综合征，又称剥脱样皮炎，由嗜菌体Ⅱ组的某些菌株产生。

4. 肠毒素　金黄色葡萄球菌能产生数种引起急性胃肠炎的蛋白质性肠毒素，分为 A、B、C1、C2、C3、D、E 及 F 八种血清型。肠毒素可耐受 100℃煮沸 30 分钟而不被破坏。

5. 中毒性休克综合征毒素　由嗜菌体 1 组金黄色葡萄球菌产外毒素菌株产生，易引起机体发热、发生休克，甚至多器官功能衰竭。

（二）酶

1. 血浆凝固酶　当金黄色葡萄球菌侵入人体时，该酶使血液或血浆中的纤维蛋白沉积于菌体表面或凝固，阻碍吞噬细胞的吞噬作用。葡萄球菌形成的感染局限化与此酶有关。

2. 脱氧核糖核酸酶　金黄色葡萄球菌产生的脱氧核糖核酸酶能耐受高温，可用来鉴定金黄色葡萄球菌。

3. 青霉素结合蛋白　参与金葡菌细胞壁的合成及耐药性的形成。

此外，金葡菌还会产生某些细胞抗原，如荚膜抗原、蛋白 A、细胞壁壁酸等发挥致病作用。

三、耐药性变迁

20 世纪 40 年代，随着青霉素的广泛使用，金黄色葡萄球菌逐渐对青霉素产生了耐药性，科学家研究出能耐青霉素酶的甲氧西林。而在 1959 年，英国的 Jevons 首次发现了 MRSA，至今已遍及全球。1997 年，日本首次报道了第一株万古霉素中介的金黄色葡萄球菌（vancomycin intermediate staphylococcus aureus，VISA）后，美国、英国等欧美国家也陆续发现了 VISA。至 2002 年 6 月，在美国证实的 VISA 感染已达 8 例。同年，美国报道了世界上第一株万古霉素耐药金黄色葡萄球菌（vancomycin-resistant staphylococcus aureus，VRSA），引起了世界医学界的高度重视。

四、耐药机制

（一）主动外排系统

细菌外膜上独特的外排泵能主动将多种抗生素排出胞外，使细菌体内药物浓度不足，导致细菌对多种抗生素固有或获得性耐药。位于金黄色葡萄球菌细胞膜上的外排泵蛋白有 3 种：QacA/B、NorA、Star。其中，在亚洲地区 MRSA 菌株耐药基因中起关键作用的是 QacA/B，研究发现 QacB 320 位上的氨基酸残基在对喹诺酮类药物的耐药方面起到了重要作用。

（二）耐药基因调节

MecA 基因是 MRSA 特有的耐药基因，在其耐药性中起决定性的作用。青霉素结合蛋白（penicillin-binding protein，PBP）是葡萄球菌细胞合成的转肽酶，mecA 基因能编码新的参与细菌细胞壁合成的青霉素结合蛋白 PBP_{2a}，当 PBPs 被 β- 内酰胺类抗生素结合失活后，PBP_{2a} 能替代结合失活的 PBPs 发挥转肽酶的功能，促进细胞壁合成，使细菌继续生存下去，抵御 β- 内酰胺类药物的杀灭作用。另一复合式调节基因 agr 参与调节金黄色葡萄球菌毒力、代谢、转运及降解途径等。研究发现 agr 和金葡菌其他位置的调节基因的突变或者异常表达将导致 VISA 及 hVRSA 的产生，其中 agrⅡ功能减低或丧失对万古霉素最低抑菌浓度影响最大。

（三）细菌细胞壁增厚

金黄色葡萄球菌的细胞壁含 90% 的肽聚糖和 10% 的磷壁酸，细胞壁增厚表现为细胞壁肽聚糖交联减少，游离的 D- 丙氨酰 -D- 丙氨酸末端增多，从而阻碍万古霉素进入细胞浆膜，是金葡菌对万古霉素耐药的重要机制。金葡菌的最低抑菌浓度与细胞壁厚度呈明显的正相关，细胞壁越厚，细菌的耐药程度越高。

（四）酶的作用

1. 产生灭活酶及修饰酶　产青霉素酶高的金葡菌表现为对苯唑西林耐药，产氨基苷类修饰酶的金葡菌表现为对氨基苷类抗生素耐药。

2. 水解酶和自溶酶活性的降低　黏肽水解酶及葡萄球菌自溶酶在细胞分裂、青霉素所致的细菌分解及肽聚糖的修复过程起重要的生理作用。万古霉素和这些酶类的协同作用可杀伤细菌,溶解酶及水解酶活性降低可以使葡萄球菌在早期逃避万古霉素的杀伤作用。

五、临床特点

MRSA 感染通常分为院内获得性 MRSA（hospital-associated MRSA,HA-MRSA）和社区获得性 MRSA（community-associated MRSA,CA-MRSA）,两者在易感人群、感染类型及耐药性方面均有差别: ① HA-MRSA 感染多见于老年患者或慢性疾病如糖尿病患者、ICU 患者、透析患者、留置导尿管患者等,而 CA-MRSA 感染多见于年轻健康人群,也见于一些免疫缺陷患者如 HIV、血液系统恶性肿瘤等; ② HA-MRSA 常发生于导管相关的感染,如导管相关性血流感染,导尿管相关尿路感染及呼吸机相关肺炎等,而 CA-MRSA 感染见于轻微的皮肤软组织感染及侵袭性感染如心内膜炎、骨髓炎、菌血症及中枢神经系统感染等;③ CA-MRSA 往往对非 β- 内酰胺类抗生素敏感,但 HA-MRSA 却显示对多种抗生素,包括苯唑西林、氯霉素及氨基苷类抗生素等耐药。

（一）化脓性炎症

1. 局部化脓性炎症　金葡菌可以引起疖、痈、毛囊炎、蜂窝织炎、伤口化脓、骨关节的感染;也可以引起内脏器官感染,多为血行播散所致,如肺炎、脓胸、肝脓肿、脑膜炎、中耳炎、心包炎等。

金葡菌肺炎多为社区获得性,常见于老年人和婴幼儿,病情进展迅速,呼吸和循环功能在短期内恶化,肺部 X 线有肺脓肿、多发性化脓性炎症及蜂窝状改变等。

金葡菌致心内膜炎在静脉吸毒者和人工瓣膜植入患者中多见,急性发病,往往出现寒战高热,伴栓塞现象(肝脏、肾脏)、结膜下出血、皮肤出血点、心包炎等。

金葡菌是脑室腹膜分流术后脑膜炎第二位常见的病原菌,金葡菌脑膜炎多见于 2 岁以下的儿童,起病不如流脑急骤,但有脑膜刺激征,偶伴皮疹。

2. 全身性感染　金黄色葡萄球菌是血流感染中第二种常见致病菌。细菌最常见的入侵途径为皮肤软组织,少数患者为肺部、骨髓、尿路及心内膜的细菌入血导致;重症医学科患者血流感染的主要入侵途径为导管相关性。常急性起病,出现寒战、高热、严重毒血症症状及感染性休克等。某些患者会出现皮疹,以瘀点和荨麻疹多见。约 70% 患者会发生迁徙性化脓病灶,如肺炎、心内膜炎、肝脓肿及骨髓炎等。

（二）毒素性疾病

1. 烫伤样皮肤综合征　金葡菌产生的表皮溶解毒素所致。多见于新生儿和幼儿及免疫功能低下的成人,患者皮肤呈弥漫红斑、起皱、继而形成水疱,至表皮剥脱。

2. 中毒性休克综合征　由金葡菌产生的外毒素导致,主要表现为高热、低血压、红斑皮疹伴脱屑和休克等,半数以上患者有呕吐、腹泻、肌痛、结膜及黏膜充血、肝肾功能损害等,偶尔有心脏受累的表现。

3. 假膜性肠炎　假膜性肠炎本质是一种菌群失调性肠炎,病理特点是肠黏膜被一层炎性假膜所覆盖,该假膜由炎性渗出物、肠黏膜坏死块和细菌组成。人群中 10%~15% 有少量金葡菌寄居于肠道,当优势菌如脆弱类杆菌、大肠杆菌等因抗菌药物的应用被抑制或杀灭后,耐药的金葡菌繁殖而产生毒素,引起以腹泻为主的临床症状。

六、诊断

金葡菌感染的患者临床症状不具备特异性,但典型的皮肤软组织表现或特异性皮疹应考虑到该菌感染的可能。确诊依赖于各感染部位标本的涂片和培养菌种鉴定结果。疑似血流感染或心内膜炎患者,应在抗生素使用前采集血标本 3~4 次,进行培养,每次间隔 30~40 分钟,每次在不同部位同时采集一个血标本;疑似导管相关性感染的,需尽早拔除导管,并留取导管血和导管末端 5~7cm 进行培养。

七、治疗

（一）去除感染灶

应尽早进行外科手术或介入治疗，引流感染病灶，包括脓肿引流、坏死组织清除及去除异物（包括静脉置管等）。

（二）支持治疗

若出现感染性休克，应按照 EGDT 原则尽早进行容量复苏；采用脓毒症集束化治疗原则进行脏器功能支持（如机械通气、CRRT 等）。

（三）抗菌药物选择

多数社区获得性菌株对青霉素类如甲氧西林、苯唑西林、氯唑西林等敏感；对头孢菌素、碳青霉烯类（亚胺培南、美罗培南）等也有很好的疗效。

对于院内获得性菌株常为多药耐药金葡菌，抗菌药物治疗原则包括（适合后述所有的细菌）：①根据药敏结果选用敏感性高的抗生素；②联合用药：特别是对于 XDR 和 PDR 的细菌；③通常需用较大剂量；④疗程需较长；⑤根据不同感染部位选择组织浓度较高的药物，并根据 PK/PD 理论制定合适的给药方案；⑥根据患者的肝肾功能调整药物的剂量；⑦注意混合感染的发生。

MRSA 引起的血流感染、感染性心内膜炎、复杂性皮肤软组织感染、肺炎、骨髓炎及脑膜炎推荐选用糖肽类抗生素，若疗效欠佳，可联用利福平。复杂性皮肤软组织感染、肺炎也可选用利奈唑胺。单纯 MRSA 血流感染疗程至少两周，复杂性 MRSA 血流感染疗程 4~6 周；MRSA 感染性心内膜炎疗程 6 周；复杂性 MRSA 皮肤软组织感染疗程 7~14 天；MRSA 肺炎疗程 7~21 天；MRSA 骨髓炎疗程至少 8 周；化脓性关节炎疗程 3~4 周；化脓性脑膜炎疗程 2 周。

目前针对 VISA 药物治疗的资料较少，体外药敏提示这类细菌对利奈唑胺、米诺环素、氯霉素、利福平等均敏感，还可尝试应用替加环素及达托霉素治疗。

八、预防

为预防 MRSA 流行，需要做好相应的感控措施，如：对于重症感染的患者应及早进行感染筛查，做到"早知道，早隔离"；合理治疗感染源；加强环境的消毒，切断传播途径等。重症医学科由于汇集了不同学科的重症患者，且多药耐药菌的检出率高，专科的特殊性使重症医学科在院内感染的爆发流行、传播途径及院内感染控制措施的实施中处于关键地位。

院感防控中预防导管相关性感染是重中之重。金葡菌是导管相关性血流感染的主要病原菌，研究证实，施行中心静脉导管集束干预策略能有效降低感染风险，集束策略包括：①合格的手卫生；②有效的穿刺部位消毒：应用氯己定，或碘酊、碘伏，消毒范围 10cm×10cm，顺时针与逆时针交替，消毒剂自然待干；③定期更换敷料：穿刺后 24 小时内予更换无菌敷料，纱布敷料 1 次/2 天，透明膜更换 1 次/7 天，若出现敷料潮湿，粘贴不牢固或有明显污染需随时更换；④建议使用抗感染导管；⑤首选锁骨下静脉为穿刺部位；⑥每日评估尽早拔管。

其他部位感染如呼吸机相关肺炎的预防见本章第三节。

（陈德昌）

第二节 屎肠球菌感染

一、流行病学

肠球菌属广泛分布于土壤、水和食物中，既往认为肠球菌是对人类无害的共栖菌，现已证实肠球菌可引起多种危及生命的感染。有资料统计,在引起尿路感染的致病菌中,肠球菌感染居第 2 位;腹腔、盆腔感染,肠球菌居第 3 位;血流感染,肠球菌居第 3 位,病死率12.6%~57%。据报道过去十多年内,屎肠球菌所引起的感染比例有逐渐上升的趋势,由原来的不到 10%,上升到 30%~40%。

二、耐药现状

临床上耐万古霉素肠球菌多数是屎肠球菌,在美国 ICU 中检出率高达到了 25%。在我国,2010年发现在肠球菌属中(粪肠球菌和屎肠球菌)首次出现少数利奈唑胺中介株,包括 19 株粪肠球菌和 4株屎肠球菌。

三、临床表现

全身性症状包括发热、乏力、心动过速,血白细胞计数和中性分类升高,PCT 和 CRP 等血清标志物升高等;局部症状依感染部位而不同。

(一)腹腔、盆腔感染

腹腔和盆腔感染常系肠球菌和大肠埃希菌、脆弱拟杆菌的混合感染,在治疗中往往需覆盖肠球菌,否则可能会导致治疗失败。

(二)血流感染

患者存在高危因素,如留置中心静脉置管、免疫功能低下、激素治疗和未覆盖肠球菌的广谱抗生素使用史,高危人群包括:糖尿病、粒细胞缺乏或减少、肾功能不全等。

(三)其他

包括尿路、心内膜、外科伤口、烧伤创面、骨关节、中枢神经系统感染,呼吸道感染极少。

四、治疗

敏感肠球菌引起的尿路感染、腹膜炎及伤口感染可选用青霉素或氨苄西林;若是血流感染或心内膜炎则需青霉素或氨苄西林联合氨基苷类药物。

对于耐药肠球菌推荐应用万古霉素、替考拉宁或利奈唑胺治疗;耐万古霉素的屎肠球菌可选用利奈唑胺治疗。

支持治疗同金黄色葡萄球菌章节。

五、预防

见金黄色葡萄球菌章节。

(陈德昌)

第三节　鲍曼不动杆菌感染

一、生物学特征

鲍曼不动杆菌属于不动杆菌属,至今已发现 33 种不同的基因型,鲍曼不动杆菌为其最常见的基因型,占90%以上,同时也是最常见的耐药基因型。鲍曼不动杆菌为专性需氧的非发酵革兰阴性杆菌,呈球状,没有动力,常成对排列,有荚膜、菌毛、无芽胞、鞭毛,营养需求简单,能在不同温度和 pH 值条件下生存。对湿热、紫外线和化学消毒剂有较强的抵抗力,可在医院环境中长期存活,因此易出现院内感染的流行。

二、耐药现状

鲍曼不动杆菌由于其具有强大的获得性耐药和克隆传播的能力,MDR、XDR 及 PDR 鲍曼不动杆菌呈世界流行的趋势,是我国院内感染的主要病原菌之一。1991 年美国首次报道了耐碳青霉烯类鲍曼不动杆菌株,随后 MDR 鲍曼不动杆菌在欧美国家、阿根廷、巴西、日本、韩国及我国大陆、台湾和香港地区都有感染流行的趋势。2010 年的 CHINET 监测显示,我国 10 省市 14 家教学医院鲍曼不动杆菌占革兰阴性菌检出率的 16.11%,仅次于大肠埃希菌和肺炎克雷伯菌;同时该项资料也显示,不动杆菌占所有呼吸道标本分离革兰阴性菌的 19.4%,其中鲍曼不动杆菌占 17.5%;占革兰阴性菌血流感染的 3.9%,占伤口脓液革兰阴性菌的 7.2%,占尿液革兰阴性菌的 2.7%。其耐药性检测显示除对头孢哌酮 - 舒巴坦的耐药率为 30.7% 外,对所有抗生素耐药率高达 50% 以上,对亚胺培南和美罗培南的耐药率分别为 57.1% 和 58.3%,比 2009 年有明显增加,耐药形势严峻。

三、耐药机制

(一)产生能水解抗菌药物的酶

鲍曼不动杆菌存在各种修饰酶水解抗菌药物而诱导耐药,如含有 PER-1β- 内酰胺酶(属 A 组 β-内酰胺酶)的鲍曼不动杆菌对青霉素及广谱的头孢菌素高度耐药;含 OXA-23 型碳青霉烯酶(D 组 β-内酰胺酶)的鲍曼不动杆菌能水解广谱头孢菌素和碳青霉烯类抗生素。而鲍曼不动杆菌对氨基糖苷类抗生素耐药主要与氨基糖苷类修饰酶(aminoglycoside-modifying enzymes,AMEs),包括磷酸转移酶、乙酰转移酶、核苷转移酶等有关。

(二)外膜孔蛋白结构和数量的改变

细菌存在多种不同的专用水通道外膜孔蛋白(outer membrane porin,Omp),如 OmpC、OmpD、OmpE 和 OmpF 等。抗生素需要通过外膜孔蛋白进入细胞内,孔蛋白结构的改变或缺失会导致细菌耐药。对耐亚胺培南和美罗培南的多重耐药鲍曼不动杆菌的研究发现,其耐药性与 Caro(一种 25/29-ku 外膜蛋白)丢失有关;同时也发现该种耐碳青霉烯类的鲍曼不动杆菌能产生 OXA-23 型碳青霉烯酶,因此,细菌耐药的机制涉及多方面的共同作用。

(三)主动外排泵系统

研究发现,adeABC 基因簇编码的外排泵系统是鲍曼不动杆菌所特有的,能导致其对喹诺酮、四环素、氯霉素、红霉素、溴乙啶等多种抗菌药物耐药;而且鲍曼不动杆菌上外排泵 Tet(A)、Tet(B)、CmlA 及 AbeM 均与其耐药性相关,其中 AbeM 仅与喹诺酮类抗生素耐药相关。

四、临床特点

鲍曼不动杆菌可在正常人体体表与人体的腔道如呼吸道、皮肤、胃肠道和伤口等部位定植,是一种条件致病菌。鲍曼不动杆菌感染的高危因素包括免疫力低下、合并严重基础疾病、长时间住院、入住 ICU、机械通气、接受广谱抗菌药物治疗、留置导管等。

(一)呼吸系统感染

鲍曼不动杆菌是院内获得性肺炎(hospital-acquired pneumonia,HAP)尤其是呼吸机相关肺炎(ventilator-associated pneumonia,VAP)的主要致病菌,特别在重症医学科容易发生多药耐药的鲍曼不动杆菌感染。不动杆菌引起的肺部感染有全身症状和感染局部的临床表现,与普通化脓菌感染一样,无特殊性。晚发型呼吸机相关肺炎患者应充分考虑到该致病菌感染的可能性。

(二)血流感染

多见于导管相关性感染,也可由肺部、泌尿道或伤口感染迁延而来。不动杆菌引起的血流感染起病急骤,常出现寒战高热,往往迅速进展为感染性休克。

（三）泌尿系统感染

重症医学科患者，尤其是留置导尿管或长期住院的患者泌尿系统易发生鲍曼不动杆菌感染。临床上表现为尿频、尿急、尿痛、血尿及脓尿等。

鲍曼不动杆菌还易引起皮肤软组织、腹腔及伤口感染等，甚至引发院内感染的大流行。

五、诊断

在抗生素使用前，取疑似感染部位的标本，如血液、尿液、痰液、脓液等进行细菌培养，根据病原学结果进行病原学诊断。

六、药物治疗选择

（一）非多重耐药的鲍曼不动杆菌感染

可以经验性选用 β- 内酰胺类的抗生素，后期根据药敏结果调整抗生素。

（二）多重耐药的鲍曼不动杆菌感染

根据药敏结果选用头孢哌酮 / 舒巴坦、氨苄西林 / 舒巴坦或碳青霉烯类抗生素，可联合应用氨基苷类抗生素或氟喹诺酮类抗生素等。

（三）XDR 的鲍曼不动杆菌感染

常采用联合用药方案，可两药甚至三药联合。两药联合用药方案：①以舒巴坦或含舒巴坦的复合制剂为基础，联合以下一种：米诺环素（或多西环素）、多黏菌素 E、氨基苷类或碳青霉烯类抗生素；②以多黏菌素 E 为基础，联合以下一种：含舒巴坦的复合制剂（或舒巴坦）、碳青霉烯类抗生素；③以替加环素为基础，联合以下一种：含舒巴坦的复合制剂（或舒巴坦）、碳青霉烯类抗生素、多黏菌素 E、喹诺酮类抗生素。三药联合方案有：含舒巴坦的复合制剂（或舒巴坦）+ 多西环素 + 碳青霉烯类抗生素、亚胺培南 + 利福平 + 多黏菌素或妥布霉素等。

七、预防

鲍曼不动杆菌的产生多为抗菌药物选择压力的结果，其院内感染多通过接触传播，因此需从下述几个方面综合防范。

（一）加强抗菌药物管理，减少多重耐药菌的产生

医院应加强对临床医师抗菌药物使用的教育，指导临床医师根据《抗菌药物临床应用指导原则》有指征的用药，联合感控人员、微生物实验员、感染病专家及药剂科专家实施监控，延缓耐药菌的产生。

（二）加强环境检测，阻断传播途径

医院应加强环境监测、严格消毒隔离，施行正确洗手，手套及床边消毒剂的应用对多重耐药鲍曼不动杆菌的感控意义重大。

（三）对易感部位采取综合预防措施

1. 呼吸机相关肺炎的预防　鲍曼不动杆菌是呼吸机相关肺炎常见的病原菌，国内外许多循证医学证据证明有效的综合预防措施能降低其发生率，包括：①半卧位通气（30~45°）；②每日评估是否可以脱机，间断使用镇静剂；③严格手卫生（采用酒精消毒）；④采用氯己定进行口腔消毒；⑤使用湿热交换器；⑥肠内营养；⑦慎用质子泵抑制或 H_2 受体阻止剂预防应激性溃疡；⑧每日评估拔管的可能性，条件允可下选择无创通气；⑨选择性肠道去污染至少 48 小时；⑩不必定期更换呼吸道管路，除非存在明显污染。具体详见呼吸机相关肺炎章节。

2. 导尿管相关性尿路感染的预防　除了应遵循手卫生和无菌操作流程外，还需加强置管后的护理，如不主张应用生理盐水或抗菌药物行常规的膀胱冲洗、定期更换导尿管（1次 /2周）和集尿袋（2次 / 周）等。

（陈德昌）

第四节　铜绿假单胞菌

一、生物学特征

铜绿假单胞菌又称绿脓杆菌,属于假单胞菌属,为专性需氧的非发酵革兰阴性杆菌。细菌无荚膜,无芽胞,菌体一端有单鞭毛,菌体细长且长短不一,有时呈球杆状或线状,成对或短链状排列。该菌最适生长温度为37℃,生长条件低,在普通培养基中亦能生长,并产生水溶性的色素,如绿脓素等。在血平板上会有透明溶血环。

二、致病机制

通过菌毛和鞭毛不可逆地结合在上皮细胞表面后,各类毒素即效应蛋白"注入"宿主真核细胞胞质,其他毒力分子如弹性蛋白酶、碱性磷酸酶、外毒素 A、磷脂酶 C 等通过 Ⅱ 型分泌系统分泌进入胞外间隙,破坏上皮细胞多糖 - 蛋白质复合物并暴露上皮细胞的配体以利于菌体结合和侵袭。

三、耐药现状

铜绿假单胞菌 COL-1 株最早是 1996 年从一名法国赛马妇女血液中分离培养得到的,该菌株对 β-内酰胺类抗生素耐药,但对单酰胺类氨曲南敏感。近年来 MDR 和 XDR 铜绿假单胞菌在世界各地广泛流传。我国 2010 年的 CHINET 研究显示,我国 10 省市 14 家教学医院铜绿假单胞菌占革兰阴性菌的 14.8%,对阿米卡星耐药率最低(15.3%),对头孢哌酮 - 舒巴坦的耐药率为 17.9%,对亚胺培南、美罗培南的耐药率分别为 30.8% 和 25.8%,泛耐药菌株的比例与 2009 年类似(1.7%)。

四、耐药机制

铜绿假单胞菌最常见的耐药机制为主动的外排系统,铜绿假单胞菌的细胞膜上较为重要的四种外排泵分别为 MexAB-OprM、MexXY-OprM、MexCDOprJ、MexEF-OprN,属于耐药结节分化家族,其中 MexAB-OprM 被认为是迄今为止最具临床意义的药物主动外排泵,能主动外排包括 β- 内酰胺类等多种抗生素。

同时,外膜屏障功能改变在铜绿假单胞菌的耐药性产生中作用也比较明显。铜绿假单胞菌细胞膜结构的脂多糖分子有多条脂肪酸链相互共价连接,使膜流动性很低,对药物有十分强的屏障作用;同时,孔蛋白形成的通道部分具有特异性,铜绿假单胞菌特异性的外膜蛋白 D_2(OmpD_2)缺失会特异性导致碳青霉烯类药物不能进入细菌体内而对其耐药。另外耐药酶的产生等也参与了细菌耐药。

五、临床特点

(一)呼吸系统感染
当改变或损伤宿主正常防御机制如气管插管,或免疫缺陷如肿瘤,应用糖皮质激素等是易感因素。胸部影像学表现为两侧散在斑片状渗出影,极少发生脓胸。

(二)泌尿系统感染
铜绿假单胞菌是院内尿路感染常见的致病菌,尤其是留置导尿管的病人。其他如尿路梗阻、慢性尿路感染长期应用抗生素治疗也是诱因之一。临床表现无特异性。

(三)血流感染
铜绿假单胞菌引起的血流感染除了具备革兰阴性菌感染的全身反应外,皮肤上会出现"牛眼样"皮损,称为坏疽性深脓疱是其特征性表现,从水疱发展而来,皮损呈圆形或卵圆形,直径 1~5cm,边缘隆起,周围皮肤呈红斑和硬结。其中尿路、呼吸道及消化道的铜绿假单胞菌是重要入侵途径。

除上述部位感染外,铜绿假单胞菌还易引起皮肤软组织、心内膜、中枢神经系统、消化系统、角膜及中耳乳突的感染。

六、药物治疗选择

铜绿假单胞菌感染首选半合成青霉素,如哌拉西林治疗,第三代头孢菌素中以头孢哌酮和头孢他啶最为常用,其他 β- 内酰胺类药物以亚胺培南及氨曲南最敏感。对亚胺培南及美罗培南耐药的铜绿假单胞菌,可以选择抗铜绿假单胞菌的青霉素 + 抗铜绿假单胞菌氨基苷类;抗铜绿假单胞菌三或四代头孢菌素 + 抗铜绿假单胞菌氨基苷类治疗。

七、预防

参见鲍曼不动杆菌章节。

(陈德昌)

第五节　肺炎克雷伯菌

一、生物学特征

肺炎克雷伯菌为肠杆菌科细菌,为异养厌氧型的革兰阴性短杆菌,两端钝圆,能运动,无芽胞,多数周身鞭毛,生存条件简单,在普通培养基中即可生长,各种细菌菌落大小一致,直径大约 $2\sim3\mu m$,可迅速发酵乳糖。

二、耐药现状

国外有关文献报道,2005—2008 年间,肺炎克雷伯菌对碳青霉烯类抗生素耐药率:澳大利亚为 0.37%、0.41%、0.46% 及 0.5%,法国为 0.71%、0.75%、0.81% 及 0.86%,呈逐年上升的趋势。2010 年我国 ESBL 阳性的肺炎克雷伯菌检出率为 43.6%,与 2009 年检出率相仿,上述 ESBL 阳性菌株对青霉素类、头孢菌素类、氨基糖苷类、喹诺酮类抗菌药物、磺胺甲噁唑 - 甲氧苄啶的耐药率均较高;2010 年和 2011 年 CHINET 耐药监测网显示泛耐药肺炎克雷伯菌的检测率分别为 1.8% 和 3.8%,个别医院检测率高达 21.7%,呈流行趋势。

三、耐药机制

肺炎克雷伯菌耐药的机制主要与灭活酶的产生、靶位的改变、主动外排泵和膜通透性的改变等有关。其中 A 类碳青霉烯酶中的 KPC 和 GES 酶以及第三类金属酶 SPM-1 的出现和扩散与肠杆菌科细菌的多重耐药性关系密切,产金属酶 NDM-1 的肠杆菌科细菌对除替加环素和黏菌素外的所有抗生素产生耐药。

四、临床特点

肺炎克雷伯菌是院内感染的重要病原菌,其临床标本分离率仅次于铜绿假单胞菌。长期住院患者、手术、留置导尿管及严重基础疾病患者均是该菌感染的高危人群。

(一)呼吸系统感染

肺炎克雷伯菌是呼吸道感染的最常见致病菌之一,病死率约 50%,痰标本分离率仅次于铜绿假单胞菌。常有寒战高热、胸痛、伴深棕色或红色的胶冻样痰,部分患者呼吸困难明显,可有肺脓肿及脓胸形成。最常见于糖尿病及酒精中毒患者。

（二）尿路感染

肺炎克雷伯菌位于尿标本革兰阴性菌分离率的第三位。绝大部分患者合并严重基础疾病或有导尿管留置史,临床表现无特异性。

（三）血流感染

国外文献报道肺炎克雷伯菌感染占革兰阴性菌血流感染中第二位,仅次于大肠埃希菌,病死率高。入侵途径最常见的部位为呼吸道、尿路、肠道及腹腔等。大部分患者合并基础疾病或存在广谱抗菌药物使用史及免疫抑制等。起病急,病情凶险,主要症状为全身毒血症症状,神志淡漠,反应迟钝,可出现感染性休克及 DIC 等。一些患者会发生病灶迁徙,如肺、肾、肝、脑实质等。

另外,肺炎克雷伯菌也可引起伤口、心内膜、中枢神经系统、骨关节等部位的感染。

五、药物治疗选择

（一）社区获得性感染

社区获得性感染常为敏感菌株,可用哌拉西林或头孢菌素或氟喹诺酮类。

（二）院内获得性感染

院内获得性感染致病菌常为多重耐药菌,需应用抗假单胞菌的半合成青霉素、三代头孢菌素联合氨基苷类抗生素或喹诺酮类抗生素。

（三）产超广谱 β- 内酰胺酶的致病菌

产超广谱 β- 内酰胺酶的致病菌可应用碳青霉烯类抗生素;对碳青霉烯类及三代头孢类耐药菌株推荐多黏菌素 E 或替加环素治疗。

六、预防

参见鲍曼不动杆菌章节。

（陈德昌）

第七章
院内感染的防控

第一节 院内感染的防控

一、在所有医疗卫生机构针对所有患者特殊的标准预防措施

1. 接触血液、体液、分泌物、排泄物和污染物品后应洗手,摘除手套后立即洗手,接触患者之前应洗手。

2. 个人防护设备 接触血液、体液、分泌物、排泄物、污染物品、黏膜和破损皮肤时应戴手套,对患者进行操作或操作活动中可能接触到工作服或与患者皮肤上的血液、体液、分泌物、排泄物接触时应穿隔离衣。

3. 在进行吸引、气管内插管等可能产生血液、体液和分泌物飞溅或喷溅的操作时应戴口罩、眼罩和面罩。怀疑或证实通过呼吸道气溶胶传播的感染如 SARS 应戴过滤型的 N95 口罩或效果更好的口罩。

4. 当处理脏的护理用品、纺织品和在洗衣房操作时,应用适当措施(如有可见的污染时戴手套和手卫生处理),阻止病原微生物传给其他人或污染环境。

5. 针对常规医疗、护理和环境表面的清洁消毒,尤其是患者经常接触的环境区域,应制定控制措施并参照执行。

6. 使用过的针头不要再盖帽、折弯、破坏或以单手操作,只有需要重新盖帽时才使用单手套帽技术。复用时应采取安全操作,使用过的锐器应放在耐刺的容器内。

7. 复苏用品 如托盘和复苏袋以及其他通气设备应避免与患者嘴和口腔分泌物接触。

8. 安排入住单人病房患者的选择 是更易传播感染、更可能污染环境的患者;或更易获得感染的高危者;或感染后果严重者。另外每位患者均应做好床单位隔离。

9. 呼吸卫生和咳嗽行为 应该了解呼吸性疾病患者感染性呼吸道分泌物污染的范围,包括从分诊开始,到接诊区域,到临床医生办公室,到普通病房,再到重症医学科;接触患者呼吸道分泌物的用物应扔到非接触性容器内;呼吸道分泌物污染手后应洗手;戴外科口罩或远离其他人 3 英尺以上。

二、特殊的环境保护措施推荐

1. 接受异体造血干细胞移植等需接受保护性隔离患者应安置在有保护隔离设备的房内,除了必须在此房内做的操作,不得做其他操作,患者离开此房间时应戴呼吸保护器如 N95 口罩。

2. 标准和额外的预防 接触患者前后应洗手,尽管医务人员和探视者平时进入病房不要求穿白大衣、戴手套和口罩,但有标准预防的指征、怀疑或证实有感染时推荐采取标准预防以阻止感染传播。

3. 建筑要求 在中央或使用点有高效空气(HE-PA,99.97% 的效率)过滤器,此过滤器能去除空气中直径 0.3μm 的微粒;房间密封性好;结构合适的窗户、门以及气体进出的进气和排气口;天花板应

光滑,无缝隙、接头和裂缝;墙壁、地面和天花板均应不渗漏,如发现渗漏应及时修复;保证每小时换气12次以上;供给的空气直接流入和在固定的地方排出,以保证清洁的、过滤的空气从房间一侧流入,流过病床,从房间的对侧排出;房间相对于走廊为正压,高2.5Pa(0.01寸水柱);每天目测气流模式;房内所有出口应用自动关闭门;应有备用的通风设施。

4. 患者同时需要环境保护和空气隔离时,应有1个缓冲间,以提供适当的气流平衡,应有独立的排气装置将污染的空气排到室外或在排气装置的管道安装高效空气过滤器。也可将患者安置在带有便携式换气设施和工业级高效过滤器(以提高滤过孢子的效果)的空气隔离间,以此替代缓冲间。

5. 物体表面每天用环境保护机构注册的医用消毒剂和清洁剂湿抹。如病房或走廊的地毯,保护间或区域内家具和装备的装饰、鲜花或干花或植物盆景,不得扬起飞尘。必要时用吸尘器清扫,吸尘器应装有高效空气过滤器。

(蒋东坡)

第二节　多重耐药菌院内感染的防控

由多重耐药菌引起的感染呈现复杂性、难治性等特点,主要感染类型包括泌尿道感染、外科手术部位感染、医院获得性肺炎、导管相关血流感染和导管相关尿路感染等。近年来,多重耐药菌已经成为医院感染重要的病原菌。为进一步加强多重耐药菌医院感染预防与控制,各级各类医疗机构应做好多重耐药菌医院感染预防与控制工作,降低发生医院感染的风险,保障医疗质量和医疗安全。

一、加强多重耐药菌医院感染管理

(一)重视多重耐药菌医院感染管理

医疗机构应当高度重视多重耐药菌医院感染的预防和控制,针对多重耐药菌医院感染的诊断、监测、预防和控制等各个环节,结合本机构实际工作,制订并落实多重耐药菌感染管理的规章制度和防控措施。

(二)加强重点环节管理

医疗机构要采取有效措施,预防和控制多重耐药菌的医院感染。特别要加大对重症医学病房(ICU)、新生儿室、血液科病房、呼吸科病房、神经科病房、烧伤病房等重点部门以及长期收治在ICU的患者,或接受过广谱抗菌药物治疗或抗菌药物治疗效果不佳的患者,留置各种管道以及合并慢性基础疾病的患者等重点人群的管理力度,落实各项防控措施。

(三)加大人员培训力度

医疗机构要加强对医务人员医院感染预防与控制知识的教育和培训。提高医务人员对多重耐药菌医院感染预防与控制认识,强化多重耐药菌感染危险因素、流行病学以及预防与控制措施等知识培训,确保医务人员掌握正确、有效的多重耐药菌感染预防和控制措施。

二、强化预防与控制措施

(一)加强医务人员手卫生

严格执行《医务人员手卫生规范》。医疗机构应当提供有效、便捷的手卫生设施,特别是在ICU、新生儿室、血液科病房、呼吸科病房、神经科病房、烧伤病房等多重耐药菌医院感染重点部门,应当配备充足的洗手设施和速干手消毒剂,提高医务人员手卫生依从性。医务人员在直接接触患者前后、进行无菌技术操作和侵入性操作前,接触患者使用的物品或处理其分泌物、排泄物后,必须洗手或使用速干手消毒剂进行手消毒。

(二) 严格实施隔离措施

医疗机构应当对所有患者实施标准预防措施,对确定或高度疑似多重耐药菌感染患者或定植患者,应当在标准预防的基础上,实施接触隔离措施,预防多重耐药菌传播。

尽量选择单间隔离,也可以将同类多重耐药菌感染患者或定植患者安置在同一房间。隔离房间应当有隔离标识。不宜将多重耐药菌感染或者定植患者与留置各种管道、有开放伤口或者免疫功能低下的患者安置在同一房间。多重耐药菌感染或者定植患者转诊之前应当通知接诊的科室,采取相应隔离措施。没有条件实施单间隔离时,应当进行床旁隔离。

与患者直接接触的相关医疗器械、器具及物品如听诊器、血压计、体温表、输液架等要专人专用,并及时消毒处理。轮椅、担架、床旁心电图机等不能专人专用的医疗器械、器具及物品要在每次使用后擦拭消毒。

医务人员对患者实施诊疗护理操作时,应当将高度疑似或确诊多重耐药菌感染患者或定植患者安排在最后进行。接触多重耐药菌感染患者或定植患者的伤口、溃烂面、黏膜、血液、体液、引流液、分泌物、排泄物时,应当戴手套,必要时穿隔离衣,完成诊疗护理操作后,要及时脱去手套和隔离衣,并进行手卫生。

(三) 遵守无菌技术操作规程

医务人员应当严格遵守无菌技术操作规程,特别是在实施各种侵入性操作时,应当严格执行无菌技术操作和标准操作规程,避免污染,有效预防多重耐药菌感染。

(四) 加强清洁和消毒工作

医疗机构要加强多重耐药菌感染患者或定植患者诊疗环境的清洁、消毒工作,特别要做好 ICU、新生儿室、血液科病房、呼吸科病房、神经科病房、烧伤病房等重点部门物体表面的清洁、消毒。要使用专用的抹布等物品进行清洁和消毒。对医务人员和患者频繁接触的物体表面(如心电监护仪、微量输液泵、呼吸机等医疗器械的面板或旋钮表面、听诊器、计算机键盘和鼠标、电话机、患者床栏杆和床头桌、门把手、水龙头开关等),采用适宜的消毒剂进行擦拭、消毒。被患者血液、体液污染时应当立即消毒。出现多重耐药菌感染暴发或者疑似暴发时,应当增加清洁、消毒频次。在多重耐药菌感染患者或定植患者诊疗过程中产生的医疗废物,应当按照医疗废物有关规定进行处置和管理。

三、合理使用抗菌药物

医疗机构应当认真落实抗菌药物临床合理使用的有关规定,严格执行抗菌药物临床使用的基本原则,切实落实抗菌药物的分级管理,正确、合理地实施个体化抗菌药物给药方案,根据临床微生物检测结果,合理选择抗菌药物,严格执行围术期抗菌药物预防性使用的相关规定,避免因抗菌药物使用不当导致细菌耐药的发生。

医疗机构要建立和完善临床抗菌药物处方审核制度,定期向临床医师提供最新的抗菌药物敏感性总结报告和趋势分析,正确指导临床合理使用抗菌药物,提高抗菌药物处方水平。

四、建立和完善对多重耐药菌的监测

(一) 加强多重耐药菌监测工作

医疗机构应当重视医院感染管理部门的建设,积极开展常见多重耐药菌的监测。对多重耐药菌感染患者或定植高危者要进行监测,及时采集有关标本送检,必要时开展主动筛查,以及时发现、早期诊断多重耐药菌感染患者和定植患者。

(二) 提高临床微生物实验室的检测能力

医疗机构应当加强临床微生物实验室的能力建设,提高其对多重耐药菌检测及抗菌药物敏感性、耐药模式的监测水平。临床微生物实验室发现多重耐药菌感染患者和定植患者后,应当及时反馈医院感染管理部门以及相关临床科室,以便采取有效的治疗和感染控制措施。患者隔离期间要定期监测多重耐药菌感染情况,直至临床感染症状好转或治愈方可解除隔离。

临床微生物实验室应当至少每半年向全院公布一次临床常见分离细菌菌株及其药敏情况,包括全院和重点部门多重耐药菌的检出变化情况和感染趋势等。

（蒋东坡）

第八章
侵袭性真菌感染

侵袭性真菌感染（invasive fungal infection，IFI）是指由各种致病性真菌或条件致病性真菌侵入人体，在血液、组织或脏器中生长、繁殖，并导致炎症反应、组织损害、器官功能障碍的病理改变及病理生理过程。可局限于某一组织、脏器，也可播散全身。

目前，虽然 IFI 实验室诊断技术有了显著进步，并且不断有新的抗真菌药物问世，但是重症患者 IFI 早期诊治仍然十分困难，病死率仍然很高。IFI 已成为重症医学感染研究领域的热点和难点问题。

一、流行病学与病因学

近年来，重症患者 IFI 发病率呈逐年上升趋势。其发病率根据地区、医院和人群不同差异很大，约占医院获得性感染的 8%~15%。重症患者 IFI 的病原菌主要是念珠菌属和曲霉属，另外还包括隐球菌属、组织胞浆菌属、球孢子菌属、孢子丝菌属等。其中念珠菌属所致疾病在 IFI 中占首位，约占所有致病真菌的 90% 以上，在欧美国家，念珠菌血症已跃居院内血源性感染的第三、四位。白念珠菌是 IFI 最常见的致病菌，但近年来，非白念珠菌（包括光滑念珠菌、热带念珠菌、近平滑念珠菌等）感染的比例在逐渐增加，有研究表明甚至超过白念珠菌感染的比例。

IFI 一般主要发生于免疫抑制基础疾病及接受免疫抑制剂治疗的患者，但绝大多数重症患者往往并不属于此类患者。重症患者 IFI 的危险因素复杂多样，有其自身特点，主要包括留置中心静脉导管、接受广谱抗菌药治疗、全胃肠外营养、应用糖皮质激素、接受肾脏替代治疗、ICU 住院时间延长、念珠菌定植等。另外，烧伤、胃肠道手术、低体重新生儿、重症急性胰腺炎、糖尿病、肾衰竭、肝功能衰竭、慢性阻塞性肺疾病等严重基础疾病也是易感因素。可见，重症患者也是 IFI 的高危人群。

重症患者 IFI 的病死率很高，其中侵袭性念珠菌感染的病死率可达 30%~60% 左右，而侵袭性曲霉感染的病死率则更高，可达到 70%~80% 以上。

二、发病机制或病理生理

真菌在自然界中分布广泛，也是人体的正常菌群之一。目前世界上已发现的真菌超过 12 万种，但并不是所有真菌都能引起真菌感染，对人类有致病性的真菌达 300 种以上，而其中只有极少数具有侵袭力的真菌能够侵袭人体，产生致病作用，引起 IFI。

根据致病性可将病原菌分为致病性真菌和条件致病性真菌。前者本身具有致病性，仅由少数致病菌组成，主要包括组织胞浆菌属、球孢子菌属和孢子丝菌属等，它们可直接侵入免疫功能正常宿主导致疾病。在免疫功能障碍的患者中，致病性真菌甚至可导致致命性感染，对抗真菌治疗无效或治疗后复发而导致死亡。条件致病性真菌一般只侵袭免疫功能障碍宿主，当人体由于潜在疾病或治疗后引起免疫功能受损时，栖居于人体但未致病的真菌可以变成致病微生物引起条件性感染，主要包括念珠菌属和曲霉属。

绝大多数重症患者无免疫抑制基础疾病或未接受免疫抑制治疗，但重症患者病情极重复杂，常因为疾病本身或治疗等因素导致严重的免疫功能紊乱。各种疾病发展到重症阶段常伴有脏器功能障碍、体内炎症反应失衡、肠道细菌移位、组织氧代谢失衡,使患者的免疫功能受到严重影响,抵抗力明显下降,很容易感染各种病原菌。另外,各种原因引起的胃肠道功能障碍以及接受的各种侵入性操作,特别是留置中心静脉导管,使患者皮肤、黏膜等解剖或生理屏障功能的完整性受到不同程度的破坏,免疫屏障的破坏,使环境中的真菌以及定植于人体的条件致病真菌易于侵入人体深部组织和血液,在组织中侵袭性生长繁殖,并产生炎症反应、毒性反应和变态反应,导致组织和脏器出现充血、渗出、变性、化脓和坏死,还可以形成菌栓,引起栓塞。

三、临床表现

IFI 可累及人体各组织器官,甚至引起全身播散性感染。其临床表现各异,常无特异性症状,容易被原发病或继发细菌、病毒感染所掩盖,因此早期诊断 IFI 非常困难。另外,重症患者病情极重,复杂多样,常伴有机械通气、留置尿管、胃管等因素,IFI 的临床表现往往更加难以识别。

(一)全身表现

一般可出现全身炎症反应的临床表现。大多可出现寒战、发热。寒战多为真菌或真菌毒素入血引起,继之出现发热。发热是最常见的临床表现,突发高热多与严重感染有关。严重时可引起血压下降,甚至休克。

(二)局部感染症状

根据感染的组织和器官不同,其临床表现有所差异,局部感染症状常提示感染源所在,应予以重视。

呼吸系统感染会出现咳嗽、咳痰、咯血、喘息、呼吸困难。腹腔或胃肠道感染会出现腹痛、恶心、呕吐、腹胀、腹泻。泌尿系统感染可出现分泌物增多、尿频、尿急或尿痛。神经系统感染可出现头痛、视力下降、癫痫、偏瘫、意识障碍、脑神经损害表现等。

四、实验室检查

(一)显微镜检查

对各种穿刺或活检标本进行组织病理学、细胞病理学或直接显微镜检查,观察是否存在真菌菌丝或酵母,对 IFI 的诊断具有重大价值,有助于明确诊断。

临床标本直接涂片进行显微镜检查是检测真菌的首要步骤,也是最快速、效价比最具优势的诊断手段。在送检标本后很快即可为临床提供以下信息:所见真菌属"酵母"或"霉";镜检见假菌丝或菌丝与芽孢并存是念珠菌属的特征。

(二)微生物学培养

临床标本真菌培养对诊断 IFI 也具有很重要的意义。根据标本的类型、采集的部位、培养的真菌,其诊断价值也各有不同。另外,念珠菌属培养需鉴定至种。

1. 痰培养　对于诊断 IFI 的意义不大,培养阳性也不能确定是污染、定植或侵袭,需要结合临床和其他检查进一步判断。

2. 血培养　对诊断 IFI 具有高度特异性,是确诊 IFI 的主要依据。但阳性率较低,并且耗时较长。

3. 其他标本培养　对经无菌操作取自尿液、脑脊液、支气管肺泡灌洗液、头颅窦腔、各种引流液等体液、组织或感染部位标本进行真菌培养。根据标本是否取自无菌部位,其阳性结果的意义也有所不同。如果取自正常无菌部位的标本培养结果阳性,则可以确诊 IFI。

(三)影像学检查

CT、MRI 和超声等影像学检查对于诊断 IFI 有一定帮助,可以提示各脏器局灶损害,但特异性不高。例如:心脏超声可以判断是否存在心内膜炎;CT 和超声在肝脏或脾脏发现牛眼征;肺部 CT 出现结节实变,光晕征(halo sign)和新月形空气征(air-crescent sign)、空洞等,有助于诊断侵袭性肺曲霉感染,不同于免疫功能缺陷患者,多数重症患者并无上述典型 CT 表现。临床中应根据患者具体情况、病变部位选择适合的影像学检查。

(四)免疫生化方法

1. G 试验(1-3-β-D 葡聚糖检测) 1-3-β-D- 葡聚糖是真菌的细胞壁成分,IFI 时患者血中和体液中含量增高。G 试验适用于诊断除隐球菌和接合菌(包括毛霉菌、根霉菌等)以外的病原真菌引起的 IFI,尤其是念珠菌和曲霉菌,但不能确定菌种。血液透析、应用血液制品等情况可引起假阳性。

2. GM 试验(半乳甘露聚糖抗原检测) 半乳甘露聚糖是曲霉所特有的在生长时释放的成分,作为抗原其释放量与曲霉含量成正比,可以反应感染程度。血清以及肺泡灌洗液 GM 试验可作为侵袭性曲霉感染的早期诊断依据。连续检测意义较大,并可用于判断治疗效果。血液透析、使用半合成青霉素、新生儿和儿童等情况可引起假阳性。以前使用过抗真菌药物、释放入血的半乳甘露聚糖并不持续存在、非粒细胞缺乏的患者等情况可引起假阴性。

3. 隐球菌抗原检测 应用免疫学乳胶凝集试验检测脑脊液隐球菌抗原对诊断侵袭性隐球菌感染具有高度特异性。

(五)分子生物学方法

应用 PCR 方法检测真菌特异性核酸,有助于早期诊断,但方法需要进一步建立标准化。

五、诊断

国内外目前对免疫缺陷患者 IFI 的诊断标准已基本达成共识,根据宿主因素、临床表现和微生物学检查的不同情况将其分为三个级别,即确诊、临床诊断和拟诊。重症患者 IFI 的危险因素和临床表现并不特异,实验室检查往往受到限制和干扰,建立分级诊断标准仍存在一定争议。因此,重症患者 IFI 诊断困难,容易被漏诊、误诊或过诊。

重症患者 IFI 的诊断仍需要结合危险因素、临床特征和实验室检查。当无菌部位的穿刺或活检标本经组织病理学、细胞病理学或直接显微镜见真菌菌丝或酵母;当经无菌操作自临床或影像学显示有感染证据的正常无菌部位取得的标本培养出酵母,或自正常无菌部位和自临床、影像学诊断为感染的部位取得的标本(不包括支气管肺泡灌洗液、头颅窦腔和尿液标本)培养出真菌;以及血液中培养出酵母均可确诊 IFI。

六、治疗

一旦拟诊和明确 IFI,即应开始积极治疗。早期诊断和早期治疗是降低死亡率的关键。治疗重点包括应用抗真菌药物、清除感染灶和提高患者免疫功能。

(一)抗真菌药物

治疗原则是综合考虑病原真菌,侵袭部位,患者的基础疾病、高危因素及脏器功能情况和抗真菌药物的特点等,合理选择抗真菌药物并优化给药方案。抗真菌药物治疗策略包括对病原真菌菌种已明确的病例,可进行针对病原菌的抗真菌治疗;对病原真菌尚不明确,疑似 IFI 的病例可进行经验性治疗;对具有高危因素,同时有实验室检查提示 IFI 存在的患者,可进行抢先性治疗;对某些具有高危因素的患者必要时可进行抗真菌预防性治疗。

抗真菌药物主要有以下四类:多烯类、三唑类、棘白菌素类和氟胞嘧啶。

1. 多烯类 主要包括两性霉素 B 和两性霉素 B 含脂复合制剂,如两性霉素 B 脂质体、两性霉素脂质复合体等,均为广谱抗真菌药,对绝大多数真菌病原菌引起的 IFI 均有疗效。两性霉素 B 作为治疗 IFI 的标准治疗药物已达 50 年,但由于其具有明显的肾毒性和输液相关全身反应,临床上已逐渐被其他的抗真菌药物所替代。两性霉素 B 含脂复合制剂的肾毒性下降,但输液相关反应仍较多见。

2. 三唑类 主要包括氟康唑、伊曲康唑、伏立康唑和泊沙康唑等,均为广谱抗真菌药。氟康唑可适用于侵袭性念珠菌感染和隐球菌感染,但其对光滑念珠菌的活性较低,呈剂量依赖性敏感,对克柔念珠菌呈耐药。在血流动力学稳定，未使用过唑类药物的念珠菌血症患者中仍可作为首选药物。伊曲康唑适用于曲霉、念珠菌、隐球菌等引起的 IFI，其对念珠菌的抗菌活性与氟康唑相仿。伏立康唑适用于侵袭性曲霉感染、侵袭性念珠菌感染以及足放线病菌属和镰刀菌属等引起的感染，其对氟康唑耐药的念珠菌引起的侵袭性感染仍有较好的疗效，已成为治疗 IFI 的一线治疗药物。上述三种药物均有口服和静脉两种制剂，可以进行序贯治疗。

3. 棘白菌素类　主要包括卡泊芬净和米卡芬净等，为广谱抗真菌药，均仅有静脉制剂。主要用于治疗侵袭性念珠菌感染和侵袭性曲霉感染。该类药物对光滑念珠菌、克柔念珠菌等念珠菌属均具良好抗菌作用，但近平滑念珠菌的少数菌株呈现耐药。此类药物临床不良反应少见，肾功能减退时不需调整剂量。卡泊芬净在肝功能不全患者中需减量应用。

4. 氟胞嘧啶　用于念珠菌属及隐球菌引起的感染，单用效果差，易出现耐药性，一般与两性霉素 B 合用，有协同作用，可增加疗效。其口服制剂吸收完全，体内分布广泛。

（二）外科治疗

有些情况的 IFI 还需要进行外科干预，清除感染灶，如一些肺部局限性病变、心内膜炎等。

（三）营养支持

应积极给予营养支持，尽早恢复肠内营养，避免肠道菌群失调，保持肠道免疫屏障功能。

（四）免疫调节治疗

增强患者机体免疫能力有助于 IFI 的防治，包括胸腺素、白细胞介素、粒细胞集落刺激因子、巨噬细胞集落刺激因子、干扰素、粒细胞输注等，治疗作用需进一步评估。

七、预防

应积极治疗原发病。对具有 IFI 高危因素的患者要特别注意，识别高危人群，必要时采取抗真菌药物进行预防性治疗。情况允许下尽早拔除中心静脉导管及其他留置导管，恢复免疫屏障功能。

（于凯江）

第九章
重症患者的抗生素合理应用

合理使用抗生素是指在具有明确指征时选用适宜的抗菌药物,并采用适当的剂量和疗程,以达到杀灭致病微生物和控制感染的目的。

严重感染和感染性休克是导致重症患者死亡的最主要原因,起始恰当的抗生素治疗又是降低重症感染患者病死率的最有效措施,因此,对于重症患者而言,抗生素合理应用尤为重要。重症患者的特殊性包括:①对感染的易感性、病原菌的复杂性、治疗的迫切性;②器官功能以及血流动力学的异常也会对药物的代谢产生影响。

除此之外,日益严重的细菌耐药现象也成为困扰临床医师的重要问题。对患者个体而言,耐药菌的增加将导致抗菌药物选择的难度;对于整体耐药趋势而言,势必加剧"耐药菌 - 经验性治疗不当 - 感染迁徙 - 抗生素使用增加 - 耐药菌"这一恶性循环。

由此可见,重症患者的抗生素合理应用就是在最恰当的时机,选择最适当的药物,最大限度的控制感染、避免药物的副作用并防止耐药菌的产生。

第一节　抗生素合理应用的基本原则

为了合理应用抗菌药物,用药前后应做以下思考:①应用的指征和时机;②是否留取适当的标本进行病原学检测;③最可能的感染部位以及是否需要通过外科、介入等手段清除病灶;④结合药物和患者的特点选择最适合的药物;⑤是否需要联合用药;⑥最佳给药途径和剂量;⑦治疗方案的调整;⑧治疗的疗程。

一、抗生素应用策略及指征

常见的抗生素应用策略包括预防性和治疗性应用,后者又分为经验性和目标性应用。无指征的预防用药会增加耐药菌的产生以及药物不良反应的发生。尽管重症患者容易发生感染,也应严格限制预防性应用抗菌药物。当高度怀疑为细菌性感染以及经病原学检查确诊为细菌感染者,方有指征应用抗菌药物;由结核分枝杆菌、非结核分枝杆菌、支原体、衣原体、螺旋体、立克次体以及部分原虫等病原微生物所致的感染也有指征应用抗菌药物。

二、正确诊断是合理使用抗生素的前提

对重症患者而言,发热是最常见、最复杂的临床表现,必须努力鉴别是由感染还是非感染因素所致,是细菌还是其他病原微生物所致。确诊感染的方法包含以下内容:

（一）病史及体格检查

详细询问病史、细致的体格检查是诊治感染的基础。

（二）常规化验检查

血、尿常规等有助于判断感染的可能性,血气分析、血乳酸以及肝肾功能等有助于判断感染的严

重程度。

（三）留取可能感染部位的标本进行培养

标本采集的原则是"早期、规范、连续"。早期是指在应用抗生素之前采集标本；规范是指标本采集时严格遵守操作常规，避免污染，及时送检；连续指病原学检测应连续进行，贯穿感染诊治的始终，是起始、调整、终止抗生素应用的重要依据。

（四）影像学检查

X线、CT、B超以及超声心动图等影像学检查是寻找感染灶的重要辅助手段。

（五）其他

特异性的血清学抗原或抗体检测，C反应蛋白，血沉。降钙素原（PCT）等。

三、熟悉药物的药理学特点是合理使用抗生素的保障

（一）不同种类药物的抗菌谱

1. 青霉素类　根据其抗菌作用，可分为：

（1）主要作用于革兰阳性细菌：如青霉素（G）、苄星青霉素。

（2）耐青霉素酶：如甲氧西林、苯唑西林。

（3）广谱青霉素：对部分肠杆菌科细菌有抗菌活性的，如氨苄西林、阿莫西林；对多数革兰阴性杆菌（包括铜绿假单胞菌）有抗菌活性的，如哌拉西林等。

2. 头孢菌素类　根据其抗菌作用，可分为：

（1）一代头孢菌素对金黄色葡萄球菌作用最强，对溶血性链球菌和肺炎链球菌等也有良好的抗菌作用，但对需氧革兰阴性杆菌作用差。

（2）二代头孢菌素对金黄色葡萄球菌作用次之，对部分肠杆菌科等革兰阴性杆菌具有抗菌活性。

（3）三代头孢菌素对金黄色葡萄球菌作用较弱，但对革兰阴性杆菌的作用明显优于一代和二代头孢菌素。

（4）四代头孢菌素对于AmpC酶较稳定，对肠杆菌属和柠檬酸杆菌属的作用优于三代头孢菌素。

3. 氨基糖苷类　对需氧阴性菌，包括肠杆菌科和铜绿假单胞菌具有强大杀菌作用。对葡萄球菌也有良好抗菌活性，对链球菌属作用较差，对厌氧菌无效。

4. 大环内酯类　抗菌谱窄，属抑菌剂。对革兰阳性球菌、厌氧菌、军团菌、支原体和衣原体有效。罗红霉素、克拉霉素和阿奇霉素对流感杆菌、卡他莫拉菌和分枝杆菌也有效。

5. 单环类　以氨曲南为代表，抗菌谱窄，仅对需氧革兰阴性杆菌（包括铜绿假单胞菌）具有抗菌作用。

6. 林可霉素类　主要用于革兰阳性球菌及厌氧菌感染。

特别需要注意的是，抗菌谱不是绝对的，细菌耐药情况会导致原本对某种菌株敏感的抗生素产生耐药。

（二）抗菌药物的药代动力学特点

熟悉抗菌药物在体内的吸收、分布、代谢的特点，有助于选择恰当的种类、剂量、间隔时间以及给药方式。

1. 药物的分布　药物的分布受多种因素的影响，如脂溶性、离解度、蛋白结合率等。了解药物的分布特点（尤其是其药物的组织浓度），有助于选择易于进入感染部位的药物。如急性梗阻化脓性胆管炎的重症患者，应选用胆汁浓度相对较高的抗菌药物。

2. 抗生素的药代动力学和药效动力学（PK/PD）　根据抗菌药物的杀菌活性，可分为时间依赖型和浓度依赖型两类。时间依赖型即当血液或组织内药物浓度高于细菌最低抑菌浓度（MIC）值时，具有杀菌活力，药物浓度超过最低抑菌浓度（MIC）的4~5倍以上时，其杀菌活力不再增加，但杀菌活力与药物浓度超过细菌MIC时间的长短有关，如β-内酰胺类、大环内酯类等属于此类。浓度依赖型即

当血药浓度超过 MIC 甚至达到 8~10 倍的 MIC 时,可以达到最大的杀菌效应,药物杀菌能力随药物浓度的增高而增加,如氨基糖苷类、喹诺酮类等属于此类。

与时间依赖型药物杀菌活力相关的 PK/PD 参数是 T%>MIC,即血药浓度达到或超过 MIC 持续时间占给药间期的百分比。

与浓度依赖型药物杀菌活力相关的 PK/PD 参数是 AUC24/MIC 或 C_{max}/MIC。一般情况下,AUC24/MIC>100~125 或 C_{max}/MIC>8~10 即可获得良好的疗效,并防止耐药突变菌株的产生。

应根据药物的 PK/PD 参数选择合理的给药间隔。时间依赖型的药物采用一日多次给药,浓度依赖型则一日给药一次。

(三)根据重症患者的病理、生理状态合理用药

1. 特殊生理状态下用药的考虑　老年人、儿童、孕产妇等特定人群应根据其生理特点谨慎选择抗菌药物。比如,老年人肝脏酶活力下降、肾功能减退,血浆白蛋白减少,用药后血药浓度较青年人增高,半衰期延长,易发生毒副作用,故用药剂量要小,并根据肝肾功能情况选择用药种类。

2. 重症患者病理状态下药物的选择　许多因素可以影响重症患者的药代动力学,包括器官功能障碍、药物相互作用、其他治疗措施的干预(例如血液净化治疗)、细胞外液变化等。一些病理生理状态,比如感染性休克,大量的静脉输液、全胃肠外营养、胸腔积液、腹水等可能会增加药物的分布容积,需要增加给药剂量。对于外科患者来说,各种引流是抗菌药物丢失的一个重要途径,使得血浆药物浓度降低。低蛋白血症是重症患者的常见情况,由此引起的胶体渗透压降低可造成液体外渗以及抗菌药物的稀释,特别对于蛋白结合率高的抗菌药物,其肾脏排泄会明显增加(如替考拉宁、头孢曲松)。

(四)抗生素治疗的疗程

抗生素治疗的最佳疗程问题尚无定论,与患者情况、感染部位、致病菌种类及是否耐药等诸多因素相关。其主要取决于临床治疗反应,同时需结合影像学及微生物学等手段综合评价。

(马晓春)

第二节　预防性应用抗生素

预防性应用抗生素的目的在于预防一种或两种特定病原微生物侵入机体而发生的感染。预防用药不能防止任何细菌入侵,并且仅对一段时间内可能发生的感染有效,长期预防用药不能达到预防感染的目的。预防用药也会带来负面影响,增加药物不良反应发生的几率、细菌耐药、医疗费用等,故许多临床指南已经逐渐缩小预防用药的适应证,建议严密观察病情,一旦出现感染征兆,在送检有关标本后给予早期的经验治疗。

(马晓春)

第三节　治疗性应用抗生素

治疗性应用抗生素是指对高度怀疑或经病原学证实存在的感染进行治疗。分为经验性治疗和目标性治疗。

一、经验性治疗

经验性治疗是指针对临床高度怀疑存在细菌感染的患者,在获得病原微生物结果前,即开始进行的抗感染治疗。经验性抗菌药物应用的时机是否正确将直接影响患者的预后。

（一）及时的经验性抗生素治疗

及时有效的抗生素应用能够明显降低严重感染和感染性休克患者的病死率。拯救全身感染的指南要求："在诊断严重感染的一小时内静脉应用抗生素治疗"。

（二）起始充分的经验性抗生素治疗

起始经验性抗生素是否合适,对严重感染患者的预后极为重要。起始经验性抗生素合适治疗（appropriate therapy）较不合适治疗（inappropriate therapy）的重症患者病死率明显下降。所谓合适治疗,即指体外药敏实验显示病原菌对所用药物敏感。充分（Adequate）的抗生素治疗是指在药物对病原菌敏感的同时,还包含以下几方面:最优药物剂量,给药途径正确,确保药物渗透感染部位,必要时联合用药等。起始充分的经验性抗生素治疗需要注意以下几方面:

1. 经验性抗生素选择要有充分的依据　抗生素的选择既要考虑到患者的病史（包括药物过敏史）、基础疾病、近期抗生素的使用情况、临床症状体征和可能的感染部位,同时还要充分考虑到患者所在医院或病区的微生物及药敏的流行病学情况。

2. 初始抗生素的选择　早期经验性治疗应选择相对广谱的抗生素,以覆盖所有可能的致病菌。降阶梯疗法是一种针对重症感染患者的经验性治疗方案。降阶梯疗法要求在初始治疗即选用单一、广谱、强效的抗生素,以尽量覆盖革兰阴性菌与革兰阳性菌等所有可能的致病菌,迅速控制感染,即采用"一步到位,重拳出击"的原则。用药 48~72 小时后,若病情已得到控制,临床症状改善,此时有关细菌学检测与药敏结果已明确,再根据检查结果调整抗生素的使用,使之更具针对性。

（三）经验性治疗失败的考虑

初始抗生素治疗无效可能有以下原因:

1. 诊断错误　重新评估感染的诊断能否成立、感染的部位。
2. 宿主因素　如基础疾病、慢性感染迁徙、应用激素等免疫抑制剂造成抗感染能力降低等。
3. 致病菌因素　经验性治疗未覆盖某些耐药菌或其他少见病原菌,如结核分枝杆菌、真菌等。
4. 药物原因　剂量和给药间隔时间是否合适,感染部位的药物浓度是否足够。是否存在影响药物疗效的局部因素,如感染部位有无异物、梗阻、脓肿等。

二、目标性治疗

（一）定义

目标性治疗是指在获得病原微生物结果后,在评价经验性治疗临床疗效的基础上,实施更有针对性的治疗。为降低细菌耐药的风险、减少医疗费用,重症患者应用广谱抗生素经验性治疗 48~72 小时后,应根据微生物培养结果和临床反应等评估疗效,选择目标性的窄谱抗菌药物治疗。广谱的经验性抗菌药物治疗必须尽快转化为目标性治疗。经验性治疗转为目标性治疗的时间反映了临床医师的抗生素使用水平,一般需要 3~5 天。

（二）目标性治疗应注意的事项

1. 正确评价微生物学结果　正确评价微生物结果的前提是正确判断感染部位,规范留取可疑感染部位的标本。对重症患者而言,如何正确评价病原学证据,辨别致病菌、定植菌、污染菌,甚至标本是否来源于最可能的感染部位是影响抗生素合理应用的关键因素。在临床工作中,经常遇到体外药敏试验对某种抗生素耐药,但临床有效的情况;反之,也会遇到体外药敏试验敏感但临床疗效欠佳的情况。因此,绝不能简单地按照细菌培养和药敏实验结果进行目标性治疗,而应结合患者的临床表现、治疗反应、影像学等综合分析。

2. 抗生素调整原则　一般来说,当经验性治疗药物有效时,应进一步结合体外药敏试验,选择更窄谱且敏感的药物。若经验性治疗无效,一方面应考虑根据可靠的病原微生物及药敏结果调整用药,另一方面还要考虑到经验性治疗无效的其他原因。

当决定换用窄谱药物时,依然应根据感染部位、药物 PK/PD 特点、不良反应、药物间相互作用以及诱导耐药能力等情况,选择敏感度高、抗菌谱窄、副作用小、价廉的最佳药物。

三、重症患者抗生素合理应用的特殊问题

(一) 联合治疗

联合用药的主要优点是发挥药物的协同抗菌作用,对混合感染可扩大抗菌范围,减少单一药物的毒副作用,延迟或减少耐药等。联合用药时宜选择具有协同或相加抗菌作用的药物联合,如青霉素类、头孢菌素类等 β- 内酰胺类与氨基糖苷类联合应用。

单一药物可有效治疗的感染,不需联合用药,仅在以下情况时有联合用药指征:

1. 病原菌尚未查明的严重感染,包括免疫缺陷患者的严重感染。

2. 单一抗菌药物不能控制的需氧菌和厌氧菌混合感染,两种或两种以上病原菌感染。

3. 单一抗菌药物不能有效控制的感染性心内膜炎或败血症等重症感染。

4. 需长程治疗,但病原菌易对某些抗菌药物产生耐药性的感染,如结核病、深部真菌病、慢性尿路感染、慢性骨髓炎等。

5. 用以减少药物的毒副作用。由于药物的协同抗菌作用,联合用药时应将毒性大的抗菌药物剂量减少,如两性霉素 B 与氟胞嘧啶联合治疗隐球菌脑膜炎时,前者的剂量可适当减少,从而降低其毒性反应。

(二) 药物浓度监测

治疗药物检测(therapeutic drug monitoring,TDM)是临床药理学与现代分析技术紧密结合的产物。通过各种测试手段,定量分析生物样品(主要为血)中药物及活性代谢产物的浓度,探索血药浓度安全范围,并利用药代动力学方法推测最合适的剂量及给药间隔时间,实现给药方式个体化,提高药物治疗水平,达到临床安全、有效、合理的用药。

并非所有药物都需要监测浓度,TDM 主要针对治疗窗窄、毒性强、服药周期长、服药后个体差异大的药物。由于重症患者存在脏器功能损害等诸多影响药物药代动力学的因素,TDM 在重症患者中显得尤为重要。

抗菌药物 TDM 的指征为:

1. 安全范围窄、毒副作用大的药物。

2. 有脏器功能障碍的患者。

3. 有效血药浓度在患者中存在明显个体差异。

4. 某些特殊部位感染,如中枢神经系统感染,可判断脑脊液中是否达到有效药物浓度。

(马晓春)

第七篇

重症患者的镇痛与镇静

重症患者的安全与舒适是 ICU 治疗的重要目标,除了努力寻找患者不适的原因并加以解决之外,镇痛镇静治疗必不可少。对重症患者而言,其所处的治疗环境充斥着各种监护与支持仪器的报警声、昼夜不熄的灯光以及紧张忙碌的医务人员。在这个陌生的环境之中,对自身疾病的担忧与恐惧、种类繁多的医疗、护理操作、体内置留的各种管道及肢体制动等因素,使疼痛、焦虑、烦躁、睡眠不足甚至谵妄如影随形,给患者带来极大的困扰。恰当的镇痛镇静方案可有效减轻疼痛的不良影响,缓解上述精神症状,减少氧耗,降低应激并可达到有益的遗忘。然而,过度的镇痛镇静治疗因其药物的副作用也可能抵消给患者带来的上述益处,甚至增加患者死亡的风险。因此,准确、客观、定时的评估患者的疼痛与焦虑,结合患者本身病情制定合理的镇痛镇静方案,精确地滴定镇痛镇静药物的用量,使之发挥最佳效能,才能体现镇痛镇静的临床价值。

▶ 第一章
重症患者的镇痛

疼痛是源于损伤、炎症刺激,或情感痛苦而产生的一种不适的感觉。重症患者疼痛的诱因包括原发疾病、手术、各种监测治疗措施以及长期卧床等。疼痛导致机体应激反应增高、睡眠不足和代谢改变,进而出现疲劳和定向力障碍,同时伴有组织耗氧增加、心动过速、凝血功能异常、免疫功能抑制等。疼痛还可刺激疼痛区域周围肌肉的保护性反应,引起全身肌肉僵直或痉挛等,限制了胸壁和膈肌运动,进而造成呼吸功能障碍。镇痛是为减轻或消除机体对痛刺激的应激及病理生理损伤所采取的治疗措施。由于疼痛往往是患者焦虑与躁动的原因,因此在实施镇静治疗之前,应首先评估并给予充分的镇痛治疗。

第一节 疼痛的评估

一、疼痛评估的必要性

疼痛是一种主观感受,因此具有很大的个体差异。并非所有的患者都有疼痛的经历。Puntillo 观察了 171 例在 ICU 接受治疗的重症患者,只有 40% 有疼痛的感受。这提示对所有的 ICU 患者进行盲目的镇痛,势必增加不必要的镇痛药物的使用甚至滥用。因此,在镇痛之前需要对患者的疼痛进行评估。这需要与患者直接进行沟通,根据患者的主观感受来评估。对于部分难于直接交流的重症患者(如机械通气的患者),可以根据患者疼痛相关的行为(运动、面部表情和姿势)和生理指标(心率、血压和呼吸频率)来间接地评判。

二、评价疼痛的常用工具

常用的疼痛评分方法包括:①语言评分法:以 0 分(不痛)至 10 分(疼痛难忍)来代表不同的疼痛程度,由患者自己选择不同分值来量化疼痛程度;②视觉模拟法(visual analogue scale,VAS):用一条 100mm 的水平直线,两端分别设定为不痛和最痛,由测试者在最接近自己疼痛程度的地方画垂线标记,以此来量化其疼痛强度(图 7-1-1);③数字评分法(numerical rating scale,NRS):采用一条从 0 至 10 刻度的标尺,0 代表不疼,10 代表疼痛难忍,由患者从上面选一个数字进行疼痛描述(图 7-1-2);④面部表情评分法(faces pain scale,FPS):由 6 种面部表情及 0~10 分(或 0~5 分)构成,程度由不痛到疼痛难忍。由患者选择图像或数字来反映最接近其疼痛的程度(图 7-1-3);⑤术后疼痛评分法(Prince-Henry 评分法)该方法主要用于胸腹部手术后疼痛的测量,从 0 至 4 分共分为 5 级(表 7-1-1)。若术前与患者充分约定,术后用五个手指即可表示疼痛程度;⑥非语言疼痛评分(nonverbal pain scale)根据患者的运动或体征来判断疼痛的程度,适用于不能进行交流的患者(表 7-1-2)。

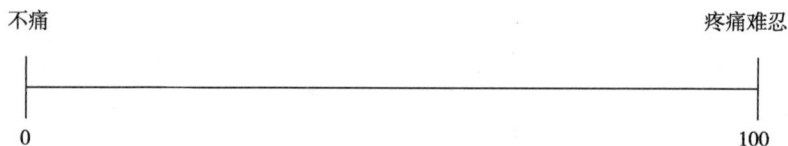

图 7-1-1 视觉模拟法

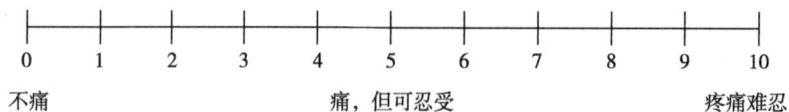

图 7-1-2 数字评分法

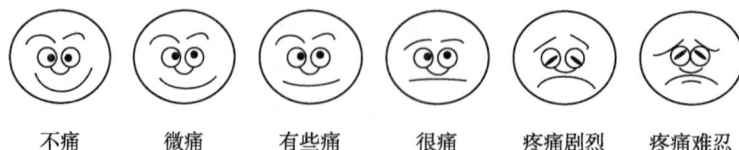

图 7-1-3 面部表情评分

表 7-1-1 术后疼痛评估法

分值	描述
0	咳嗽时无疼痛
1	咳嗽时有疼痛

续表

分值	描述
2	安静时无疼痛,深呼吸时有疼痛
3	安静状态下有较轻疼痛,可以忍受
4	安静状态下有剧烈疼痛,难以忍受

表 7-1-2　非语言疼痛评分

	分级		
	0	1	2
表情	无表情或微笑	偶有痛苦或皱眉表情	频繁痛苦或皱眉表情
活动	安静平卧、体态自如	小心谨慎或缓慢地移动	烦躁不安,活动过多或制动
姿势	安静平卧、手自然放置	夹板状体位、紧张	僵硬或强直
体征Ⅰ	4小时内生命体征稳定,无明显变化	4小时内出现以下任意一点:收缩压 >20mmHg,心率 >20 次 / 分,呼吸频率 >10 次 / 分	4小时内出现以下任意一点:收缩压 >30mmHg,心率 >25 次 / 分,呼吸频率 >20 次 / 分
体征Ⅱ	皮肤温暖、干燥	瞳孔变大、出汗、面色潮红	大汗、面色苍白

　　疼痛评估应包括疼痛的强度、部位、特点、加重及减轻因素,最可靠的评估是患者的自我描述。前五种评分方法的有效性和可靠性已为多个研究证实,相互间的一致性和重复性也较好,但这几种方法均需要患者能够进行交流。对于接受机械通气或有意识障碍的患者则可选择非语言疼痛评分,根据其与疼痛相关的行为和生理指标来评价患者的疼痛程度,但应尽量避免不同观察者的主观影响。疼痛评估的要点在于根据患者的具体情况选择适当的方法,定时评估并记录,依据其动态变化来评价镇痛的效果并指导调整镇痛方案。

（康　焰）

第二节　疼痛的治疗

一、常用的镇痛方法

（一）非药物治疗疼痛

既包括生理因素,又包括心理因素。在实施镇痛治疗之前,应尽可能去除或减轻可能导致患者疼痛或躁动的原因,如尿潴留、床上异物、环境干扰及体位不适等因素。给予心理安慰、物理治疗及改善环境等非药物治疗措施,减轻患者疼痛。

（二）药物镇痛

ICU 常用镇痛药物包括:阿片类镇痛药(吗啡、芬太尼、瑞芬太尼及舒芬太尼等);非阿片类中枢性镇痛药(曲马多);非甾体类抗炎药(乙酰氨基酚等)。需要根据患者的疾病和个体特点,结合镇痛药物的药理学性质来选择适宜的药物。

1. 阿片类镇痛药　所有阿片受体激动药的镇痛作用机制类似,通过与阿片受体的结合来抑制中枢的疼痛反应。但不同药物在组织胺释放、用药后峰值效应时间以及作用持续时间等方面存在较大的差异。阿片类药物的主要不良反应包括呼吸抑制、血压下降、胃肠蠕动减弱和精神错乱等。此类药物多通过肝脏代谢、肾脏清除,在老年或合并肝、肾功能不全患者应用中需要注意其相关的副作用。

（1）吗啡强效镇痛药：适用于严重创伤、烧伤、晚期癌症等所致的疼痛。ICU 患者常推荐静脉给药，可迅速达到血浆有效血药浓度，常以 3~5mg 为负荷剂量，以 0.1mg/min 的维持剂量给药。治疗剂量的吗啡对血容量正常患者的心血管系统一般无明显影响。对于心肌梗死而血压尚正常的患者，有镇静、减轻心脏负担的作用，可有效缓解心源性肺水肿所致的哮喘。吗啡有呼吸抑制、增加平滑肌张力、颅内压升高等副作用，对于呼吸功能受损、颅内压增高、支气管哮喘、排尿困难、休克及肠梗阻等患者应慎用或禁用。

（2）芬太尼：其镇痛效价是吗啡的 100~180 倍，由于其亲脂的特点，静脉注射后起效快，作用时间短，但重复用药后可导致明显的蓄积和延时效应。对心血管功能影响小，能抑制气管插管时的应激反应，不释放组胺。快速静脉注射芬太尼可引起胸壁、腹壁肌肉僵硬而影响通气。慎用或禁用于无人工气道、支气管哮喘、高敏和重症肌无力患者。

（3）瑞芬太尼：新型的短效 μ 受体激动剂，可被组织和血浆中非特异性脂酶迅速水解，其代谢基本不受肝、肾功能影响，可用于短时镇痛的 ICU 患者，多采用连续输注。和其他的阿片类药物一样，瑞芬太尼也存在机体耐受，随使用时间增加，镇痛剂量亦不断增加。同时也存在恶心、呕吐、呼吸抑制、心动过缓、低血压和肌肉强直等副作用，但上述不良反应在停药后几分钟内即可消失。此外，在停用瑞芬太尼后可能出现疼痛过敏现象。

（4）舒芬太尼：镇痛作用约为芬太尼的 5~10 倍，作用持续时间为 2 倍。与瑞芬太尼比较，舒芬太尼在持续输注过程中随时间剂量减少，但唤醒时间延长。

（5）哌替啶：镇痛效价为吗啡的 1/10，大剂量应用时可出现神经兴奋症状，如欣快、谵妄、震颤、抽搐等，肾功能不全患者易出现药物蓄积。呼吸抑制的作用较弱，但成瘾性较强。多用于床旁短小手术、清创换药等短期使用。不宜作为 ICU 持续镇痛的选择。

2. 非阿片类镇痛药　曲马多属于非阿片类中枢性镇痛药，具有双重作用机制，除作用于 μ 受体外，还抑制神经元突触对去甲肾上腺素和 5- 羟色胺的再摄取，并增加神经元外 5- 羟色胺的浓度，从而调控单胺下行性抑制通路，影响痛觉传递而产生镇痛作用。其镇痛强度约为吗啡的 1/10。治疗剂量不抑制呼吸，大剂量则可使呼吸频率减慢，但程度较吗啡轻，对心血管系统基本无影响。适用于术后轻度和中度的急性疼痛治疗和老年人镇痛。

3. 非甾体类抗炎药（nonsteroidal antiinflammatory drugs，NSAIDs）　通过非选择性、竞争性抑制前列腺素合成过程中的关键酶 - 环氧化酶（cyclooxygenase，COX），从而达到镇痛效果。代表药物如对乙酰氨基酚等。对乙酰氨基酚可用于治疗轻度至中度疼痛，它和阿片类联合使用时有协同作用，可减少阿片类药物的用量。主要不良反应包括消化道出血和肝肾功能不全。在低血容量、高龄和既往有肾功能不全的患者，尤其要警惕。由于其镇痛作用起效慢、效果不确切、不良反应较多等原因，在 ICU 镇痛中较少使用，常用于缓解长期卧床患者的轻度疼痛和不适。

4. 局麻药　局麻药主要用于术后硬膜外镇痛，其优点是用药剂量小、镇痛时间长、镇痛效果好。目前常用药物为布比卡因和罗哌卡因。布比卡因的镇痛时间比利多卡因长 2~3 倍，比丁卡因长 25%，但高浓度会导致肌肉无力、麻痹，从而延迟运动恢复，降低其浓度可大大降低这些并发症的发生率。罗哌卡因对心脏和神经系统的安全性高于布比卡因，小剂量时对痛觉神经纤维具有选择性，对痛觉神经纤维的阻断优于运动神经纤维。局麻药加阿片类药物用于硬膜外镇痛，不但可降低局麻药的浓度及剂量，镇痛效果也得到增强，镇痛时间延长。但吗啡和芬太尼在脑脊液中的长时间停留可能导致延迟性呼吸抑制。此外，硬膜外镇痛还可发生恶心、呕吐、皮肤瘙痒、血压下降及神经相关并发症。

（三）患者自控镇痛（patient controlled analgesia，PCA）

对预估术后伴有疼痛的清醒患者，可经静脉、硬膜外或皮下预留 PCA 泵给药，可做到及时、迅速、自主的个体化用药，镇痛效果好且呼吸抑制发生率低。

（四）神经干镇痛

对术后患者或创伤患者，可根据其创伤或术野部位，选择相应的蛛网膜下间隙或硬膜外间隙给予局麻药或阿片类药物进行局部镇痛。这些技术特别适用于血管外科、胸外科、腹部手术及矫形手术后。

（五）外周神经阻滞

外周神经阻滞作为外科和创伤后镇痛的特有方式,可单次注射,也可连续应用。它包括①肋间神经阻滞:对胸、腹手术切口及肋骨骨折非常有效。其优点是起效快,胸部或上腹部镇痛作用好,可减轻肌肉痉挛,不影响患者深呼吸和有效咳嗽,降低术后肺功能不全的程度。缺点是需反复多次注射给药,不能消除内脏或腹膜深部疼痛且穿刺有一定技术难度及风险;②臂丛神经阻滞:主要用于上肢手术后镇痛;③下肢外周神经阻滞:适用于下肢手术镇痛。外周神经阻滞法对重症患者呼吸、循环功能影响小,当神经干阻滞和胃肠道外给药有禁忌或不适时,可选用该方法。

（康　焰）

第二章
重症患者的镇静

镇痛是镇静的前提。当疼痛的充分缓解、体位的适当改变、言语的安慰等非药物方法都不能够让患者安静下来时,就需要使用镇静药物来消除患者的焦虑与烦躁,提高人机协调性、减少呼吸做功并增加患者的舒适感。镇静过程中仍然需要定时评估患者的镇静深度,合理选择药物、适时调整剂量、加强监测,避免过度镇静带来的相关副作用,才能做到最恰当的镇静。

第一节　镇静的评价

定时评估镇静程度有利于调整镇静药物及其剂量以达到预期目标。理想的镇静评分系统应使各参数易于计算和记录,有助于镇静程度的准确判断并能指导治疗。目前临床常用的镇静评分系统有 Ramsay 评分、Riker 镇静躁动评分、肌肉活动评分法、RASS 评分等主观性镇静评分以及脑电双频指数 (BIS)等客观性镇静评估方法。

一、镇静和躁动的评估

镇静评分

1. Ramsay 评分　临床上使用最为广泛的镇静评分。分为 0~6 分,分别反映 3 个层次的清醒和睡眠状态(表 7-2-1)。Ramsay 评分简单易用,但缺乏特征性的指标区分不同的镇静水平。

表 7-2-1　Ramsay 评分

分数	描述
1	患者焦虑、躁动不安
2	患者配合,有定向力、安静
3	患者对指令有反应
4	患者嗜睡,对轻叩眉间或大声听觉刺激反应敏捷
5	患者嗜睡,对轻叩眉间或大声听觉刺激反应迟钝
6	患者嗜睡,对刺激无任何反应

2. Riker 镇静、躁动评分(sedation-agitation scale,SAS)　根据患者 7 项不同的行为对其意识和躁动程度进行评分(表 7-2-2)。

表 7-2-2　Riker SAS 评分

分值	描述	定义
7	危险躁动	拉拽气管内插管,试图拔除各种导管,翻越床栏,攻击医护人员,在床上辗转挣扎

续表

分值	描述	定义
6	非常躁动	需要保护性束缚并反复语言提示劝阻,咬气管插管
5	躁动	焦虑或身体躁动,经言语提示劝阻可安静
4	安静合作	安静,容易唤醒,服从指令
3	镇静	嗜睡,语言刺激或轻轻摇动可唤醒并能服从简单指令,但又迅即入睡
2	非常镇静	对躯体刺激有反应,不能交流及服从指令,有自主运动
1	不能唤醒	对恶性刺激无或仅有轻微反应,不能交流及服从指令

3. 肌肉活动评分法(motor activity assessment scale,MAAS)　与 SAS 评分类似,通过 7 项指标来描述患者对刺激的行为反应(表 7-2-3),也有较好的可靠性和安全性。

表 7-2-3　肌肉运动评分法

分值	定义	描述
6	危险躁动	无外界刺激就有活动,不配合,拉扯气管插管及各种导管,在床上翻来覆去,攻击医务人员,试图翻越床栏,不能按要求安静下来
5	躁动	无外界刺激就有活动,试图坐起或将肢体伸出床沿。不能始终服从指令(如能按要求躺下,但很快又坐起来或将肢体伸出床沿)
4	烦躁但能配合	无外界刺激就有活动,摆弄床单或插管,不能盖好被子,能服从指令
3	安静、配合	无外界刺激就有活动,有目的地整理床单或衣服,能服从指令
2	触摸、叫姓名有反应	可睁眼,抬眉,向刺激方向转头,触摸或大声叫名字时有肢体运动
1	仅对恶性刺激有反应	可睁眼,抬眉,向刺激方向转头,恶性刺激时有肢体运动
0	无反应	恶性刺激时无运动

4. RASS 评分(the Richmond agitation-sedation scale,RASS)　通过言语及身体刺激来评估患者镇静水平(表 7-2-4)。

表 7-2-4　RASS 评分

分值	程度	描述
+4	有攻击性	有明显的攻击和暴力倾向,甚至对医务人员造成伤害
+3	非常躁动	试图拔出身上的管道或对医务人员很粗鲁
+2	躁动	频繁地无目的地移动身体,人机配合不良
+1	不安	焦虑或忧虑,但体动不剧烈
0	清醒平静	清醒的自然状态
-1	昏昏欲睡	未完全清醒,呼之可睁眼,可以保持清醒超过 10 秒
-2	轻度镇静	呼之可睁眼,但保持清醒的时间少于 10 秒
-3	中度镇静	声音刺激反应但不能睁眼
-4	深度镇静	对声音刺激无反应,对身体的刺激有反应
-5	昏迷	对声音和身体刺激均无反应

5. 脑电双频指数(bispectral index,BIS)　BIS 是一种可以定量评估患者意识状态的客观监测手

段，它通过测定脑电图线性成分（频率和功率）、分析成分波之间的非线性关系（位相和谐波），将代表不同镇静水平的各种脑电信号进行标准化和数字化处理，转化为可量化指标。BIS 值 100 代表清醒状态，0 代表完全无脑电活动状态（大脑皮层抑制），85~100 为正常状态，65~85 为镇静状态，40~65 为麻醉状态，低于 40 可能呈现爆发抑制。

　　理想的镇静水平是既能保证患者安静入睡又易被唤醒。应在镇静治疗开始时就明确所需的镇静水平，定时、系统地进行评估和记录，随时调整镇静用药以达到并维持所需的镇静水平。

二、谵妄的评估

　　谵妄是重症患者常见的并发症，其特点为兴奋与嗜睡交替，定向力障碍和不协调行为。可发生于任何年龄患者，老年人更常见。常见原因有：①严重的躯体疾病；②低氧血症；③水电解质酸碱失衡；④疼痛；⑤低血糖；⑥酒精戒断症状；⑦某些药物可诱发，如阿片类、氯胺酮、巴比妥类药物。目前推荐使用 ICU 谵妄诊断的意识状态评估（the confusion assessment method for diagnosis of delirium in the ICU，CAM-ICU）来对谵妄进行诊断（表 7-2-5）。由于谵妄的发生可导致患者的其他并发症的发生率大大增加，延长患者 ICU 留滞时间，甚至导致患者死亡风险增加，因此应积极预防谵妄的发生，一旦发生需早期识别并处理。

表 7-2-5　ICU 谵妄诊断的意识状态评估

临床特征	评价指标
（1）精神状态突然改变或起伏不定	患者是否出现精神状态的突然改变？过去 24 小时是否有反常行为，如：时有时无或者时而加重时而减轻？过去 24 小时镇静评分（SAS 或 MAAS）或 GCS 是否有波动
（2）注意力散漫	患者是否有注意力集中困难？患者是否有保持或转移注意力的能力下降？患者注意力筛查（attention screening evaluation，ASE）得分多少（如：ASE 的视觉测试是对 10 个画面的回忆准确度；ASE 的听觉测试是测试患者对一连串随机字母读音"A"时点头或捏手示意）
（3）思维无序	若患者已撤机拔管，需要判断其是否存在思维无序或不连贯。常表现为对话散漫离题、思维逻辑不清或主题变化无常。若患者在带呼吸机状态下，检查其能否正确回答以下问题：①石头会浮在水面上吗？②海里有鱼吗？③一磅比两磅重吗？④你能用锤子砸烂一颗钉子吗？在整个评估过程中，患者能否跟得上回答问题和执行指令：①你是否有一些不太清楚的想法？②举这几个手指头（检查者在患者面前举两个手指头）。③现在换只手做同样的动作（检查者不用再重复动作）
（4）意识程度变化（指清醒以外的任何意识状态，如：警醒、嗜睡、昏睡或昏迷）	清醒：正常、自主地感知周围环境，反应适度。警醒：过于兴奋 嗜睡：瞌睡但易于唤醒，对某些事物没意识，不能自主、适当地交谈，给予轻微刺激就能完全觉醒并应答适当。昏睡：难以唤醒，对外界部分或完全无感知，对交谈无自主、适当的应答；当予强烈刺激时，有不完全清醒和不适当的应答，强刺激一旦停止，又重新进入无反应状态。 昏迷：不可唤醒，对外界完全无意识，给予强烈刺激也无法进行交流

注：若患者有特征（1）和（2），或特征（3），或特征（4），就可诊断为谵妄

（康　焰）

第二节　镇静的方法

一、非药物治疗

　　当患者出现焦虑、烦躁等临床表现时，在实施镇静治疗之前，首先应尽可能地去除引起患者躁动的原因，如缺氧、疼痛、组织灌注不足等。通过调整呼吸支持力度改善缺氧，可减轻患者呼吸窘迫感，

有助于缓解患者的焦虑和紧张。通过心理安慰、物理治疗、药物等方式减轻患者疼痛,也有利于患者保持安静状态,充分镇痛后甚至可以避免使用镇静药物。当患者存在组织灌注不足,特别是脑灌注不足时,也可引起意识状态改变。此时改善全身组织灌注就成为缓解患者烦躁的首要目标。

二、常用的镇静药物

适度的镇静可以降低患者的紧张、焦虑及躁动,减轻机体的应激反应,提高其对机械通气等各种ICU诊疗措施的依从性和耐受能力,同时改善睡眠质量。达到一定剂量的镇静药物还可以带来"顺行遗忘",消除和(或)减少大脑对ICU治疗过程中不良体验的记忆,这对保护重症患者的心理健康至关重要。镇静治疗可以说是ICU繁多综合治疗的基础。理想的镇静药物应具备以下特点:起效快、"剂量 - 效应"可预测,半衰期短、无蓄积,对呼吸循环抑制小,代谢方式不依赖肝肾功能,具有抗焦虑与遗忘作用,停药后能迅速恢复,价格低廉等。目前尚无能符合以上所有要求的药物。苯二氮䓬类和丙泊酚(propofol)是目前ICU最常用的镇静药物,右美托咪定由于其兼有镇痛作用、起效迅速、呼吸抑制弱等优点,是有潜力的临床镇静新药。

(一)苯二氮䓬类

通过与中枢神经系统内 γ- 氨基丁酸(gamma amino butyric acid,GABA)受体的相互作用,产生剂量相关的催眠、抗焦虑、镇静、抗癫痫和顺行性遗忘作用,是较理想的镇静、催眠药物。该类药物本身无镇痛作用,与阿片类镇痛药有协同作用,使用时可明显减少阿片类药物的用量。苯二氮䓬类药物存在较大的个体差异,高龄、肝肾功能受损患者药物清除减慢,肝酶抑制剂也会影响其代谢,用药上须按个体化原则进行调整。

ICU常用的苯二氮䓬类药物为咪达唑仑(midazolam)和劳拉西泮,两者皆为亲脂性药物,容易在脂肪组织产生蓄积作用。咪达唑仑可快速透过血脑屏障而快速起效(≤1分钟),起效时间比劳拉西泮短,药物经肝脏代谢,肝功能受损患者药物作用时间明显延长。咪达唑仑的代谢产物也具有药理活性,肾功能不全的患者更容易发生蓄积。持续输注咪达唑仑可导致患者苏醒延迟,高剂量、长时间输注还会导致谵妄的发生、药物耐受以及戒断症状等副作用。劳拉西泮的亲脂性不如咪唑安定强,起效时间亦慢一些,代谢产物无药理活性,较适用于肾功能不全的患者。长期使用劳拉西泮可因其溶剂丙二醇导致急性肾小管坏死、代谢性酸中毒及高渗状态。呼吸抑制是苯二氮䓬类药物共同的潜在副作用,可导致呼吸频率减慢、潮气量减少。西咪替丁、红霉素和其他细胞色素 P450 酶抑制剂可明显减慢上述药物的代谢率。

苯二氮䓬类药物有其相应的竞争性拮抗剂 - 氟马西尼,可逆转其中枢镇静作用,但应慎重使用。

(二)丙泊酚

丙泊酚因其起效快、作用时间短、撤药后迅速清醒,镇静深度呈剂量依赖性,容易控制的特点,成为临床广泛使用的镇静药物。丙泊酚可引起暂时性呼吸抑制和血压下降、心动过缓,对血压的影响与剂量相关,低血容量和心功能不全者易受影响。由于其作用时间短暂,临床镇静时多采用注射泵持续缓慢静脉输注方式,肝肾功能不全对丙泊酚的药代动力学参数影响不明显,长时间使用亦可出现药物耐受。

丙泊酚的溶剂为乳化脂肪,长时间持续应用可导致高三酰甘油血症,对此类患者进行营养支持时,需考虑这部分热量的供给。因乳化脂肪易被污染,故配制和输注时应注意无菌操作,单次药物输注时间不宜超过 12 小时。丙泊酚综合征(propofol infusion syndrome,PRIS)是一组罕见但致命的临床综合征,最初发生于小儿,成人也有报道,目前无统一的定义,多指长时间(>48 小时)、大剂量 >5mg/(kg·h)输注丙泊酚后出现的以高脂血症、横纹肌溶解、严重代谢性酸中毒、肾衰竭和严重心力衰竭等为主要表现的临床综合征,可导致心搏骤停。

丙泊酚具有减少脑血流、降低颅内压(intracranial pressure,ICP),降低脑氧代谢率的作用。用于颅脑损伤患者的镇静可减轻 ICP 的升高,因其半衰期短,停药后快速清醒,有利于神经系统评估。

(三) 右美托咪定

右美托咪定(dexmedetomidine)是一种高效、高选择性的 α_2 肾上腺素受体激动剂,兼具镇静镇痛和抗交感活性。右美托咪定的镇静作用部位在脑干的蓝斑,可产生类似自然睡眠状态的镇静效果,易唤醒。因能保持良好的定向力,故谵妄发生率低,镇痛效应产生于脊髓水平。右美托咪定无呼吸抑制作用,呼吸机撤离前不需停药。对心血管系统具有双向调节功能,负荷剂量时产生血管收缩作用,维持剂量因对中枢抗交感神经的抑制作用产生血管扩张,持续输注时对血流动力学影响小,可有低血压和心动过缓,停药后恢复,不会产生心血管系统的反弹效应。

目前的临床研究表明,与咪达唑仑相比较,达到同等程度的镇静目标时,右美托咪定引起的谵妄发生率、机械通气时间明显减少。其主要的副作用是心动过缓和低血压,但发生率相对较低,避免负荷剂量过大,同时以小剂量开始输注,可有效减少上述副作用。长期输注仍然有戒断症状的表现,如躁动、心动过速、低血压等。

三、谵妄的治疗

镇痛和镇静药物都可能导致和加重谵妄症状,必须及时治疗。需要仔细辨别焦虑、躁动与谵妄,切忌一味增加镇静药物,以免意识障碍加重,谵妄症状加剧。但对于危险躁动或有其他精神症状的患者则必须药物予以控制,防止意外发生。谵妄诊断确立的患者应积极寻找引起谵妄的原因,针对病因进行治疗。

以前曾认为氟哌定醇可以治疗谵妄,但最新的谵妄指南提示:没有已发表的证据显示应用氟哌丁醇可缩短 ICU 成人患者的谵妄持续时间。而非典型抗精神病药则可能缩短 ICU 成人患者的谵妄持续时间。但对于有尖端扭转型室速风险(如基础 QT 间期延长、合并使用已知可延长 QT 间期药物、曾经发生过尖端扭转型室速)的患者,不建议使用非典型抗精神病药治疗谵妄。对于和酒精或苯二氮䓬类药物撤除无关的成人 ICU 患者发生的谵妄,输注右旋美托咪啶比输注苯二氮䓬类药物更有利于缩短谵妄持续时间。

此外,一些简单的非药物方法如调整体位、改善睡眠,促使患者早期活动、每日唤醒等可有效减少谵妄的发生。

神经肌肉阻滞剂在部分严重急性呼吸衰竭的患者,为了提高呼吸系统的顺应性,降低"人机对抗"及患者的氧耗,在充分镇痛镇静的基础可考虑肌松药的使用。由于肌松药有可能造成患者神经肌肉功能的损害甚至长期肌肉麻痹等副作用,导致延迟脱机,故仅在严重低氧血症、严重癫痫持续状态等患者,在镇痛镇静充分的情况下考虑短期使用。

顺苯磺酸阿曲库铵由于其特殊的 Hoffmann 清除方式,不依赖于肝肾功能,无组胺释放等的特点,是 ICU 患者推荐使用的肌松药。

在临床上常用的神经肌肉阻滞剂还包括氯化琥珀胆碱、罗库溴铵、维库溴铵等。

四、镇静药物的使用方法

(一) 给药方式

ICU 镇静药的给药方式应以持续静脉输注为主,首先应给予负荷剂量以尽快达到镇静目标,然后给予维持量持续泵入。间断静脉注射一般用于负荷剂量的给予,以及短时间镇静且无需频繁用药的患者。经消化道及肌注给药多用于辅助镇静效果。短期镇静中丙泊酚与咪达唑仑临床效果相似,长期(>3天)镇静中丙泊酚较咪达唑仑苏醒更快、拔管更早。给予负荷剂量时,两药物均可引起呼吸抑制、血压下降等副作用,应注意缓慢、分次给药,同时密切观察、评估患者意识和神志状况。镇静维持中亦需要密切监测,根据患者的情况及时调整药量。

(二) 镇静目标

重症患者镇静的理想目标是使患者处于"安全与舒适"的状态。镇静治疗既要让患者处在恰当的镇静水平,满足患者舒适和临床监测治疗要求,又要尽可能减少镇静药物相关的副作用。因此,就根据患者的个体情况预先设定镇静目标,与整个医疗、护理人员充分告知与沟通,共同根据此目标及时调整镇静药物剂量,尽量避免因目标不同而导致镇静不足或镇静过度。需定时评估镇静状态,超过三天的持续镇静,为避免药物蓄积和镇静过度,可在定时评估的基础上实施每日唤醒计划。恰当的"每日唤醒"方案可减少用药量、缩短机械通气时间和 ICU 滞留时间,降低并发症发生率。唤醒期间需严密监护,一旦"唤醒"即应重新镇静至镇静目标,以避免镇静状态破坏后患者躁动加剧、氧耗增加甚至自行拔除气管插管等风险。

持续镇静治疗一周以上,即可产生药物依赖性和停药时的戒断症状。若停药时患者表现出躁动、焦虑、震颤、恶心、呕吐、出汗、流涕、声光敏感性增加、谵妄和癫痫发作时即要考虑为戒断症状。此时不应快速中断镇静药物,而应有计划地逐渐减量。

(康　焰)

第三章
镇痛镇静药物对器官功能的影响

镇痛镇静是重症患者重要的治疗措施之一,除了应掌握和熟悉常用的镇静镇痛药物的基本作用与副作用外,还应关注重症患者全身情况及器官功能状态对镇痛镇静药物药效及药代的影响。动态地评估患者的镇痛、镇静程度和器官功能状况,保证镇痛镇静方案的安全实施。

一、呼吸功能

对于重症患者,适当的镇静镇痛治疗可以降低呼吸做功,进而降低氧耗,最终减少全身的氧债。对机械通气的患者,镇静镇痛还有利于改善人机协调,避免呼吸机误触发、频繁报警等,以达到机械通气治疗的最终目的。此外,一些特殊的治疗(如俯卧位通气、肺复张、高频通气等)可能会引起患者明显的不适,适当的镇静镇痛对顺利完成这些治疗提供了有力的保证。

常用的镇痛镇静药物都有不同程度的呼吸抑制作用。没有人工气道的患者在进行镇痛镇静治疗时,需密切观察呼吸频率、节律、幅度、呼吸周期比和呼吸形式,监测脉搏氧饱和度和动脉血气分析等指标。一旦出现呼吸抑制的情况,需立刻停止上述药物的使用,并予相应的处理。伴有氧饱和度下降者应维持气道通畅、给予面罩辅助通气或无创通气,若仍无缓解,必要时需气管插管呼吸机辅助呼吸。对接受机械通气的患者,则需密切监测,维持镇静的目标。镇静不足时患者可能出现呼吸频率增快、人机对抗等表现,镇静过度则表现为触发消失、控制通气,两种状态均不利于患者的呼吸治疗。持续镇静还因降低了患者自主咳嗽、排痰等气道廓清能力,可能增加呼吸道感染的机会。对于持续镇静的患者,实施"每日唤醒"、床头抬高、增加肢体运动、主动和辅助排痰,定时翻身、拍背结合背部叩击、振荡治疗等胸部物理疗法,促进呼吸道分泌物排出。必要时可应用纤维支气管镜协助治疗。

二、循环功能

重症患者由于疾病疼痛、精神紧张等原因可能出现心率增快、血压升高,给予镇静镇痛药物可减少此类情况的发生。在休克的复苏中,适度的镇静镇痛不但可以降低全身的氧消耗,还可以降低患者对外界刺激的敏感性,避免血压忽高忽低、心率忽快忽慢等血流动力学波动的出现。

常用的阿片类镇痛药、苯二氮䓬类药物及丙泊酚均有影响循环的副作用,一般发生在负荷剂量期间,尤其在容量不足、营养不良和老年患者中更易发生。α_2 受体激动剂具有抗交感神经作用,可导致心动过缓和(或)低血压。氟哌定醇可引起剂量相关的 QT 间期延长,增加室性心律失常的危险,有心脏病史的患者更易出现。硬膜外镇痛引起的低血压与交感神经阻滞有关,液体治疗或适量的血管活性药可迅速纠正低血压。

镇痛镇静期间应严密监测血压、心率的变化,尤其在给予负荷剂量时,应注意缓慢、分次给药,根据血流动力学变化调整给药速度和补液速度,必要时给予血管活性药物。镇痛镇静程度不足时,患者可出现高应激表现,如血压升高、心率增快等,此时不能盲目给予药物降压或控制心率,应结合临床综合评估,在排除诱发因素、充分镇痛镇静下进行针对性处理。使用氟哌定醇的患者需要密切关注心电图变化,定期复查标准导联心电图。

三、神经肌肉功能

血行感染可引起明显寒战,肌肉的过度收缩导致全身氧耗大量增加,通过镇静镇痛治疗可终止寒战过程,减少耗氧量。某些特殊感染,如中枢神经系统感染,可引起肢体抽搐,肌肉强直。持续的抽搐可引起肌红蛋白的大量释放,堵塞肾小管,导致急性肾损伤。使用镇静镇痛药物可以减少抽搐导致的相关组织或器官损伤。

镇痛和镇静药物对患者的意识状态、器官功能指标有较大的影响,病情观察时应尽可能排除药物的干扰。哌替啶使用剂量较大时可引起神经兴奋症状(如欣快、谵妄、震颤、抽搐等),芬太尼静脉注射过快可引起胸、腹壁肌肉强直,影响呼吸状态。苯二氮䓬类镇静剂常引起躁动甚至谵妄等反常兴奋反应。氟哌定醇可引起锥体外系反应,但可被苯二氮䓬类药物有效控制症状。丙泊酚可减少脑血流,降低颅内压,降低脑氧代谢率,对颅内压升高患者可能有利,但对脑缺血患者需加强监测,慎重应用。

持续镇痛镇静可影响神经功能的观察和评估,不恰当的镇静程度还会增加创伤后应激障碍(posttraumatic stress disorder,PTSD)的发生,"每日唤醒"在维持镇静目标、降低PTSD发生上有明显作用。

重症患者肌无力与镇痛镇静之间也有一定的关系。神经肌肉阻滞效应的延长与神经肌肉阻滞剂或其代谢产物的蓄积相关,停药后神经肌肉功能恢复时间可延长50%~100%。镇静相关的急性四肢软瘫性肌病综合征(acute quadriplegic myopathy syndrome,AQMS)则表现为急性轻瘫、肌肉坏死致磷酸肌酸激酶升高和肌电图异常三联症。初始表现为神经功能障碍,数天或数周后发展为肌肉萎缩和坏死。AQMS的发生与长时间神经肌肉阻滞有关,可每日停药观察,密切的肌松监测可有效降低其发生率。长时间制动使患者关节和肌肉活动减少,增加了深静脉血栓(deep venous thrombosis,DVT)形成的危险,镇静方案制定中应制定相应的物理治疗措施,预防DVT并保护关节和肌肉的运动功能。

四、消化功能

阿片类镇痛药可抑制肠道蠕动导致便秘,并引起恶心、呕吐、肠绞痛等症状,酌情应用胃肠动力药可减轻上述症状。肝功能损害可降低苯二氮䓬类药物及其活性代谢产物的清除,肝酶抑制剂也会改变大多数苯二氮䓬类药物代谢,对肝功能障碍或使用肝酶抑制剂的患者应及时调节剂量。非甾体类抗炎药易导致胃肠黏膜损伤,表现为腹胀、消化不良、恶心、呕吐、腹泻和消化道溃疡,严重者可致穿孔或出血,还具有可逆性肝损害作用,特别是对肝功能衰竭或营养不良的患者易产生肝毒性。若必须使用该类药物,需选择副作用相对小的种类,同时加用胃黏膜保护剂并密切监测相应的消化道功能变化。

五、肾功能

肾功能损害的患者可降低镇静药物的排泄速度,导致苏醒延迟。某些镇静药物本身亦有加重肾脏损害的副作用。劳拉西泮的溶剂丙二醇就具有一定的肾毒性作用,大剂量长时间输注时可能引起急性肾小管坏死、乳酸酸中毒及高渗状态。非甾体类抗炎药在低血容量、高龄或既往有肾功能障碍的患者均可能加重肾损害。

六、其他

丙泊酚以脂肪乳剂为载体,长时间或大剂量应用时应监测血三酰甘油水平,并根据丙泊酚用量相应减少营养支持中的脂肪乳剂供给量。非甾体类抗炎药有可能影响血小板聚集功能,导致出血时间延长。长期使用阿片样物质或阿片样物质依赖成瘾的患者,可能并存免疫功能低下等等。

(康　焰)

参 考 文 献

1. 刘大为.实用重症医学.北京:人民卫生出版社,2010.

2. 中华医学会.临床诊疗指南.重症医学分册.北京:人民卫生出版社,2009.

3. Bongard FS,Sue DY,Vintch JRE. Current diagnosis and treatment:critical care.3rd ed. New York:Mc Graw-Hill Companies,2008.

4. 陈灏珠,林果为.实用内科学.第13版.北京:人民卫生出版社,2010.

5. 陈新谦,金有豫,汤光.新编药物学.第17版.北京:人民卫生出版社,2011.

6. Pea F,Viale P. The antimicrobial therapy puzzle:could pharmacokinetic-pharmacodynamic relationships be helpful in addressing the issue of appropriate pneumonia treatment in critically ill patients. Clin Infec Dis,2006,42:1764-1771.

7. Baptista JP,Sousa E,Martins PJ,et al. Augmented renal clearance in septic patients and implications for vancomycin optimisation. Int J Antimicrob Agents,2012,39(5):420-423.

8. 王爱霞.抗菌药物临床合理应用.北京:人民卫生出版社,2008.

9. Bone RC,Balk RA,Cerra FB,et al. Definitions for sepsis and organ failure and guidelines for the use of innovative therapies in sepsis. Chest,1992,101(6):1664-1655.

10. Levy MM,Fink MP,Marshall JC,et al. 2001 SCCM/ESICM/ACCP/ATS/SIS International Sepsis Definitional Conference. Crit Care Med,2003,31(4):1250-1256.

11. Bone RC. Immunologic dissonance:a continuing evolution in our understanding of the systemic inflammatory response syndrome(SIRS)and the multiple organ dysfunction syndrome(MODS). Ann Intern Med,1996,125(8):680-687.

12. Ruetten H,Thiemermann C. Combination imminotherapy which neutralises the effect of TNF alpha and IL-1 beta attenuates the circulatory failure and multiple organ dysfunction caused by endotoxin in the rat. Physiol Pharmacol,1997,48(4):605-621.

13. Haupt W,William A,Xiao LS,et al. Selective cytokines release induced serum and system Plasma from septic patients. Eur J Surg,1996,162(10):769-776.

14. Bozza FA,Bozza PT,Castro Faria Neto HC. Beyond sepsis pathophysiology with cytokines:what is their value as biomarkers for disease severity. Mem inst Oswaldo Cruz,2005,100(1):217-221.

15. Shimad H,Moriwaki Y. Inflammatory mediator and organ dysfunction syndrome. Nihon Geka Zasshi,1998,99(8):490-496.

16. Mokart D,Merlin M,Sannini A,et al. Procalcitonin,interleukin 6 and systemic inflammatory response syndrome(SIRS): early markers of postoperative sepsis after major surgery. Br J Anaesth,2005,94(6):767-773.

17. Nelyn ES,Whang KT,White JC. Mortality is increased by procalcitonin and decreaded by an antiserum reactive to procalcitonin in experimental sepsis. Crit Care Med,1998,26:1001-1006.

18. Hollenberg SM,Cinel I. Bench-to-bedside review:Nitric oxide in critical illness-update 2008. Critical Care,2009,13:218-227.

19. Naglova H,Bucova M. HMGB1 and its physiological and pathological roles. Bratisl Lek Listy,2012,113(3):163-171.

20. Joyce DE,Nelson DR,Grinnell BW. Leukocyte and endothelial cell interactions in sepsis:relevance of the protein C

pathway. Crit Care Med,2004,32(5 Suppl):280-286.

21. Phillips DJ,Jones KL,Scheerlinck JY,et al. Evidence for activin A and follistatin involvement in the systemic inflammatory response. Mol Cell Endocrinol,2001,180(1-2):155-162.

22. Goebeler M,Gillitzer K. Mutiple signaling pathways NF-kappaB-dependent transcription of the monocyte chemoattractant protein-1 gene in primary endothelial cells. Blood,2001,97(1),46-55.

23. Han J,Lee JD,Bibbs L,et al. A MAP kinase targeted by endotoxin and hyperosmolarity in mammalian cells. Science, 1994,265(5173):808-811.

24. Hong-Shan Liu,Cheng-En Pan. Effect of NF-κB and p38 MAPK in activated monocytes/macrophages on pro-inflammatory cytokines of rats with acute pancreatitis. World Journal of Gastroenterology,2003,9(11):2513-2518.

25. Takeda K,Kaisho T,Akira S. Tol-l like receptors. Annu Rev Immunol,2003,21:335-376.

26. Jin P,Zarnescu DC,Cemans,et al. Biochemical and genetic in-teraction between the fragile X mental retardation protein andthe microRNA pathway. Nat Neurosci,2004,7(2):113-117.

27. Oku R,Oda S,Nakada TA. Differential pattern of cell-surface and soluble TREM-1 between sepsis and SIRS. Cytokine, 2012,6:1043-1666.

28. Borovikova LV,Ivanova s,Zhang M,et al. Vagus nerve stimulation attenuates the systemic inflammatory response to endotoxin. Nature,2000,405:458-462.

29. Pavlov VA,Parrish WR. Brain acetylcholinesterase activity controls systemic cytokine levels through the cholinergic anti-inflammatory pathway. Brain Behav Immun,2009,23:41-45.

30. Douglas F,Horak K. Macrophage migration inhibitory factor:controller of systemic inflammation. Critical Care,2006,10(2): 138-142.

31. Bradley JR,Wilks D,Rubenstein D. The vascular endothelium in septic shock. Infection,1994,28:128-135.

32. Volk T,Kox WJ. Endothelium functionin sepsis. Inflamm Res,2000,49:185-198.

33. McGills N,Ahmed NA,Christou NV. Endothelial cells:role in infection and inflammation. World J Surg,1998,22:171-178.

34. Bevilacqua MP. Endothelial-leukocyte adhesion molecules. Annu Rev Immunol,1993,11:767-804.

35. Hotchkiss RS,Swasso PE,Cobb SP,et al. Apoptosis in lymphoid and parenchymaI cells during sepsis:findings in normal and T-and B-cell-defocientmice. Crit Care Med,1997,25(8):1298-1307.

36. Reid CL,Perrey C. Genetic variation in proinflammatory and anti-inflammatory cytokine production in multiple organ dysfuntion syndrome. Crit Care Med,2002,30:2216-2221.

37. Westendorp RG,Langermans JA. Genetic influence on cytokine production and fatal meningococcal disease. lancet,1997, 349(9046):170-173.

38. Schaaf BM,Boehmke F. Pneumococcal septic shock is associated with the interleukin-10-1082 gene promoter Polymorphism. Am J Respir Crit Care Med,2003,168(4):476-480.

39. Chen K,Wang YT. Funcional significance of the Toll-like recepter 4 promoter gene polymorphisms in the Chinese Han population. Crit Care Med,2010,38:1292-1299.

40. 中华医学会重症医学分会. 慢性阻塞性肺疾病急性加重患者的机械通气指南(2007). 中国危重病急救医学,2007, 19(9):513-518.

41. Beachey W. Respiratory Care Anatomy and Physiology. 2nd ed. Philadelphia:Elsevier,2007.

42. Soriano JB,Rodríguez-Roisin R. Chronic obstructive pulmonary disease overview:epidemiology,risk factors,and clinical presentation. Proc Am Thorac Soc,2011,8(4):363-367.

43. Jones RC,Gruffydd-Jones K,Price DB. Implementing the change in National Institute for Health and Clinical Excellence guidance on airflow obstruction grading in chronic obstructive pulmonary disease. Thorax,2011,66(6):543-544.

44. Turner S,Paton J. British guidelines on the management of asthma:what's new for 2011. Thorax,2011,66(12):1104-1105.

45. Akinbami LJ, Moorman JE, Liu X. Asthma prevalence, health care use, and mortality: United States, 2005-2009. Natl Health Stat Report.2011, 12:1-14.

46. Oliveinstein R, Al Jahdali H. Challeges in the management of severe asthma: role of current and future therapies. Curr Pharm Des, 2011, 17 (7):703-711.

47. 邱海波. ICU 主治医师查房手册. 南京: 江苏科学技术出版社, 2006.

48. 王辰, 陆慰萱, 张中和. 肺栓塞. 北京: 人民卫生出版社, 2003.

49. 王乐民, 魏林. 肺栓塞与深静脉血栓形成. 北京: 人民卫生出版社, 2001.

50. 中华医学会呼吸病学分会. 肺血栓栓塞症的诊断与治疗指南(草案). 中华结核和呼吸杂志, 2001, 24:259-264.

51. 中华医学会重症医学分会. ICU 病人深静脉血栓形成预防指南. 中国实用外科杂志, 2009, 29:793-797.

52. Martin MJ, Blair KS, Curry TK, et al. Vena cava filters: current concepts and controversies for the surgeon. Curr Probl Surg, 2010, 47:524-618.

53. 胡大一, 孙艺红. 血栓栓塞性疾病治疗新指南和新证据. 中国实用内科杂志, 2006, 26:1293-1294.

54. 中华医学会外科学分会血管外科学组. 深静脉血栓形成的诊断和治疗指南. 中华普通外科杂志, 2010, 23:235-238.

55. Holcomb JB, Wade CE, Michalek JE, et al. Increased plasma and platelet to red blood cell ratios improves outcome in 466 massively transfused civilian trauma patients. Ann Surg, 2008, 248:447-458.

56. Bolliger D, Görlinger K, Tanaka KA. Pathophysiology and treatment of coagulopathy in massive hemorrhage and hemodilution. Anesthesiology, 2010, 113:1205-1219.

57. Bolliger D, Szlam F, Levy JH, et al. Haemodilution-induced profibrinolytic state is mitigated by fresh-frozen plasma: Implications for early haemostatic intervention in massive haemorrhage. Br J Anaesth, 2010, 104:318-325.

58. Martini WZ. Coagulopathy by hypothermia and acidosis: Mechanisms of thrombin generation and fibrinogen availability. J Trauma, 2009, 67:202-208.

59. Brohi K, Cohen MJ, Ganter MT, et al. Acute coagulopathy of trauma: Hypoperfusion induces systemic anticoagulation and hyperfibrinolysis. J Trauma, 2008, 64:1211-1217.

60. Rugeri L, Levrat A, David JS, et al. Diagnosis of early coagulation abnormalities in trauma patients by rotation thrombelastography. J Thromb Haemost, 2007, 5:289-295.

61. Rossaint R, Bouillon B, Cerny V, et al. Management of bleeding following major trauma: An updated European guideline. Crit Care, 2010, 14:R52.

62. Levy JH, Tanaka KA, Dietrich W. Perioperative hemostatic management of patients treated with vitamin K antagonists. Anesthesiology, 2008, 109:918-926.

63. Lewis NR, Brunker P, Lemire SJ, et al. Failure of recombinant factor VIIa to correct the coagulopathy in a case of severe postpartum hemorrhage. Transfusion, 2009, 49:689-695.

64. Levi M. Disseminated intravascular coagulation. Crit Care Med, 2007, 35:2191-2195.

65. Levi M, van der Poll T. Disseminated intravascular coagulation: a review for the internist. Intern Emerg Med, 2012, 27: Epub ahead of print.

66. Franchini M, Lippi G, Manzato F. Recent acquisitions in the pathophysiology, diagnosis and treatment of disseminated intravascular coagulation. Thromb, 2006, 21:4.

67. Di Nisio M, Baudo F, Cosmi B, et al. Diagnosis and treatment of disseminated intravascular coagulation: guidelines of the Italian Society for Haemostasis and Thrombosis (SISET). Thromb Res, 2012, 129:177-184.

68. Levi M, Meijers JC. DIC: which laboratory tests are most useful. Blood Rev, 2011, 25:33-37.

69. 王振义, 宋善俊. 血栓与止血基础理论与临床. 第 3 版. 上海: 上海科学技术出版社, 2004.

70. Biaisdell FW. Causes, prevention, and treatment of intravascular coagulation and disseminated intravascular coagulation. J Trauma Acute Care Surg, 2012, 72:1719-1722.

71. Taylor FB,Toh CH,Hoots KW,et al. Towards a definition,clinical and laboratory criteria and a scoring system for disseminated intravascular coagulation. Thrombosis and Haemostasis,2000,86:1327-1330.

72. Levi M,Van der Poll T,Buller HR. Bidirectional relation between inflammation and coagulation. Circulation,2004,109: 2698-2704.

73. Michael A,Matthay1,Steven idell,et al. Update on Acute Lung Injury and Critical Care Medicine 2009. Am J Respir Crit Care Med,2010,181:1027-1032.

74. Meade MO,Cook DJ,Guyatt GH,et al. Lung Open Ventilation Study Investigators. Ventilation strategy using low tidal volumes,recruitment maneuvers,and high positive end-expiratory pressure for acute lung injury and acute respiratory distress syndrome:a randomized controlled trial. JAMA,2008,299:637-645.

75. Mercat A,Richard JC,Vielle B,et al. Expiratory Pressure (Express)Study Group. Positive endexpiratoryendexpiratory pressure setting in adults with acute lung injury and acute respiratory distress syndrome:a randomized controlled trial. JAMA,2008,299:646-655.

76. Papazian L,Forel J M,Gacouin A,et al. Neuromuscular blockers in early acute respiratory distress syndrome. N Engl J Med,2010,363:1107-1116.

77. Hillman K,Chen J,Cretikos M,et al. Introduction of the medical emergency team (MET)system:a cluster-randomised controlled trial. Lancet,2005,365:2091-2097.

78. Goldhill DR,Worthington L,Mulcahy A,et al. The patient-at-risk team:identifying and managing seriously ill ward patients. Anaesthesia,1999,54:853-860.

79. Knaus WA. APACHE 1978-2001:the development of a quality assurance system based on prognosis. Achives of Surgery, 2002,137:37-41.

80. Knaus WA,Wagner DP,Draper EA,et al. The Apache Ⅲ prognostic system:risk prediction of hospital mortality for critically ill hospitalized adults. Chest,1991,100:1619-1636.

81. Marshall JC,Cook DJ,Christon NV,et al. Multiple organ dysfunction score:a reliable descriptor of a complex clinical outcome. Crit Care Med,1995,23(10):1638-1652.

82. Vincent JL,Moreno R,Takala J,et al. The SOFA(sepsis-related Organ Failure Assessment)score to describe organ dysfunction/failure. On behalf of the working group on sepsis-related problems of the European society of intensive care medicine. Intensive Care Med,1996,22(7):707-710.

83. Lemeshow S,Teres D,Klar J,et al. Mortality probability modle(MPM Ⅱ)based on an international cohort of intensive care unit patients. JAM,1993,270(20):2478-2486.

84. Zimmerman JE,Kramer AA,McNair DS,et al. Acute Physiology and Chronic Health Evaluation(APACHE)IV:hospital mortality assessment for todays critically ill patients. Crit Care Med,2006,34(5):1297-1310.

85. Peres BD. Melor C,Lopes FF. The multiple organ dysfunction score(MODS)versus the sequential organ failure assessment (SOFA)score in outcome prediction. Intensive Care Med,2002,28(11):1619-1624.

86. Ferguson ND,Frutos-Vivar F,Esteban A,et al. Acute respiratory distress syndrome:underrecognition by clinicians and diagnostic accuracy of three clinical definitions. Crit Care Med,2005,33(10):2228-2234.

87. Bernard GR,Artigas A,Brigham KL,et al. Report of the American-European Consensus conference on acute respiratory distress syndrome:definitions,mechanisms,relevant outcomes,and clinical trial coordination. Consensus Committee. J Crit Care,1994 Mar,9(1):72-81.

88. ARDS Definition Task Force,Ranieri VM,Rubenfeld GD,et al. Acute respiratory distress syndrome:the Berlin Definition. JAMA,2012 Jun 20,307(23):2526-2533.

89. Bellomo R,Ronco C,Kellum JA,et al. Acute Dialysis Quality Initiative workgroup. Acute renal failure—Definition, outcome measures,animal models,fluid therapy and information technology needs:The Second International Consensus Conference of the Acute Dialysis Quality Initiative(ADQI)Group. Crit Care,2004,8:204-212.

90. Mehta RL,Kellum JA,Shah SV,et al. Acute kidney injury network:report of an initiative to improve outcomes in acute kidney injury. Crit Care,2007,11:R31.

91. Ramsay M,Savege T,Simpson BRJ,et al. Controlled sedation with alphaxolone/alphadolone. BMJ,1974,2:656-659.

92. Frankenfiel D. Validation of an Equation for Resting Metabolic Rate in Older Obese Critically Ill Patients. J Parenter Enteral Nutr,2011,35:264-269.

93. Singer P,Berger MM,Van den Berghe G,et al. ESPEN Guidelines on Parenteral Nutrition:Intensive care. Clin Nutr,2009,28(4):387-400.

94. McClave SA,Robert G. Guidelines for the Provision and Assessment of Nutrition Support Therapy in the Adult Critically Ill Patient:Society of Critical Care Medicine(SCCM)and American Society for Parenteral and Enteral Nutrition(A. S. P. E. N.). JPEN J Parenter Enteral Nutr,2009,33:277-314.

95. Heyland DK,Dhaliwal R,Drover JW,et al. Canadian Critical Care Clinical Practice Guidelines Committee. Canadian clinical practice guidelines for nutrition support inmechanically ventilated,critically ill adult patients. JPEN J Parenter Enteral Nutr,2003,27:355-373.

96. Kreymann KG,Berger MM,Deutz NE,et al. ESPEN Guidelines on Enteral Nutrition:Intensive care. Clin Nutr,2006,25(2):210-223.

97. 万献尧,于凯江,马晓春,等. 危重患者营养支持指导意见(2006). 中华外科杂志,2006,44(17):1167-1177.

98. Weijs PJ,Stapel SN,de Groot SD,et al. Optimal protein and energy nutrition decreases mortality in mechanically ventilated,critically ill patients:a prospective observational cohort study. J Parenter Enteral Nutr,2012,36(1):60-68.

99. Palmer AJ,Ho CK,Ajibola O,et al. The Role of ω-3 Fatty Acid Supplemented Parenteral Nutrition in Critical Illness in Adults:A Systematic Review and Meta-Analysis. Crit Care Med,2013,41:30-41

100. Turner KL,Moore FA,Martindale R. Nutrition Support for the Acute Lung Injury/Adult Respiratory Distress Syndrome Patient:A Review. Nutr Clin Pract,2011,26:14-25.

101. Fiaccadori E,Cremaschi E,Regolisti G. Nutritional Assessment and Delivery in Renal Replacement Therapy Patients. Seminars in Dialysis—Vol 24,2011,2:169-175.

102. 重症患者侵袭性真菌感染诊断与治疗指南(2007). 中华内科杂志,2007,(11).

103. Teasdale G,Jennett B. Assessment of coma and impaired consciousness. A practical scale. Lancet,1974,2:81-84.

104. Born JD,Hans P,Dexters G,et al. Practical assessment of brain dysfunction in severe head trauma. Neurochirurgie,1982,28:1-7.

105. Giacino JT,Kalmar K,Whyte J. The JFK Coma Recovery Scale-Revised:measurement characteristics and diagnostic utility. Arch Phys Med Rehabil,2004,85:2020-2029.

106. Paulson OB,Strandgaard S,Edvinsson L. Cerebral autoregulation. Cerebrovasc Brain Metab Rev,1990,2:161-192.

107. March K. Intracranial pressure monitoring:why monitor? AACN Clin Issues,2005,16:456-475.

108. Rice WP,Fernandez EG,Jarog D,et al. A comparison of hydrostatic leveling methods in invasive pressure monitoring. Crit Care Nurse,2000,20:2-30.

109. Blaha M,Lazar D,Winn RH,et al. Hemorrhagic complications of intracranial pressure monitors in children. Pediatr Neurosurg,2003,39:27-31.

110. Lindegaard KF,Nornes H,Bakke SJ,et al. Cerebral vasospasm after subarachnoid haemorrhage investigated by means of transcranial Doppler ultrasound. Acta Neurochir Suppl(Wien),1988,42:81-84.

111. Gupta AK. Monitoring the injured brain in the intensive care unit. J Postgrad Med,2002,48:218-225.

112. Bolognese P,Miller JI,Heger IM,et al. Laser-Doppler flowmetry in neurosurgery. J Neurosurg Anesthesiol,1993,5:151-158.

113. Carter LP,Weinand ME,Oommen KJ. Cerebral blood flow(CBF)monitoring in intensive care by thermal diffusion. Acta Neurochir Suppl(Wien),1993,59:43-46.

114. White H, Baker A. Continuous jugular venous oximetry in the neurointensive care unit—a brief review. Can J Anaesth, 2002, 49:623-629.

115. Owen-Reece H, Smith M, Elwell CE, et al. Near infrared spectroscopy. Br J Anaesth, 1999, 82:418-426.

116. Purins K, Enblad P, Sandhagen B, et al. Brain tissue oxygen monitoring: a study of in vitro accuracy and stability of Neurovent-PTO and Licox sensors. Acta Neurochir (Wien), 2010, 152:681-688.

117. Rosenthal G, Hemphill JC, Sorani M, et al. Brain tissue oxygen tension is more indicative of oxygen diffusion than oxygen delivery and metabolism in patients with traumatic brain injury. Crit Care Med, 2008, 36:1917-1924.

118. Hutchinson PJ, O'Connell MT, Al-Rawi PG, et al. Clinical cerebral microdialysis: a methodological study. J Neurosurg, 2000, 93:37-43.

119. Bellander BM, Cantais E, Enblad P, et al. Consensus meeting on microdialysis in neurointensive care. Intensive Care Med, 2004, 30:2166-2169.

120. Jordan KG. Continuous EEG monitoring in the neuroscience intensive care unit and emergency department. J Clin Neurophysiol, 1999, 16:14-39.

121. Siesjo BK, Siesjo P. Mechanisms of secondary brain injury. Eur J Anaesthesiol, 1996, 13:247-268.

122. Nyquist P, Stevens RD, Mirski MA. Neurologic injury and mechanical ventilation. Neurocrit Care, 2008, 9:400-408.

123. Grant IS, Andrews PJ. ABC of intensive care: neurological support. BMJ, 1999, 319:110-113.

124. Ellison DH, Berl T. Clinical practice. The syndrome of inappropriate antidiuresis. N Engl J Med, 2007, 356:2064-2072.

125. Harrigan MR. Cerebral salt wasting syndrome. Crit Care Clin, 2001, 17:125-138.

126. 周建新. 重症脑损伤患者的镇痛与镇静治疗. 中华内科杂志, 2011, 50:823-824.

127. Krakau K, Omne-Ponten M, Karlsson T, et al. Metabolism and nutrition in patients with moderate and severe traumatic brain injury: A systematic review. Brain Inj, 2006, 20:345-367.

128. Wilson RF, Dente C, Tyburski JG. The nutritional management of patients with head injuries. Neurol Res, 2001, 23:121-128.

129. Vincent JL, Berre J. Primer on medical management of severe brain injury. Crit Care Med, 2005, 33:1392-1399.

130. Grape S, Ravussin P. Pro: osmotherapy for the treatment of acute intracranial hypertension. J Neurosurg Anesthesiol, 2012, 24:402-406.

131. Grande PO, Romner B. Osmotherapy in brain edema: a questionable therapy. J Neurosurg Anesthesiol, 2012, 24:407-412.

132. Mortazavi MM, Romeo AK, Deep A, et al. Hypertonic saline for treating raised intracranial pressure: literature review with meta-analysis. J Neurosurg, 2012, 116:210-221.

133. Hypothermia after Cardiac Arrest Study Group. Mild therapeutic hypothermia to improve the neurologic outcome after cardiac arrest. N Engl J Med, 2002, 346:549-556.

134. Bernard SA, Gray TW, Buist MD, et al. Treatment of comatose survivors of out-of-hospital cardiac arrest with induced hypothermia. N Engl J Med, 2002, 346:557-563.

135. Bratton SL, Chestnut RM, Ghajar J, et al. Guidelines for the management of severe traumatic brain injury. III. Prophylactic hypothermia. J Neurotrauma, 2007, 24:21-25.

136. Sydenham E, Roberts I, Alderson P. Hypothermia for traumatic head injury. Cochrane Database Syst Rev, 2009, CD001048.

137. Polderman KH. Mechanisms of action, physiological effects, and complications of hypothermia. Crit Care Med, 2009, 37:186-202.

138. 周建新. 神经重症监测 - 资源与转归. 世界医疗器械, 2007, 13:9-12.

139. Members of the American College of Chest Physicians/Society of CriticalCare Medicine Consensus Conference Committee. Definitions for sepsis and organ failure and guidelines for the use of innovative therapies in sepsis. Crit Care Med, 1992, 20:864-874.

140. Marshall JC. SIRS and and MODS:what is their relevance to the science and practice of intensive care. Shock,2000,14:586-589.

141. Levy MM. 2001 SCCM/ESICM/ACCP/ATS/SIS International Sepsis Definitions Conference. Intensive Care Med,2003,29:530-538.

142. Cinel I. Molecular biology of inflammation and sepsis:A primer. Crit Care Med,2009,37(1):291-304.

143. Dellinger RP. Surviving Sepsis Campaign:International Guidelines for Management of Severe Sepsis and Septic Shock:2012. Critical Care Medicine,2013,41(2):580-637.

144. The ad-hoc working group of ERBP. A European Renal Best Practice (ERBP) position statement on the Kidney Disease Improving Global Outcomes (KDIGO) Clinical Practice Guidelines on Acute Kidney Injury:Part 1:definitions,conservative management and contrast-induced nephropathy. Nephrol Dial Transplant,2012,27:4263-4272.

145. Levi M. Guidelines for the diagnosis and management of disseminated intravascular coagulation. British Journal of Haematology,2009,145:24-33.

索　引